長期療養ケアに対する質の規制
Regulating Long-Term Care Quality

公的長期療養ケアサービスを利用する高齢者数は、年々、劇的に増加しており、その質の保証とケアの提供に係る財政的安定性は、先進国、新興国が共に直面する課題の１つとなっている。本書では欧州、北米、アジアの事例研究を中心に、長期療養ケアとそれに係る規制に関する初めての包括的な国際比較研究の結果を紹介する。分析の枠組みは各国が採用する様々な手法を比較しており、これによって読者自身の国のニーズに最も相応しい質を保証する手法の検討を促している。また本書では、長期療養ケアの質に対する規制の必要性を裏付ける幅広い問題についても議論している。時宜にかなった内容である本書は、医療部門に関わる政策担当者や研究者、医療政策管理学を専攻する大学院生にとって有益である。

Vincent Mor は、ブラウン大学公衆衛生大学院（Brown University School of Public Health）医療政策学部（Department of Health Policy and Practice）のフローレンス・プライス財団の寄付講座における地域保健学の教授（the Florence Price Grant Professor of Community Health in the School of Public Health）である。また、彼は退役軍人病院の医療サービス研究部（the Providence Veterans Administration Medical Centre（Health Services Research Service））で上席医療研究員（Senior Health Scientist）を務めている。彼の研究は、医療サービス利用の格差に関する医療提供体制の要因や、健康弱者や慢性疾患患者へのケアの成果を中心に行われている。

Tiziana Leone は、ロンドン・スクール・オブ・エコノミクス（the London School of Economics and Political Science）の社会政策学部（the Department of Social Policy）に所属し、人口統計学の講師をしている。Leone 医師の研究の関心は、人口統計学的観点による医療政策にある。彼女は特に、欧州における医療と高齢化に加え、新興国での生殖医療や医療制度に関心を置いている。

Anna Maresso は、ロンドン・スクール・オブ・エコノミクス（the London School of Economics and Political Science） で LSE Health and the European Observatory on Health System and Policies の研究員である。彼女の研究は、欧州西部の医療制度と医療政策の比較研究が中心となっている。

医療経済学・医療政策学・医療管理学シリーズ

シリーズ編者
Elias Mossialos 教授：the London School of Economics and Political Science

本シリーズは、医療経済学・医療政策学・医療管理学の研究者向けのものである。研究者に対して、革新的な論文と包括的な説明、信頼できる研究方法を提供する書籍として出版している。また、本書は、研究者たちが現在の医療に係る問題について学際的な議論に参加するための場も与えている。近年の様々な分野の視点での研究調査と理論的な課題の発展により、国際的な医療の実践と継続的な議論がある中で、医療経済学・医療政策学・医療管理学への関心は高まることだろう。

本書は主題、特にこの10年間にその分野で発展が見られたものについて、明確かつ簡潔にバランスの取れた説明を行うことによって、本シリーズは医療に係る研究者、政策担当者、ケア従事者、学生の関心を呼ぶことになるだろう。

【既刊】

- 『医療制度の改善に向けた運営成果の測定～その経験と取り組み、見通し』
（Performance Measurement for Health System Improvement: *Experiences, Challenges and Prospects*）
編者：Peter C. Smith, Elias Mossialos, Irene Papanicolas and Sheila Leatherman
- 『欧州における医療制度管理～ EU 法と EU 政策の役割』
（Health Systems Governance in Europe: *The Role of European Union Law and Policy*）
編者：Elias Mossialos, Govin Permanand, Rita Baeten and Tamara K. Hervey

【近刊】

- 『民間医療保険と医療貯蓄制度～その歴史と政策、運営成果』
（Private Health Insurance and Medical Saving Accounts: *History, Politics, Performance*）
編者：Sarah Thomson, Elias Mossialos and Robert G. Evans

長期療養ケアに対する質の規制
～国際比較研究～

Regulating Long-Term Care Quality
An International Comparison

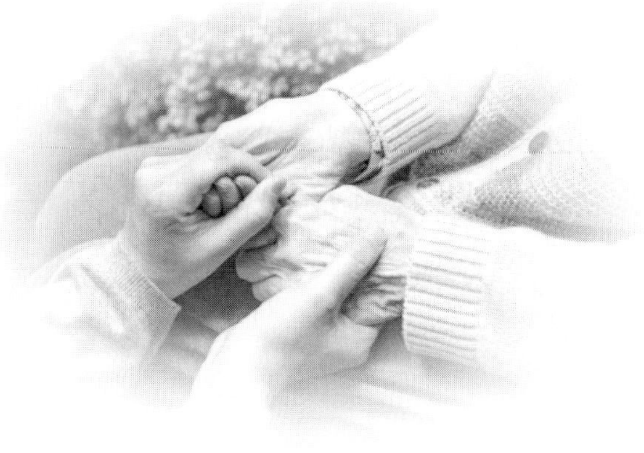

訳：今野 広紀

Vincent Mor：Brown University
Tiziana Leone：the London School of Economics and Political Science
Anna Maresso：the London School of Economics and Political Science

現代図書

Regulating Long-Term Care Quality

An International Comparison

Edited by Vincent Mor, Tiziana Leone and Anna Maresso

Japanese translation rights arranged with
the Syndicate of the Press of the University of Cambridge, England
through Tuttle-Mori Agency, Inc., Tokyo

目 次
Contents

Part 2

「専門職」による長期療養ケアの質に関する制度
Long-term care quality systems based on 'professionalism' 29

Part 3

監査規制の枠組みに基づく長期療養ケアの質に関する制度
Long-term care quality systems based on regulatory inspection frameworks

Part 4

データ測定と結果の公表に基づく長期療養ケアの質に関する制度 Long-term care quality systems based on data measurement and public reporting 261

Part 6

まとめ
Conclusion

図表目次

【図】

【表】

【Box】

分担執筆者
Contributors

TAKASHI AMANO, Research Scientist, Dia Foundation for Research on Ageing Societies, Tokyo, Japan.

SARI ANTTILA, Senior Medical Officer, National Supervisory Authority for Welfare and Health (Valvira), Helsinki, Finland.

SERGIO ARIÑO-BLASCO, Associate Professor in Geriatric Medicine at Universitat Internacional de Catalunya and Director of the Geriatrics Department at the Granollers General Hospital, Barcelona, Spain.

GUIDO BARTELT, BBP Healthcare Consultants and Partner at Q-Sys AG, Switzerland.

SAMANTHA BOOTH, Analysis Development Manager, Intelligence Directorate, Care Quality Commission, United Kingdom.

JEFFREY BRAMSON, Harvard Law School Class of 2012, Cambridge MA, United States.

REINHARD BUSSE, Professor and Department Head for Healthcare Management at the University of Technology Berlin and Associate Head of Research Policy at the European Observatory on Health Systems and Policies.

DAVID J. CULLEN, Adjunct Senior Fellow, Australian Centre for Economic Research on Health, Australian National University and Assistant Secretary, Strategic Policy Unit, Australian Department of Health and Ageing, Canberra, Australia.

RACHAEL DODGSON, Head of Regulatory Design, Care Quality Commission, United Kingdom.

XIAOTIAN FENG, Professor and Chair, Department of Sociology, Nanjing University, China.

ZHANLIAN FENG, Senior Research Public Health Analyst, Aging, Disability and Long Term Care, RTI International, USA.

HARRIET FINNE-SOVERI, Adjunct Professor in Geriatric Medicine, Chief of Aging and Services Unit, National Institute for Health and Welfare, Helsinki, Finland.

DINNUS H. M. FRIJTERS, Institute for Health and Care Research, Department of Nursing Home Medicine, VU University Medical Center, Amsterdam, The Netherlands.

VJENKA GARMS-HOMOLOVÁ, Professor for Healthcare Management, Alice Salomon University of Applied Sciences, Berlin, Germany.

JOAN GIL, Associate Professor, Department of Economic Theory and Centre for Economic Analysis and Social Policy (CAEPS), University of Barcelona, Spain.

RUEDI GILGEN was a leading gerontologist in Switzerland. He passed away during the writing of this book. His chapter co-authors and the editors are extremely appreciative of his contribution to this volume and for sharing his substantial knowledge and expertise.

LEN C. GRAY, Professor and Director, Centre for Research in Geriatric Medicine and Director, Centre for Online Health, The Masonic Chair in Geriatric Medicine, The University of Queensland, Australia.

DANIEL GROB, Medical Director, Waid Hospital, Zurich, Switzerland.

XINPING GUAN, Professor and Chair, Department of Social Work and Social Policy, Nankai University, Tianjin, China.

JAN P. H. HAMERS, Professor in the Care of Older People, School for Public Health and Primary Care (CAPHRI), Department of Health Services Research, Maastricht University, The Netherlands.

TEIJA HAMMAR, Senior Researcher, Aging and Services Unit, National Institute for Health and Welfare, Helsinki, Finland.

JOHN P. HIRDES, Professor, School of Public Health and Health Systems, University of Waterloo, Ontario, Canada.

JACQUETTA HOLDER, Research Fellow, Personal Social Services Research Unit, University of Kent at Canterbury, United Kingdom.

NAOKI IKEGAMI, Professor and Chair, Department of Health Policy and Management, Keio University School of Medicine, Japan.

TOMOAKI ISHIBASHI, Director of Research, Dia Foundation for Research on Ageing Societies, Tokyo, Japan.

SOONG-NANG JANG, Professor, Department of Nursing, Chung-Ang University, Seoul, South Korea.

HYE-YOUNG JUNG, Professor, Department of Public Health, Weill Cornell Medical College of Cornell University, USA.

VAHE KEHYAYAN, Adjunct Assistant Professor, School of Public Health and Health Systems, University of Waterloo, Ontario, Canada.

RUUD G. I. J. M. KEMPEN, Professor of Social Gerontology, School for Public Health and Primary Care (CAPHRI), Department of Health Services Research, Maastricht University, The Netherlands.

SOONMAN KWON, Professor of Health Economics and Policy, School of Public Health, Seoul National University, South Korea.

FRÉDÉRIQUE LAMONTAGNE-GODWIN, Researcher, European Centre for Social Welfare Policy and Research, Vienna, Austria (2008–2011).

KAI LEICHSENRING, Associate Senior Researcher, European Centre for Social Welfare Policy and Research, Vienna, Austria.

TIZIANA LEONE, Senior Research Fellow in Health Policy at LSE Health and Lecturer in Demography in the Department of Social Policy, The London School of Economics and Political Science, United Kingdom.

CHANG LIU, Assistant Professor, Program in Health Services and Systems Research, Duke–NUS Graduate Medical School, Singapore.

HAROLD B. LOMAS, Australian Department of Industry, Innovation, Science, Research and Tertiary Education (formerly Director, Aged Care Reform Taskforce, Australian Department of Health and Ageing), Canberra.

JULIETTE MALLEY, Research Fellow, Personal Social Services Research Unit, The London School of Economics and Political Science, United Kingdom.

ANNA MARESSO, Research Officer, LSE Health, The London School of Economics and Political Science and European Observatory on Health Systems and Policies, United Kingdom.

BRIGETTE MEEHAN, interRAI Programme Manager, New Zealand Ministry of Health, New Zealand.

NIGEL MILLAR, Chief Medical Officer, Canterbury District Health Board, New Zealand.

VINCENT MOR, Florence Pirce Grant Professor of Community Health, Department of Health Policy and Practice, Brown University School of Public Health, and Senior Health Scientist at the Providence Veterans Administration Medical Centre (Health Services Research Service), USA.

THOMAS MÜNZER, Chief of Geriatrics and Long Term Care, Geriatrische Klinik St Gallen Kompetenzzentrum Gesundheit und Alter St Gallen, and Lecturer in Geriatrics, University of Bern Medical Faculty, Bern, Switzerland.

ANJA NORO, Research Director, Aging and Services Unit, National Institute for Health and Welfare, Helsinki, Finland.

RICARDO RODRIGUES, Research Fellow, European Centre for Social Welfare Policy and Research, Vienna, Austria.

GLORIA RUBERT, Associate Professor, Department of Economic Theory and Centre for Economic Analysis and Social Policy (CAEPS), University of Barcelona, Spain.

GEORG RUPPE, since 2011 CEO and Researcher at the Austrian Interdisciplinary Platform on Ageing/ÖPIA, Vienna, Austria. Previously, Researcher, European Centre for Social Welfare Policy and Research, Vienna, Austria.

JOSÉ M. SANJUAN, Ph.D. candidate and Researcher at the University of Barcelona, Spain.

ANDREA SCHMIDT, Researcher, European Centre for Social Welfare Policy and Research, Vienna, Austria.

JOS M. G. A. SCHOLS, Professor of Old Age Medicine, School for Public Health and Primary Care (CAPHRI), Department of General

Practice and Department of Health Services Research, Maastricht University, The Netherlands.

JAE EUN SEOK, Professor, Department of Social Welfare, Hallym University, South Korea.

MERITXELL SOLÉ, Ph.D. candidate and Researcher at the University of Barcelona and CREB, Spain.

DAVID STEVENSON, Associate Professor, Department of Health Policy, Vanderbilt University School of Medicine, Nashville, USA.

PÄIVI VOUTILAINEN, Dr Sc. (Healthcare), Ministerial Counsellor, Social Affairs, Ministry of Social Affairs and Health, Finland.

HEYING JENNY ZHAN, Associate Professor, Department of Sociology, Georgia State University, USA.

はじめに
Foreword

長期療養ケアにおいて重要であるのに目を向けられてこなかった問題は、ナーシングホーム(Nursing Homes)や在宅ケア機関(Home Care Agencies)、居住系ケア施設（Residential Care Facilities）が質の高いケアを提供することを各国ではどのように確保しているのかということである。この目標に到達するために、各国では数多くの戦略を立てているものの、最も一般的な手法は規制（regulation）である。すなわち、省令や政府、或いは政府に代わる組織によって課される質の基準を設けることである(Wiener ら(2007a)(2007b))。ほとんどのケースでは、これらの政府による規制やその他の基準によって、サービス提供者が公的資金を管理、或いはそれを受けるために遵守しなければならない最低限の質が規定されている。長期療養ケアに関する政府の規制の役割は、各国によって、また国内でもサービスによって大きく異なる。多くの国では、長期療養ケアは公的部門によって資金が手厚く投入されている（European Commission（2012）；OECD（2005））。そのため、政府は、公的資金が適切に使われることを保証するという国民の信頼に応える責任を有する。本書は、「世界中の多くの国々が長期療養ケアの質をどのように規制しているのか」と「多くの国々では調査の結果や公的機関が質に関する利用可能な情報をどこまで得ているのか」を分析することによって、(これまで放置されてきた)その重大な欠陥を埋めることとする。

アメリカ合衆国のように一部の国では規制システムが十分に構築されているが、中国のようにその他の国々ではそうはなっていない。しかし、よくできた規制制度を構築することは、必ずしもすべてのケア提供者が高い質を達成することを保証することにはならない。例えば、アメリカ合衆国では2010年現在、ナーシングホームの23%で実際に有害事象が起きているか、利用者が危険にさらされていると報告されている(Harrington ら(2011))。同じく2010年には、アメリカ合衆国の高齢化対策局(the US Administration on Aging)がナーシングホーム利用者とその家族から、ケアの質の低さや問題のある生活の質（Quality of Life：QOL）、利用者の人権侵害について 157,962 件の苦情を受けたと報告している（the US Administration on Aging（2011））。加えて、ケア事業者には極めて変動しやすい州単位や在宅ケア機関単位で規制がかけられる一方で、ケア提供者個人についてはほとんど規制がかけられていないため、居住系ケア施設の質については何も知らされていないのに等しいのが実情である。

規制をかける過程は 3 つの段階で構成される。(1) ケア提供者が満たさなければならない水準、或いは基準に基づく法令の設置、(2) ケア提供者が法令、或いはケアの水準を満たしているかを評価するための調査、或いはデータ収集の実施、(3) 調査、或いは調査過程で判明する問題に取り組むための強制力の行使、或いは改善策の指導、である。これらの 3 つの行動はどの国でも幅広く行われている。ナーシングホームのような施設ケアには歴史的に重視されてきた社会的背景があり、施設に対する規制は在宅ケアや地域密着型ケアサービスへの規制よりもはるかに緩いものとなっている。

長期療養ケアの質を確保することは常に重要であるとされてきたが、より多くの人々が長期療養ケアを受けることが予想されること、そしてそれらのサービスに対する公的支出が大幅に増加することが予想されることから、長期療養ケアの質を確保することの重要性は急速に増している（European Commission（2012）、Johnson ら（2007）、OECD（2006））。世界中で人口は高齢化が進んでいる。80 歳以上の者は何らかの障害を持つであろうし、長期療養ケアサービスを必要とするであろうが、彼らは人口の中で最も急速に増加する年齢階層である。例えば、欧州連合（EU）に加盟する 27 か国では 80 歳以上の人口は 2010 年には総人口の 4.7％であったが、2060 年には 12.1％へ 2.6 倍増加すると予想されている（European Commission（2012））。先進諸国での人口の高齢化はよく知られた事実であり、ましてや所得水準中位の国々の人口もまた急速に高齢化が進んでいることは認識されつつある。実際のところ、ブラジル、中国、インド、メキシコ、ロシアにおいては、少なくともアメリカ合衆国の 2010 年の水準かそれをはるかに超え、85 歳以上の人口割合は 2010 年から 2050 年までの間に 4 倍以上になることが予測されている（US Census Bureau（2009））。

長期療養ケアに対する政府の規制の重要な役割は、提供されるサービスの種類とそのサービスを利用する人々に関係する。長期療養ケアの質の確保は規制を受ける地域単位で行われるものであるが、それに対する規制は市場原理の中で慎重に行われている。市場経済における規制の重要な役割の理論的根拠は、消費者が効率的に質を高めるための市場の力を利用することができない「市場の失敗」(市場機能不全：market failure)の存在にある。

具体的には、第一に、長期療養ケアサービスを利用する人の多くは、深刻な疾患や障害を持っており、その一部は現在彼らが受けているケア、或いは自分の意思について説明することができず、別のケア提供者を利用することができないかもしれない。さらに、長期療養ケアサービスを必要とする人の多くは、自身で意思決定を行うことを困難にさせるような認知機能の悪化がみられる。例えば、アメリカ合衆国では2009年にナーシングホーム利用者の41％が深刻な認知機能の悪化が改善し、同じく利用者の68％が一定の認知機能の悪化が認められたことが明らかにされている（US Centre for Medicare and Medicaid Services（2010））。そして、長期療養ケアサービスを利用する人々の中には、必要になったとしても彼らのケアのために行動してくれる家族や友人との接触がない者が多いのである。

第二に、ナーシングホームやその他の居住系ケア施設の環境は、まさに「包括的ケア施設（Total Institutions）」であり、利用者は24時間をそこで過ごし、ケア提供者によって様々な角度から生活を管理されている(Goffman (1961))。施設職員からの身体的虐待や報復行為への恐怖は、利用者が訴えることを阻むかもしれないし、他の場所で起こった問題は彼らをその施設から退所させることを阻むかもしれない。在宅ケアでさえ、深刻な障害を持つ人々はケア従事者を解雇することによってケアの中断が続けば、かえって状態が悪くなるかもしれない(LaPlante ら(2004))。

第三に、多くの長期療養ケアでは日常生活動作（Activities of Daily Living：ADL)、或いは装具を利用しながらの日常生活動作(ADL)への支援は、技術を伴うものばかりではないものの、ケア提供者の多くが重要な医療的ケアを必要とする個人にサービスを提供している。しかし、医療技術を必要とするサービスの一部は、公的に評価することができない一般の者(非専門職)によって提供されている(Walsh ら(2012))。

第四に、多くの国々でナーシングホームが満床状態であることや、ケアホーム、地域密着型ケアサービスの提供者不足がみられるのは、ケア事業者がケアの質に基づく競争なしに、施設許容量の限界まで利用者を入所させ、運営することができてしまうためであるかもしれない。これは、貧困者のために設計された受益者のための政府事業に対して、ケア提供者が相対的に低い報酬で応えているというのが真実であるのかもしれない。こうした状況にあって、消費者は他の選択肢を持たないために、別のより質の高いケア提供者を選ぶことができないのである。

最後に、利用者に強いストレスのかかる状況で、適切なケアの種類とケア提供者を選択することは、利用者をさらに悩ませている。なぜなら、ナーシングホームへの入所は繁忙期に行われることが多い。入所は病院が患者に退院を促す時期に検討されるため、病院はベッドを空けることを期待し、慎重さを欠く長期療養ケアサービスの選択をすることになる。加えて、患者の身内は近隣でサービスを受けたがることが多いので、施設やその他のサービスの選択は実際には非常に限られたものとなり、その上、効率的な競争が働かない状況で行われるのである。

長期療養ケア規制の制度設計における問題
Issues in the design of a long-term care regulatory system

長期療養ケアに対する規制制度では、各国は数多くの問題に取り組まなければならない。具体的には、質を定義すること、ケア提供者による規制の遵守を決定すること、質の基準を構築すること、ケア提供者が最低限の基準を満たすことを上回る誘因を与えること、提供されるケアの質についての情報を適宜得ること、法令を遵守させる目的で規制を施行すること、取り締まりの結果に関する情報を公開できるように決定すること、といったことが含まれる。

ケアの質の領域は、長期療養ケアの性質に鑑み、「ケアの質」と「生活の質(QOL)」に分けられる。関連する話をすれば、これらの領域は分析上、ケアの体験の中で分けることができる。ケアの質の観点でいえば、アメリカ合衆国における長期療養ケアに対する規制への主要な関心は「医療安全」にある。具体的には、脱水症状（dehydration)、尿路感染症（urinary tract infections)、栄養失調（malnutrition)、褥瘡（bedsores)、統合失調症治療薬や睡眠薬の過度な服用（excessive use of hypnotics and anti-psychotic medication)、治療中の抑うつ（undertreatment of depression）、体重減少（weight loss）、管理不能な疼痛（uncontrolled pain）などが含まれる。「ケアの質」については、例えば、ナーシングホームでは利用者の食事介助を慎重に行っているか、食事の時間に利用者を介助する職員が適切に配置されているか、利用者は適切な体重を維持しているか、といったことがその評価に含まれる必要がある。規制と質の基準が存在する主たる目的は、「ケアの質を重視する」ところにあるからである。

これとは対照的に、「生活の質（QOL）」は、「ケアの質」よりもはるかに捉えにくい要素を調べることになる。自主性（autonomy）や尊厳（dignity）、個性（individuality）、心地よさ（comfort）、有意義な活動と人間関係（meaningful activity and relationships）、安心感（a sense of security）、精神的幸福感（spiritual well-being）といったものである（National Citizen's Coalition for Nursing Home Reform（1985）、Noelker and Harel（2000））。これらの要素は、何らかの定義をすれば捉えることはできるが、充実した有意義な生活を送るために定義することは重要である。生活の質（QOL）とは、例えば、食べ物がおいしいことや個人の嗜好や民族的文化に合った食事を選ぶことができること、食事の介助を行う職員の厚意やがんばり、そして、利用者に可能な限り自身で摂食させることを職員が快く対応してくれることといったことを指す。

生活支援や消費者に直接的なサービスを行う者によって示される重要な仮説は、「ケアの質」と「生活の質（QOL）」は二律背反であるかもしれないということである（Kane（2001, 2003））。Kane（2001）は「ほとんどの人々にとって、有意義な生活の質（QOL）とは医療安全よりも重要なものである」と述べている。例えば、終末期を迎えた糖尿病の人は、それが医療的に望ましくないとしても、おいしいキャンディーを食べたがるかもしれない。アメリカ合衆国の生活支援施設（Assisted Living Facilities）の中には、契約されるリスク同意書において、利用者、或いはその代理人に対してリスクを理解し、生活の質（QOL）という目的のためには逆の結果が生じる可能性を明示し、「ケアの質」と「生活の質（QOL）」が二律背反となり得ることを記載しているところもある（Jenkens ら（2006））。

多くの国々では、ナーシングホームやその他施設のケア提供者を監視するために、在宅ケアや地域密着型ケアサービスに配分するよりもはるかに膨大な公的資金を投入している。財政的な限界と病弱な者の増加によって、在宅ケアや地域密着型ケアサービスの質を規制することはさらに難しくなっている。それというのも、様々な種類のケア提供者が存在することによってケアサービスの範囲は非常に広くなり、利用者は当然、地域ごとに広く分散し、その情報収集を困難、かつ手間のかかるものにし、そしてケアの質の基準はどうあるべきかの共通する見解が十分に得られていないからである。アメリカ合衆国では、この問題は、ナーシングホームの基準を厳格にして生活の質（QOL）に介入すべきであると主張する一部の政策担当者たちの考えによって、さらに悪化している。そのため、在宅ケアや地域密着型ケアサービス環境基準を検証しない政策に対して強い批判がある（Kane（2001））。

ここで重要なことは、ケア提供者が遵守しなければならないケアの質的基準を構築することである。アメリカ合衆国では連邦政府と州による規制において、利用者へのケアの成果よりもむしろ、情報提供、手引書の作成、文書の作成と管理、建物の定員の遵守といった項目を重視している。こうした規制が必ずしも根拠に基づいていないことや重要な項目を評価していないことを批判する声もある。そのような評論家たちは、厳格な規制の下であっても看護施設では生活の質（QOL）が低くなっていることを指摘しており、そのような施設では病院のような「医療的ケアモデル」を採用するべきであるとしている。

経済活動に対する政策的規制に必要となるものは、例えば、より職員配置水準を高めるといった、長期療養ケアの質を改善するための多くの提案には、政府が予想する以上の財政支出が必要となる。そのため、政府が質の高いケアに必要となる職員の確保やその他の資源投入に対する財政支援を渋る状況にあっては、政府による質の高いケアの要求は合理性を欠くものであるとケア提供者たちは主張している。

政府が施行するほとんどの規制は、ケア提供者が遵守しなければならない最低水準を定めるものである。それは言い換えれば、政府がケア提供者の活動の最低水準を示すことになる。より厳しい規制に反対する者は、詳細な規則の施行は新たな工夫（innovation）の芽を摘むことになり、最低水準を超えるケアを提供する誘因がなくなると主張する。規制の存在は標準未満のケアを提供する施設に対して適切な基準に添わせる一方で、質の高いケア施設に対してどのように弾力的に対応するかはジレンマとなる問題である。

基準を構築することは重要であるが、規制を講ずる者が、基準に対してケア提供者がどのように運営しているかを監視できなければ、基準に意味はない。多くの国々では、規制当局が規制に基づきすべてのケア提供者を訪問するほどの十分な資源を持っていないことが多い。例えば、アメリカ合衆国には2012年現在、15,678の看護施設（American Health Care Association（2013））、2010年現在、31,100の居住系ケア施設（Parkら（2011））、2009年現在、10,581の在宅ケア機関（National Association for Home Care（2010））があるが、この他に数え切れないほどの数の専門技術を持たない在宅ケア機関や、利用者が雇用する個人向けケア提供者がおり、それ以外にこのきつい仕事に従事する実態不明の者もいる。監査の間隔が空くことは、規制当局による監査が入る時にはケア提供者が基準を満たすケアを実行するかもしれないが、監査の入らない時は基準に満たないケアを提供するかもしれないことを意味する。多くの国々で監査に対する財政支援が限られるために、ケア提供者はたまに監査を受けるに留まり、効果的に監査が行われるための方法が検討されている。間隔の空いた監査となることは、利用者の立場に立てば、より多くの資源の投入を議論することと、監査官が常駐にせずに済む方法を検討することになるのである。

他の国々では、これまで規制を施行するために様々な取り組みを行ってきた。しかしながら、法的強制力なしに基準が効果を上げることはない。アメリカ合衆国やイングランドのような一部の国では、規制は古典的な政策的役割として施行されており、その中で規制当局の要請に従わないケア提供者は特定され、罰則を受ける仕組みになっている。その他の国々では、ケア提供者と監査官の関係は非常に協力的であり、監査官の役割はケア提供者の問題を解決するために共に働くというものである。強力な政府規制を支持する者たちは、強制力は弱いままに留まっており、より強い規制がケアの質の改善に大きく寄与すると主張している。

規制による拘束力は、質の低い看護施設の施設長や責任者へ処罰を与えることを意味するが、同時にそれは利用者の処罰を避けることはできない。例えば、施設の閉鎖は多くの利用者に別の施設への移動を求めることになるかもしれない。しかし、どこの国でも満床となっているナーシングホームは多く、利用者のそれまでの日常生活や社会的関係を崩壊させる可能性があるために、利用者を移動させることは難しい。新規利用者受け入れの凍結や罰金を科すといった「中間的な処罰」は、職員や他のサービスのためにより多くの資金を支出する必要があるかもしれない施設に対して、利益を減らす結果となるかもしれない。利用者をナーシングホームから引き離すことの無能さは、規制当局が質の低い施設に対して積極的に厳しい処罰を科すことを躊躇する大きな理由となる。

ケアの質を改善するための1つの適切な手法は、利用者とその家族、ケア提供者、病院の退院調整担当者（hospital discharge planners）らに対して、長期療養ケアの質についてより多くの情報を提供することである（US Centre for Medicare and Medicaid Services（2012））。この問題の前提にあるのは、「市場の失敗」（市場機能不全：market failure）における質の結果に関する情報の欠如である。この手法の基本的仮説は、ケアの質についてより多くの情報を得ることが目的ではあるが、利用者は質の高いケア提供者を選び、質の低いケア提供者を避けることである。そのため、理論的には利用者のための市場競争は、質の低いケア提供者に対してケアの質を改善させるか、市場から撤退させる効力を持つ。病院の退院調整担当者、ケアマネジャーやその他、過程に含まれる者たちもまた、サービスを必要とする個人やその家族に助言を与えるために情報を利用する。ケア提供者もケアの質の改善をする必要がある地域を特定するために情報を利用する。ケア提供者は一般的にケア提供者個人のサービス提供能力について情報公開には抵抗するが、多くの国々で現在、この取り組みを行っているところである。利用者に対してより多くの情報を提供するための幅広い支援はあるものの、長期療養ケアの質の情報への利用者の反応に関する調査文献では明確な効果だけを紹介している（US Centre for Medicare and Medicaid Services（2012））。

まとめ　Conclusion

長期療養ケアを利用する人々にとって、彼らが受けるサービスの質は極めて重要であり、一部のケースでは生死を分けることにもなりかねない。ケアの質は、ケアが必要となれば受けたいと思うことと同じである。政府の規制は、すべてのケア提供者が少なくとも最低限の適切なケアの質を提供することを確保しようとする1つの取り組みである。これらの取り組みは世界中で発展してきており、多くの国々では規制の施行前には存在しなかった在宅ケアや地域密着型ケアサービスが拡大している。本書では、長期療養ケアサービスの質について14か国の国々がどのように規制しているか、貴重な検討を行う。各国の分析はそれぞれ互いに学びがあるであろうし、長期療養ケアサービスを必要とする、身体機能や認知機能が低下した者に対するサービスの改善につながるであろう。

Joshua M. Wiener 博士
高齢化対策局　主席フェロー
RTI International（障害・長期療養ケア担当）

References

American Healthcare Association (2013). LTS Stats: nursing facility operational characteristics report, December 2012. Washington, DC. Available at: www.ahcancal.org/research_data/oscar_data/Nursing per cent20Facility per cent20Operational per cent20Characteristics/LTC +STATS_PVNF_OPERATIONS_2012Q4_FINAL.pdf.

European Commission (2012). The 2012 aging report: economic and budgetary projections for the 27 EU member states (2010–2060). Brussels: European Union. Available at: http://ec.europa.eu/economy_finance/publications/european_economy/2012/2012-ageing-report_en.htm.

Goffman, E. (1961). Asylums: Essays on the Social Situation of Mental Patients and Other Inmates. New York: Random House.

Harrington, C., Carrillo, H., Dowdell, M., Tang, P. P. and Blank, B. W. (2011). Nursing facilities, staffing, residents and facility deficiencies, 2005 through 2010. San Francisco: University of California, San Francisco. Available at: www.theconsumervoice.org/sites/default/files/OSCAR-2011-final.pdf.

Jenkens, R., O'Keeffe, J., Carder, P. and Brown-Wilson, K. (2006). A study of negotiated risk agreements in assisted living facilities: Final report. Washington, DC: Office of the Assistant Secretary for Planning and Evaluation. Available at: http://aspe.hhs.gov/daltcp/reports/2006/negrisk.htm.

Johnson, R. W., Toomey, D., and Wiener, J. M. (2007). Meeting the long-term care needs of the baby boomers: how changing families will affect paid helpers and institutions. Washington, DC: The Urban Institute. Available at: www.urban.org/UploadedPDF/311451_Meeting_Care.pdf.

Kane, R. A. (2001). Long-term care and a good quality of life: bringing them closer together. *The Gerontologist*, 41(3): 293–304.

(2003). Definition, measurement, and correlates of quality of life in nursing homes: Toward a reasonable practice, research, and policy agenda. *The Gerontologist*, 43 (Special Issue II): 28–36.

LaPlante, M., Kaye, H. S., Kang, T. and Harrington, C. (2004). Unmet need for personal assistance services: estimating the shortfall in hours of help and adverse consequences. *Journal of Gerontology B: Psychological and Social Sciences*, 59(2): S98–S108.

National Association for Home Care (2010). Basic statistics about home care. Washington, DC. Available at: www.nahc.org/assets/1/7/10HC_Stats.pdf.

National Citizens' Coalition for Nursing Home Reform (1985). A Consumer perspective on quality care: the residents' point of view. Washington, DC: National Citizens' Coalition for Nursing Home Reform. Available at: www.theconsumervoice.org/sites/default/files/resident_pers.pdf.

Noelker, L. S., and Harel, Z. (eds.) (2000). Quality of Life and Quality of Care in Long-Term Care. New York: Springer Publishing Company.

Organization for Economic Co-operation and Development (2005). Long-Term Care for Older People. Paris: OECD.

(2006). Projecting OECD health and long-term care expenditures: What are the main drivers? Economics Department Working Paper No. 477. Paris: Organization for Economic Co-operation and Development. Available at: www.oecd.org/tax/public-finance/36085940.pdf.

Park-Lee, E., Caffrey, C., Sengupta, M., Moss, A. J., Rosenoff, E., Harris-Kojetin, L. D. (2011). Residential care facilities: a key sector in the spectrum of long-term care providers in the United States. NCHS data brief, no 78. Hyattsville, MD: National Center for Health Statistics. Available at: www.cdc.gov/nchs/data/databriefs/db78.pdf.

US Administration on Aging (2011). 2010 National Ombudsman Reporting System data tables. Washington, DC. Available at: www.aoa.gov/aoa_programs/elder_rights/Ombudsman/National_State_Data/2010/Index.aspx.

US Census Bureau (2009). International database. Washington, DC. Available at: www.census.gov/ipc/www/idb/index.php.

US Centers for Medicare and Medicaid Services (2010). Nursing home data compendium, 2010 edition. Baltimore, MD. Retrieved from: www.cms.gov/Medicare/Provider-Enrollment-and-Certification/Certificationand Complianc/downloads/nursinghomedatacompendium_508.pdf.

(2012). Report to Congress: Plan to implement Medicare skilled nursing facility value-based purchasing program. Available at: www.cms.gov/Medicare/Medicare-Fee-for-Service-Payment/SNFPPS/Downloads/SNF-VBP-RTC.pdf.

Walsh, E. G., Wiener, J. M., Haber, S., Bragg, A., Freiman, M., and Ouslander, J. G. (2012). Potentially avoidable hospitalizations of dually eligible Medicare/Medicaid beneficiaries from nursing facility and home- and community-based services waiver programs. *Journal of the American Geriatric Society*, 60(5): 821–9.

Wiener, J. M., Freiman, M. P., and Brown, D. (2007a). Strategies for improving the quality of long-term care. Washington, DC: National Commission for Quality Long-Term Care. Available at: www.newschool.edu/ltcc/pdf/NCQLTC_QualityReport_RTI_Final.pdf.

Wiener, J. M., Tilly, J., Cuellar, A. E., Howe, A., Doyle, C., Campbell, J., and Ikegami, N. (2007b). Quality assurance for long-term care: the experiences of England, Australia, Germany, and Japan. Washington, DC: AARP Public Policy Institute. Available at: http://assets.aarp.org/rgcenter/il/2007_05_ltc.pdf.

Part *1*

はじめに
Introduction

第1章

長期療養ケアに対する質の規制を理解するための枠組み

A framework for understanding regulation of long-term care quality

1.1　はじめに　Introduction

先進諸国ではどこでも定期的に、公的に管理されている居住系ケア施設で病弱な高齢者に対するひどいケアの記事が載ることがある。こうした事案に対して、アメリカ合衆国では積極的、かつ介入的な法的環境が整備される一方で、イングランド、スイス、日本、韓国、中国では利用者虐待に類する不祥事が報じられ続けてきた（Xinhua（2005, 2007, 2008）、Ferguson（2012）、Association TP（2012））。これらの事例は、不祥事報道のように監督者が「事実を認める」ことで利用者への虐待を公にしなければ、適切なケアの基準が保証できないという規制構造の欠陥を示している。利用者への虐待は、規制が次々に施行される社会でも、高齢者ケアサービスへの規制が始められた国でも多く発生している。

利用者への虐待のような不祥事は、ほとんどの社会で求められる社会的規範を侵害するものであり、それはまた、これまで信頼されてきた社会的な慣習や取り決めが喪失していくという予想を超えるものである。そして、それはケアを必要として社会を頼る社会的立場の弱い高齢者の生活に重大な結果をもたらす。これらの予想は当たるか否かは問題ではない。しかしながら、社会はどのように社会的弱者や高齢者の要望に応えていくべきかについて疑問が投げかけられているといえる。これらの不祥事への社会的論評は、国内の規制構造や長期療養ケアサービスの需給予測、財源問題といった特有の事情を前提として、偏狭な視点になりがちである。最も被害を受けやすい者に対する不適切なケアは政策的問題、或いはイデオロギー的問題を生む根拠にされることが多く、そのため、長期療養ケアサービスの提供者を管理する規制構造の背後にある基本的な仮説の妥当性を分析することなく、議論の結果は皮相的なものに留まることが多い。しかしながら、政府が長期療養ケアへの公的資金の投入に際して採用してきた人口統計や様々な手法は、社会が現場でのサービスの質をどのように保証するかという問題をも惹起させたのである。

本章では、各国の規制構造とその原理に関する事例研究の枠組みを提供する。本章で述べられる規制の歴史的背景を踏まえ、筆者は、言及しなければならないいくつかの高齢者ケアに対する規制制度の機能が、長期療養ケアにおいて選択的な規制原理やその適用の議論によって支持を得ることを述べる。規制は典型的な政府機能であり、長期療養ケアに対する規制を託される機関は権限の行使が規制への社会的資源の投入となる重要な性質を持つ観点からすればそのように位置づけられるため、専門機関や関連する非政府組織のような社会的組織の支援を一定程度、仰ぐ必要がある。自己規制力としての市場機能は、その時々の状況によって関心を集めてきたため、本章では市場原理によってどのように規制当局の行動に対して強制力や対応力を発揮させることができるのか、その議論に焦点を当てることとする。

1.2　高齢者ケアに対する規制の歴史的背景
Historical basis for the regulation of elder care

実在する規則や個人、或いは組織の構造は、概念的に特有の種類のサービスを提供することができる（Day and Klein（1987））。多くの近代国家では、病弱な個人や集団に対して責任を持ち、自身のハンディキャップを利用するかもしれない良心的でない集団から身を守ることができないと考えられる障害者を管理している。国家には病弱な者や障害者を保護する責任がある。それは、診断や処方、手術によって患者をケアする前に、医師に国家資格を持たせることによって国民を守ることと同じ理由である。家族や友人らによる私的なケアを提供する社会網では資格を必要とはしない。なぜなら、これらの私的な関係性は、病弱な者や障害者にとって実際には最も重要であると国家は考えているからである。長期療養ケアサービスを提供する公的資格を持たない隣人や知り合いが、短期、或いは長期にわたって報酬を対価にケアの提供機能を果たす場合には問題はさらに曖昧になる。そのような曖昧さについていえば、個人とその家族は自ら主張することができないので、国家は社会的弱者や障害者にサービスを提供すると自称する個人、或いは組織間のサービス取引の規制に関心を持つ

(Braithwaite(2002))。

歴史的に病弱な者に対するケアは家族、或いは親戚の責任の下で行われてきた。伝染病の蔓延が収束し始めた時代や人口の高齢化が始まるまでは、社会において病弱な高齢者は少なく、ひとたび高齢者が患者となれば、当時は社会構造も医学知識も未発達であったため、高齢者の寿命を延ばすことができず、彼らの寿命は限られていた (National Research Council (1988)) [1)]。より多くの高齢者が病弱になりながらも生存するようになるにつれて、彼らをケアする取り組みが不可避的に若い世代の女性に対して、世界中の文献から数えきれないほどの模範事例とともに普遍的義務として降りかかった。富裕層の家族だけは、このケア提供機能を支援するために外部の人材を雇用することができた。国家は家族をケアするために誰を雇用するかについて規制する法令では、国内労働者の雇用や解雇を規制するほど厳しくは問わなかった。

公的なケア提供の監督機関が設置されたのは、移住や人口の高齢化に伴い、高齢者の生活を見守ることができないためである。社会には常に子供のいない者や不労者、病気や身体的、或いは精神的な問題によって困窮する者がいるのは明らかである。アングロサクソン系伝統の「Poor House」、或いはその他の地域の施設は、慈善事業的機能を提供する政府系、準政府系組織がその機能を果たしたのである(Talbott(1981)、Brundage(2002))。その他の欧州諸国では、宗教社会がこの慈善事業的機能を提供し、共産圏の中国の初期でさえ、地方政府は就労ができず、家族を持たない貧困者たちのケアに責任を負ってきた。これらの施設に対する社会の期待には限界があり、これらが望まない場所であるとか、少なくとも幸運にも最低限のケアが提供される住宅であるということは広く知られてきた(Sherwood and Mor(1980))。

その家族がケアをすることができない病弱な高齢者をケアする専門施設の設立は、ほとんどの西側諸国における、主に宗教的伝統から発祥した (www.elderweb.com/book/export/html/2806)。様々な「慈善社会」の理念に沿ったカトリック系慈善事業、ルター派高齢者住宅、ユダヤ系高齢者住宅は、地域の慈善事業としての支援金と居住者の貯蓄とその家族の所得から支払われた私的な料金によって居住系サービスを提供する、文化的に注目されるサービスとして19世紀後半に登場した。スイスでは、地域の修道院が高齢者ケアを含めた「ホ

---

1) 感染症がもはや第一の死因とはならなくなり、人口の高齢化が進むにつれて、糖尿病や心疾患のような慢性疾患がより顕著になった頃、伝染病の蔓延の収束は始まった。

スピス」を運営したが、段階的にその機能は州(Cantons)が引き継いだ。食事の提供を行う施設であっても公衆衛生法に従わなければならず、この種のケア提供者の出現はそれに先立って発祥した病院のように複数の資格体系の発展と共に起こった。この高齢者ケアへのより公的な介入に並行して、多くの地域では、入所する高齢者が次第に病弱になるにつれてサービスの水準を引き上げた施設の運営者ら、或いは、調理や清掃に加えて身の回りの世話をする家政婦の間で、ケア介助者の私的な市場が形成された。このような私的な取引が公になり、宣伝されたことで、彼らは資格を得ることができるようになったが、それでもそのようなケースは稀であった。

社会の高齢化、出生率の低下、若年世代人口の特に農村部から都市部への地理的・経済的移動は、高齢単身世帯の増加をもたらした。スペインではこの数十年で高齢単身世帯割合が約2倍になり、中国の「ひとりっ子政策」は都市部への移住の傾向を強めた。韓国や日本、中国のように急速に発展を遂げた国々では、伝統的な多世代同居の形態から外れて生活する高齢者が増加している。数世代前に地理的転換期を迎えたドイツや他の欧州諸国でさえ、65歳以上の人口割合は20%を超え、その多くが単身で生活している。

普遍的な事実ではないとしても、私的なサービスのやり取りから公的な規制体系への動きは、各国政府がこれらのサービスへの公的資金の投入を始めてから加速したように見える。公的資金の投入は、支援体制の構築か、利用者が(ケア提供者に対して)料金を支払う形態での補助金運用のどちらか、或いはその双方に適用することができる。例えばアメリカ合衆国では、国家と連邦準備銀行がナーシングホームのベッドの供給を求めると、市場には長期療養ケア事業者の参入を促すように低金利ローンが利用可能となり、原価に基づく償還制度ができた。興味深いことに中国では、政府が限定的な施設での長期療養ケア提供体制を採り、その拡大を期待しているところであるが、ナーシングホームでのケア事業者に対する支援として2つの方法を採用している。1つは、設置した1ベッドあたりに政府補助金を支給する方法であり、もう1つは、利用者の資産、或いはニーズにかかわらず、利用されているベッドごとにケア事業者に政府補助金を支給する方法である。これによって、財政支援の方法にかかわらず、これらのサービスへの社会的な期待は変化する。なぜなら、それまで私的に行われてきたケア提供事業に対する利用可能な資金にケア事業者が反応するからである。この公的資金投入の影響は、市場を劇的に変えたのである。

長期療養ケアに対して公的資金を何らかの形で投入することにした多くの国では、新たなケア事業者の参入で市場が活気づき、既存のケア事業者は公的支援の対象となるため、事業の見直しが迫られている。一般的には病弱な高齢者が受けるケアの質を保証するために、そして公的資金の適切な使用を確保するために行われる規制の見直しは、長期療養ケア事業者の増加によって、計画される規制全体の見直しの契機となった。

1.3　規制機能の構造　The structure of regulatory functions

有用で発見的な産物は、長期療養ケアの提供者を管理する規制機能が、①基準の設置と初期の監査、認可、②監視継続と指導、③実績の報告とそれに対する報酬の 3 つに分類できることである。それぞれの機能には様々な構成要素があり、本書に書かれる各国の実態がそれを示すように、それらは構造と方法の双方にわたる。国家の規制機能の構造は、規制当局が法令取り締まりを行う警察のように行動するか、究極的に質の保証の達成を促す協力者のように行動するか、哲学的、或いはイデオロギー的立場によってその様子がわかる。

「ケア提供者に対する基準の構築」は、長期療養ケアサービスを公的なものとして位置づけることができ、ケア提供者がその資格をどのように得るように導くかを含めて決定することになる。看護や薬学のような多くの専門領域において、国家はケア提供者があるべき基準を満たす専門的知識と技術を有していることを根拠に、明確に業務の基準を定めてその実践を委任している（Kovner and Jonas (2002)）。このため、医療専門職は一般的に各専門分野で規定される教育課程の修了に基づいて専門資格を認可されているのである。高齢者ケアは、歴史的に医療サービスというよりもむしろ、福祉サービスや居住系サービスであったため、長期療養ケアサービスに対する基準の設置は、医療専門職によって行われることはなかった。むしろ、専門資格を付与するための基準を管理する規制が、業界団体や支持者、関係議員、ケア提供者団体の代表者らによって規定されたのである。イングランドは長期療養ケアへの国家的規制の歴史が浅いが、1927 年に社会福祉モデルとして規制した。しかしながら、長期療養ケアを受ける人々のニーズが拡大し、医療的ケアの複雑性が高まるにつれて、社会的問題となる臨床上の問題によって長期療養ケア提供者の認可基準や要件が変更されることは少なくない。一部の事例では、居住系サービスの種類と、提供されるケアサービスの範囲によって、異なる規制が異なるケア提供者に適用されることさえある。

基準は一般的には、ケア提供者の資格を得るために遵守しなければならない構造的特徴を定める。これらには日常生活を過ごす場所に関連する防火や安全から、定員相応の利用可能な居室面積とサービス、サービス利用者にケアを行う職員の育成、教育に至るまで、利用者の身体的環境の視点が含まれている。基準においては、ケア提供者が遵守しなければならず、一般的には現在、提供しているサービスの記録文書といった一部のケアの過程についても命ずることがある。そうした基準は職員が利用者にクリームを塗る頻度や、ベッドに拘束された利用者を圧迫による褥瘡（じょくそう）から守るといったようなことについて文書化することができる。一部の事例では、基準は、「アメリカ合衆国ナーシングホーム改革法（the US Nursing Home Act of 1987）」（ナーシングホーム規制委員会：Institute of Medicine , Committee on Nursing Home Regulation, 1986）で記されている「最大限のリハビリテーションの可能性」のような、ケア提供者が求めるべき患者へのケアの成果を要求するかもしれない。患者における顕著なケアの成果とは、褥瘡（じょくそう）の発生、或いは管理不能な疼痛といった提供される臨床上のケアから、生活の質（QOL）、或いは患者、家族の経験に対する満足度にまで及ぶ。このように患者の経験は、サービスの改善に関連する数多くの技術的な挑戦があるとはいえ、質の評価過程の一部とすることができる（Mor(2005)）。

規制は、ケア提供者が遵守しなければならない基準の構築に加え、認可を受けることになるケア事業者の申請方法と、事業認可と認証過程での監査方法についても規定する。一部の事例では、認可を得るための最初の手続きが、基準を満たすかどうかにかかわらず、サービスに対する需要の見通しを示すこととされている。また一部の事例では、国家が、複数の要因によって、別の事例よりも最終的には国家の負担が小さくなるようにサービスの重複を最小限にするか、サービスの需要を創出するかのどちらかを通じてサービス提供の制限を検討する可能性もある（Rivlin ら（1988））。ケアの提供への制限という政策的判断には問題があるとの指摘はあったものの、国家にとっての関心は、認可対象とすべきケア事業者が認可と認証を受けることである。そのため、関連する調査に基づく申請手続きと現場での監査によって、審査過程では様々な段階で延期される可能性を伴う。認可と認証によって適切な利用者に報酬を請求する権利を与える国々では、資格が付与される前段階での審査手続きと監視がさらに厳しく行われる可能性がある。ドイツや日本、イングランド、アメリカ合衆国のような国々では、報酬の支払い要件は、質の規制と同等の意味を持つものとなっている。

一部の事例では、ケア事業者がどのように運営しているか、居住者のニーズに応えているかについて一定期間、継続的な監視が行われ、認可、或いは認証は暫定的なものになることもある。病弱な高齢者へケアの提供を始めるためには、運営者は資格を取得しなければならないが、監査官は暫定的な資格を発行する合理性を与えるために、資格が発行された「後に」提供されるケアのみを監査することになる。度重なる大規模な規制変更の早急な適用は、ケア事業者に規制への対応のための残務をもたらす。それは、暫定的な認定なしには居住者を収容することができないため、職員や施設に対するケア事業者の投資への採算を取ることができないことを意味する。イングランドでは、規制機関が一定期間以内に完全な監査を履行しなければならないという条件が設けられているが、実際には、これは期間を延長することができる。

それにもかかわらず、いったんサービスが開始されれば、わずか数か月後であっても数年後であっても事業所を閉鎖することは困難である。個人のサービス利用者は中断して新しいケア事業者に乗り換えることになるだろう。残念なことに、新規のケア事業者の参入動向は、長期療養ケアへの公的資金の投入の動向に左右されることが多く、利用者は最もサービスを必要とする際にじっくりケア事業者を見る時間と労力がかけられないことになる。規制の適用では、2 回目以降の監査よりも最初の手続きが厳格であることが多い理由はここにある。これは、規制の設置と初期の監査、その後の継続的な監査と法律の施行との間で適切な線引きをすることができることを意味している。

「継続的な監査と法律の履行」は、どの制裁が適用され、それがどのように効果をもたらすかによって監査の頻度と範囲が決まるという機能と選択の範囲の弾力性を示している。ケア事業者の基準に対する法令遵守の監査は、理論的には認可を受けると即時に開始されるが、実際には最初の定期監査で行われる。監査が行われる頻度は、一般的に規制の中で明確に規定される。一部の事例では、監査官が良好な記録が残されているケア事業者を時より監査し、劣悪な遵守状況のケア事業者については頻繁に監査するといった裁量を利かしている。監査の準備を行う監査官とケア事業者、規制制度における監査の実施に伴い発生する実質的なコストの観点からすれば、頻繁な監査は強い敵対的な行為にもみえる。

監査チームのメンバー構成と特徴にも妥当性がある。ほとんどの監査はチームによって行われるが、チームの中の1名は必ず長期療養ケアをよく知る、経験のある看護師である。監査チームに含まれる他の専門職は、環境技術の専門家、或いは栄養士、長期療養ケアを専門とする薬剤師のうちの誰かであるかもしれない。監査は事前に告知されないことが多く、祭日やその前日に行われることもある。一部の事例では、監査チームのメンバー構成において「客観的な」視点を保障する監査官を選択することができるものの、それはしっかりとした理念と選択の範囲に依るところが大きい。

規制に関する文書は、「法令遵守を基本とする規制」と「抑止を基本とする規制」とに分けられる。前者は緩やかに論じ合う解決方法を採る一方で、後者は基準通りに規制を厳格に履行することを重視する（Day and Klein（1987））。この理念の違いは、抑止的方法では公的な監査項目に従う必要があるので監査の過程ではっきりしている。アメリカ合衆国のメディケア・メディケイドでのナーシングホームの再認証における監査手続きでは、この数十年以上にわたって監査官個人の裁量を最小限にして、まさに組織として規制を強化してきた。この方法の有用性は強い特殊性と重点の明確化にあるが、一部の者は、規制の厳格な履行は「観察と記録」に限界があるため、法律の「理念」よりも法律の「文言」を遵守する結果をもたらすと主張する。抑止的方法からもたらされる結果は、現実的な目的を与えず、必ずしも質の向上につながらない勘定ゲームであると指摘する者もいる（Day and Klein（1987））。他方で、法令遵守を基本とする規制の難点は、報告される違法行為の中身と罰金を科す対象の明確化である。イングランドでの監査の記録と規制の履行に関する主要な変更点は、監査官の裁量権の範囲に関するものであった。

ほとんどの規制では定期監査に加えて、苦情の受付手続きが含まれており、その1つの観点は苦情の受付とその調査を随時、義務付けることである。苦情受付制度については各国で対応にばらつきがあり、一部の事例では定期監査の手続きから完全に独立して行われている。しかしながら、「不機嫌な職員」も含めて誰でも苦情を訴えることができるので、規制当局は監査を実施する前にまず、極端な苦情を除いてすべてを確認する（Stevenson（2006））。2種類の監査の基本となるところは全く異なるものであるため、定期監査から報告されるものに加えられる、苦情に基づく監査の結果が、どのように新たな結果をもたらすのかは重要である。苦情の訴えを踏まえた監査はある種の「根拠」に基づき実施されるので、定期監査よりもさらに重要である。苦情に基づく監査は苦情の原因に強い関心を持ち、それを確認し、記録に残し、苦情内容と同様の事象に関連する問題の発見に努めることになる。イングランドにおける苦情受付制度は、地方自治体のオンブズマンに引き継がれる。オンブズマンは規制機関とは独立し、利用者の苦情に対して争議の解決に関する機能は持たない。

監査によって法令違反や基準を満たしていないことが判明した場合、次に重要な問題は、規制当局がどのように対応するかである。究極的には、法令違反は認証の取り消し、或いは運営資格の取り消しの根拠となる可能性がある。しかしながら、継続的に劣悪な運営や違法行為の兆候が見られないとしても、劇的な方法はめったに採られることがない（Angelelli *et al.*,（2003））。理論的には、監査期間中に明らかとなった不正に対応し、選択的、段階的制裁が広く一体的に行われることになる。ケア事業者に対しては罰金が科されるはずであり、指摘された質の問題に対する解決策が必要な一定期間に命ぜられ、（公的資金によって運営される国々では）施設は新たに認可を受け、凍結されていた報酬の受け取りを完了することができる。Braithwaite（2002）は、制裁が科されるまでの流れのモデルとして「規制のピラミッド（regulatory pyramid）」の利用を主張する。ピラミッドの基礎、或いは最も一般的な行動は、もし法令遵守がいまだに行われていないのであれば、罰金のような法的罰則によって従わせる警告文を送った後に規制当局が運営者に対して施設が遵守しなかった基準を満たすように指導することである。ケア事業者の資格を停止する目的として取られる法的手続きは、罰金が科せられた後になって行われる。

この段階的な手法は、非常に合理的にみえる一方で、苦情の内容は記録を残さなければならず、実際にはそれぞれの段階で規制において定められる手続きや苦情内容によって規制当局側にかなりの時間と労力を要することになる。その結果、規制当局は、過去に劣悪な運営実績のあるケア事業者に見られた最もひどい質の問題に対して、公的な方法による法的対応や警告の手続きのみに留める可能性がある。そうでなければ、軽微な違反への対応は、単に指導のような形で行うことになるかもしれない。

規制行動に伴う高いコストに鑑み、理論家たちは「リスクに基づく規制」を提言してきた。それは、ケア事業者の過去の運営実績を元に監査の集中度や頻度を決定するというものである（Phipps *et al.*,（2011））。「過去は最良の預言者である（The best predictor of the future is the past.）」という仮説に基づけば、リスクに基づく規制は、仮に、あるケア事業者が事前告知なしの監査において重大な質の問題がなければ、規制当局に定期監査を間引くことを認めるリスク基準値を設定することになる。加えて、統率力や所有権の移譲のような他の要因は、優先的、かつ積極的な強制力を超える形でケア提供者のリスクに対する姿勢を変えたかもしれない。リスクに基づく規制は、必然的に過去の監査データに基づき、優良運転のドライバーが「優良ドライバー」として免許審査を簡素化され、保険料が割り引かれる仕組みと似ている。これには、その後の集中的な監査を必要とする事業者と通常の監査で済む事業者とを分類するために、直近の監査データの保持とその利用が必要となる。これに加えて、規制の根拠となる法令の中に例外条項の規定が必要となり、優良なケア事業者はその後の監査を免除する条件を規定する明確な基準の存在によって補完される。長期療養ケア部門での指導権限の曖昧さがある中で、ケアの質に対する基準設置を行う上で決定的に重要なことは、過去の運営実績から将来を完全に予見することができないことから、「リスクに基づき」規制するという観点は適切である。規制構造については、地域に裁量権が与えられていることは、あまり知られていない。

「ケアの成果に関する報告と報酬」は、規制当局の対応としては比較的新しい方法である。ケア提供者のケアの質に関する報告は、自然と法的枠組みの外にある社会的影響力に依拠している。ケア提供者の質の問題の公表、或いは直近の監査結果は、今後の利用者とその支援者が長期療養ケアのケア事業者を選択する際にこの情報に依拠する可能性を示している。ケア事業者の選択のための情報利用は、市場の動きに影響を及ぼす。それは規制当局の監査の見方と監査に基づく行動を強めることになる。利用者とその支援者がケア事業者選択の根拠となる情報を知らない、或いは利用しないとしても、監視による圧力によってほとんどのケア事業者は不名誉な情報を明らかにされたくないことから、報告書の存在はケア提供者の行動を変えることができる。社会的影響力によって誘発される競争、まさにそれが市場競争と同じ効力を持つのである（Werner and Liang（2012））。

ケア事業者の運営成果に関する報告の中で欠くことができないのは、監査か、その他の体系的に収集された質の測定結果の記録である。長期療養ケアのケア事業者に対してはほとんど全ての国で何らかの規制制度が構築されているが、長年にわたる複雑な規制構造の中でも、詳細な監査結果を継続的に記録することが義務付けられている国は多くない。例えばイングランドには国の基準と指針があるが、最近まで長期間、地域の保健当局による計画の実行に際して監査結果の記録方法について変更されることがなかったものの、この数十年以上にわたって規制構造において変更が繰り返されてきた(Day and Klein(1987))。

継続的な報告には、基準の違法行為を取り締まる一貫した監査手続きと説明が求められる。監査過程の記録における問題や、監視に耐えうる手法による監査結果は、必然的に報告された情報として規制当局の裁量が働かない形で地域や個人に対して公表された。協議の上で交渉の結果、変更された規制はそのような規制当局の裁量に基づくため、少なくとも本書で採り上げる国々では、監査による運営状況の公表が幅広く用いられていないからといって、驚くほどのことではないのかもしれない。

監査結果に基づかず、ケア事業者の運営状況に関する系統的なデータを収集することは可能である。一部の国では、ケアの成果を測定する取り組みは、当初はケア介助者に対して病弱な高齢者が必要とするサービスの内容を伝えるために利用者の体系的な評価が導入された。しかしながら、この情報が系統的なデータとしてコード化されると、疼痛があるとか、褥瘡(じょくそう)があるといったサービス利用者個人の回答は集計されて利用されることになる。このケアの成果を測定する制度は地域のケア事業者間で標準化されなければならないので、ケア事業者はこれらの測定指標が監査結果と関係があるかどうかにかかわらず、集計されたケアの成果指標に基づいて比較することができる(Mor(2004))。質を測定する上で、質の指標は監査結果よりも有効で一貫した方法であると主張する者もいた（Kane *et al*., (1998))。スイスとフィンランドでは、どちらの国でも利用者へのケアの成果を測る制度を構築したにもかかわらず、ケア事業者間でデータを公開する要望はほとんど上がらなかった。カナダとニュージーランドでは、そのようなケアの成果に基づくデータは、いまのところ一部で始められているが、データを公開させる動きはほとんどない。

ケア提供者による長期療養ケアに公的資金を投入する国々では、最も高い質を達成する、或いは質に対して最大限の改善に取り組んでいる、或いはそれらの 2 つを組み合わせるようなケア提供者に報いるために、ケアの質に関する情報を利用することができる。これは比較的新しい動きであり、アメリカ合衆国は「ケアの成果に対する成功報酬」を支払う国ではないものの、小規模に試験的に行われてきた(Mor *et al*., (2009))。ケアの質の高さに対して公的な成功報酬を支払う方法は、ケアを受ける病弱な高齢者が様々に混在する状況を全く考慮しない、問題のある方法であり、明らかに技術的、政策的にかなりのリスクを伴うものである。このような方法を用いてアメリカ合衆国で行われた様々な社会実験では、結局、成功報酬は、新たに利用可能な財源によって報酬の引き上げを行うために、インフレなどで調整された大規模産業となったところから引き出してきたと考えられ、実質的には当初計画していたよりも少額になっているのである(Werner and Lang(2012))。

1.4　長期療養ケアの規制下で管理される専門職の役割
The role of regulated professionals in long-term care regulation

「専門職」に対する規制は、資格証明書によって国の長期療養ケアへの規制構造の中に組み込まれるのが一般的である。専門職に対する規制の範囲は、一般に医師、看護師、会計士などの専門的業界に職権が委ねられ、これは、規制当局が資格として欠くことができない技能を保証する機関であると認める公的な専門職養成機関の申請によって改良されることが多い。専門職としての基準を満たしているか否かを判断するための情報を与える専門職団体は、専門職の行動監視を行うことが重要であると考えている。この権限を認めることによって、専門職団体は専門職を認め、めったにないことではあるが社会的関心に応える組織であることを社会に訴えることになる。病弱な者や高齢者のためのケアホームでは「特殊技能」や「専門性」を伴う業務と機能を必要としないとみなされることがあるため、ケア提供者の専門職団体は業界を代表した、商業的に重要な組織であるとみなされ、専門職ほどは信用されてこなかった。それでも特殊技能を伴う専門性は長期療養ケアへの規制として法律に定められるため、一部の団体では高齢者ケアサービスに対する信用の再構築を図った。それは、ケア提供者がその責任を負うという職業倫理に基づいて、病院で行われるケアと同様に、長期療養ケア部門に関連する高い専門性の基準を満たすよう務めることを信頼するというものである。

日本では、長期療養ケアに関して看護協会が職員配置基準や長期療養ケアに従事する各種研修の受講義務の規定、国で規定する長期療養ケアにかかる各種施設の機能分化など、広範囲に監視を行ってきた。オーストラリアでは、認可高齢者ホームにおける質の保証と質の改善への国家的取り組みは、ほとんど全てが看護協会や施設管理者による主体的取り組みに依存している。高齢者ケアサービスの運営と経営管理における専門職の機能には、高い信頼性が伴うが、規制があまりにも厳格であれば、政策担当者が専門職の判断を暗に疑うことになり、過度な管理と受け止められるだろう。正しい治療方法が存在せず、根拠に基づかない臨床上の判断があっても、専門職による裁量を保証する伝統があるので、専門職が長期療養ケアサービス部門に組み込まれれば組み込まれるほど、規制は病院同様に、単に外的な禁止規定の遵守よりも臨床上の記録を重視するものになる。

このため、各国の様々な長期療養ケアの質に対する規制の方法を比較することは、基準の設置やこれら専門職が加入する団体の信頼性などについて、専門職の相対的な重要性を理解することが必要となる。アメリカ合衆国やカナダ、ニュージーランド、オーストラリアのような国々では、看護師や医療専門職の間で長期療養ケアは「セカンドクラス」と考えられ、長期療養ケアサービスの提供には強い商業的伝統があるため、政府は、病院におけるケアの提供や医師による診療よりも専門職の裁量によるケア内容の決定を認めたがらないようである。

1.5　高齢者ケアサービスに対する規制機関
Organization of elder care service regulations

長期療養ケアのケア事業者がどのように認証を得て、監査を受けるかを管理する規制構造を確立する上で、政府はその監督官庁が権限を持つという性質上、多くの選択肢と挑戦的取り組みに向き合わざるを得ない。要件となる技能と経験、適切な管理水準によって、病弱な高齢者に提供されるケアの質を保証することになる。以下では、これらの選択肢の枠組みが論じられる。

「中央集権化 対 地方分権化」は、一般に政府の構造全体と整合する選択肢である。ほとんどの国では地方組織にそれを明示しており、その多くの場合は国家機関に相当する公的機関による規制構造に沿い、地方政府の場合には州、県、区、自治区が含まれることが多い。これは国の憲法に規定されることもあり、歴史的に特有の文化を持つ地域の多様性が反映される。これらの政治的に定められた地域が憲法で保証されているのか、或いは単に長年にわたって管理上の都合であるかどうかにかかわらず、規定におけるそれらの役割と長期療養ケアの資格を管理する規制の施行を認めることは重要である。長期療養ケアの規制に適用されるような国家と地方政府との相互関係は、様々に変化させることができる。「指針」は各地域が地域特性や事情を踏まえた詳細な規制に発展させることができるように国全体の視点で作成されることを可能にする。中央政府は地方自治のために裁量を与える以外にも、法律を改正し、規制見直しの実績や技能を持たない地域に対しては個別のモデルを提供するような、規制や基準を選択的に設置することもある。地方政府には自由と裁量の権限が与えられているが、その地域の需給環境を考慮する方法で国の法律を遵守するために、最終的には国家が規制権限の源になるかもしれない。

認可権限と規制実施に関する中央集権化と地方分権化のバランスは、連邦政府の権限が州の権利に関連するのか、それとも地域の権利に関連するのかに加えて、時間の経過と共に変化する場合がある。一部の事例では、中央集権化と地方分権化のバランスの変化は、長期療養ケアの問題が国民的議論にまで及ぶ、質の問題に関する事件に反応して起こるかもしれない。国民的関心の強さは、将来的な事件の発生を防止するための法律改正や、全国的な規制の実施を求める行政管理手続きの変更に至る可能性もある。こうしたことはアメリカ合衆国では日常的に発生しており、批判的な新聞の関心による影響もあり、少なくとも一部ではそうなっている（Miller *et al.*, (2013)）。中央集権化と地方分権化のバランスにおける同様の変化はイングランドやオーストラリアで見られてきた。それらの国では、最近になって長期療養ケアの規制の責任は国家の責任となった。

多くの国々において長期療養ケアへの公的資金の投入は、国家的事業であるか、国家的事業が中心となっているが、質に対する規制はより複雑に地域の責任となることがある。ドイツの強制加入の介護保険制度は保険者によって管理されているが、州が規定する要件の中で保険を適用することとなっており、州に認可されたケア提供者だけが保険者から報酬を受け取ることができる。中国では弱中央集権的に中央政府がケアサービスの改善目標を立て、既存の施設や新規の施設に公的資金を投入するが、安定的な財源の中でケア提供者に規制の実施と支払いを行うのは地方政府の責任である。弱中央集権的な制度は、中央集権的な制度よりも明らかに変動性があるといえる。

規制の実施に関する「敵対的方法（Adversarial approaches）」は、「合意的方法（Consensual approaches）」に比べて規制構造が特徴的であり、別の重要な側面を持っている。敵対的方法は、基準と法律文書による規制の厳格な適用に結びつく傾向がある。監査は、評点とそれに関連する制裁措置がケア提供者からの訴えによって覆されないことを保証するために、規制当局が規制の適用手続きから外れることのない厳格な手順によって実施される。事業全体は法律的根拠によって運営される。規制当局は監査対象のケア提供者と馴れ合いにならないことを保証するために交替で行われることもある。アメリカ合衆国の一部の管轄区では、監査の実施と利用者支援機能の分離を維持するために、規制当局を含む規制機関の支部は、認可を受けるケア提供者によって利用者を支援するケアマネジャーがいる事業所から(地域の行政官を含めて)離れて配置される。イングランドの地方都市では、リスクに基づく監査方法によって、不適切事項に関する記録の問題や、利用者からの訴えからケア提供者を守ることのできる必要な情報を持つことができない規制当局が指摘する質の問題について、その解決が遅れる可能性がある。

合意的方法は敵対的方法に比べて対立を最小化し、組織による対応と規制に沿ったケアの実践によって、適切であると認可されたケア事業者の指導に努める。規制当局は多くのケア提供者が適切に運営していることを前提に指導を行う。合意的方法の下では、規制当局は要件となる基準の遵守が困難なケア事業者に対して利用者からの訴えを伝達する。その目標とするところは、利用者に対するケアを改善することであり、規制を遵守するように指導することは質の改善の機会を最大にする一方で、利用者の混乱を最小限にする方法で行われる。そのような指導的方法は、監査官、或いは地域の規制当局にかなりの裁量権を与えることになる。このため、地域に対して一律の指導内容にはならないことになる。この一貫性の欠如は、司法の判断を伴う場合に制裁措置の「指揮」を執ることになる規制の強制力を弱めることになるかもしれない。そのため、合意的方法は、基準を遵守したがらない、或いは遵守することができないケア事業者が現れた場合には、規制当局にとってその利点が消失する可能性がある。

オランダでの長期療養ケアへの規制構造は、法律に違反するケア事業者への最初の対応として、監査官がケア提供者に勧告を行い、監査で発覚した質の問題に対する改善方法を提案するため、準指導的モデルとなっている。規制当局は罰金を科したり、制裁措置を科したりすることができる一方で、ケア事業者がケアの質の改善をしたくなるような条件の提示を行う。

「医療的ケアに対する規制」と対比することからわかる「福祉的ケアに対する

規制」の問題もある。もうひとつの重要な問題は、政府のどの機関であるかにかかわらず、官僚が基準の設置と規制の実施に責任を負うことを規定することにある。保健省、或いは厚生省に長期療養ケアの規制の権限に持たせるかどうかの選択は、理念、技術的範囲、生活の質（QOL）に対するケアの質の重視の観点から重要である。サービスは、自主的にサービスを購入する必要のある所得の者に加え、家族によるケアと支援に代わるものとして提供されており、長期療養ケアは歴史的に社会福祉モデルとして誕生した。アメリカ合衆国ではナーシングホームと在宅ケアへの公的資金の投入を行うメディケア・メディケイドの登場に先駆けて、ナーシングホームが多くの州で児童養護施設や中毒者更生施設を規制する社会福祉局による認可を受ける一方で、一部の州では病院の認可を行う所管官庁から認可を受けていた（Mor *et al.*, (1986)）。中国の高齢者ケアホームは、多くの先進諸国の半世紀前に戻るかのように、前駆的なケアの質に留まっているが、高齢者ケアホームは全国一律に社会福祉省によって規制され、各地域で運営されている。他方で、中国の数多くの病院と無数の診療所は保健省の支援によって運営されている。中国の地域密着型病院の多くは在宅復帰できない高齢者の在院日数が長期化してきており、これらの病院では、社会福祉省が開設する高齢者ケアホームに居住する高齢者と変わらない状態の高齢者を数多く抱えている。国の事例で見られるように、長期療養ケアが主に医療的ケアであるか、福祉サービスであるかについては曖昧なままである。社会がこの特殊な問題に取り組むことによって、規制とその実施方法について重要な含意を得て、より厳しい規制実施の重要性が高まる可能性がある。

長期療養ケアは福祉サービスの所管官庁による規制を受けるが、本来的に医療的ケアが必要となるため、規制は臨床上のケアの要件を過度に重視することなく、医師の果たす役割について幅を持たせており、ケア提供者は医師の指示による現場でのケアの保証に責任を持つ。日本では、ナーシングホームと高齢者住宅のどちらも看護師や看護助手の技術水準の管理には広範囲な要件を課す一方で、医療的ケアに対する要件はごくわずかに留まっている。アメリカ合衆国では、メディケア・メディケイドによるナーシングホームサービスへの公的資金の投入が始まって以降、ほとんどの州では、規制がない場合には段階的にナーシングホームに対する規制の責任を保健省へ移行させ始めた。別の事例では、アメリカ合衆国の多くの州では、生活支援施設（Assisted Living Facilities：政府の公的資金が利用可能ではない、身の回りの世話と見守りを行う非医療的生活支援施設）についてはいまだに保健省よりも福祉サービスの所管官庁によって規制されている。

居住系の長期療養ケアに対する規制に関しては、医療と福祉の所管官庁のどちらによる規制が適切であるかについて様々な議論がある。長期療養ケアの提供のあり方として社会福祉モデルを支持する者は、医療の所管官庁の庇護下での規制では、本来なら福祉サービスや安全策の設置、自立と生活の質（QOL）の価値を重視する一般的な訪問診療といったものを「医療化する」ことになると主張する。他方で、居住者の医療的重症度や複雑性が増すにつれて医療職や看護職の人員の果たす機能が優先され、患者へのケアを提供する者には、福祉的ケアの価値よりも医療的ケアの価値を重視することで悦に入る者が多い。

「報酬の支払い権限を持つ機関による規制」は、規制当局と規制対象機関との関係に大きな影響を与えることができる。多くのサービスを提供するケア提供者に対する報酬の支払機関は、サービス提供者が持つ資格の認証権限のみを持つ機関に比べ、法令遵守への影響力をかなり高めることができる。支払機関の資金力は、報酬単価の操作をせずには規制を実施できない規制当局に対して幅広く整備され、段階的な経済制裁を与えることもできる。オランダでは、質の監査の結果は保険者へ通告され、保険者は認可事業所の一覧からそのケア事業者を削除し、効果的に閉鎖させる。同様にドイツでは、州が規定する基準を満たしていないことが認定されると、保険者は長期療養ケア保険の契約においてケア事業者への報酬の支払いを中止する。アメリカ合衆国のメディケア・メディケイドの規制では、２つの支払機関によって保険適用の新規患者の入院を止めさせることができるようになっている。

規制当局から得る公的資金の割合が高いほど、ケア事業者の従属性は高まり、遵守しなければならない規制に対する反応も強まる。興味深いことに支払機関は、運営基準が支払契約や事業参加要件に記載されていない場合の対応は必ずしも明確にされていない。例えば、ケア事業者は保健当局によって認可を受けるが、サービスの受給資格者は要件によって利用者の一部に留まる可能性がある。この事例においては、福祉サービスの所管官庁が質の問題を発見した場合でも、福祉サービスの所管官庁はケア事業者の資格に措置を講ずる権限を持たないかもしれない。むしろ福祉サービスの所管官庁は、利用者を傷つける可能性があるにもかかわらず、ケア事業者が深刻に受け止めていないサービスから利用者を守るには制限を受ける可能性さえある。つまり、福祉サービスの所管官庁がケア事業者の質に関する問題行動に強い影響力を発揮できるのは、支援を必要とする利用者の数が多い場合だけなのである。支払機関と規制当局との相互関係の難しい点は強い影響力を持つがゆえに、一方がケア事業者の問題行動に対する質の規制を課す影響を理解することは、相互関係までも検討しなければならないことになるのである。

1.6　外部規制機関の役割
The role of extra-governmental regulators

州による認可はケア提供者のすべてに義務付けられる「最低」基準として考えられることが多い。競争的市場では、多くのケア提供者は他のケアサービスとは差別化されることを期待する。オーストリア、ドイツ、オランダ、スイスなどでは、民間団体や認可、認証、ケア事業者の質の格付けを行う第三者団体の台頭が見られる。これらの組織は、政府による規制権限は持たず、慈善団体として認可を受けた機関が非公的な質の評価を行う専門性を有している。これらの民間団体や慈善団体、質の評価機関は、質の高いケア事業者として認証の根拠を与える監査を実施する。これらの団体は、民間機関と同様に、監査の手数料をケア提供者に請求する。一部の者からは、これでは監査団体の公平性を揺るがすものになると批判された。また他の者からは、これらの慈善団体の基準は総合的かつ厳格性に鑑みて政府の認証基準を超えるものであるため、ケア事業者がすでに慈善団体の認証を受けている場合には公的な監査は不要であるとの主張もある。アメリカ合衆国では、医療機関評価認定機構（JCAHO：the Joint Commission for Accreditation of Health Care Organization）がナーシングホームを除く病院に対してこの種の「認証」資格を与えてきた。

協会のようなケア事業者団体は、政府による規制とは別の自主規制の手段を有しており、職員研修や質の改善を提案する。しかしながら、協会として質の低い会員（事業者）に制裁を科すことはしない。つまり、協会の一義的な機能は会員の利益になることを政府に働きかけること（一般的には報酬の引き上げを要求すること）であるため、協会の使命は会員全体の利益を主張することなのである。しかし、協会が自発的な認証機関として規制の役割を果たすことできないからといってケア事業者団体が行う、教育事業と質の改善事業が役に立たないというのではない。

また、専門職団体は専門職教育の継続を重視することによって専門職養成はもちろんのこと、ケアの質を強化する役割を担っている。例えば、看護師は長期療養ケアの利用者をケアする強力な専門職集団であるが、彼らは看護協会に登録され、長期療養ケア専門の看護師を中心とする特定の集団と共に活動することが多い。これらの団体は日常的に継続的な教育を行い、そこでは多くの国や長期療養ケアの看護について特別な認定を行う地域の看護師として資格を保持するように求められる。ナーシングホームの場合、専門的業務への従事のためにすでに看護師として従事していない経営者は、権限を与えられた管理者として特定の研修や要件が求められることもある。日本やオーストリア、ドイツの場合がそうであり、ナーシングホームの施設要件として経営者には、認可にあたって職員に占める最低看護師数が規定され、その看護師の種類は看護師法において定められるのと同様に、特定の研修の実施が義務付けられている。この基準の認証機関の相互参照と専門職の資格要件は、政府の基準と外部機関の基準を結び付けて規制管理を行う組み合わせとなることが多い。

政府、或いは不祥事の長い歴史の中で「信用」には限界がある社会において、支持団体と監視団体は政府の規制当局による規制の実施、或いは新たな規制と政策の推進を保証するために存在する。これらは一般的に集中的な実施が期待されるが、政治的な組織である必要はない。むしろ、これらは自分で自分のことができない病弱な者や公民権を剥奪された者の権利を保護する使命を持つ非政府組織である。事例によっては、これらの組織の支部は長期療養ケアの利用者訪問のためにボランティア職員を配置し、状況が衡平でない場合には利用者の味方となって告訴するだろう。前述のように、そのような利用者からの苦情は監査活動を活発化させ、ケア事業者にとって大きな負担となることが多い。ケア事業者は苦情を訴える者の入所を受け入れなければならないものの、ケア事業者の関心はケアが規制の基準を満たすことを保証することに置かれるので、質の保証は別な形で示すことになる。これについて一部の者は、ケアの質を保証する最もよい方法は、継続的な方針の元にケアの提供状況を観察できる来訪者や苦情を訴える者のために建物を開放することであると主張する。

ケアの質を厳しく監視する外部の「目と耳」を持つ重要性は、一部の国で制度の中で具現化されている。イングランドでは、長期療養ケアに対して公的資金が投入されているが、政府から独立したオンブズマンがいる。彼らは、施設を訪問し、利用者と個人的な会話を交わし、苦情を申し立てる権限を持つ。アメリカ合衆国でも同様の制度が存在し、病弱な高齢者に対する施設でのケアのニーズを代弁するために個人へ資金提供を行う州がある。これは、州の機関がこれらの機能を果たすために高齢者の代弁者の雇用を意図している。本来的にオンブズマンの計画的役割は、監査官としての機能を発揮することであり、その一部では長期療養ケア施設を監視することに加え、監視の適用範囲を拡大することにある（Estes *et al.*,（2012））。

つまり、明示的な公的機能に加えて、病弱な者や高齢者に対するケアの規制が設置される政治的過程に関わる、様々な「特定の関心を持つ集団」がいるということである。一部の事例では、政府がこれらの外部規制機関に対して、規制を行う規制当局に起こりがちな自己満足への明示的な予防手段として公的資金を実際に投入している。

1.7　透明性、公的監視、市場の役割
Transparency, public scrutiny and the role of the market

歴史的に政府の規制当局は、ケア事業者の質の監査結果を公表してこなかった。これは、各ケア事業者の質に関する情報を一部しか公開しないために、ケア事業者が質の競争を行う必要性を引き下げることを意味している。監査結果を公表する理論的根拠は、利用者と支援者に対してケア事業者の選択に活用可能な情報を提供することである。公表された情報が、単にケア事業者が監査に「合格した」かどうかを伝えるよりも詳細なものであれば、明らかに有用である。しかしながら、前述のとおり、これには明らかな問題がある。それは、詳細な情報の公開にはその整合性が求められ、それが満たされなければ不利な状況に立たされるケア事業者はその監査結果を特例的であるとして結果に異議を申し立てる可能性があることである。

監査結果のような質に関する問題についてはその整合性や透明性への不安があるにもかかわらず、苦情件数や詳細なケアの成果はケア事業者にとって「恥ずべき結果、非難を受けるべき結果」として公表される。公的監視の義務化は、特にケア事業者がケアの成果を訴求する中で不良な運営成果を公表される場合には、協力的に強制力を行使する方法によって対象施設をより改善させることになる可能性がある。しかしながら、法体系が政府、或いは公的監視を求める者たちの意向に沿うものとなっているかによっては、詳細な情報を公開するこ

とは難しいかもしれない。

質に関する結果の公表はケア事業者間の競争を引き起こす。なぜなら、1つめにはケア事業者は近隣のケア事業者よりも質が低いという結果を受け止めたくないからであり、2つめには世間はどのケア事業者を選択するかの意思決定の根拠として質に関する結果を利用する可能性があるからである。この方法はアメリカ合衆国で最も広く主体的に取り組まれており、医療部門では「質の高さ」を測定し、一覧表にして公表する取り組みが行われている。他の国々では、これらの進展が着々と見られている。

イングランドでは、建物の特徴や直近の監査から得られた基本情報を中心に長期療養ケアのケア事業者の適切性について常に知ることができる公的なウェブサイトを開設している。オランダでも明示的に施設の選択権を高めるために利用者や支援者が利用できるように設計された多くの項目によって施設の質に関する情報が集約されたウェブサイトがある。他の国やカナダ、フィンランド、ニュージーランドにおける複数の州では、利用可能なこの種の情報を作成するためのデータが公開されているが、この種の情報を提供する最良の方法については、まだ意見の一致が見られていない。

読者は本書で知ることになるであろうが、多くの国々の政府やケア事業者団体は質の評価制度を自発的に紹介している。そしてそのほとんどはアメリカ合衆国とは異なる形で質の改善を目的として提供されている。例えばフィンランドでは、ケア提供者がどのように恒常的な質の問題を解決することができるかを互いに学ぶための場を設けている。そのような「技術の模倣」の交換には高い価値があるが、ケア事業者は質の高さが公表される競争的環境下では、進んで自所の秘匿の暴露を望まない可能性がある。規制当局による支援を受ける団体は、支援を受けないケア事業者団体よりも、特定の部門における質の改善の必要性を認めようとしない可能性もある。公表された結果についても課題は残されるが、真の質の改善に取り組む必要性とのバランスをどのように取るかが問題なのである。

1.8　まとめと各国の事例研究の章構成

Summary and structure of the country case study chapters

これまで長期療養ケアの規制構造の特徴づける枠組みを示し、様々な方法で実施される際の概念的問題と運営上の問題を列挙してきた。規制は、病弱な高齢者へのケアの提供を通じて社会奉仕を行う組織として認可するために基準を設定し、適用方法と監査手続きを決定する構造となっていなければならない。ケア事業者が運営を開始してしまえば、規制当局は基本項目に沿って継続的に質を監視し、必要に応じて制裁を科さなければならない。国の規制構造を対比することは可能であるが、これはあくまでも規制によって守られる人を指しており、病弱な高齢者が経験する実際のケアの質を語るものではない可能性がある。Day and Klein（1987）は、質そのものは捉えにくいだけでなく、難しい概念であり、規制の基準が曖昧であるのは確かである。しかし、社会的、組織的、経済的な変動がまさに規制制度と同様に重要となる中で、複雑で十分に理解が及ばない規制手続きを生むことにもなり、いま、我々はこれらの要因の影響を分けて理解することができずにいると指摘している。

残念なことに、そういうことに対する意識が、長期療養ケアのサービスの利用者の経験するケアの質に対する様々な規制構造と方法の影響を理解することにつながることはほとんどなかった。本書では、厳格な法令遵守の下での相談的方法と抑止的方法による違いについて述べているが、利用者の受けるケアの質の保証という点で、どちらの方法が効率的ではなく、どちらの方法が効果的であるかを示す利用可能な根拠があるわけではない。究極的にはどちらの方法も非効率的で、非効果的である可能性があるが、一般的には、実際に極端な事例となることはなく、むしろかなり判断の難しい事例が存在する。そのため、その事例の状況下でどちらの方法が優れているかを知ることが有用となるだろう。長期療養ケア施設に対する厳格な規制管理の実施に伴う費用は、規制当局にとっても規制対象施設にとっても高くつく（Mukamel *et al.*,（2011））。厳格な規制管理への投資が「相応の価値がある」かを問う者は多いが、その実施効果の検証を試みる研究は最近までなかった（Mukamel *et al.*,（2012））。残念なことにこの問題への対応に必要な、長期間にわたる整合性のあるデータは現在、国際比較ができない状況にあるが、この問題に直面したことを受け、アメリカ合衆国では唯一、利用可能となっている。

本書は、長期療養ケア制度の先進国、新興国を含む北米、欧州、東アジアの国々における規制構造を述べる14の章で構成される。長期療養ケアへの公的資金の投入方法、また、医療部門への公的資金の投入とどのように関係し、切り離されているかその国の地域的環境を概説した後、各章において、長期療養ケアを保証するための規制の管理構造を詳細に述べる。一部の事例では、居住系ケアと地域密着型ケアにおける長期療養ケアの違いによって、どちらか一方をより重視することになる。さらに、公的資金が投入される長期療養ケアと規制管理制度は地域によって様々な形があるので、一部の章では別の地域や国全体で実施されている内容を参照しながらある一地域の内容のみを紹介する。本書の冒頭で述べた規制構造における３つの構成要素に関連する政策を、各国ではどの程度有しているのかについて、事例研究では基準の設置と、質の監視とその実施によって行われる事業認可に焦点を当て、最終的に、現在行われている質の測定とその結果の公表について述べることとする。

本書は、この第１章で概説された規制構造に焦点を当てた事例研究が取りまとめられている。つまり、各章に含まれる情報を引用しながら、最終章では各国で採用される基準の設置や質の監視、情報公開の方法の比較を行っている。質の高い長期療養ケアを達成するために最も役立つ規制とは何であるのかという疑問に答えるためにも質的な規制を行うことは望ましいが、各国の特徴となる規制では、その疑問に答えるには十分ではない。最も重要なことは、現在、長期療養ケアの質を構成する要素について意見の一致は見られておらず、各国の状況を見てもそれを測定する標準的な枠組みがある国がないことである。急性期ケアと外来ケアの質に関する国際比較は長期療養ケア以上に進んでいないため、互いに制度的な学びを得るための道のりは長い。本書が正しい道筋のステップとなることを期待してやまない。

References

Angelelli, J., Mor, V., Intrator, O., Feng, Z. and Zinn, J. (2003). Oversight of nursing homes: pruning the tree or just spotting bad apples? *The Gerontologist*, 43(2): 67–75.

Association TP (2012). Essex nursing home accused of neglect. *Nursingtimes* Available at: twittweb.com/news+essex+nursing+home-15644985.

Braithwaite, J. (2002). Rewards and regulation, *Journal of Law and Society*, 29(1): 12–26.

Brundage, A. (2002). *The English Poor Laws, 1700–1930*. Basingstoke: Palgrave Macmillan.

Day, P. and Klein, R. (1987). The regulation of nursing homes: a comparative perspective, *The Milbank Quarterly*, 65(3): 303–47.

Estes, C., Goldberg, S. P. L. S., Grossman, B. R., Nelson, M., Koren, M. J. and Hollister, B. (2012). Factors associated with perceived effectiveness of local long-term care Ombudsman Programs in New York and California, *Journal of Aging and Health*, 22(6): 772–803.

Ferguson, G. P. (2012). Nursing home abuse – a sobering reality, Ezine Articles. Available at: http://ezinearticles.com/?Nursing-Home-Abuse-A-Sobering-Reality&id=7196084.

Institute of Medicine, Committee on Nursing Home Regulation (1986). *Improving the Quality of Care in Nursing Homes*. Washington, DC: National Academy Press.

Kane, R. A., Kane, R. L. and Ladd, R. C. (1998). *The Heart of Long-Term Care*. New York: Oxford University Press.

Kovner, A. R. and Jonas, S. (2002). *Healthcare Delivery in the United States*. 7th edn. New York: Springer Publishing Company.

Miller, E. A., Tyler, D. A. and Mor, V. (2013). National newspaper portrayal of nursing homes: tone of coverage and its correlates. *Medical Care*, 51(1): 78–83. doi: 10.1097/MLR.0b013e318270baf2.

Mor, V. (2004). A comprehensive clinical assessment tool to inform policy and practice: applications of the minimum data set. *Medical Care*, 42(4): III50–9.

(2005). Improving the quality of long-term care with better information, *The Milbank Quarterly*, 83(3): 333–64.

Mor, V., Finne-Soveri, H., Hirdes, J., Gilgen Rand DuPasquier, J.-N. (2009). *Long Term Care Quality Monitoring Using the InterRAI Common Clinical Assessment Language in Performance Measurement for Health System Improvement: Experiences, Challenges and Prospects*. Cambridge University Press.

Mor, V., Sherwood, S. and Gutkin, C. (1986). A national study of residential care for the aged, *The Gerontologist*, 26(4): 405–17.

Mukamel, D. B., Li, Y., Harrington, C., Spector, W. D., Weimer, D. L. and Bailey, L. (2011). Does state regulation of quality impose costs on nursing homes? *Medical Care*, 49(6): 529–34.
Mukamel, D. B., Weimer, D. L., Harrington, C., Spector, W. D., Ladd, H. and Li, Y. (2012). The effect of state regulatory stringency on nursing home quality. *Health Services Research*, 47(5): 791–813.
National Research Council (1988). *The Aging Population in the Twenty-First Century: Statistics for Health Policy*. Washington, DC: National Academy Press.
Phipps, D. L., Noyce, P. R., Walshe, K., Parker, D. and Ashcroft, D. M. (2011). Risk-based regulation of health care professionals: what are the implications for pharmacists? *Health, Risk and Society*, 13(3): 277–92.
Rivlin, A. M., Wiener, J. M., Hanley, R. J. and Spence, D. A. (1988). *Caring for the Disabled Elderly: Who will Pay?* Washington, DC: The Brookings Institution.
Sherwood, S. and Mor, V. (1980). Mental health institutions and the elderly. In J. Birren and R. Sloan (eds.), *Handbook of Mental Health and Aging*. New Jersey: Prentice Hall, pp. 854–84.
Stevenson, D. G. (2006). Nursing home consumer complaints and quality of care: a national view. *Medical Care Research and Review*, 63(3): 347–68.
Talbott, J. A. (1981). *The Chronic Mentally Ill: Treatment, Programs, Systems*. New York: Human Sciences Press.
Werner, R. T. K. and Liang, K. (2012). State adoption of nursing home pay-for-performance, *Medical Care Research and Review*, 67(3): 364–77.
Xinhua (2005). Beijing encourages private nursing homes. Available at www.china.org.cn/english/Life/126277.html.
(2007). More personnel needed in Chinese nursing homes. *People's Daily* Available at: http://english.peopledaily.com.cn/200701/23/eng20070123_344000.html.
(2008). Fire killed 7 in a Wenzhou senior apartment alleged in operation illegally. Available at: http://news.xinhuanet.com/society/2008-12/04/content_10454544.htm.

Part 2

「専門職」による長期療養ケアの質に関する制度
Long-term care quality systems based on ‘professionalism’

本書における事例研究の最初の国として、オーストリア、ドイツ、スイス、日本を取り上げる。これらの国々では、保険制度の構造と公的資金の実際の支出方法については様々であるが、長期療養ケアの保険制度を有している。これらのすべての国々では医療政策と福祉政策の実施において中央政府と地方政府との長い協同の歴史があり、この責任の共有によって制度上の質の保証を行う際に一部で対立や障害が生じている。本書で取り上げる国のほとんどがそうであるように、第2章から第5章の4か国では病弱な高齢者へのサービスの提供資格を持つことができる組織や機関の決定方法を標準化してきた。しかしながら、設置される基準は一般的に様々な関係団体の部署間での審議を通じて作成されており、長期療養ケアを必要とする者へのケアを含めた専門職団体の役割を重視したものとなっている。ある意味では、医療専門職「団体(institution)」は、長期療養ケアの質に対する基準の設置において重要な役割を果たしており、その前提となるのは、医師が常に医師会のような専門職団体による、標準的な診療に基づくケアの質の決定者となっているのとまったく同じように、長期療養ケアの専門職自身で取り締まることである。社会はこの考えを受け入れており、一部の国では、長期療養ケア部門において政府が専門職団体に対して実際に監視規制機関としての権限を委譲していることからも明らかである。

オーストリアでは、施設や在宅ケア機関の運営資格については主に職員配置と医療機関のような構造的基準を対象としている。中央政府があらゆるケアに対して基礎的な報酬を支払うこの国でさえ、全国一律の基準は存在しない。州単位では、急性期ケア部門で行われているのと同様に、ケアの基準の設置に際して専門職団体に意見を求める場が提供されてきたが、長期療養ケアでは類似の国家的対応が採られたことはなかった。規制監視の強度やそれに対する社会的関心の地域差は大きく、地域の専門職団体と連携して行われる質の改善への取り組みは、意欲的なケア事業者によって行われてきた。しかし、こうした動きは長期療養ケアの利用者のごく一部に届けられるに留まっている。

ドイツにおける「介護ケア法（the Long Term Care Act）」ではケア提供者が自身の提供するケアの質の保証と維持に責任を持つことが規定され、交渉結果の一部として意見の一致をみる、第三者によって作成された専門職指針を遵守しなければならないというドイツ特有の考え方が重視される。歴史的に、長期療養ケアを管理するドイツの規制では、構造的な視点、特に職員研修の開催数と研修の段階的内容を規定することを重視してきた。看護専門職の現場責任者によって始められた専門職基準は、選択的な規制を参考にしながら次第に重視されるようになった。それにもかかわらず、これらの基準は全国的に採用されることはなかった。このことは、質の基準に対する監視方法とケア提供者の質に対する関心に地域差があることを示唆している。

スイスでは、「医療保険規制法（the Federal Health Insurance Regulation Act）」において連邦政府の権限が規定されているが、規制の改定についてはその権限を長期療養ケアのケア事業者団体と専門職団体に委譲している。この基準の設置に関する委任事項は、各専門職の職員配置数と利用可能とすべき治療とサービスの範囲、そしてその提供方法といった基本的な内容となっている。医療専門職はより高い職員配置水準を求める誘因を持つため、ケア事業者団体がそれとは反対の誘因を持っていても、この規定によって基準や質の監視頻度、監視方法に関する大きな地域差が改善される可能性がある。

構造的な質の特性の重視はその他の国々と同様に日本でもそうであるが、長期療養ケアの患者のニーズに沿った様々な基準設置の歴史は、特有の環境を創り出してきたといえる。しかしながら、専門職団体では、より高い人員配置基準と伝統的に未熟な看護師や在宅ケア補助者に対する法定の高度な研修の実施を推進するように対応してきた。ケア事業者は職員の最低人員配置基準の引き上げに反対する傾向が強いが、公的な報酬モデルは様々な関係者との交渉によって決まった結果が反映されるため、より高い人員配置基準に適応させるように組まれることが増えてきている。

読者はこれら4か国の歴史や解説を検討すれば、連邦政府と地方政府における権限と責任の共有に伴う相互作用について留意することが有用である。それは長期療養ケアへの報酬の支払いに関する国家の役割の重要な要素となるからである。関心の対象となるのは、様々な地方政府の種類に応じた質の基準の検討と報酬の保証を前提とする質の改善に向けた、専門職やケア事業者の役割である。しかしながら筆者が参照した利用可能な資料によれば、質の監視方法と実際の監査方法に関する地域差はかなり大きいというのが得られた結論である。

第2章

オーストリアにおける長期療養ケアの成果測定

Performance measurement in long-term care in Austria

Kai Leichsenring, Frédérique Lamontagne-Godwin, Andrea Schmidt,
Ricardo Rodrigues and Georg Ruppe

2.1 連邦憲法に基づくオーストリアの長期療養ケア制度の導入経緯

The emerging Austrian long-term care system in the context of a federal constitution

オーストリアにおける長期療養ケアに対する給付に関する議論は、勤労世代に入って後天的に障害を持つ人々によって主導された1980年代に、医療政策と福祉政策の特定の領域として認知されるようになったのが始まりであった。それに続く改革では、伝統的なオーストリアの社会福祉体系の遺産によって連邦憲法下で医療制度と介護制度が明確に分けられる形で規定された。オーストリアにおける医療制度と介護制度の分権的管理は、2つのはっきりとした原理に基づいてきた。一方では、医療は社会保険制度の一部として、一義的に連邦政府による管理で公費によって賄われ、連邦政府と州に属する独立した医療保険者によって管理されている。州政府(Bundesländer)は病院の設置計画者、管理者、財源提供者としての役割を担う(Hofmarcher and Quentin(2013))。他方で、補助金の支給方針は、9つの州政府の憲法に基づくそれぞれの責任の下に障害や福祉、長期療養ケア部門に適応された。それらの活動は、既定の基準に沿って集中的に徴収、分配される一般税によって賄われる。実際には、これは、患者が長期療養ケアのニーズがあると評価された場合には、地域当局や州当局からの資産調査に基づく社会的支援を受けなければならないことを意味している(Ganner(2008))。

州政府は高齢化に伴う長期療養ケアに対するニーズが高まる中で、1980年代に増加する介護需要に応えることが困難になり始めた。この問題を克服するために、1993年にオーストリアでは、長期療養ケアの費用を賄うための重要な手段として、介護ケア給付の全国的な導入を行う欧州で最初の国の1つとなった。この制度は連邦国家と州政府に対してそれぞれの憲法に不整合な内容の選択を求めるものとなるため、前述のような、まさに伝統的な補助金の支給方針を曖昧なものにさせることになった。包括的な介護ケア給付制度の導入は、厚意によるサービスへの投資というよりも2つの理由によって行われた。1つは、すでに必要に応じて老齢年金、或いは障害年金を補填することを目的とした数種類の現金給付があったため、勤労世代の障害者が平等な待遇と給付基準を求めたことによる。2つめには、介護ケア給付の支給では多くの事例で長期療養ケアに伴う支出が家計の負担の一部となっていることに配慮し、(家族による)公的でないケアに対する給付の重要性を間接的に認めるものであった。オーストリア介護ケア給付(the Austrian long-term care allowance：Pflegegeld)では、一部の事例で資産調査を行わない現金給付も想定されている。その支給要件は、特定の医師や看護師によって行われた個人のニーズ評価によって認定される。ニーズは、日常生活動作(ADL: Activities of Daily Living)と選択的な手段的日常生活動作(IADL: Instrumental Activities of Daily Living)に基づく支援の必要度を時間量で評価される。給付は、(最も低い要介護度1の) 月額€ 154 (20,020円(130円/€換算))から(最も高い要介護度7の)月額€ 1,655 (215,150円(同換算))まで7段階あり、年金、或いは社会的扶助と共に受給者に定率で行われる。給付では、現在、要介護度1の認定基準が1か月あたりの必要となるケアを6時間としていることから、1時間あたりの必要となるケアに対して€ 2.5 (325円 (同換算)) しか支給されないことは明らかである。中産階級の女性労働者の所得が1か月あたり€ 1,500 (195,000円 (同換算)) であることを踏まえれば、要介護度5の€ 902(117,260円(同換算))から要介護度7の€ 1,655(215,150円(同換算))のように[1)]、より高い要介護度での月額給付は、やはり(家族のような)公的でないケアを提供する誘因となるかもしれない[2)]。

ケアの必要のある者は2011年現在、約440,000人おり、その約80%以上が65歳を超える年齢で、介護ケア給付の受給対象者となった。総人口の約5%

---

1) 介護ケア給付制度における要介護度5～7の支給を受けるためには、申請者が180時間かそれ以上のケアのニーズがあることに加え、失禁や増悪の危険性のある病態などの永続的な介助が必要となることが条件となる。

2) Badelt *et al.*,(1997)の介護ケア給付に関する評価研究によれば、主に女性を対象とする勤労世代の就業中の家族の15%は、給付を受けるために正規雇用の職場を退職している。

が対象となり、この制度の適用対象者数の割合としては世界でもっとも高い国の 1 つとなっている。利用者のサービス購入への高まる動きは、サービスと施設の量的拡大に一定の影響をもたらしている。しかしながら、給付は、政府当局による制限を受けながら提供するという形で価格と質について継続的な規制を受けるため、ケア提供者間の競争を引き起こすには十分ではなかった。透明性や質の保証に関しては、オーストリアの長期療養ケア制度では、結果の公表に対する不安を抱えながらも、いまだ手法や規制の改善方法を模索しているところである。

さらに、給付は「グレー」或いは、「ブラック」なケア市場の台頭にも貢献することにもなり、手ごろな価格（月額€ 800 ～€ 1,500（104,000 円～ 195,000 円（130 円 / €換算）））で 24 時間在宅ケアの提供体制を取る近隣諸国からの移住者に就業機会を与える形で行われた。ケアを必要とする 440,000 人のうち、推計 5 ～ 7%に相当する介護ケア給付制度の受給者は、この形で提供されるケアに頼っている。この事態に関連する法律は、その特例において労働法の改正や組織的支援、移住者雇用の法制化に対する財政支援といった形で改定された（Schmidt *et al.*, （2013））。しかしながら、長期療養ケアの提供について質の保証や成果の測定、透明性に関する規制が課されることはなく、家族らにより「非公的」に提供される状態が継続している（2.3 節参照）。

本章では、現在の規制の枠組みを拡張させ、差別化させる取り組みが行われていることに加え、地域密着型ケアや在宅ケア、居住系ケア施設（ケアホーム）における質の定義、評価、管理のための既存の規制の枠組みの概要を書くことを目的としている。そのため、まず公的長期療養ケア制度に焦点を当てている。本章は、以下のように書かれる。2.2 節では、オーストリアにおける公的長期療養ケアサービスについて、1993 年の改革内容から現在の提供の状況まで述べることとする。2.3 節では、これらの進展の中で新たに構築された規制の枠組みについて述べる。2.4 節では、ケア提供者が質の評価に関する透明性を高め、自発的に質の改善を行うことに繋がる誘因と非誘因に着目する。ケア提供者と規制当局が現在、どのような水準で主体的な取り組みを行っているのか、その分析が行われる。最後に 2.5 節では、現在のオーストリアの長期療養ケア制度における質の保証、質の管理、成果の測定、特に医療と介護の連携や人的資源管理、成果の測定の改善方法に関する取り組みを総括する。

2.1.1 用語に関する記述 A note on terminology

長期療養ケア部門には身体的、認知能力的、或いは精神的機能に制限を受けることになる医療的ケアや介護的ケア、様々な支援を必要とするすべての年齢の者に対応する、あらゆる政策、サービス、施設が含まれており、ADL（日常生活動作）やIADL（手段的日常生活動作）に対する長期療養ケアの支援が公的なケア提供者によって行われるか、或いは公的でない者によって行われるか、また居住系施設でサービスを受けているか、或いは地域密着型ケアサービス施設でサービスを受けているかは問題ではない（OECD（2005）、WHO（2000）http://interlinks.euro.centre.org）ことを示すことが本章の目的となる。高齢者は最も大きい長期療養ケアのニーズを持つ対象となるため、本章ではこの対象者が選択するサービスや施設に焦点を当てることにする。長期療養ケアサービスの大部分を提供する公的でないケア提供者とは主に家族を指すがそれだけではなく、ボランティア参加者や「わずかな報酬を受け取る」身の回りの世話をする者も含まれる。女性については、「移住者」の公的でないケア提供者が大部分を占める（オーストリアではこれらを「24時間ケア提供者（24hour-Carers）」「家庭内介助者（Domestic Assistants）」と呼ぶ）。公的ケア部門における「居住系ケア（Residential Care）」や「ケアホーム（Care Homes）」という用語は、施設の居住者や、居宅や住まいを提供する「伝統的な」高齢者住宅の居住者、集中的に看護ケアも提供可能なナーシングホームの居住者に対して、長期療養ケアを提供するあらゆる施設を指す。「在宅ケア（Home Care）」という用語には在宅支援（介護）と在宅看護ケア（医療的ケア）が含まれている。多くの国々ではこれらのサービスは2つの別個の組織によって提供されているが、オーストリアでは明確な専門職集団によって実行されてはいるものの、在宅看護ケアを提供するほとんどすべての組織が家事支援者（ヘルパー）も採用している。

2.2 オーストリアにおける公的長期療養ケアサービスの給付対象
The extent of formal long-term care services in Austria

在宅でのケアは、いまでも長期療養ケアの提供方法の主流となっている。長期療養ケアの提供の継続と推進は、政策、および20年以上にわたって段階的に行われてきた改革における重要な目的とされてきた。65歳を超えるオーストリア人の約5.5%は古い住宅か、ナーシングホームで生活しているが、これらの住まいの居住者の平均年齢は、他の欧州諸国と同様に 80 歳を上回っている（Biwald *et al.*, (2011)）。在宅ケアのニーズがある高齢者の 80%以上が家族によるケアを受けている。彼らのうち、専門職のケア提供者から独占的に支援や援助を受けているのはわずか 9%に過ぎないのである（Schneider *et al.*, (2006)）。

2.2.1　在宅ケアと中間的なケアサービス
Home care and intermediary care services

組織、給付対象、規制、財源については 9 つの地域によって異なるが、在宅ケアの受給割合は、個人のニーズよりもむしろ、地域におけるケアの供給力や個人の信用情報、自己負担額に依るところが大きい。例えば、ほとんどの地方政府では 1 か月あたり 30 時間以内の在宅看護ケア、或いは 80 時間以内の家事支援に対して給付を認めており、その他のサービスは給付割合に基づき個人に提供される。追加的なサービス時間については全額自己負担となる。そのため、長期療養ケア給付では 1 か月あたり 60 ～ 119 時間のケアを必要とする者（要介護度 1 ～ 2 の規定）に対して約€ 300（39,000 円（130 円 / €換算））が支給されるものの必ずしも十分な額とはならず、1 日あたり 2 時間を超えるケアを必要とする者（要介護度 3 ～ 7 の規定）に対しても給付対象のサービスによってニーズが満たされることは難しい。それでも在宅ケアサービスに対する自己負担割合の平均は総費用の 25%に留まっている（Bundesministerium für Arbeit, Soziales und Konsumentenschutz：BMASK (2012)）。

オーストリアでは、在宅生活者に対する医療、介護サービスは、ほとんど教会や政党と提携する第三セクター事業者によって提供されている。長期療養ケア給付制度の導入によって一部の小規模営利事業者によるケアの提供割合がウィーンで高まったものの、地域における「ケア市場占有率」は比較的安定している。利用者には様々な事業者の中からの自由な選択権が完全に認められている。一般に利用可能なサービスの場として、居住系ケア施設と、デイケア、短期ケアを提供する準居住系施設はこの 10 年で劇的に増加した。特に、在宅ケアの供給は、非常に低い水準からの変化ではあるが、一部の地域で 2 倍以上に増加した（Leichsenring *et al.*, (2009)）。この状況は進展しているものの、かなりの地域差があり、そのため、家事支援、在宅看護、高齢者支援といった地域密着型ケアサービス（Community Care Services）は、ニーズに応えきれていない状況にある（Biwald *et al.*, (2011)）。これは、1週間あたりに利用者1人に対して提供される平均的なケアの時間が、オーバーエスターライヒ州（Oberösterreich：英表記 Upper Austria）では1時間未満であるのに対して、ニーダーエスターライヒ州（Niederösterreich：英表記 Lower Austria）では最大4.3時間に達していることからも明らかである（どちらの州においてもレヴェル1のケアに必要とされる月あたりのケアの時間は60時間を下回ると考えられている）。在宅ケアサービスに必要な取り組みとして、ケア事業者の拠点間の物理的な距離と利用に不便なアルプス山脈や山間部への対応が問題として残されている。しかしながら、ウィーンのような都市部は伝統的にサービスの提供割合が最も高い地域の1つとなっているが、他の地域は都市部には及ばない。それでもサービスには一部の重要なケアニーズを持つ利用者や家族によるケアを受けられない利用者を対象とするものが増えている。家族によるケアに加えて、在宅看護を中心に地域密着型ケアサービスを補完的に利用する者は、介護ケア給付の受給者の約25%に留まる。こうした家計への対応策は、デイケア施設（3.4%）、或いは短期療養ケア施設（5.1%）でわずかに利用されているに過ぎない。資産調査に基づくサービスの時間あたりの自己負担額（1時間あたり最大€25（3,250円（130円/€換算）））が所得（光熱費や住宅維持費用への支出によって実質所得はさらに減少する）の約1%に達する身の回りの世話をする者はレスパイトケア（介護の休息）を検討できずにいるが、これは、情報不足やサービス利用の不便さ、これらのサービスに対する支払いができないことが主な理由となっている（Pochobradsky *et al.*, (2005)）。需給のメカニズムの結果として、公的ケアサービスによる支援が受けられない場合や介護の休息ができない場合がほとんどとなっており、公的でないケアは在宅ケアのニーズを持つ者にとって重要な資源となり続けている。

2.2.2　居住系ケア施設　Residential care facilities

オーストリアでは、約800戸の古い住宅やナーシングホームに約71,000か所[3]が利用可能な状況にある。これらの約55%は公的に管理、運営され、約21%は民間事業者によって、残りの24%は非営利団体によって運営されてい

3）オーストリアでは、高齢者は「病院のベッド」よりも「住まい（a place to live）」を選択する傾向にあるため、一般的に「場所（place）」という単語は高齢者に対する在宅ケアに関連して用いられる。

る（Schneider *et al.*,（2006））。この割合は過去 15 年以上にわたって変わっていない。ナーシングホームの大規模施設から小規模個室化への構造変更と同様に、建物の近代化や建て直し、伝統的な家屋からの改築は、過去 10 年以上にわたってこの部門の構造的基礎の改善として改革の主たる目的となってきた。この間、地域密着型ケアを促進させる取り組みに関心が集まり、一部の地域では利用可能な居住系ケアの施設数も劇的に増加する現象が見られるようになった。例えば、ケルンテン州（Kärnten：英表記 Carinthia）では在宅看護ケアを受けることができる場所が 2002 年から 2006 年までのわずか 4 年間で 30％も増加した（Pochobradsky *et al.*,（2008）:17）。

居住者には個人の年金受給額の 20％を自由に使うことのできる資金とすることが認められており、さらに介護ケア給付として 1 か月あたり約€ 44（5,720 円（130 円 / €換算））の受給資格を与えられているものの、ケアホームの利用に対する支払いは、個人の年金と介護ケア給付、そして個人の資産によって賄われる[4)]。年金と介護ケア給付、資産からの支払いは総費用の 28 ～ 50％を賄うものと推定され、それは自己負担額が常に十分ではなく、多くの場合、地域や自治体による公的扶助から追加の支払いを余儀なくされる。介護ケア給付は 1995 年以降、2 倍に増加したため、居住系ケアに対する地域や自治体の純支出額は同期間の 4 倍となった（Biwald *et al.*,（2011）：53）。これによって、地方政府は居住系ケアのサービス受給要件となるケアのニーズ対象を定義する（介護ケア給付制度で要介護度 3 以上）こととなった。

一部のケアホームでは、短期療養（ショートステイ）のケアサービスを利用者の家族のために「レスパイトケア（介護の休息）」として提供している。しかしながら、これらのサービスは情報や誘因の不足のために困難に直面している。それというのもケアニーズを持つ多くの高齢者は、病院に入院したままである傾向があり、その場合、ナーシングホームに入るよりもむしろ自己負担額のほとんど無料[5)]で入院できるのである。さらに言えば、身の回りの世話をする者に

4) 地域によっては、一定の資産（チロル州では約€ 3,600（468,000 円（130 円 / €換算）、ニーダーエスターライヒ州では約€ 11,000（1,430,000 円（同））は居住者の自由な資産として残さなければならず、2008 年には、一部の地域では子供からの再請求に対して報酬請求書を再提出するものの、家族は原則として支払いを免除された。

5) 連邦会計検査院（the Federal Audit Commission）によれば、いまだに約 1,000 人のいわゆる「紹介患者（procuratio patients）」が 84 ～ 102 日の平均在院日数で登録される中で、ウィーンの病院でこれらの紹介患者の数は2005 ～ 2008 年までの間に約 25％まで落ち込んだ（Rechnungshof（2011b））。

とって、家族が必要に応じて入院ケアを利用できることは、ケアホームで短期療養ケアに対して料金を支払うよりも便利である[6]。なぜならケアホームでは、ウィーン州の場合は1か月あたりの高齢者の収入の80%までは利用料を支払わなければならず、ニーダーエスターライヒ州の場合にはケアニーズの水準に応じて1日あたり約€70～€150(9,100円～19,500円(130円/€換算))の利用料を支払わなければならないからである。

2.3 長期療養ケアサービスにおける質の保証と成果測定に対する規制の枠組み

The regulatory framework for quality assurance and performance measurement of long-term care services

2.3.1 居住系施設と地域密着型ケアサービスの規制構造

The regulatory structure for residential facilities and community-based services

介護保険(Long-term Care Insurance)の導入が行われた1993年の改革後、ケア提供者とサービスの利用者の双方がそれぞれに提供し、購入するケアの質を定義し、監視し、保証するメカニズムを検討せざるを得ないことが明らかとなった。しかしながら、連邦憲法において医療と介護の部門間で裁量権はあるものの厳格な区分(Ganner(2008))が規定されたため、小規模自治体と古くからある民間非営利事業者は、政党と地域組織のどちらとも連携することなく、利用者による情報に基づく意思決定を支援する公表制度よりも透明性のないデータに基づく規制と基準の複合的産物に晒(さら)されることになった。

オーストリア憲法では、地方政府は伝統的な社会支援の法律に基づく長期療養ケアサービスと施設に関する計画、財源、規制、管理の責任主体となっている(図2.1参照)。このため、各州でこの部門に対するいかなる介入についても、9つの州間で「州の協定(State Treaty)」の締結を義務付けている。この協定は1993年に締結され、地方政府は15年(1996～2011年)以上にわたり、全国で等しく長期療養ケアの提供を目的とする発展的計画を進める一方で、連邦

6) 情報は以下のWebサイトに掲載されている：
www.noe.gv.at/bilder/d30/InfoblattTarifeKurzzeitpflege.pdf?12193; http://sozialinfo.wien.gv.at/content/de/10/Institutions.do?liid=2&senseid=310.

政府は一般税を財源とする介護ケア給付の支給を規定した[7]。当初、この協定は構造、過程、ケアの質の成果の測定に関する基準と方法の規定には失敗したものの、長期療養ケアのサービスと施設の提供に関して、一部の質の基準を明確化には成功した。そして、すべての地方政府が、例えばナーシングホームの経営者に対する教育と研修の規定や、居住者との権利と義務に関する契約の締結、居室空間に関する構造要件、職員配置、最大居室数といった、施設ケアに関する特定の法的規制を施行するために 10 年以上の歳月を費やした。

最後に、居住者の権利に関する問題が 2004 ～ 2005 年に「連邦ケアホーム協定法（the Federal Care Home Treaty Act: Heimvertragsgesetz）」と「ケアホーム居住法（the Care Home Habitation Act: Heimaufenthalsgesetz）」によって「消費者

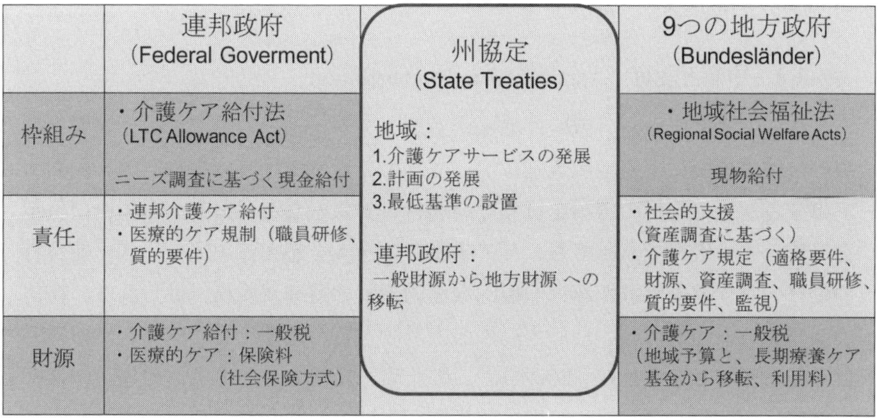
連邦政府
(Federal Goverment)
州協定
(State Treaties)
9つの地方政府
(Bundesländer)
枠組み
・介護ケア給付法
(LTC Allowance Act)
ニーズ調査に基づく現金給付
地域：
1.介護ケアサービスの発展
2.計画の発展
3.最低基準の設置
連邦政府：
一般財源から地方財源への移転
・地域社会福祉法
(Regional Social Welfare Acts)
現物給付
責任
・連邦介護ケア給付
・医療的ケア規制（職員研修、質的要件）
・社会的支援
（資産調査に基づく）
・介護ケア規定（適格要件、財源、資産調査、職員研修、質的要件、監視）
財源
・介護ケア給付：一般税
・医療的ケア：保険料
（社会保険方式）
・介護ケア：一般税
（地域予算と、長期療養ケア基金から移転、利用料）

図 2.1　オーストリアにおける長期療養ケアに関する連邦政府と地方政府の責任

出典：Rodrigues（2010）から更新、Leichsenring *et al.*,（2009）
備考：州協定は連邦政府と地方政府との間で 1993 年に締結され、長期療養ケアの責任については、2011 年以降に財源が介護ケア基金（Long-term Care Fund）を通じて連邦政府によって保証されるように見直しが行われた。この基金では、地方政府に対して長期療養ケアサービスと施設に対する支出を保証できるよう追加的な支出を行うものである。協定では、介護ケア給付に関する全体の管理を長期療養ケアの報酬を含めて地方政府から連邦政府に集約化することも規定している。

7）BGBL 866/1993.　発展的計画は、1996 ～ 1999 年にすべての地域で策定されたが、時代にそぐわないものとなったため、ほとんどの地域で実質的な発展、かつ、或いは継続的な計画に切り替えられた。

保護」への対応として規制された。連邦ケアホーム協定法では、居住者とケアホーム事業者との間の契約において最低基準が規定された。ケアホーム居住法では、ケアホームの高齢者や障害者、病院の患者を含む、すべての居住系ケア施設の居住者および患者に対する自由の制限(身体的拘束・臨床的拘束)に関する原則と手続きが規定された(Barth and Engel (2004))[8)]。

地域密着型ケアサービス（Community Care）については、質に関する規制がさらに脆弱である。しかしながら、地方政府は在宅支援や在宅看護ケアの提供の認可(2.3.2 節参照)に関して最低基準を保証する(2.3.3 節参照)法的指針を発行した。どこの地域においても、これらのサービスの提供と発展については伝統的な非営利団体に任せきりであったため、質の基準に関して職員に対する教育と研修内容の基準、ケア内容の記録、利用者の権利（ケア契約：Care Contract)が重視されることとなった。

2.3.2　申請と認可　Application and authorization

すべてのケアホーム、或いは地域密着型ケアサービスの事業者は、地域当局、或いは監督機関による地域規制に沿って認可を受けなければならない。民間ケア事業者が公的給付の申請を行わない場合（対象となる利用者が全額自己負担を可能とする者）であっても、ケア事業者は 5 人を超えるケアニーズを持つ者の受け入れ先となれば即座に一般的な法的指針の遵守が義務付けられる。新規のケアホームの認可は、地域当局の設置計画と質の基準を満たす場合にのみ受けることができる（2.3.3 節参照)。このため、新規のケアホームの建設のほとんどは、民間事業者施設よりも公的施設が多い。しかしながら、ここ数年、新規ケアホームの申請と直接的な指名と手続きによる公的施設の譲渡によって、国内大手の民間営利事業者 3 社が参入してきた。ケアホームの認可事業者となるためには、(主に職員配置や施設基準について)法律に規定される期間内に運営施設が法令を遵守していることを証明する必要がある。

一部の地域の規制では、職員配置や施設基準に関する質の基準以外にケアホーム 1 施設あたりの居室数に上限を規定したところもある。例えば、オーバーエスターライヒ州ではケアホーム 1 施設あたりの居室として 120 室を超

---

8) BGBL11/2004 and BGBL12/2004.　これら 2 つの法的規制によって、ケアホームに対する地域の一義的な責任を実質的に「超越する」連邦政府が、市民法と消費者保護に関する問題に対して責任を負うこととなった。

える居室数について認可しない（2002 年以降。OÖ LGBI 29/1996）。ケルンテン州ではケアホームに対する規制が 2005 年に施行され、ケアホーム 1 施設あたりの居室として 50 室を上限とした。しかしながら、70 室を下回るケアホームでは経営が成り立たないというケア事業者からの訴えによって、居室数の上限は最近になって 75 室に拡大された。その他の地域の規制においても、ケアホーム 1 施設あたりの居室数には上限が規定されている。シュタイヤーマルク州、チロル州、ザルツブルグ州では居室数の上限は 50 室となっている。ウィーン州ではケアホーム法（the Care Home Act）に基づき、新規建設のケアホームは、28 室を超える個室を備え、350 室以上の居室を設置してはならならず、例外規定では最大 36 室となっている（WrLGBI 2005/31）。

在宅ケア提供機関は、少なくとも運営開始 3 か月前に認可を受けなければならない。これは認可手続きで必ず必要となる最長期間である。例えば、ウィーン法（Viennese Act）では、家事支援サービスについてケア事業者が認可を受けるためにはケアの概念、経営の採算性、人的資源に対する考えを記載した書類を提出し、特に有資格者数の保証によって家事支援サービスの提供可能性の証明が義務付けられている（Wiener Heimhilfeeinrichtungengesetz（WHEG）LGBI, 2008/08, $3）。

2.3.3　質の基準　Quality standard

前述のように、拘束力のある質の基準は連邦政府では規定していない。1993 年に締結された州協定では新規のケアホームに対して以下の項目を規定した（BGBL 866/1993）。

- 規模は「一般家庭のような建物の中で管理、運営される」こと
- 全室が「使いやすいトイレと浴室を備える個室を主とする」こと
- 居住者は「いつでも訪問者を受け入れる権利を持たなければならない」こと
- 建物内で提供可能な散髪サービス、或いはフットケアだけでなく、外部の企業や個人による他のサービス、各種療法、デイケア、リハビリテーションを提供するための部屋が設置されていること
- 家族や友人との関係性のみならず、地域共同体との「外部との関係性の促進する市街地内に置く」こと

ケアホームに対する地域の規制は、これまで社会的支援に関する法規制の中で行われてきたが、主に1998年から2005年の間に発展した。表2.1に例示するように、職員配置基準に関してケアホームに対する地域の法的規制で定められる施設の質的基準には大きな差がある。ケアホームにおける最適な職員配置基準がすべて明らかではないとしても、施設の運営費用に重い負担のかかる規制の差は顕著である。ほとんどの地域で規定される職員比率は、その違いはあっても、ケアニーズの水準による居住者構成に基づき規定されている。ある地域(ザルツブルグ州)では職員配置基準が全く規定されておらず、地域監督機関に従い、ケアサービスの質に負の影響がないことを前提に運営上の職員配置構成が決定されている。ザルツブルグ州の一部のケアホームは、この「法律上の寛容さ」によって統率力を革新的なものに発展させたり、職員間の責任制を共有したりする誘因を得ているのである。

表2.1　オーストリア居住系ケア施設における地域別職員配置比率と職員構成

地域(英表記名)	職員配置比率	職員構成	備考
ブルゲンラント州 (Burgenland)	居室数、週あたり時間数、日数、夜勤等による明確な規定	登録看護師50% 看護補助員50%	
ケルンテルン州 (Carinthia)	常勤職員1：居住者2.4	登録看護師40% 看護補助員50% その他10%(研修生)	看護ケア不要の場合は常勤職員1：居住者12だがうち最低2名が登録看護師
ニーダー エスターライヒ州 (Lower Austria)	居住者のケアニーズ水準による レベル1(最低)職員1：居住者20 レベル3　　　職員1：居住者10 レベル7(最高)職員1：居住者1.4	登録看護師45% 看護補助員55%	
オーバー エスターライヒ州 (Upper Austria)	居住者のケアニーズ水準による レベル1(最低)職員1: 居住者24 レベル3　　　職員1: 居住者4 レベル7(最高)職員1: 居住者1.5	登録看護師20% 老年看護補助員50% (Altenfachbetreuer) 老年看護補助員30% (Altenbetreuer)	看護ケアありの居室となしの居室に差はなし
ザルツブルグ州 (Salzburg)	各ケアホームによって規定	各ケアホームによって規定	職員配置比率と構造物に対する法的規制はなし *

地域(英表記名)	職員配置比率	職員構成	備考
シュタイアーマルク州 (Styria)	居住者のケアニーズ水準による レベル 1(最低)職員 1: 居住者 12 レベル 3　　職員 1: 居住者 4 レベル 7(最高)職員 1: 居住者 2	登録看護師 20% 看護助手・老年看護助手 60% (Altenbetreuer) その他 20%	
チロル州 (The Tyrol)	日中：居住者のケアニーズ水準による レベル 1(最低)職員 1: 居住者 10 レベル 3　　職員 1: 居住者 3 レベル 7(最高)職員 1: 居住者 1.9 夜間：職員 2.75-3.2: 居住者 30(レベル 3)		ケアニーズのない利用者；常勤職員 1: 居住者 50
ウィーン州 (Vienna)	居住者のケアニーズ水準による レベル 1(最低)職員 1: 居住者 20 レベル 3　　職員 1: 居住者 2 レベル 7(最高)職員 1: 居住者 1	登録看護師 40% 看護補助員 45% ホームヘルパー 15%	

出典：Riess *et al.*,(2007)より適用：編入(表 A6)
備考：* ザルツブルグ州の規制では、ケアホーム事業者は「居住者数と必要なサービスの種類と量に応じた支援を保証するため、有資格職員を十分に確保すること」が要件となっている(Salzburger LGBI 52/200,$18)。

「専門職従事者」の定義についても地域によって差がある。ブルゲンラント州では職員の 50%が登録看護師でなければならず、他にもシュタイアーマルク州とオーバーエスターライヒ州では職員の 20%を「Altenfachbetreuer」と称する老年看護助手（Geriatric Assistant Nurses）を雇用しており、他の地域にはない専門職である(Schneider(2006)：11)。しかし、2005 年に連邦政府と地方政府との間で締結された別の州協定によって導入された、介護サービス提供者のための新たな包括的、複合的教育制度は、現状の改善を期待できる（BGBL 55/2005)。この州協定において、地方政府は介護ケアに関する研修について原則、責任を持つことになっており、介護サービス提供者のための新たな包括的、複合的教育制度を実施することが義務付けられている 9)。研修は、2007 年にすべての地域で介護サービス提供者に対する教育として複数のケア事業者に

9) ホームヘルパーは最低 200 時間の研修と 200 時間の実習を受けることが義務付けられている。介護専門職(Fach-Sozialbetreuer)になるためには、2 年以内にさらに 1,000 時間の研修と 1,000 時間の実習が追加される。介護専門職として修了する(Diplom-Sozialbetreuer)ためには、3 年以内にさらに 600 時間の研修と 600 時間の実習が追加される。

よって始められた。この改革の影響が明らかになるには、しばらく時間を要するであろう。

この他のケアホームの質的基準の差として、居室面積に関するものがある。居室面積の基準は 14m^2 とするシュタイアーマルク州とウィーン州から 18m^2 とするオーバーエスターライヒ州とケルンテルン州まであり、場合によっては 2 名用の部屋が与えられるほどの差がある（Scholta (2008)：396)。現在の専門職基準に従えば、地域における規制ではケアを適切な方法で提供することと明記するだけで、かなり曖昧なものとなっている。例えば、オーストリアのケアホームに対する規制では医師の雇用を規定していない。老年医学専門医を雇用する大規模ケアホームがあるのはウィーン州とニーダーエスターライヒ州の市街地だけである。ケアホームと地域のかかりつけ医（GPs：General Practitioners）は、常にケアホームが規定する時間数の診察について同意書を取り交わしているが、居住者が入居前にかかりつけ医の診察を希望する場合には訪問診療の依頼も可能である。「ナーシングホーム・ドクター」の導入が、多剤投与の削減や（再）入院の減少、老年精神医学的ケアを専門としないかかりつけ医による飲み合わせを考慮しない処方薬の削減といったことを通じてケアの質の改善につながるかは議論が起こり始めているが（Fasching (2007))、前述の通り、現在までのところ、ケアホームに対する医師の雇用は特別な要件とされていない。

ケアの定義を「可能な限り利用者の機能と自立を維持、回復する」ために尽力すべきと規定しているのは、ザルツブルグ州だけである（Salzbuger LGBI 52/2000, $3)。しかしながら、過去数年にわたって質的基準の設置、質の保証と管理に係る要件は多くの地域で導入されてきた。例えば、ウィーン・ケアホーム法（the Viennese Care Home Act)（WWPG, Wr LGBI 2005/15, resp.31）では、学問上の科学的根拠と構造、過程、成果の改善のための測定に基づくケアの提供を行うために、適切なケアの記録と質の管理を義務付けている。この規制はウィーン・ケアホーム委員会（the Viennese Care Home Commission）の序文にも規定されている。ウィーン・ケアホーム委員会は市議会と共に運営指導を行い、日常的にケアの水準を評価し（年に 1 度、結果が報告される)、居住者とその家族の権利と不安の解消を支援する使命が与えられている。チロル州の法規制では、これに加えて、要件となるケアの記録、サービス認可を受けるに相応しいニーズ、質の管理体制の構築が規定されている（LGBI 23/2005)。

地域密着型ケアについては、1970 年代後半以降、民間の非営利団体に主導される形で台頭してきたが、特別な規制は居住系ケアよりもゆるやかに発展している。州協定では以下の問題についてのみ、言及している（BGBI 866/1993, Anlage A）。

・利用者は、社会的支援を目的とする規制の一般原則に従ってサービスの選択権を有すること[10)]
・サービスは、等しく（全人的）礼儀の中で提供され、地方政府は「地域密着型ケアサービスと居住系ケアサービスの円滑な移行に必要な枠組みの構築」を推進させること
・「基礎的なサービスは、平日、休日のいずれも利用可能にすること」
・地方政府は「専門職による質の保証、サービスの管理、サービス量の拡大」を図る義務を負い、その詳細はケアサービスのニーズと発展に係る地域計画の中で示すこと

地方政府が、初期段階から利用可能なサービス量の拡大化計画を策定し、発展させるには時間を要し、質の基準に対する法規制は曖昧なままである。ウィーン州は、ナーシングホームでのケアと家事支援サービスを提供するほとんどの地域密着型ケアの事業者について例外的な州となっており、「ウィーン医療・介護サービス連盟（the Federation of Viennese Health and Social Care Services）」に加盟し、そこで規定される手続きや構造要件を遵守することが義務付けられている。ウィーン医療・介護サービス連盟は専門家とウィーン社会基金（the Vienna Social Funds: Fonds Soziales Wien（FSW））と連携し、在宅ケア（看護ケア基準の専門化）に関する契約モデルと質の指針を発展させてきた。ウィーン社会基金（FSW）はウィーン州の介護サービス費用の支払機関であり、ケアマネジャーを通じてケアニーズを評価し、各利用者の受給要件に沿って公的サービスの種類と時間数の決定も行う。さらにウィーン社会基金（FSW）は、個人のケア提供者と料金の交渉も行い、利用者の自己負担額を調整する。

欧州中東部諸国からの移住者による 24 時間在宅支援の増加に対しては 2008 年に法改正が行われ、これらのサービスの質に介入することとなった

10）本文でいう「利用者の選択権」とは、同一のサービスに対する異なるケア提供者間の選択権と、例えばケアホームと地域密着型サービスのように、異なる種類のサービス間での選択権を意味している。

(Prochazkova and Schmid(2009))。これは、主に資産調査に基づく追加的な公費の受給要件（適切な研修と実践の保証を目的とした社会保険支出を補填するために月額€ 800 ~€ 1,100（104,000 円~ 143,000 円（130 円 / €換算）の保険料を支払う）と結び付けられて行われた。要件としては 3 つのうち、少なくとも 1 つを満たしていなければならない。(1) 雇用した在宅支援者は、各種学校や機関が行う、ホームヘルパーの研修指針に沿った約 200 時間の研修を必ず修了していること。(2) 雇用した在宅支援者は、6 か月を超える期間の支援実績があること。(3) 雇用した在宅支援者は、医療、介護分野に関する特定の教育と関連する実習を修了していること。法改正が行われる間、現在でも在宅ケアを提供する多くの非営利団体は家庭内のケア支援者の斡旋も行っているが、それらの大多数が在宅支援者を自前で雇用している。いずれの場合においても、本節で述べた質の基準や規制は一切規定されていない。

2.3.4　質の保証、監視、監査　Quality assurance, monitoring and inspection

質の保証、監視、監査に関する議論は、そのすべてを考えると居住系ケアに集中するものであった。そのため、本節では方法、手法、利害関係者の観点から、再び、地域的差異に焦点を当てたい。表 2.2 では、責任主体、監査方法、監査頻度に関する各地域の法規制についてまとめている。すべての地域で利用者が切迫した危険に晒(さら)される場合の手続きを規定しているものの、通常の監査についてはかなり地域差が大きく、オーバーエスターライヒ州では監査チームによる監査を通過した場合はその後 5 年間、監査の免除が認められている。すべての地域で評価の実施にあたり、指名された約 3 名の専門家からなる監査チームが組まれる。一部の事例では、この監査チームには医療の専門家や弁護士、建築の専門家、衛生の専門家など 8 名まで含めることができる。

地域の規制に関しては、監査チームが各地域の既存の法的枠組みの中で規定される要件に照らして実施する。このため、監査内容、監査手続き、監査手法は地域によって異なる。監査手法としては、一般的に要件を満たすかどうかを確認するために、管理者と職員、居住者への聞き取り、確認表と観察、記録の精査(ケアの記録)を組み合わせた手法が採られる。可能な施設では、任意の居住者への聞き取りが行われる場合や、「日常のケアの提供状況」が観察される場合もある。一部の事例では、褥瘡(じょくそう)の進行状況や身体的な回復が見られた居住者数、終末期ケアプラン、(任意に抽出された居住者に関する)ケアの記録に基づくその他の項目、職員の研修時間数など、質に係る過程と成果の指標が用いられる。

表 2.2　各州で規定されるケアホームの監査内容

地域	監査における責任主体	監査の頻度	継続的違反時の罰金 * と制裁
ブルゲンラント州(Burgenland)	小規模ケアホームに対する行政監督機関か地域監督機関	24 か月に 1 度 事前告知なし	€ 2,200(286,000 円)まで
ケルンテルン州(Carinthia)	地方政府が 3 名の公認の医療専門家、建築専門家から成るチームを指名	24 か月に 1 度 事前告知なし	最大€ 7,500(975,000 円)
ニーダーエスターライヒ州(Lower Austria)	地方政府(Pflegeaufsicht):この組織は医療機関・介護施設に対する監査責任を持つ学際的チーム	法規定なし 実際には 1 年に 1 度程度 事前告知あり	不明
オーバーエスターライヒ州(Upper Austria)	地方政府が医療専門家、弁護士、経営管理部門職員、医師、建築専門家から成るチームを指定	法規定なし 1 年に 1 度 申立書の提出がされた場合に実施	不明
ザルツブルグ州(Salzburg)	地方政府が 3 名の医療専門家から成るチームを指定	1 年に 1 度(必須ではない) 事前告知なし	€ 10,000(1,300,000 円)まで
シュタイアーマルク州(Styria)	監督機関:2 名の監査官(介護の担当官、指定の医療専門家)	1 年に 2 度 事前告知なし	€ 5,000(650,000 円)まで
チロル州(Tyrol)	監督機関	不明	€ 2,000(260,000 円)まで
フォアアールベルク州(Vorarlbearg)	監督機関は介護の担当官、建造物管理の担当官、医療・防火・食品衛生管理の専門家から成るチームを指定	3 年に 1 度 事前告知あり	€ 2,000(260,000 円)まで
ウィーン州(Vienna)	地方監督機関(Magistrat)は必要に応じて登録看護師、専従担当官、医師、技術者などを含む 3 ～ 8 名の専門家から成るケアホーム委員会(Care Home Commission)を指定	1 年に 1 度 事前告知ありとは限らない	€ 10,000(1,300,000 円)まで

出典:「地域ケアホーム法(Regional Care Home Act)」をもとに筆者作成
*130 円 / €換算

9つの州政府のうち、7つで実施されている監査チームによる聞き取り調査項目や質問票の内容は、これらの監査の特長として公表された（Fischbacher (2011)）。それによると、監査後は必ず振り返りの会議が開かれ、作成された報告書が、改善の提案や求められる修正事項と共にケアホーム管理者に返却された（監査が利用者の苦情に基づいて行われた場合には、報告書は苦情を訴えた利用者にも送付された）。これは、ほとんど行使されたことのない強制力を持つ運用方法となっており、共通する基準の上にケア事業者と共に解決策を見出そうとする監査官の姿勢に依拠するものであった。聞き取り調査については公的事業者、民間非営利事業者、或いは営利事業者に対して異なる内容の監査を行っているという情報はない。しかし、監査を通じて収集されたデータは地域の標準値作成（ベンチマーキング）にはつながらず、時系列比較も行われていない。監査結果の情報公開は現在、検討されておらず、法令違反に対して強制力を行使する（罰金）場合でもデータの利用はできない。監査手続き中は、居住者への聞き取り調査と居住者の観察時に起きたことを除けば、高齢者が特定の意見を求められることはない。近年、居住者とその家族、職員の満足度に関するデータを収集する地域調査を実施したのはニーダーエスターライヒ州だけであった。その調査では、全体で66か所のケアホームが調査に参加し、約10,000件の調査票が分析された。その結果、家族の96%がケアホームは家族の期待に応えていると回答し、居住者の98%は自身の受けるケアについて完全に、或いはほとんど満足していると回答していることが明らかとなっている（NÖ LAK/ZeSG (2010)）。しかしながら、聞き取り調査はケアを担当する職員によって行われたことを留意しなければならない。

通常、居住者の声はあらゆる地域の「患者擁護団体」や「居住者擁護団体」によって届けられている。この種の組織は急性期ケアの患者を常に重視し、ウィーン州のようにケアホーム居住者の権利擁護を目的として発展してきた。さらに言えば、多くの地域のケアホームに関する法律では、居住者やその友人、家族によって行われる可能性のある苦情処理手続きへの不満に加えて、居住者委員会を設立することを規定している。ウィーン・ケアホーム委員会がその専門知識と、利用者とその家族との直接的な接触から行われる推進事業や研究事業、先進事業を通じて与える影響は、長期療養ケア部門に出始めている。例えば評価研究に関する具体的な改善の根拠はまだ得られていないが、こうした事業は研修の実施や管理者経験を持つ者の雇用、認知症高齢者向けの小規模ユニットの推進といった複数の推進事業は運営の改善に寄与してきた（Wiener Heimkommission（2010, 2011））。

長期療養ケア部門の運営成果を監視するようになった際、新たに2種類の機関が設置された。1つは、国と地方の監査委員会（Audit Commission）であり、主に組織的効率性や経済的採算性、説明責任性の確認を目的として、任意の地域のケアホーム（Rechnungshof（2011a））と公的ケアホーム（Steiermärkicher Landtag/ Landesrechnugshof（2002））の監査を行ってきた。国と地方の監査委員会による調査結果の例としては、連邦監査委員会（the Federal Audit Commission）が行った経営と管理の実態に関する2地域の比較であり、計画と資金調達、質の保証に関する不適切性が明らかにされた（Rechnungshof（2011a））。例えば、ケルンテルン州のケアホームの中で職員配置基準を遵守しているのは、わずか15%であった（登録看護師が20%も不足していた）。他方で、チロル州では2年に1度、監査を受けることが法律で規定されているにもかかわらず、過去5年を超える期間、監査を受けたことがないケアホームがあることがわかった。ケルンテルン州の高齢者ケアに関する別の報告書（Rechnungshof（2008））では、公的基金はサービス提供にほとんど貢献していないこと、そして利用者ニーズの把握とサービス提供を行っているのは民間非営利の在宅ケア事業者が中心であることが指摘された。

2つめに設置されたのは、1993年のケア改革の流れの中で社会省（the Ministry of Social Affairs）に設置された長期療養ケア作業部会（the Working Group for Long-Term Care）であり、すべての地方政府を代表する機関である。この作業部会は長期療養ケア給付の受給者数やサービス提供数、施設数に関する年報を作成しているため、不完全ながらもこの部門に関する重要なデータベースを提供している。こうした進展はみられるものの、長期療養ケア作業部会は効率的な公表制度の構築には成功しておらず、データはほとんど比較可能な状態ではない。年報は、内容的に質の問題を監視するものではなく、監査から得られた問題や結果についても含まれてはいない。しかしながら、2009年に登録看護師が日常的なケアの提供状況を調査するために（全受給者の約4%に相当する）17,000人の長期療養ケア給付の受給者を訪問調査した。その結果、全調査対象者の99%から「よい（good）」「とてもよい（very good）」の回答を得ており、日常的に受けるケアサービスの状況が「よくない（poor）」「ひどい（neglect）」と回答したのはわずか6名であった（BMASK（2012））。

2.3.5　急性期医療的ケアにおける質の保証
Quality assurance in acute healthcare

長期療養ケアにおける質の保証を目的とした様々な取り組みに先立って始められた政策論議は、急性期の医療的ケア施設で検討された質の考え方の中に見ることができる。2004 ~ 2005 年に施行された医療制度改革において、患者優先、透明性、効果、効率性の考えに基づく「体系的な質への取り組み」を促進するために医療の質の保証法（Health Quality Act）が採択され(BGBI179/ 2004)、それによって全国的な質に関する制度が構築された。保健省(The Federal Minister for Health)は 2006 年に医療の質機構(Federal Institute for Quality in Healthcare: BIQG）が質の保証を目的として設立されて以降、質の基準を規定し、支援してきた。医療の質機構は現在、疾病管理（disease management：糖尿病や認知症、パーキンソン病などの費用に関する保険償還)のための基準の作成を進めている。加えて、2006 年に連邦医療局(Federal Healthcare Agency: Bundesgesundheitsagentur/ BGA）と、同様の地域監督機関(Landesgesundheitsfonds/ LGF）が計画、管理、財源調達の改善を目的として設立された。地域の医療基金は、社会医療保険と連邦政府、地域病院基金を財源とする予算総額の水準に応じて各地域の指針を満たさなければならない(Hofmarcher and Röhrling (2006))。地域の「医療計画(Health Platform)」では、入院と外来のサービスを調整するための事業が計画、申請、選択されるが、その計画の枠組みの中には常に様々な利害関係者が存在する。各地域の医療基金は、これらのいわゆる「改革事業予算（reform pool projects)」を支援するために基金の 1%となる年間約€ 1.3 億 (169 億円 (130 円換算 / €)) を割り当てた(Hofmarcher *et al.*, (2007))。しかしながら、この自発的な取り組みはそれに対する関心や政策的意欲の不足によって 2013 年に停止された。

いずれの場合においても、これらの取り組みは長期療養ケアの提供に大きな効果を与えるには至らなかった。2005 年の医療改革において、医療政策の中で長期療養ケア部門が取り上げられなかったことがそれを表すよい例である。様々なケア事業者の連携によって管理と調整を最適化するという目的は、医療改革の明確な目標となってきたものの、長期療養ケアの事業者は、関連する利害関係者として見なされなかったのである。

2.4　ケア提供者による質の管理と改善 ～自発的なボトムアップ型の取り組み Quality management and quality development at the provider level ~ a voluntary bottom-up approach

長期療養ケアのケア提供者の専門職化と運営管理は、1994 年に連邦ケアホーム基金（the foundation of a Federation of Care Home（Lebenswelt Heim））が設立されたように、1990 年代の複数の構造改革の中で居住系ケアと地域密着型ケアの双方で始まった。当時、ケアホームの管理者は、欧州高齢者ケアホーム管理者・事業者協会（the European Association for Directors and Providers of Residential Care Home for the Elderly（EDE））が行った研修内容に倣い、自発的にケアホーム運営のための特定の研修課程を設置し始めた。これに加えて、従来は別の法人勢力であった教会、或いは政党と提携する法人が参加するために非営利の介護事業者協会（Bundesarbeitsgemeinschaft Freie Wohlfahrt）が 1995 年に設立された。この協会は、地域密着型ケアサービスに対する質の基準[11)]、例えば、サービス特性やケアの記録、専門的ケアの提供状況の監視、職員研修、利用者優先であるかといった内容を発展させ、その結果、これは近年のケア改革における議論にも含まれた。オーストリアにおける社会的連帯を重視する制度設計の中で、介護従事者が規準と報酬水準について意見集約的に交渉力を持つことを主たる目的として、1997 年に医療機関と介護事業所の経営者の有志によって協会（Berufsvereinigung von Arbeitgebern für Gesundheitsn und Sozialberufe）が発足したことも重要なことである（www.bagus-kv.at）。

国家、自治体、地域監督機関は、長期療養ケア部門における調査研究や試行的研究事業の段階的な実施を開始したものの（Bahr and Leichsenring（1995）、Kaltenbrunner and Kattnigg（2008）、Pass and Hofer（2009））、公的監督機関は、例えばスイスで行われているように、すべてのケアホームに対して民間の公的認証機関による質の認証を得るように求めるなど、質の測定の規定には躊躇したままであったことは明らかである。さらに、ドイツのような指標と段階（Grade）によって監査手続きと結果の公表を全国一律に規定する取り組みは、オーストリアの規制当局と政策担当者によって採用されることはなかった。

11）この文書では、すべての地域密着型ケアサービスに対する構造と過程の指標を規定している（www.freiewohlfahrt.at）。

質の保証、或いは質の管理を行う方法とその範囲は、当初、その後に変更することのできる特別法によって実現された。結果として、長期療養ケアの質の管理に関するボトムアップ型の発展は、一部のケア事業者がE-Qalin（2.4.1節参照）と称する指標を基にケアホームに対する特定の質の管理体制を構築する主体的な取り組みに参加し、その他のケア事業者がISO9000[12]、或いはQAP[13]、EFQM[14]の導入を自発的に始めたことが契機となった。2010年現在でもなお、質の管理体制に認証を受けているケアホームは、オーストリアのケアホーム全体の約20%に達しておらず（Steuerungsgruppe NQZ（2010））、ニーダーエスターライヒ州とウィーン州を除き、質の管理方法と種類について公的機関による特定の方法、或いは基準は規定されていない。ウィーン州にはウィーン医療介護サービス協会（the Federation of Viennese Health and Social Care Services）という居住系ケアの多くのケア事業者が加入する組織があり、ケアホームに対するウィーン州の法的枠組みと専門的基準に基づく質の保証の発展を目的として「質の問題（quality programme）」という冊子を発刊した（Schrems *et al.*,（2007））。ニーダーエスターライヒ州では、すべてのケアホームに対して質の管理体制として「E-Qalin」の導入が法的に義務付けられており、ケアの監査主体はケアの専門家によって補完される形で運用してきた。監査と管理としては不十分であるが、その目的は地域のために専門的基準とケア全体の理念を実施、発展させることでもあった。

2.4.1　欧州における質の改善と革新的な学習方法（E-Qalin）
European Quality Improvement and Innovative Learning（E-Qalin）

ケアホーム協会（the Federation of Care Homes）が、オーストリア公衆衛生研修教育センター（the Austrian Institute for Training and Education in Public

12）ISO9000は、国際標準化機構（International Organization of Standard: ISO）によって制定された国際規格であり、質の管理システムの規格を取り扱うものである（www.iso.org/iso/iso_9000_essentials）。

13）プロセスの質（Quality As Process: QAP）とは、医療・介護部門において、ドイツが欧州向けに欧州質管理財団（EFQM）を英訳した初めての質の管理システムの1つであった。現在は、「Go4Excellence」として発展している（www.swexs.com）。

14）欧州質管理財団（The European Foundation for Quality Management: EFQM）とは、1988年に、あらゆる経済分野に広く用いられる卓越したモデルによって、欧州の競争力を高める管理方法の発展を目的とした、産業界主導で作られた組織である。

Health）による事業提案の発展に取り組むようになったのは、社会問題・消費者保護省（the Ministry for Social Affairs and Consumer Protection）、欧州高齢者長期療養ケアサービス事業者・経営者協会（the European Association for Directors and Providers of Long-Term Care Services for the Elderly）を含め、居住系ケアに対する全国的な質の管理体制を構築するためであったが、その概要を説明する。この事業は、2004 年から 2007 年にかけて欧州連合レオナルド・ダ・ビンチ事業（the European Union Leonardo da Vinci Programme）から資金協力を得たものであり、そこには「欧州における高齢者居住系ケアの質の改善と革新的な学習方法（European Quality Improvement and Innovative Learning in Residential Care for Older People: E-Qalin）」との表題の下に、7 か国のメンバーから約 30 団体と、オーストリア、ドイツ、イタリア、ルクセンブルク、スロヴェニアの「先進的なケアホーム」30 施設が参加した。この主体的な動きによって、ニーダーエスターライヒ州では州政府が E-Qalin の実施を義務付け、すべてのケアホームに対して E-Qalin の導入にかかる研修費用を出資する一方で、オーストリアのケアホーム約 150 施設（全ケア事業者の約 18%に相当）で導入されたケアホームの質の管理体制が構築された [15)]。

E-Qalin という質の管理体制は、構造や過程、結果を評価し、改善するためにあらゆる利害関係者の代表者を加えて主体的に実施する、居住系ケア施設の実態調査を支援するものである（表 2.3 参照）。E-Qalin は、意思疎通や社会的機能、組織体制の検討を推進させるための特定の研修を行うことで、利害関係者が利用できる。E-Qalin の管理者は、（ケアホーム内の施設関係者も含めた）あらゆる利害関係者を代表する導入推進役を担う団体の立ち上げ、すべての職員の代表者で構成される評価団体との調整、E-Qalin の導入に関連する組織的発展の推進といったことを目的とする研修を受ける。これに加え、E-Qalin の導入支援者は E-Qalin の管理者らに利用者と職員の視点で基準を満たしているかの評価を行うよう指導する。

E-Qalin のモデルは基準を示しているわけでもなければ、選択的に重要な成果指標を示しているわけでもないが、E-Qalin による質の管理体制は現状に最も相応しい重要な成果指標の活用と透明性の改善を支援している。「構造と過程」に関する各基準での評価は、質の管理の PDCA（plan-do-check-act）サイク

15）E-Qalin のモデルは初期にはケアホームで発展したが、その後、地域密着型ケアサービスや障害者施設とサービス、福祉施設とサービスにも普及した。

表 2.3 オーストリアにおけるケアホームの質の評価と改善のための E-Qalin モデルの概要

構造と過程 (66 基準＝ 50%)	結果 (全体の 50%に相当する重要な成果指標によって評価される 25 項目の一部の結果)
5 つの視点	5 つの視点
・利用者(例：経歴、プライバシー、ケア過程) ・職員(例：労働時間調整、連携、意思疎通、誘因) ・統率力(例：企業理念、組織、財務管理) ・社会的事情(例：家族、パートナー、メディアとの関係性) ・学習組織(例：学習、経験知の継承、評価)	・利用者(例：ケアの質、利用者の満足度(QOL)) ・職員(例：労働環境への満足度、離職率) ・統率力(例：採算性、資金、コスト) ・社会的説明責任(例：家族・友人の満足度、経営者としての魅力) ・将来的方向性(例：持続可能性、教育・研修)

出典：E-Qalin のウェブサイトを基に筆者作成(www.e-qalin.net)

ル (＋ involvement) に沿って行われるが、重要な成果指標である「結果」は、時間的変化の観点と、明確な目標達成のための成果測定の実施方法と質の管理方法の観点から評価、分析が行われる。

研究対象となったケアホーム (オーストリア国内 9 施設、ドイツ国内 6 施設、ルクセンブルク国内 6 施設、イタリア国内 2 施設、スロヴェニア国内 6 施設) の評価研究では、E-Qalin は圧倒的多数の施設において、不適切事項の特定と分析、新たな解決策の発展、改善事業の実施に寄与していることが明らかになった (Rosenbaum and Schlüter (2007))。また、E-Qalin の導入ではケアホームにおいてこれらの様々な手法、特に結果に基づく指標とその指標の管理を行う経営者や職員がほとんどいないことも明らかになった。E-Qalin の導入に伴い、オーストリア国内では (ルクセンブルク、ドイツ、スロヴェニアでも同様に) 重要な成果指標を特定し、戦略的な経営と工程管理の手段として利用することを学ぶケアホームは増加した。また、関係者が獲得した技能は、相互変換可能なデータや「標準値作成(ベンチマーキング)」、相互の学びといったことを通じてその有用性を周知させる効果をもたらした。スロヴェニアのケアホームでは結果を公表し、E-Qalin の導入手続きの標準化を始めたが、E-Qalin を導入したオーストリアとドイツのケアホームでは、その結果が一般的に肯定的な改善の根拠となるにもかかわらず、いまだに公表していない。

2.4.2　ケアホームに対する国家的な質の認証制度（NQZ）
The National Quality Certificate（NQZ）for care homes

社会問題・消費者保護省は、E-Qalin の推進とその事業実績を通じた発展と並行し、既に質の管理体制を構築していたケアホームに対する外部認証の手段として、国家的な質の認証制度（National Quality Certificate: NQZ）の発展を自発的かつ、主体的に取り組み始めた。これらの制度ではいずれにおいても外部監査を規定しているが、質の認証制度（NQZ）は、ケアホームの特性を考慮しながらも国全体でケアの過程の自己評価を行う、補完的な外部監査制度となっている[16)]。制度の目的は、ケアホームの質を可視化させ、透明性を確保させること、そして認可事業者に質の高いケア情報の交換と可視性の付与によって質の改善に対する誘因を与えることである。利用者はケア事業者間、各種サービス間で自由に選択することができるため、結果として質の認証制度（NQZ）はケアホームに関する情報の基盤と認可ケアホームの市場的価値を改善させたことになる。

2008 年、ケアホーム 14 施設に対する第一段階の監査と外部監査委員（質の管理者、質の管理業務の経験を有するケアホーム経営者）による研修が実施された。その結果、利用されている質の管理体制が先進的なケアホームであるかどうかにかかわらず、認可方法と手続きについて高い満足度の評価を得た（Steuerungsgruppe NQZ（2010））。質の認証制度（NQZ）では現在、数年後に結果の公表を行うための準備に取りかかっている。それはほとんどの州政府、ケアホーム協会（the Federation of Care Homes）、利用者団体を含めた幅の広い組織の協力の支持を得ている。この主体的な取り組みは、支払基金や規制当局、或いは利用者の理解を得るために別の政府当局が対応するというよりも、経営者と職員が質の改善に取り組む場合に組織的改善が行われることがあるように、自発的な動きが中心となるだろう。そのため、この取り組みに対する経営者と職員の動機は、緩和ケアや老年医学ケアの基準と現場のよい実践例との統合によって支えられることになる。2013 年、質の認証制度（NQZ）の手続きに関する法的規制が施行され、認可の管理・調整を行う「質の認証機構（NQZ

16）この対応策は、連邦政府の担当省がケアホームの質の管理体制の特定の項目について規定することができない、或いは規定をしたくないために採られている。このため、質の認証制度（NQZ）はいかなる質の管理体制を導入したケアホームでも利用でき、実行可能性を持つ、包括的な機能を果たす仕組みとして考えられたのである。

organization)」が設立された。この主体的取り組みは、将来的な認可ケアホームの成果の公表への基盤を構築する動きになったとも考えられる。

2.5 オーストリアにおける長期療養ケアの成果管理と透明性確保に向けた挑戦的取り組み

Challenges for transparency and performance management of long-term care in Austria

本章では、オーストリアにおいてこの数年取り組まれてきた、質の保証、質の管理、さらなる質の改善に関する問題に加え、長期療養ケアにおける透明性の欠如や実態の公表に向けた取り組みについてその概要を述べてきた。ここで紹介された発展の経緯は公表されておらず、遅々として進んでいない状況がもどかしく感じられるかもしれないが、ほんの15年前にはケアホームの大多数が高齢者ケアについて何の教育も受けていない、或いは知識を持たない経営者によって運営され、居住者は何の法的根拠もなく身体拘束を受ける可能性があったことを忘れるべきではない。居住者は、その居住が居住者とケアホーム事業者との契約に基づくものではなく、居住の権利は書面に記載されておらず、多くの施設は24時間利用可能とすることよりも、家族や友人の「訪問時間」を設ける対応を取った。確かに、透明性の評価と比較に関する様々な不安と教育水準の低い職員の問題を含め、これらの一部、不十分な問題は残されている。ソーシャルワーカーを採用するケアホームは、オーストリアではいまだに少ない。医療経営と介護経営を専攻する大学院生、或いは博士号を持つ看護師（看護科学系大学の教授職が設置されたのは1991年のことである）がケアを科学的方法で研究する職を得るのは容易ではない。このため、最初に行うべき取り組みとしては、一般的に経営者や職員に対する研修を増やすことであり、その際にはあらゆる分野内で必要とされる資源と相応の報酬を考慮する必要がある。

オーストリアの医療制度において、主要な改革の実施を困難にさせる理由の1つが競争原理の欠如にあることは議論されてきた(Laimböck(2008))。質の高い長期療養ケアの提供に重要な問題となる協力と調整は市場原理の導入促進によって阻害される可能性があるが、長期療養ケアそのものについても阻害される可能性がある(Leichsenring *et al.*,(2013))。いずれの場合においても、過去数年間、オーストリアにおける既存の公的ケアホーム、或いは新規の施設の運営を申請した者のほとんどは、民間営利事業者であり、そのほとんどが規定される基準を上回る低コストで運営されている。地域密着型ケアについては、利用者は（チロル州とフォアアールベルク州を除き）ほぼすべての地域で様々な非営利事業者から選択することができ、料金も給付サービス時間数も上限規制を受ける管理的市場が形成されている。現在、利用の需給としては供給不足の構造になっており、在宅ケアと居住系ケア事業者との市場競争はごく一部の地域で見られる現象に過ぎない。

そのため、市場原理と計画社会の均衡点を見出す統治機能にとっては、検討すべき第二の挑戦的取り組みとなるだろう。オーストリアにおいて、これは、「介護ケア基金（Long-term Care Fund）」の導入に関する近年の合意内容を超える、（州、地域、地方自治体における）責任の垂直的分配への改革を含むことになるだろう。国家、地域、地方の政策決定者は、ケアホームと在宅ケアサービスへの支出に関する地域と自治体との支出比率の差を縮小させることを主たる目的として、この改革に予算をつけた。連邦政府と州政府との慎重な交渉過程を通じて、以下の方法が合意に達したのである。

・連邦政府は、2011 年から 2014 年までに介護ケアサービスと施設に対する支出を補填すべく、€ 6.85 億（890.5 億円（130 円 / €換算））を州政府に用途指定の助成金として提供すること
・連邦政府は、従来、地方政府によって管理されていた介護ケアのサービス報酬を含む、介護ケア給付の受給者に対するすべての管理業務と公費負担を引き継ぐこと[17)]
・受給者データベースの構築も想定し、介護ケア給付の管理を行っていたすべての 280 か所の関係部署は 8 か所に削減すること

この責任の垂直的転換は、サービスの質の測定方法の採用、或いは連邦政府による地域の量的、質的改善の可能性についてもまったく偶然行われたものではなかった。より高い透明性や質の改善、根拠に基づく改善に対する追加的公

17）従来、州政府は、ケアのニーズがあり、社会的支援を受ける者に対する介護ケア給付（attendance allowance）への公的負担と管理を行っていた。今後は、すべての介護ケア給付受給者について、中央政府が管理することになるが、年金受給資格のない受給者については州政府が連邦政府にその報酬を支払うことになる。

的資金の投入に関する条項は連邦政府によってまるで規定されなかった。介護ケア基金に関する議論では、地方政府と地域の自治体は、支払者、および規制当局として質の測定方法の改善を行い、その結果を公表することに関心がない、或いはそれを望んでいないことも明らかになった。これは多くの事例で政策担当者が、質の改善によって費用の増加を伴う追加的な投資を要求されることを懸念したためかもしれない。介護ケア基金は、当初は暫定的な解決策に見えたかもしれないが、現在ではオーストリアにおける長期療養ケア制度のさらなる発展をもたらす重要な手段であると考えられているようである。

法令違反に対する罰金額が低く、摘発は稀で、供給側の市場規制が厳しいという、誘因が欠如する中で、多くのケアホーム事業者は、本来的な専門職として士気や、質の管理による経営改善効果への理解と共に、質の管理業務に取り組み始めた。原則、利用者はケア提供者とケアの種類を自由に選択できるが、ケアの質に関して公表された利用可能な情報は不足しており、一般的に利用者は可能な限り長く在宅で過ごすことを望む。このため、利用者は、単にサービスの利用可能性や家族との物理的な距離の近さ、口(くち)コミ、そして利用者の政治的、地域的な提携先といったことに基づいてケア事業者を選択しているものと考えられる(Bahr and Leichsenring(1995))。

競争の欠如は、ケア事業者の質の改善への投資がいまだに高まらない理由の1つになっている可能性がある。投資の優先順位をつけるとすれば、防火やその他の安全管理要件のような構造部分への投資が透明性や質の管理を上回ることになる。しかしながら、ケア事業者が質の公表に関する透明性の高い制度の構築に努めるのと同じように、結局のところ、将来世代の利用者が自身で選択するサービスや施設への需要は高まる可能性が高いので、政策的計画、管理的計画のどちらも必要になるだろう。この点について、連携方法を広く公開する「the Open Method of Coordination[18)]」の発展やその他の「SPC 2010」のようなEUでの主体的取り組みは、質を公表することの価値への理解を広めることになるだろう(Nies *et al.*,(2013))。

同じことは長期療養ケアに影響を与えることのできる医療制度における取り組みにも当てはまるかもしれない。特に「より一層の協力と調整」を求める声が高まれば、なおさらのことである。この場合、制度と組織の連携を重視する適

18) www.peer-review-social-inclusion.eu/peer-reviews/2010/achieving-quality-long-term-care-in-residential-facilities

切な各ケア事業者の成果指標に加えて、質の保証と質の管理体制を発展させることも必要になるだろう（Hoffmann and Leichsenring（2011））。医療部門で専門的基準や成果測定への投資が進む間、長期療養ケア部門の基準は、最も「先進的な」ケア事業者や経営者によって主に薦められる様々な質の管理体制の導入を図りながら次第に構築されていくことになるだろう。こうした主体的な取り組みが質の改善につなげることができたかどうかについては、実証研究がまだ行われていないため、安易に言及することはできない。しかしながら、これまで一切、指標を活用しなかった経営者や職員が、いまではデータを扱い始め、個々のケアホームの改善につながる傾向の監視を始めるようになった。

入院ケアと地域密着型ケアとの連携は言うまでもなく、地域密着型ケアとケアホーム事業者との連携、すなわち、包括的ケア（Integrated Care Packages）の提供は依然として将来的な課題となっており、特に連携の成果に関する評価、測定、公表については大きな課題となるだろう。

いまだ不安定で、混沌として、ニーズ重視とは必ずしも言えない公的長期療養ケア制度は発展を続けているものの、長期療養ケアを必要とする多くの高齢者とその世話をする者は公的制度以外の方法を選択してきた。切れ目のないケアを維持するために、高齢者はほとんどの場合、近隣諸国からの移住してくる「個人で雇い入れた」身の回りの世話をする者によって提供される「有料の非公的ケア」の利用を選択している（或いは余儀なくされる）。約 3 万～ 4 万人の、主にチェコ共和国やスロヴァキア共和国から個人で雇い入れられた家事支援者が、少なくともオーストリア国内 15,000 世帯で公的管理、或いは質の保証がまったく、或いはほとんどされない中で 24 時間ケアを提供している。近隣諸国から移住する家事支援者の母国の失業と低賃金が続くとすれば、数年後に質の発展の問題はさらに大きな課題となるだろう。

References

Badelt, C., Holzmann-Jenkins, A., Matul, C. and Österle, A. (1997). *Analyse der Auswirkungen des Pflegevorsorgesystems*. Forschungsbericht im Auftrag des Bundesministeriums für Arbeit, Gesundheit und Soziales. Vienna: BMAGS.

Bahr, C. and Leichsenring, K. (1995). *'leben und pflegen' – Beratung und Koordination im Sozialsprengel. Evaluation eines dreijährigen Modellprojekts im Auftrag der* NÖ. Landesregierung und der Bundesministerin für Frauenangelegenheiten. Vienna: Europäisches Zentrum.

Barth, P. and Engel, A. (2004). *Heimrecht: Heimaufenthaltsgesetz, Heimvertragsrecht mit Musterheimvertrag*. Vienna: Manz.

Biwald, P., Hochholdinger, N., Köfel, M., Gencgel, M. and Haindl, A. (2011). *Pflege und Betreuung in Österreichs Städten. Status Quo, Entwicklung und Reformoptionen*. Vienna: KDZ Zentrum für Verwaltungsforschung.

Bundesministerium für Arbeit, Soziales und Konsumentenschutz/BMASK (2012). *Österreichischer Pflegevorsorge-Bericht* 2011. Vienna: BMASK.

Fasching, P. (2007). Der Heimarzt – Ein Modell zur Verbesserung der ärztlichen Betreuung in Pflegeheimen. Erfahrungen und Stand der Debatte in Österreich [The nursing home physician – a model to improve medical care in nursing homes. Experiences and state of the debate in Austria]. *Ethik in der Medizin*, 19(4): 313–19.

Fischbacher, P. (2011). *Stationäre Langzeitpflege in Österreich: Überlegungen zur Qualität, deren gesetzlicher Grundlage und deren Kontrolle (unv. Masterthesis)*. Salzburg: Universitätslehrgang Executive MBA Healthcare Management.

Ganner, M. (2008). 'Rechtliche Aspekte', in BMSK (ed.), *Hochaltrigkeit in Österreich. Eine Bestandsaufnahme*. Vienna: BMSK, pp. 427–46.

Grundböck, A., Rappauer, A. and Müller, G. (2003). *Evaluation des Dienstleistungsangebotes Entlassungsmanagement durch ambulante Anbieterorganisationen im Kaiser-Franz-Josef-Spital der Stadt Wien*. Research report. Vienna: Dachverband Wiener Pflege- und Sozialdienste.

Hoffmann, F. and Leichsenring, K. (2011). Quality management by result-oriented indicators: Towards benchmarking in residential care for older people. Vienna: European Centre for Social Welfare Policy and Research. Policy brief June 2011/1. Available at: www.euro.centre.org/detail.php?xml_id=1900.

Hofmarcher, M. and Quentin, W. (2013). Austria: health system review. *Health Systems in Transition*, 15(7).

Hofmarcher, M. and Röhrling, G. (2006). Integration of care after the 2005 health reform. *Health Policy Monitor*, April 2006. Available at: www.

hpm.org/survey/at/a7/1.

Hofmarcher, M., Röhrling, G. and Walch, D. (2007). Integration of care – follow up. *Health Policy Monitor*, April 2007. Available at: www.hpm.org/survey/at/a9/2.

Kaltenbrunner, G. and Kattnigg, A. (2008). Erfolgskriterien für wirkungsorientiertes Controlling. Eine Reflexion am Beispiel einer öffentlichen Verwaltung. In R. Schauer, B. Helmig, R. Purtschert and D. Witt (eds.), *Steuerung und Kontrolle in Nonprofit-Organisationen, 8. Colloquium der NPO-Forscher im deutschsprachigen Raum, Johannes Kepler Universität Linz, 17–18 April 2008. Eine Dokumentation*. Linz: Trauner Verlag, pp. 285–308.

Laimböck, M. (2008). *Die Zukunft des österreichischen Gesundheitssystems: Wettbewerbsorientierte Patientenversorgung im internationalen Vergleich*. Vienna: Springer.

Leichsenring, K., Nies, H. and van der Veen, R. (2013). The quest for quality in long-term care in Europe – improving policy and practice. In K. Leichsenring, J. Billings and H. Nies (eds.), *Long-term Care in Europe – Improving Policy and Practice*. Basingstoke: Macmillan, pp. 167–90.

Leichsenring, K., Ruppe, G., Rodrigues, R. and Huber, M. (2009). *Long-Term Care and Social Services in Austria. Contribution to the Worldbank Workshop and Study Tour on Social and Long-term Care*. Vienna: European Centre/Worldbank.

Nies, H., Leichsenring, K. and van der Veen, R. (2013). Quality management and improvement in long-term care in Europe. In OECD/European Commission (eds.), *A Good Life in Old Age? Monitoring and Improving Quality in Long-term Care*. Paris: OECD, pp. 223–45.

NÖ Landesakademie/ZeSG – Zentrum für Soziales und Generationen (2010). *Zufriedenheitstudie in den niederösterreichischen Pflegeheimen der ARGE Heime NÖ*. St Pölten: NÖ LAK/ZeSG.

OECD (2005). *Long-Term Care for Older People*. Paris: OECD.

Pass, C. and Hofer, B. (2009). *Evaluierung NQZ-Pilotphase*. Linz/Vienna: Public Opinion/BMASK.

Pochobradsky, E., Bergmann, F., Brix-Samoylenko, E., Erfkamp, H. and Laub, R. (2005). *Situation pflegender Angehöriger*. Studie im Auftrag des Bundesministeriums für soziale Sicherheit, Generationen und Konsumentenschutz. Vienna: ÖBIG.

Pochobradsky, E., Nemeth, C. and Preninger, B. (2008). *Evaluierung und Fortschreibung des Bedarfs- und Entwicklungsplanes für stationäre, teilstationäre und mobile soziale Dienste in Kärnten*. Vienna: ÖBIG.

Prochazkova, L. and Schmid, T. (2009). Homecare Aid: a Challenge for Social Policy and Research. In S. Ramon and D. Zaviršek (eds.), *Critical Edge Issues in Social Work and Social Policy: Comparative Research Perspectives*. Ljubljana: Faculty of Social Work, University of Ljubljana, pp. 139–64.

Rechnungshof/Wirkungsbereich des Landes Kärnten (2008). Altenbetreuung im Bereich der Sozialhilfe. Vienna: RH. Available at: www.rechnungshof.at.

(2011a). Altenbetreuung in Kärnten und Tirol. Vienna: RH. Available at: www.rechnungshof.at.

(2011b). *Belegsmanagement in Akutkrankenanstalten mit dem Schwerpunkt 'Procuratio–Fälle'*. Vienna: Rechnungshof.

Riess, G., Rottenhofer, I., Winkler, P., Busch, M. and Stangl, P. (2007). *Österreichischer Pflegebericht 2007 im Auftrag des Bundesministeriums für Gesundheit, Familie und Jugend. [*Austrian Nursing Report 2007*]* Vienna: Gesundheit Österreich/ÖBIG.

Rodrigues, R. (2010). Governance and Finance of Long-Term Care in Austria. INTERLINKS National Report. Vienna: European Centre. Available at: http://interlinks.euro.centre.org.

Rosenbaum, U. and Schlüter, W. (2007). *Endbericht Evaluierung E-Qalin®*. Zwickau: Westsächsische Hochschule.

Schmidt, A., Winkelmann, J., Leichsenring, K. and Rodriguez, R. (2013). *Migrant Care Workers in 24-hour Care in Austria*. ECAB Working Paper. Vienna: ECAB.

Schneider, U., Österle, A., Schober, C. and Schober, D. (2006). *Die Kosten der Pflege in Österreich, Ausgabenstrukturen und Finanzierung. Forschungsbericht*. Vienna: WU Wien/Institut für Sozialpolitik.

Scholta, M. (2008). Vom Armenasyl zur Hausgemeinschaft: Gemeinschaftliches Wohnen bei Betreuungs- und Pflegebedarf. In BMSK (ed.), *Hochaltrigkeit in Österreich. Eine Bestandsaufnahme*. Vienna: BMSK, pp. 389–412.

Schrems, B., Dachverband Wiener Sozialeinrichtungen und Fonds Soziales Wien (2007). *Qualitätsprogramm für Wiener Wohn- und Pflegeheime. Zielkatalog und Leitfaden zur Qualitätssicherung und -kontrolle in Wiener Wohn- und Pflegeheimen nach dem Wiener Wohn- und Pflegeheimgesetz (WWPG) [Quality Programme for Viennese Old Age and Nursing Homes. Aims and Guidelines for Quality Assurance and Control in Viennese Old Age and Nursing Homes according to the Viennese Care Home Act]*. Vienna: Dachverband Wiener Sozialeinrichtungen, Fonds Soziales Wien, MA 15 – Gesundheitswesen und Soziales.

Social Protection Committee (2010). A voluntary European quality framework for social services. Brussels: SPC. SPC/2010/10/8 final, available at: ec.europa.eu/social/BlobServlet?docId=6140&langId=en).

Steiermärkischer Landtag/Landesrechnungshof (2002). Bericht betreffend die Prüfung der Gebarung, der Organisation und der Auslastung der Landesaltenpflegeheime Bad Radkersburg, Kindberg, Knittelfeld und Mautern. Graz: Stmk. Landtag. Available at: www.landesrechnungshof.steiermark.at.

Steuerungsgruppe NQZ (2010). *2. Zwischenbericht der Arbeitsgruppe NQZ*. Vienna: BMASK.

Wiener Heimkommission (ed.) (2010; 2011). *Bericht der Wiener Heimkommission*. Annual report. Vienna: Wiener Heimkommission bei der Wiener Pflege, Patientinnen- und Patientenanwaltschaft.

WHO (2000). *Towards an International Consensus on Policy for Long-Term Care for the Ageing*. Geneva: WHO and Milbank Memorial Fund.

第3章

ドイツにおける長期療養ケアの質に対する監視

Monitoring the quality of long-term care in Germany

Vjenka Garms-Homokovà and Reinhard Busse

3.1　はじめに　Introduction

ドイツは劇的な人口変動を経験し、現在もなお経験し続ける国の 1 つである。既に平均寿命は男性 77 歳 9 か月、女性 82 歳 9 か月と長く、2011 年に最後に計測されて以来、男性は約 3 か月、女性は 2 か月、継続的に伸びてきた（Statistisches Bundesamt（2011a, 2011b, 2012））。少子化が進んでいるため、2008 年には人口が 16.2 万人（総人口の 0.2%相当）減少し、2060 年には 55 万人（総人口の 0.8%相当）減少すると予想されており（Statistisches Bundesamt（2011c））、ドイツ全体で 2060 年には現在の 8,200 万人から約 7,000 万人に人口が縮小していくと推計されている。これに加えて人口構成も変化している。現在、ドイツ人口の 21%が 65 歳以上であるが Statistisches Bundesamt（2011a））、65 歳以上年齢層は 2060 年には人口の 34%に増加する。特に、80 歳以上の最高齢層は、現在の 5%から 2060 年には 14%に拡大する見込みである（Statistisches Bundesamt（2011c））。こうした劇的な人口変動が予測される中で、健康増進や疾病予防、治療、リハビリテーションなどの分野はそれぞれに進化するにもかかわらず、長期療養ケアのニーズもまた増加するものと思われる。すでに現在、人口の 2.8%（230 万人）が長期療養ケアを必要としており、それは 1999 年から 2.5%増加している。現在の予想では、2030 年時点で約 50%、330 万人増加すると見られている（Statistisches Bundesamt（2010））。

現在 230 万人が長期療養ケアを必要とする中、その 31%（約 70 万人、全人口の 0.9%）は居住系施設において提供されている。残りの 69%（162 万人）は持ち家や住宅でケアを受けている。これらのうち、3 分の 2 に相当する者（107 万人）は家族などによる公的ではないケアを受けており、残りの 3 分の

1に相当する者（55.5万人）は、12,000か所の在宅ケア機関、或いは26.9万人の在宅ケア提供者によって提供される公的な在宅ケアサービスを受けている（Statistisches Bundesamt（2011d））。ケアの質への関心は、長期療養ケアの利用者やその家族、社会福祉活動の参加者、施設や在宅ケア機関の職員など関連する多くの人々の中で明らかに高まりを見せている。これと同様に重要なことは、将来的に長期療養ケアを利用する人口割合が増加することである（Rothgang *et al.*,（2011））。

3.2　質の管理と保証に対する規制の背景
The regulatory background to quality management and assurance

3.2.1　介護保険制度：法律、受給者、支払者、ケア提供者
Long-term care insurance: legislation, beneficiaries, purchasers and providers

介護保険制度に関する法律は、高齢化社会の中で長期療養ケアへの幅広く、財政的に持続可能な利用をどのように確保するかについての議論がなされて20年経過した1995年に施行され、ドイツではそれ以降、医療制度同様に、長期療養ケアが社会構造問題の中心的議題の1つになってきた。ドイツの社会保険制度では、傷病（医療保険）、労働災害・疾患（労災保険）、高齢・障害（年金保険）、失業、そして5番目の柱として介護ケアに対して給付を行っている。ドイツにおけるすべての社会保険に関する法律は、社会法典（the Code of Social Law（Sozialgesetzbuch：SGB））が基礎となっている。社会法典（SGB）は省庁横断的に法定のすべての保険制度に対する規制の枠組みを与えている。介護保険と介護ケアサービスの提供は、連邦保健省（the Federal Ministry of Health）の管轄下にあり、社会法典（SGB）第11章に規定されている。そして、1994年に施行された介護ケア法（the Long-term Care Act（Pflegeversicherungsgesetz：Pflege VG））が社会法典（SGB）に加えられた（Busse *et al.*,（2013））。

（年金受給者と失業者を含む）法定の疾病金庫（医療保険）加入者は、すべてが給付対象となる民間医療保険の加入者と同様に、強制加入を義務付けられてきた。医療保険は2009年以降、皆保険として規定されたが、介護保険も現在はすべての者が対象となっている。医療保険がそうであるように、介護

保険には主に2つの保険者が設置されている。(1) 法定の介護保険の保険者は「Pflegekassen (介護金庫：Long-term Care Funds)」とする。その権限は法的に規定されているが、介護金庫は(法定の医療保険における支払者である)疾病金庫によって管理され、組織的には疾病金庫の中に位置づけられる。(2) 民間医療保険の保険者は、加入者に対して医療保険に加えて介護保険を提供する。最も重要なことは、疾病金庫を通じて医療保険が給付されるいかなる者に対しても自動的に介護ケアが給付されることである(Busse *et al.*,(2013))。

法定の医療保険とは対照的に、介護ケアの給付は申請によってのみ利用可能である。受給資格の最終決定は公的に所管する介護金庫の責任となるが、実際の審査は国の疾病金庫と介護金庫によって開かれる、医療審査委員会(the Medical Review Boards(Medizinischer Dienst der Krankenversicherung：MDK)) によって行われ、具体的には申請書を審査し、介護ケアのニーズと受給要件を分類する。民間医療保険の保険者のほとんどは、医療審査委員会(MDK)が認定したサービスに対して支払いを行う。保険受給者の資格要件は、日常生活動作(ADL)への制限、すなわちケアの必要性が最低6か月間(長期療養ケアの「長期」の定義) 継続することが見込まれる場合であり、もし短期的な看護ケアが受給対象に含まれる場合には、疾病金庫と民間保険者からの給付が継続される。最終的な受給資格の正式な決定は、関連する、介護金庫か民間保険者の責任において行われる。ケアを必要とする受給者は、自宅、或いは主にナーシングホームのような介護ケア施設で生活する中で、現金給付を受けるか専門的看護ケアを受けるかどちらかの選択を行う。認定された受給者は、自己決定の原理に基づいてケア提供者を自由に選択することができる。現物給付が選択される場合には、介護ケアは専門職団体 (在宅ケア機関か介護ケア施設のどちらか) によって提供され、関連する介護金庫から提供されたサービスに対する報酬が専門職団体へ直接支払われる。現金給付を選択した者は、専門職のケア提供者が給付対象とはならないので、家族によって提供されたケアに対してのみ補償する、上限額のある現金が支給されなければならない。その場合、家族や公的ではなく世話をした者がケアの質に責任を持つことになる。2009年現在、介護保険の受給資格者の46%が現金給付を選択している。

ドイツにおける介護保険は、利用量に応じて支払われる。介護保険制度は、そのほとんどの部分が法定の医療保険と同じように、所得に対する保険料率に基づいて徴収されている。介護保険の保険料率は2008年からは1.95%となっており、その負担額は雇用者と被用者との間で折半されている。なお、子供のいない加入者は追加で0.25％支払うことが規定されている。2013年1月の改定では2.09％、子供のいない者は2.3％にまで引き上げられる予定である（Bundesministerium für Gesundheit（2012））。ドイツにおける介護ケア部門は医療部門と同じ方法でその多くが規定されており、例えば権限は、政府系機関、外部意思決定機関[1]とそれらの間を取り持つ交渉団体で共有される場合があるように、連邦政府と州政府の間で共有されている。

支払者とケア提供者（より正確には、連邦政府と州政府の「傘下団体」）は、社会法典（SGB）の法的枠組みの中で、社会的便益、ケア提供者、質に関する詳細について、交渉や契約同意（自己規制）を経て決定することが求められ、それらはほとんどの国では保健省によって決定される事項である。交渉の結果得られた合意には公的規則による拘束力がある。交渉が不調に終われば、詳細は仲裁委員会を通じて決定される（仲裁委員会は、様々な利害関係者によって指名された者たちの他に中立的な立場の委員が含まれる）。或いは、法律で規定されれば、連邦政府自身（例えば、保健省（the Federal Ministry of Health））によって決定される。このため、ケアサービスの提供者と支払者は、利用可能なサービスやそれらに対する報酬、サービスの利用のしやすさ、サービスの質に関する適切な議論の場を設ける責任を共有している（詳細は以下を参照）。このことは利害関係者が質に関する法的要件を満たすための質の管理に関する原則や仕組みに合意しなければならないことを意味している（Büscher（2010））。質を保証する仕組みを構築することは、介護金庫が適格なケア事業者とだけ契約する可能性があることを指している。それは例えば、社会法典（SGB）第11章に規定される、質の基準や専門職指針に沿ったケアの実践を含む、様々な法的基準を満たしたケア事業者を指している（3.3節参照）。

介護ケア部門における主たる支払者は介護金庫であり、保険者はケア事業者と契約を締結する（民間の介護保険者の場合は発生した費用について被保険者に報酬を請求する）。ケア事業者の大多数は、介護金庫とすでに契約している民間の営利事業者、或いは非営利事業者である。2009年現在、介護ケアを提供する施設は約11,600施設（ナーシングホーム84.5万床＝1,030床対人口10万人）あり、在宅で介護ケアを提供する在宅ケア機関は約12,000事業者ある。

1）これらは公的な法律で「組合（corporatist）」団体と称される。

介護ケアの給付規定の原則として、そのサービスの提供にあたり、民間事業者は公的事業者に優先される。この原則は介護ケア部門全体に対して適用されている。しかしながら、介護ケア部門では、民間営利事業者は市場競争の活性化のために非営利事業者とはっきりと対等にされている（Busse and Riesberug (2005)）。民間事業者が運営する介護ケア施設（主にナーシングホーム）の市場占有率は、1994年以降、上昇してきたものの、介護ケア施設のサービスは依然として非営利の福祉団体の市場占有率が高い。介護保険において看護ケア提供の契約を交わした（デイケアセンターを含む）介護ケア施設のうち、55%は非営利団体によって所有されており、40%が民間の営利企業や個人事業主によって所有され、残りの5%が自治体のような公的機関によって所有されている（在宅ケア機関の市場占有率は非営利団体37%、民間の営利企業や個人事業主62%、公的機関2%となっている）。民間の営利団体によって所有される介護ケア施設は規模が小さく（55名収容）、公的施設は規模が大きい（79名収容）実態があるが、非営利団体によって所有される施設は平均的に70名の居住者を収容する（Busse *et al.*,(2013)）。

3.2.2 規制当局の責任と権限 Regulatory responsibilities and powers

介護ケア部門の規制に対する責任は、様々な政府部門、さらに支払者やケア事業者のような意思決定機関の代行者にまで亘る。それは、連邦政府（或いは議会）が介護ケアの政策決定のための一般的な法的枠組みを構築することを意味している。これには基準を満たすことを保証する法律に加えて、競争を促進させる法律が含まれている。連邦政府がケアの質のような問題に関して規制当局に細かな法律の制定を指示することは、法定の医療保険においても介護保険においてもなかったのである。むしろ、政策決定の権限は州政府にあり、各州政府には様々な事例において自治体にかなりの権限委譲を図ることを可能にしながら、制度構築に裁量権を与えている。政策決定の権限については、Box.3.1に示すこととする。

公的機関（政府）による規制の監視に加え、介護保険の強い影響力によって、介護ケア部門は、介護保険制度を運営する支払者とケア事業者に代表される組合員（corporatist actors）による代理的な意思決定を通じて統治されている。組合員は質の測定に関して実質的な権限を有している。組合員は、連邦法が規定する要件に基づき、ケア事業者との契約交渉の段階で、測定、実施、強制力の行使に関する詳細を決定する。組合員は実施と強制力の行使については州政府内で組織されるのに対して、基準と規則については連邦政府で決定されることが多く、組合員は連邦政府内で組織される。

Box3.1　ドイツの各政府部門における介護ケアの政策決定権限

◆連邦政府（Federal Level）

連邦政府は介護ケアサービスの提供と公的資金投入に関する全国一律の規則を定める。介護ケアは、社会法典（SGB）第 11 章（Social Code Book XI（SGB XI））に基づき、連邦保健省の権限において規定される。ナーシングホームの職員教育についても連邦政府が規定する。

◆州政府（State（Bundesland）Level）

施設で提供されるケアに対する責任は、在宅ケア同様に州政府にあり、州政府は適切なサービス提供を保証しなければならない。州政府は在宅ケア機関数の制限を禁じられているため、この部門における競争は維持されるか、促進される可能性がある。継続的に必要となる費用については介護金庫が負担するものの（dual financing)、州政府は計画の立案と規制遵守状況の監視に加え、介護ケア施設への投資についても（その経営主体にかかわらず）責任を有する。また州政府は、在宅ケア機関への投資も行うが、これは介護ケア市場の特性によるものである（Busse *et al.*,（2013））。さらに 2006 年以降、州政府は介護ケアを必要とする者や高齢者、障害者のための住宅に対して、連邦政府の規制から州政府の規制に転換させた。

◆自治体（Municipal Level）

一般的に自治体は、介護ケア施設やその他の高齢者、障害者向け住宅に関する規制が遵守されていることを保証し、監視する責任を有する。

3.2.3 現在の質に関する規制　Current regulation regarding quality

質の規制に関する二元性を理解するためには、2 つの分離的であるものの、重複する 2 つの権限を理解することが重要である。すなわち、それは社会法典 (SGB) 第 11 章 (the federal Code of Social Law XI (Sozialgesetzbuch; SGB)) に加えられた、1994 年施行の介護ケア法 (Long-term Care Act 1994) の権限と、住宅法 (Home Act (Heimgesetz)) の権限である (図 3.1 参照)。介護ケアに関する資格要件、公的資金の投入、提供については、介護ケア施設と同様に在宅ケア機関に対する質的要件を含め、介護ケア法によって規定される一方で、住宅法とその関連法は、例えば、ナーシングホームやその他の高齢者向け、障害者向けの住宅のあらゆる住宅について規定している。これは、介護ケア施設が介護ケア法と住宅法の双方の規制下にあることを意味している。

社会法典 (SGB) 第 11 章 (SGB XI) に記載されているように、介護ケア事業者 (在宅ケア機関、介護ケア施設) はサービスの質に対して最終的に責任を有すると規定されており、以下の (a) ~ (c) の要件によってサービスの質を保証し、継続的に改善することが義務付けられている。(a) 質の保証と管理に関する内部の組織体制を整備すること、(b) 関係者によって作成された専門的指針を遵

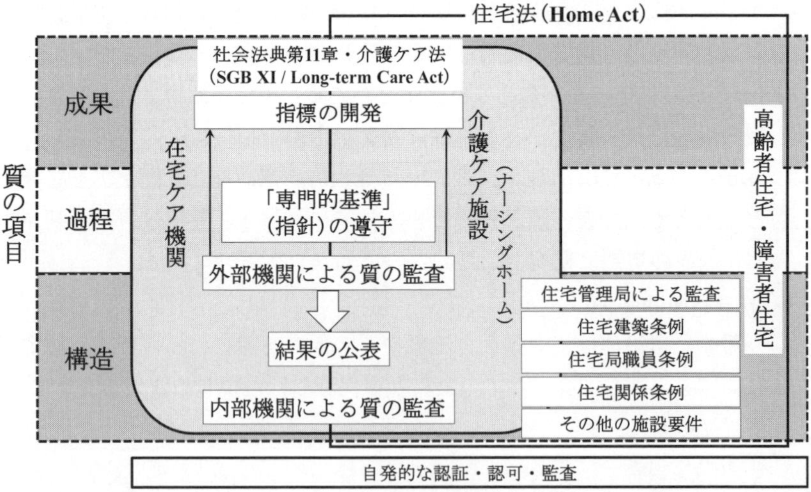

図 3.1　ドイツにおける介護ケア部門の法的責任の範囲

出典：筆者作成

守すること、(c)医療審査委員会(MDK)単独で、事前告知がなく行われる質に関する日常的な外部監査、或いは、医療審査委員会（MDK）と州の監査機関との合同監査を受けること、である。これらの質に関する外部監査の結果は公表されることが義務付けられる（3.3.5 節参照）。質の測定に関する詳細は、支払者とケア事業者との間で契約上の合意を得ることに加え、連邦政府と州政府で様々な利害関係者との交渉によって決定される(3.3.2 節参照)。

住宅法（Home Act）は、住居、介護ケア施設、高齢者と障害者向け住宅の居室について規定する法律である。この住宅法は、一方では居住者の保護を重視し、もう一方では居室の問題に関連する政策決定への居住者の参加を重視している(BMFSFJ(2010))。法律には、ナーシングホームとの契約期間、諮問委員会の介入、住宅管理局(Heimaufsicht)による審査、そして住宅管理局と医療審査委員会（MDK)、介護金庫、社会福祉財団の協力が規定されている。住宅法では、社会法典（SGB）第 11 章（SGB XI）に沿って質の管理体制を導入することが看護ケア施設の要件とされている。ナーシングホームは事前告知の有無にかかわらず、自治体の住宅管理局(Homes Supervisory Authority)によって日常的に審査を受けなければならない。このため、住宅管理局はナーシングホームにおける質の外部管理を行う、医療審査委員会（MDK）に次いで重要な機関といえる(Schmitz and Schnabel (2006))。住宅管理局の任務は、住宅法適用の観点からナーシングホームを審査し、助言を与えることにある。加えて、住宅管理局と医療審査委員会（MDK）は協力して質の評価を行うことができ、こうした事例は現在、増加している（MDS (2011))。住宅管理局は、無理な要求や拘束、禁止事項のような不適切事項に対する指導を行うことのできる一定の規制手段を有する。

連邦政府では住宅法に加え、4 つの補完的規制がある(図 3.1 右下参照)。

- 住宅建築条例(Home Building Ordinance：Heimbauverordnung)では、ナーシングホームやその他の住宅の建造物に関する最低要件を規定している（例：1 室、或いは 1 名あたりの居室面積、扉の幅、浴室数)。
- 住宅局職員条例(Home Personnel Ordinance：Heimpersonalverordnung)では、住宅管理者、熟練の職員に対する補助者割合、職業訓練の機会等の一定の質的要件を規定している。
- 住宅関係条例(Home Participation Ordinance：Heimmitwirkungsverordnung)では、居住者が、住まいやイヴェント、資金の借り入れ、組織といった問題に関する意思決定に際して、居住者を代表する委員を選ぶ権利があることを規定している(Nies *et al.*, (2010))。

- 住宅安全補償条例(Home Safe Payments Ordinance：Heimsicherungsverordnung)では、居住者の支払いを伴う、特に投資を行う場合について住宅提供主体の責任と義務を規定している。

2006年、高齢者向け住宅や障害者向け住宅を規制する機関が連邦政府から州政府に移管された。各州政府は、州の規則や規制が連邦住宅法（the Federal Homes Act）に代わることができるようになったため、各州は現在、この過程の様々な段階にある状況である（BMFSFJ（2010))。例えば、バーデン・ヴュルテンベルク州（Baden Württemberg）では、州として2009年に住宅建築条例（Home Building Ordinance：Heimbauverordnung）を初めて導入した。その条例では、各居住者が個別の利用可能な居住空間、或いは浴室付き個室を利用できるようにしなければならないことを規定している。さらに、「ホームコミュニティーズ（Home Communities（Wohngruppen))」として称される居住定員数は、15名までに制限されている（Sozialministerium Baden- Württemberg (2009))。このように、各州政府がそれぞれに規制を課すことができるようになるだけではなく、住宅管理局(the Home Supervisory Authority)もまた、各州でそれぞれに組織されることになっており、組織は2種類設置することが可能となっている。住宅管理局は、州政府か自治体のどちらかに設置される。どちらを選択しても様々な形で設置することが可能であり、質の評価の構造上の要件の差にはばらつきが大きい。住宅管理局が設置される組織が上位であればあるほど、責任の対象となる介護ケア施設数は多くなる。この枠組みの中では、職員数の不足や適切でない研修の実施、頻度が低く短時間の住宅審査、関連機関への非協力的な姿勢、質に関する構造的部分(と一部の過程)のみを重視する姿勢といった問題はよく指摘されており、その問題については利害関係者と政策担当者との間で議論が重ねられているところである。(Schmitz and Schnabel (2006))。

質の規制に関するもう1つ見られる発展としては、2012年夏に制定された新法において、介護保険制度がケアを必要とする人々が相部屋で生活する場合にも補助金の支給を可能にしたことである（Bundesministerium für Gesundheit (2012))。これまで、既存の共同住宅に対する質の規制の前例はあったが、質の管理に関する公的な考えは「新ケア見直し法（the New Care Redirection Law）」の中には含まれなかったのである（Pflege-Neuausrichtung-Gesetz, PNG, Bundesministerium für Gesundheit（2012））。

3.3　質の評価プロセス　The process of quality evaluation

3.3.1　医療審査委員会の主たる機能
The central role of the Medical Review Boards

医療審査委員会（MDK）は、並行する２つの機能があることによって介護ケアの利用者、或いは提供者のどちらにとっても最も重要な組織となる。一方では、介護保険制度下で給付を受ける潜在的な利用者とその家族は、医療審査委員会（MDK）の職員による審査を受けることが義務付けられており、受給資格の承認、或いは却下、支払額の決定は医療審査委員会（MDK）の職員が行う。審査手続きには、申請者がいくらか厳しいことに気がつく程度であるという問題があり、実際に透明性はなく、必ずしも相応しいものではない。すでに介護保険の受給者は、定期的な再審査に不安を感じており、特に身体機能的依存性が増し、高い受給水準を必要とする場合にはなおのことである。潜在的な受給者も、すでに介護保険の受給者も、受給資格の最終決定が介護保険と医療審査委員会（MDK）であることに実際には気がついていないことは興味深い。他方で、ケア事業者とその職員は、医療審査委員会（MDK）が彼らの運営状況と質を審査する組織であることを知っている。審査手続きは以下に記すが、ここではなぜケア事業者とその職員は、透明性がなく、適切とはいえない規制と規則に沿うような方法で審査が行われることが多いと考えているのかに着目したい。結果として当事者の視点で見れば、医療審査委員会（MDK）は印象がよくないのである。しかしながら、この印象は現在の医療審査委員会（MDK）の機能に対するものだけではない。医療審査委員会（MDK）のあまり知られていない、前身の果たした機能にさかのぼることができるわけだが、医療審査委員会（MDK）は、その前身が1930年代に医療審査理事会（the Medical Review Commission）として創設され、病気療養中である場合に「就労不適格」な者に対する給付と審査の監視を行う責任を有していた[2)]。

2）これに加えて、医療審査委員会（MDK）は法定の医療保険においてもその機能を発揮しており、サービスが適切かつ相応であるか（例えば入院日数など）を審査している。

介護保険における医療審査委員会（MDK）の機能は現在、広範囲にわたる。このうち、質の保証、適切な診断と治療の監督は重要な任務となっている。医療審査委員会（MDK）は1995年以降、医療的ケアの提供の監督のみならず、介護ケアの提供の監督も同様に行ってきた。実際には、医療審査委員会（MDK）は、例えば、介護保険の受給審査、或いは質の評価を目的とする介護ケア施設の訪問など「業務上の任務」に対してのみ責任を負っている。一般原理の規定や概念の見直し、審査や監査に関する方法の選択といった「戦略上の任務」については、疾病金庫連合会の医療審査委員会（the Medical Review Board of the Federal Association of Sickness Funds: Medizinischer Dienst des Spitzenverbandes（MDS））の責任となっている。疾病金庫連合会における医療審査委員会（MDS）の影響力は、国全体に及んでいる。具体的には、あらゆる医療と看護の領域の適格性について、疾病金庫と介護金庫に対して助言を行う（MDS（2011））。その結果、1つの医療審査委員会（MDS）のみならず、州ごとの多数の地域医療審査委員会が存在することになる。それらの活動の流れは州によって異なり、連邦法に沿って各州で医療審査委員会（MDS）が一律の規制を行っている。

現在、医療審査委員会（MDK）は、社会法典（SGB）第11章197a条で疾病金庫連合会の医療審査委員会（MDS）が定める規則（$197a, SGB XI）に沿って構造的な質のみならず、ドナベディアン（Donabedian（1982, 1987））が定義する質の3項目（構造、過程、成果）すべてについても審査している。医療審査委員会（MDK）と疾病金庫連合会の医療審査委員会（MDS）の権限の範囲と相応の方法に加え、その義務は社会法典（SGB）第11章（SGB XI）に一般的な方法が記されている。詳細は法律そのものに記されてはいないが、介護金庫、疾病金庫連合会の医療審査委員会（MDS）、事業者の傘下団体の三者間の契約に記されている。この種の契約は一定期間（通常は1年）、有効となる。契約が満期となった場合には、契約は解除、或いは改めて交渉が必要となる（表3.1）。

表 3.1　州の医療審査委員会（MDK）と疾病金庫連合会の医療審査委員会（MDS）の義務と適格性

義務、或いは、適格性	介護ケア法第 11 章の中で関連する章	責任主体	解説
ケア事業者への助言	112(3)	医療審査委員会（MDK）	目的：不適切な質の防止、介護ケア事業者の責任の強化
質、質の保証、質の管理に関する定義の議論への参加	113, 114a	疾病金庫連合会の医療審査委員会（MDS）	MDS は介護金庫とケア事業者傘下団体との連携を法的に義務付けられている。
「専門的基準」の実施と発展の推進	113a	疾病金庫連合会の医療審査委員会（MDS）	MDS は介護金庫とケア事業者傘下団体との連携を義務付けられている。
介護ケア施設と準居住系施設、在宅ケア機関により提供されるケアの評価と質の管理	114, 114a	医療審査委員会（MDK）	2011 年以降、質の評価に関する規制は最低 1 年に 1 度行われている。通常の審査と質の不適切事項審査ではケアの成果を法的に重視しなければならない。
公表	114a, 115	" 医療審査委員会（MDK）疾病金庫連合会の医療審査委員会（MDS）"	各 MDK は、質の管理とその結果と共に活動報告を 3 年ごとに行う。MDS は質に関する報告書を作成し、疾病金庫連合会と介護金庫に加えて連邦政府への提出が義務付けられている。各 MDK は、関係する州の疾病金庫連合会と介護金庫に質の管理の結果について報告する。関係する州当局もこの報告を受ける。

出典：筆者作成

3.3.2　質の評価における指針　Guidelines on Quality Evaluation

2008 年夏に施行された介護ケア強化法（the Long-Term Care Enhancement Act（Pflwg））では、疾病金庫連合会の医療審査委員会（MDS）がナーシングホームとケア事業者に対する質の監視を規定する指針の改定版を導入することになった（MDS（2009a, 2009b））。州の医療審査委員会は従来、現場の質の監査に責任を有しており、利用者、或いはその関係者がケアに苦情を訴えた場合のみ対応する（Anlassprüfung）。この枠組みの下で、医療審査委員会（MDK）は 1997 年から介護ケア強化法が施行された 2008 年までの間に 37,000 件の質の監査を実施した（MDS（2011））。2008 年に医療審査委員会（MDK）の職員は、事前告知なく昼夜を分かたず、サービス利用者の居住施設、或いは自宅に立ち入る許可を受けており、わずか2年半の間に25,000件の質の監査を実施した（MDS（2011））。現在ではナーシングホームや在宅ケア機関に対する任意の抜き打ち監査は、名目的な質の評価事業に取って代わるものとなった。加えて、医療審査委員会（MDK）の職員は質に関するあらゆる苦情を追跡調査しているのである。

介護ケア施設（ナーシングホーム）に対する新しい指針は、「質の評価に関する指針（the Guidelines on Quality Evaluation（Qualitätsprüfungsrichtlinien : QPR））」と題され、審査が義務付けられる計82項目の基準が記されている。このうちの35項目では、医学重視の看護ケア（まず看護師が医師との意思疎通を図ること）や、移動、褥瘡（じょくそう）、慢性的な創傷、栄養管理と水分補給、失禁においてその有効性が記されている。この他の10項目では認知症の管理、10項目で社会的行動と日常的行動、9項目では居室、食事、清掃、居住者の衛生管理について記されている（MDS（2009a）:137ff）。基準はかなり詳細に記されているものの、事情をよく知る者にはそれらのすべてが構造と過程を捉えるものであり、真の成果を重視していないことがすぐにわかる。医療審査委員会（MDK）の審査官は、質の評価の根拠として審査開始の4週間前からの看護記録（ただし6か月を超えることはない）を使用することが規定されている。しかし、これには制度に反対する者たちからの批判が多い。看護記録から過去のケアの質を審査することは適切ではないという指摘である。指針では、看護記録から情報を引き出す場合に、個別の審査の観点、或いは審査項目に関する包括的な解説が示され、具体的な取り組み方を紹介している。指針の一部では確認表やスケール、必要な情報収集のために利用可能な一般的評価方法も紹介している。指針の他の箇所では、詳細な説明を行うことなく審査の利用を推奨しているが、参考資料の閲覧は可能になっている。指針は全体を通して、施設の組織、設備、運営成果、質に関する評価と評点を得るための準構造的な方法論を示している。

しかしながら、「ケアの有効性と成果」の目標は、指針の中で提供される手法においても、有効性と成果を上げる運営の可能性においても完全に外れている。このため、医療審査委員会（MDK）の審査官は、施設の人的資源の管理や環境、設備、組織体制、病床利用率、監視体制といった構造的な質の評価を重視している。主たる居住者群の特性、そしてその施設が居室と社会的接点に関して居住者の嗜好にどの程度合わせることができるかということも評価の一部となる。もう 1 つ評価の対象となるのは、その施設が内部的な質の管理体制を構築しているかの問い合わせに対する明確に回答できることである。医療審査委員会（MDK）の審査官は、指針に沿って居住者の主観的な生活の質（QOL）と、施設およびサービスに対する満足度を調査することが義務付けられている。この目的のために、指針には 18 項目に及ぶ構造的な内容で埋め尽くされた質問が含まれている。質問票には、職員の態度、プライバシー、訪問と外出の機会、食事、無料での飲料利用、洗濯物の洗濯、苦情への対応といった項目の満足度を尋ねている（MDS（2009a））。また、調査を行う医療審査委員会（MDK）の審査官は、聞き取り調査中に職員が現場に立ち会わないようにして行わなければならない。

社会法典（SGB）第 11 章（SGB XI）に位置づけられる在宅ケアと家事支援に関する指針は、第 5 章 37 条の法定の医療保険の対象となる在宅看護（$37, SGB V）と同様に、介護ケア施設における質の監査の規定と実質的な違いはない（MDS（2009b））。住居環境や設備に関連する基準は含まれていないが、その代わりに、職員の訪問調査による審査が規定されている。質については、医療法の遵守や処方箋の適切な発行が主要な内容となっている。在宅ケア利用者に対する調査内容は 12 項目に留まっている（MDS（2009b））。

医療審査委員会（MDK）の審査官は、通常、看護資格を有していなければならないが、医師や小児科医のような他の「専門職」によって代わることもできる。審査チームのうち、少なくとも 1 名は審査官としての研修の受講が義務付けられている。居住者、或いは利用者個人の評価について指針では、50 名未満の対象者を持つ居住系施設と在宅ケア機関に対しては 5 名以上の調査を行うこと、50 名以上の対象者を持つ居住系施設と在宅ケア機関に対しては 10％以上の対象者数の調査を行うことを義務付けている。居住者と利用者を合わせて調査対象としているのは、施設系ケア、或いは在宅ケアにおいて、介護保険受給者の属性が多様であることを反映している。

介護ケア強化法で新たに実現されたことは、ケア市場の透明性を高める努力が図られたことである。関連する規制は上記の指針の一部となっている。介護ケア施設と在宅ケア機関には、簡便な方法でそれらの成果を示すことが義務付けられている。この目標に従い、医療審査委員会（MDK）の審査結果は 2009 年 7 月以降、利用者がサービスを比較可能な方法で、オンライン上ではっきりと公表されている。介護保険の支払者とケア事業者のような契約者は、どのようなケアの質と構造に関する項目の結果を公表することが必要かを決定し、介護ケア施設と在宅ケア機関に関する報告書をそれぞれ発行した。この「透明性のある同意」とも呼ばれる契約内容の公表では、学校の成績評価と同様に「1：優秀である」から「5：不十分である」までの評定が用いられる(MDS(2009a, 2009b))。医療審査委員会（MDK）は2008年7月1日から2010年の12月31日までに、約11,500の在宅ケア機関と11,000の介護ケア施設の調査を余儀なくされた。現在、評価結果は毎年公表されている。

3.3.3 ケア事業者による質の標準化への動き
Implementation of the general commitment to quality at the level of care providers

前述のように、ケア事業者が質の保証への取り組みに参加することは、社会法典（SGB）第11章72条3項、および112条2項で義務付けられており(§72,3 §112,2 SGB XI)、取り組みに困難が生じている場合でもその義務は変わらない(MDS(2007))。サービスを提供する職員と施設の職員にとって、医療審査委員会(MDK)による監査への準備には不安を伴うものであるが、それは科学的文献で明らかにされている現象ではなく、介護ケア施設と在宅ケア機関に対して医療審査委員会(MDK)による円滑な監査を目的とする専門職の準備研修や手引書を用意する経営指南役が指摘する現象である（PQSG2012; Pro Pflege-Management（日付記載なし))。不安と不信はよいケアの実践の阻害要因になると言われているが、能力の高い職員の存在は質の管理における最も基礎的要件であるという原則がありながら（Crosby（1992))、ドイツにおける介護ケアの質の評価制度ではほとんど重視されていないままとなっている。現在、提供されるケアの質は、実際には外部機関によって主に審査され、不利になったり逆効果になったりすることもある外部機関による管理に強く依存している（Deming（1982, 1986))。質の保証に関する問題には様々な要因が起因している。1つめに、介護ケア法では現在の医学や看護学における臨床上の目標の要件を満たすケアを推奨してはいないことである。実際に介護保険制度において、身体的可動性が高まることや意思疎通の能力が高まること、失禁の頻度が下がることといった、利用者の状態が改善することによって現金給付、現物給付のいずれにおいてもその削減につながっているという実態が見られるため、介護ケア法では介護ケアの提供を評価している（Garms-Homolovà and Roth (2004) ; Wingenfeld (2008)）。しかし、制度上、ケアの提供が保証され、その効果がみられるがゆえに、指針で予防的ケアの提供を推奨しても、利用者或いはその関係者と、サービス事業者のどちらもそのような改善には関心を持たないことになるのである。2 つめに、介護ケア部門の一部では、十分な資格を持つケア従事者が不足していることである。多くの施設でケア従事者はかなり以前に資格を取得しており、それは昔、卒業していることを意味している。公的には、彼らは有資格のケア従事者とみなされるが、現在の彼らの知識と技能は最新のものではないのである。3 つめに、有資格のケア従事者の不足はドイツにおけるあらゆるビジネス部門において顕著となっているものの（Helmrich and Zika（2010））、介護ケア業界では特にその傾向が強いことである（Helmrich and Zika（2010）; Rothganf *et al.*, (2011)）。それは、ケア従事者にとって魅力的な競争的労働市場が整備されていないために起きている問題である。4 つめに、（有資格の）ケア従事者の間で介護ケアに従事することが、肯定的な印象や高い社会的地位として受け止められていないことである（Görres *et al.*, (2010) ; Ciesinger *et al.*, (2011)）。賃金が相対的に低い中で、業界においてよい職員を採用し、高い賃金を支払うことには限界がある。これは介護保険の予算が固定的であるのに対して、ケアのニーズ、ケア従事者の賃金、介護ケアへの支出総額は劇的に増加しているために起きている問題である。5 つめに、質に対する要件は看護職員のみ対象となっていることである。もっとも、ケアの質の不十分さは不適切な治療や包括的ケアの提供の不十分さ、医師と看護師の連携の不足の結果生ずることが多い。1 つの例がこの問題を物語ることになるかもしれない。ナーシングホームでは、居住者への水分補給の状況について医療審査委員会（MDK）によって監査を受ける。しかし、一部の事例では、嚥下障害の治療と同様に 2 ～ 3 種類の利尿薬を服用し、すべての処方は医師によって行われている。ナーシングホームの職員は、現場で医療部門に関与する権限は全くなく、なぜ特定の医療行為が行われるのか、その理由を知る資格も実際に持ち合わせていないのである。そのような体験、同様の体験は従来、体系的な分析が行われてこなかったが、様々な会議やインターネット上のブログにおいてはよく議論が行われている（比較事例 AWO Bundesverband e. V., (2010) ; DBFK (2010) など)。最近では、政府はナーシングホームの医師とケア従事者との連携を改善させる取り組みを始めている。連携促進の誘因として、2015年末以降、ナーシングホーム居住者を担当する契約をした医師、或いは機関は、連携を促進させた場合には特別な加算が受けられることになった（Bundesministerium für Gesundheit（2012））。6つめに、「真の」看護ケア、或いは「真の」ケアは、臨床行為の質に不可欠なものではないといまだに理解されていることである。看護記録やケアプランでさえ、単なる事務的業務であるとみなされることが少なくない。さらに、日常的な記録体制そのものが、これらの思い込みを表している。それらは、日々の日常的な業務で用いられる補完的な手段以上の意味を持たないものとなっているのである。記録データ、或いは記録方法は重複することが多く（Niehörster *et al.*,（1998））、時には不適当である（Engel（2008））。それらは信頼性が高く正確なものであることは稀であり、リスクや問題、根拠の特定化の契機になる体制の構築への阻害要因となっている。ケアプランと看護的所見が不要な業務であるとする見方はメディアや一般に支持されており、それは伝統的に介護ケアには一義的に身体的介助とケア、快適さの提供が伴うことを期待しているためである。最後（7つめ）に、介護ケアの提供機関、特に在宅ケアの提供機関は、その規模が非常に小さいことである。介護ケアの提供機関は、高度に発展した専門職管理を行っていないことが多く、それが人材資源の管理や新入職員の技能実習制度、職員の質の向上といったことにかなりの不十分さをもたらしているのである（Isfort and Weidner（2010））。これに加えて、非常勤職員の比率を高めることは、ケアの質を高めることにならないのである（Bräutigam *et al.*,（2010））。

3.3.4　専門的基準　Expert standards

ドイツでは、1990年代後半に看護ケアに対する「専門的基準」の設置と発展が始まった。当時、主導的に進めた者たちは、学術研究や管理的職位にある看護師たちであった。彼らは、オスナブリュック（Osnabrück：ニーダーザクセン州の南西部に位置する都市）にある応用科学大学と提携し、「ドイツにおける看護ケアの質の発展事業（the German Network for Quality Development in Nursing：Deutsches Netzwerk für Qualitätsentwicklung in der Pflege, DNQP）」を非営利団体として発足させた。この団体の活動に対しては、保健省による公的資金が支出され、その結果、「専門的看護ケア基準（the Expert Nursing

Standards)」が全国一律の看護ケア基準として設置される成果を挙げた。これらの基準は設置当初から各看護師はもちろんのこと、看護協会にも幅広く受け入れられた。それらのほとんどは、ドイツにおける看護ケアとケアが根拠に基づく基準によって国際的な質の保証水準にまで一気に追いついてきたことを感じさせるものであった。ドイツにおける看護ケアの質の発展事業(DNQP)はその後に発展し、以下の領域において多数の専門的看護ケア基準が試験的に導入された。

・疼痛管理：Pain management(DNQP (2005))
・転落防止：Prevention of falls(DNQP (2006))
・利尿促進：Promotion of bladder continence(DNQP (2007))
・退院調整：Discharge management(DNQP (2009a))
・慢性的創傷の処置：Care of persons with chronic wounds(DNQP (2009b))
・褥瘡(じょくそう)防止：Prevention of pressure ulcer(DNQP (2010a, 2009b))
・栄養管理、維持、経口摂食の促進：Management of nutrition, maintenance and promotion of oral nutrition(DNQP (2010c))

これらの基準は、通常は病院においてのみ重視される退院調整の基準を除き、一般にあらゆるケアの実践において発展してきた。しかしながら、介護ケアについてこれらの基準が試行的に実施された機関はごく一部に留まった。例えば、褥瘡(じょくそう)防止に関する基準は 13 病院、ナーシングホーム 2 施設、小規模在宅ケア機関 4 事業者において試行された。しかし、その実施は基準によって推奨される規則が極めて常識的なものと考えられるために規則を適用するだけでは十分ではないという問題を伴うものである。主たる問題は、介護ケア施設や在宅ケア機関のケア従事者が基準を明確な義務だと思い込んでいること、しかし基準が適切な看護ケアへ「導く方向を示す」と理解していないことである。そのため、基準に含まれる推奨項目を増やすためには、さらなる支援が必要となる。疾病金庫連合会の医療審査委員会（MDS）でさえ、法的論争の中で決定的な役割を果たすことができる法的規範（MDS (2009a, 2009b)）として、専門的基準を利用することを提唱している。看護ケア基準に関するもう 1 つの問題は、単一の学問分野としての性質である。これらの基準の立案者は、望ましい介護ケアに含まれる学際的チームに属する専門家を招聘することも、利用者とその関係者に対して介護ケアに医師の指針を適用する契約もできなかったのである。

国家的基準として承認されているのは専門的看護ケア基準だけではなく、ドイツにおける看護ケアの質の発展事業（DNQP）もそうである。それは欧州で質の測定を発展させる組織と協同し、ドイツ看護協会（the German Nursing Council）とその他の看護専門職団体にも認知されている。しかしながら、社会法典（SGB）第11章113a条で介護ケア強化法が専門的基準の継続的発展と更新を要求し（$113a, SGB XI)、多くの人々がドイツは看護ケアとケアの質に関する連邦政府組織が必要であると考えているにもかかわらず、ドイツにおける看護ケアの質の発展事業(DNQP)がいまだに連邦政府管轄下の組織的位置づけに昇格していないことに驚かされる。組織の目標は、質の改善と看護科学の基礎的学習の普及である。独立した専門職は新たな基準に改正する際に、臨床上、指摘すべき問題の提案を行うことが求められる。さらに言えば、そのような基準の見直しに伴う費用は、法定の介護金庫と民間の介護保険者が共同で負担するべきである。

多くのケア事業者は、特に規模の大きい事業者の場合、組織内部で基準を発展させてきた。この時もし、職位の上の者からの強制的指示で基準の発展が行われれば、日常のケアを提供する現場に導入される際に深刻な問題が生ずる可能性がある。これとは反対に、現場からの訴えに基づいて発展した基準は、精緻な科学的根拠がない場合が多いが、それでも幅広く受け入れられるのである。

3.3.5　公表：質に関する医療審査委員会の報告書
Public reporting: MDK reports on quality

疾病金庫連合会の医療審査委員会（MDS）は、介護ケア強化法（the Long-Term Care Enhancement Act）が施行される前に、介護ケアの質に関する2つの報告書を公表した(MDS(2004); MDS(2007))。最初のレポートは、在宅ケア機関793事業者とそれらからサービスを受ける2,700名の利用者と、介護ケア施設807施設とそれらからサービスを受ける4,700名の居住者のデータに基づいている。データは2003年の後半に医療審査委員会（MDK）によって収集された。審査の78%までが医療審査委員会の看護職員によって実施され、14%が医療審査委員会の医師によって実施された。審査の20%が利用者の苦情を中心とした審査として行われる一方で、審査の54%が法的要件で義務付けられる審査として行われた。構造面のデータに焦点を当てたこの最初の報告書は褥瘡（じょくそう）に加えて栄養摂取と輸液の提供に関するもので、国全体として平均的な集計結果が公表され、一部、各州に分けて集計された結果も公表されている。2 つめの報告書では、2004 年から 2006 年までの介護ケア施設 4,217 施設と 24,648 名のその居住者、在宅ケア機関 3,736 事業者と 14,925 名のその利用者のデータが収集されている。在宅ケア機関の審査を受けた事業者のうちの 18.8%と、介護ケア施設の審査を受けたうちの 23.7%が利用者からの苦情によって実施された。この 2 つめの報告書は、単に基礎的な統計を示すだけでなく、ケア過程における構造と質の関係性についても明らかにしようとしたものであった（MDS（2007））。

どちらの報告書も様々な方面からの強い批判に遭った。政策担当者は、多くの審査が事前告知ありでの通常の予定通り監査中に実施されたことに不満を持った。介護ケア事業者協会と医療従事者協会は、現場の実態を反映していないと感ずる悲観的な印象を与えるための報告書であると批判した。職員は差別的に感じ、中傷されたとさえと感じた。研究者たち（Görres *et al*., (2009) など）は報告書についてあらゆる角度から問題点を指摘した。最も重大な問題は、その不適切な方法論に関することであった。これらの批判は、当時適切であった指針（MDS（2007））には現在の効果的で信頼性の高い評価方法が含まれておらず、それは監査官の裁量に任されていることを指摘するものであった。さらに言えば、2007 年版の指針では質やケアの成果に関する指標を一切利用できなかったのである（Görres *et al*., (2009)）。残念なことに、指針は 2009 年に改定された（MDS（2009a, 2009b））にもかかわらず、また政府によって 2 つの重要な主体的取り組みが行われたにもかかわらず、この状況は実質的に現在も変わっていない。その政府による取り組みとは、1 つはドイツにおける介護ケアに関する現状報告の公表を始めたことであり、2 つめは「高齢者に対する質と有効性の評価手法の検討と発展を目的とする機関の設置（the Development and Testing of Instruments for the Assessment of Quality and Effectiveness in Institutional Settings for the Elderly（Entwicklung und Erprobung von Instrumenten zur Beurteilung der Ergebnisqualität in der stationären Altenhilfe））」である（Wingenfeld *et al*., (2011)）。これらの取り組みについてはそれぞれ順に議論を進める。

まず、介護ケアの質に関する公表については、介護ケア強化法によって始められ、質の評価に関する指針の改正によって進められた（MDS（2009a, 2009b））。指針に含まれる「透明性への合意（an Agreement on Transparency）」では、オンライン報告書のケア評価（いわゆる "Pflegenoten"（Care grades 或いは Care marks））においてすべてのナーシングホームと在宅ケア機関に関する情報を透明性のある、わかりやすい形でケアサービスの現在の利用者、或いは潜在的な利用者に提供することを目的とすることを宣言している。要件は、消費者が施設やケア事業者を比較することができなければならないことにある（GKV Spitzenverband（2011））。2011 年 5 月までに 18,770 施設と在宅ケアサービスがオンライン報告書の対象のケア評価（Care grades 或いは Care marks）に含まれた。しかし批判が高まったことを受け、現在よりもさらにケア評価を細分化した結果を掲載した報告書は、司法的手続きによってその公表が差し止められた。集中した批判では報告書に以下の問題があることを指摘した。

- ケアの成果は看護記録にのみ基づくが、利用者、居住者の実態に基づくものではない。さらに言えば、看護記録と利用者、居住者の実態との乖離は、利用者の幸福感と共に「現実の」問題として解釈されている（Graber-Dünow（2011））。
- ケア評価を用いた基準は透明性を表すものではない（Graber-Dünow（2011））。
- ケア評価の計算に用いられるデータベースは、標準化されたものではないため、医療審査委員会（MDK）の監査官はケア評価と一致した監査結果に到達することができない。

科学的な評価は、それぞれの角度で批判に対応した（Weidner *et al.*,（2011））。不適切であると指摘されたデータベースのみならず、ケア評価を行う方法や手続きの脆弱さも批判された。質というたった 1 つの問題がこの制度によって生じているという事実が特異な問題として目に映る。研究者たちは「制度内在的なもの」としてこの制度が失敗であると認識している（Weidner *et al.*,（2011））。しかしながら、ケア評価は依然としてウェブに掲載されており、一時的に問題視されてもなお、疾病金庫連合会の医療審査委員会（MDS）の専門家は公表を継続している。

政府の 2 つめの主導的取り組みは、連邦政府の 2 つの省庁によって「高齢者に対する質と有効性の評価手法の検討と発展を目的とする機関の設置（the Development and Testing of Instruments for the Assessment of Quality and Effectiveness in Institutional Settings for the Elderly）」が始められたことである

(Wingenfeld *et al*., (2011))。この取り組みは、医療審査委員会 (MDK) によって日常的に行われてきた質の評価の改善を行うことを意図したものであった。特に、まだ測定されていない効果や成果に関する測定が検討された。迅速に実施された事業は政策担当者の期待に応えるものではあったが、介護ケアの質の測定に関する専門家の観点 (Katz and Green (1996)、Hirdes *et al*., (2004)、Kötter *et al*.,(2011)、Mor *et al*.,(2003)、Mukamel *et al*.,(2008)、Mukamel and Browner *et al*.,(2003)、Mukamel and Spector(2003)、Zimmerman *et al*.,(1995)) からすると、その結果は十分なものではなく、新奇性も革新性もないものである。何よりもまず信頼性やリスク対応のような問題について、報告書では詳細な方法が明らかにされなかったのである。さらに他の質の指標に含まれている、例えば機動性、転倒、体重減少、褥瘡（じょくそう）、疼痛管理、身体拘束、破壊的行動のような質に関する指標のほとんど（Garms-Homokovà（2008)、Hirdes *et al*., (2004)、Zimmerman *et al*., (1995)) が Wingenfeld *et al*., (2011) には含まれなかった。それにもかかわらず、主たる問題となったのはデータベースそのものの不適切性の問題であった。Wingenfeld *et al*., (2011) で考案された質の指標は、一義的には施設や事業者によって記載様式が異なる看護記録に依存するものであるため、指標の作成のために様式化して記録をし直さなければならなかった。これは非常に時間を要する手続きであり、信頼性の問題を生じやすいのである。

3.3.6　ケアの成果測定とその運用状況
Outcome measurement and performance

介護ケア法制と介護金庫、医療審査委員会（MDS と MDK）によって義務付けられる要件に加えて、ドイツの介護ケア事業者は、サービスの質に関する評価、測定、提示の方法を見つけ始めている。1 つの選択肢は通常の監査を受けるか、欧州質の管理財団（the European Foundation for Quality Management (EFQM))、或いは、医療に関する透明性と質に関する協働（Cooperation for Transparency and Quality in Healthcare (KTQ)) のような、外部の (民間の) 質の監査機関による認可を受けることである（表 3.2 参照)。他のケア事業者は標準値作成事業に参加する他のケア事業者とその有効性を比較することのできる、国際的に承認される質の測定精度を用いている (Zimmerman *et al*.,(1995))。1 つの事例は、ベルリン・プロジェクト（the Berlin Project; www.berliner-projekt.de/Modell.html）であり、ナーシングホーム 36 施設がケアの成果を評価するために高齢者介護の国際的な専門職機関「interRAI」が作成した質の指標（the interRAI Quality Indicators）を用いている。評価過程の基礎となるのは、日常的に収集されたMDS（最小データセット：the Minimum Data Set）のデータである（Morris *et al.*,（1995）、ドイツ語版：Garms-Homokovà and Gilgen（2000））。比較は通常の監査、職員研修、経営管理と併せて行われる。

3.3.7 ケア市場におけるケア事業者の位置づけ・監査・認可
Providers' positioning in the market, audits and certification

前述のとおり、ドイツにおける「介護ケアの市場化」、これは介護保険制度の導入以降に連邦政府によって標榜された目標であるが、それは民間営利事業者、非営利事業者、小規模ケア事業者が含まれた市場であるという特徴がある。介護ケア市場は厳しい規制下にあるにもかかわらず、ケア事業者間の競争は激しい。一部の地域では、ほとんど無情感すらある。サービスの質は市場におけるケア事業者の順位を決定する1つの重要な要素となっている。ケアの成果は、いまだに消費者選択に影響を与える重要な要素とはなっていないため、サービスの印象や（居住施設の外観や居住者自身の家具を持ち込むことができること、個室を利用できることといった）構造的要素がより重要になっている。そのため、多くのケア事業者、或いはその傘下団体は、質の認可を受けようとしたり（Gerste and Schwinger（2004））、或いは3.3.6節で述べたように、著名な外部機関による認定を受けようとしたりするのである。介護ケア事業者とそのサービスが、（ドイツ最高経営者賞（Germany's Best Employer Award）のような）質に関する賞や表彰の対象となる例を見かけることが多くなっている。例えば、Diakonie（大規模なプロテスタント系教会団体）やParitätische Wohlfahrtverband（大規模な社会福祉財団）のような大規模な介護ケア事業者は、独自の質の認証制度を導入している。小規模ケア施設やケア機関に適用するために、一部を特徴的な質の制度に変更したのである。介護ケアにおける認証の概要と今後の見通しは、表3.2に示される。

外部監査や認証の手続きでは、膨大な時間と資源、資本に関する負担が求められる。医療審査委員会（MDK）による「業務としての」質の評価が行われる中で外部認証によって得られる便益には限界がある。質の評価に関する指針（QPR）（MDS（2009a, 2009b））に沿ってナーシングホームや在宅ケア機関が外部認証を得ている場合、構造的な質の評価のみでは問題が残されている可能性がある。しかしながら、ケア事業者にとっては事業や職員、利用者よりも利点のあることが多い。ほとんどの場合、ケア事業者は認証機関から経営指導や助言を受けたことを表明し、質の管理方法が事業全体、或いは他の事業者との関係や情報交換などの見直しにつなげることができるからである。質の評価に関する指針（QPR）において、ケア事業者への経営指導が疾病金庫連合会の医療審査委員会（MDS）と医療審査委員会（MDK）の明確な目標の 1 つであると記載されていてもなお、この種の支援は医療審査委員会（MDK）の監査官によって行われてはいない。さらに言えば、医療審査委員会（MDK）による審査とその結果の開示は、常に否定的な出来事として捉えられているのに対して、認証機関や監査機関による商業的な評価は、主に肯定的なものとして捉えられているのである。

3.4　まとめ　Conclusions

質の保証は、1994 年の介護ケア法（the Long-term Care Act）の施行以来、介護ケアに不可欠なものとなってきたが、法律上では 2001 年に内部的な質の管理を行うことをケア事業者に義務付けた「介護ケア質の保証法（the Long-term Care Quality Assurance Act of 2001）」が施行されるまで具体的な規制が不足していた。2008 年には、さらに具体的な質の保証と管理に対する強い規制が介護ケア強化法（the Long-Term Care Enhancement Act）によって社会法典（SGB）第 11 章（SGB XI）に加えられた。介護ケア強化法は、ドイツのナーシングホームでケアの質に関連する複数の不祥事が大々的に報じられたことを受けて施行された。質の要件を満たさないケア事業者に対する強制力の行使の脅威は、制裁という形で現実のものとなった。例えばそれはケア事業者と介護金庫との契約解除であった。こうした経緯によって、専門的看護基準（Expert Nursing Standards）導入の重要性は高まったのである。加えて、在宅ケア機関と介護ケア施設に対する事前告知なしの監査が 2010 年に導入されたのである。

質に関する取り組みとしては、まず、ケアの提供における構造的最適化が残されている。民間企業における質の保証に関する活動では、公的であれ私的であれ、まずは構造的観点からの質の保証を重視するものである。第 2 の取り組みとして、過程の質を重視することである。質の評価に関する指針（the Guidelines on the Evaluation of Quality）において、ケアの成果も評価されると

表 3.2　ドイツの介護ケア部門で行われる外部機関による質の認証と監査の例

	介護ケア施設(ILTCF)・ナーシングホーム	在宅ケア機関(HCA)
非特定部門・地域横断的な質の認証・監査		
ISO9000 規格： 国際標準化機構(ISO)とドイツ標準化協会(the German Institute for Norm)による認可 (www.iso.org/iso/about/discover-iso_isos-name.htm)	介護ケア施設(ILTCF)の多数が認証、再認証を受けている。 多くの施設にとって ISO の認証を得ることは質の管理の「入口」に過ぎない。	認証を受ける在宅ケア機関(HCA)の数は増加している。 多くの機関にとって ISO の認証を得ることは質の管理の「入口」に過ぎない。
欧州質の管理財団(the European Foundation for Quality Management：EFQM)による監査 (www.q-excellence.de)	多くの介護ケア施設(ILTCF)とその傘下の施設はモデルを利用しており、実際に外部監査を受ける施設はわずかに留まる。	モデルを利用する在宅ケア機関(HCA)は一部に留まり、実際に外部監査を受ける機関もわずかに留まる。
国内での表彰： ルートヴィヒ・エアハルト賞(Ludwig Erhard Award)	表彰された介護ケア施設(ILTCF)はほぼない。	表彰された在宅ケア機関(HCA)はほぼない。
欧州での表彰： 欧州質の管理財団 優秀賞(EFQM Excellence Award)		
RAL(取引条件委員会：Reichs-Ausschus fuer Lieferdingungen)： 1925 年に設立されたドイツで最も歴史のある機関の 1 つ。 「優良団体」の認証(Gütegemeinschaft)を行う。 (www.guetegemeinschaft.de)	介護ケア施設(ILTCF)は対象外	担当部局：在宅ケア機関 質の評価機構(the Alliance of home care agencies assessed for quality：Gütegemeinschaft qualitätsgeprüfte ambulante Pflegedienste e. V.) 在宅ケア機関(HCA)の 10%がこの認証を受けている。 (www.guetegemeinschaftpflege.de)
非特定部門・各地域における質の認証・監査		
「ベルリン州・ブランデンブルク州 質の優秀賞(Quality Award Berlin Brandenburg：Qualitätspreis Berlin Brandenburg)」： 欧州質の管理財団(EFQM)の優良モデルとして地域の法人に対して行われる。 賞はベルリン州とブランデンブルク州の 2 つの州の経済省によって贈呈される。 (www.q-preis.de)	現状ではごく一部に留まる。	不明
特定部門(特に医療において発展)・地域横断的な質の認証・監査		
「医療の質と透明性に関する協働(KTQ)」： 専門機関認定証(proCum Cert)： 病院独自で発展したドイツの認証制度であるが、後に介護ケア施設(ILTCF)と在宅ケア機関(HCA)のために改正された。 (www.ktq.de)	介護ケア施設(ILTCF)はこの認証を受け始めた。	認証を受けた在宅ケア機関(HCA)5 事業者に満たない。

	介護ケア施設(ILTCF)・ナーシングホーム	在宅ケア機関(HCA)
医療機関で発展した内部的な質の認証・監査		
AQUA： 「医療に関する透明性と質に関する協働(KTQ)」に関連する継続的な質の改善制度。 (www.alexius.de)	介護ケア施設(ILTCF)の一部が制度を利用。	在宅ケア機関(HCA)のごく一部が制度を利用。
医療機関で発展した、傘下機関に対する質の認証・監査		
a)Diakonie-S-Pflege(Diakonie Qualitätssiegel Pflege)： 主要なプロテスタント系教会団体による独自の質の認証制度 (www.pflege-und-diakonie.de/qualität/siegel)	すべての Diakonie の介護ケア施設(ILTCF)の 86%がこの認証をすでに受けた。	すべての Diakonie の在宅ケア機関(HCA)の 52%がこの認証をすでに受けた。
b)PQ-sys®： 国際標準化機構(ISO)とドイツ標準化協会の認可された、Paritätische Wohlfahrtverband(大規模な社会福祉財団)が行う認証制度 (www.sg-cert.de)	認証を受けた、この社会福祉財団の傘下の介護ケア施設(ILTCF)は 2%に満たない。	認証を受けた、この社会福祉財団の傘下の在宅ケア機関(HCA)は 5%に満たない。
特定の取り組みに対する質の認証・監査・表彰		
Job and family(berufundfamilie)： 企業がその社員の家族の入所を優先する場合に認証。人的資源に対する質の管理が問題となる。 (www.beruf-und-familie.de)	認証を受けた企業数は増加している。	認証を受けた在宅ケア機関(HCA)数は少ないが、増加傾向にある。
ドイツ最高経営者賞(Germany’s Best Employer Award)： 優良な職場環境に対して表彰。 この地域横断的な表彰は非特定部門を対象とするが、候補者(現在は 300 社に上る)は従業員数を元に分類され、(医療や介護ケアなどのような)特定部門と提携している。	介護ケア施設(ILTCF)からの参加者数は増加している。	現在までのところ、在宅ケア機関(HCA)の志願者数はわずかであり、それらは介護ケア施設(ILTCF)と在宅ケア機関(HCA)の双方を有する企業となっている。
欧州賞(the European Award)： 企業が対象(www.greatplacetowork.de)		

出典：筆者作成

繰り返し記されても、実態として表面的に構造的側面で見ていては、ケアの成果を評価していることにはならない。民間事業者の取り組みには、介護ケア事業者の間でようやく一般的になりつつある外部監査と認証が以前から含まれている。介護ケア事業者ではごく一部だけが成果を評価することができるが、民間事業者のほとんどは、構造的側面での質と過程的側面での質、具体的には主に組織的側面、管理、そしてケア事業者と職員間、利用者と専門職種間のケアの管理の連携を含む過程について、明示的に調査している。

ケアに関連する成果の測定とケア事業者の運営成果の比較を行うためには、良質の日常的なデータ、データベース、適切な質の指標の開発が求められる。しかしながら、これらの不可欠な要素は、ドイツにおいてはいまだに利用できない（受け入れられてはいない）。近年の「高齢者施設における質と有効性の評価に関する手法の検証と発展（Development and Testing of Instrument for the assessment of Quality and Effectiveness in Institutional Settings for the Elderly）」（Wingenfeld *et al.*,（2011））では、その乖離が指摘されてはいなかった。このため、現在の記録の破棄と根拠に基づくデータの収集を再指導することは、質の管理のためには最も重要なことである。加えて、ドイツの政策担当者と介護ケア事業者には、研究者と同様に、ケア、ケアの質、高齢化に伴うニーズの変化の継続的な実態を捉えるデータが必要となる。

医療審査委員会（MDK）の権限は拡大してきた。それは、介護ケアの質の評価のみならず、改善に向けた提案にまでに至る。「相談」、「助言」、「助言を踏まえた取り組み」といった言葉は、指針の中でもよく用いられているが、そのような活動はほとんど医療審査委員会（MDK）によって行われていない（Görres *et al.*,（2009）、Weidner *et al.*,（2011））。その代わりに、管理と監督を重視する考えが質に対する取り組みよりも優先されているのである。これは、明らかに時代遅れの質に対する取り組みである。Deming（1982, 1986）やCrosby（1992）のような「総合的品質管理（TQM：Total Quality Management）」の提唱者たちは、職員への投資が重要であることを強く主張してきた。「外部による質の管理に全面的に依存してはならない」、「自施設の職員と自事業所に権限を与えよ」、これらの言葉は、総合的品質管理体制の導入以来、現在の質の管理において最も重要な原則となった。しかし、これらの原則は、ドイツにおける医療部門の質の保証の向上には活かされていない。従来、外部機関による管理の強化は、将来的に自己管理や自己規制へと替わっていかなければならないと理解されていた。自己規制のための研修や自己効力のための支援(Bandura(1994))が、取り組みの結果として職員の理解を深める方法となるというのである。現在の質の管理制度はこの考え方の原則となっている。むしろ、一面的な外部機関による管理とそれに対する脅威は、サービスを提供する上での士気を喪失させるのである。

総じて、現在の介護ケア政策では非常に多くの質に関する取り組みを強く求めていると言える。結果として、質的要件に対する意識と知識は、ドイツの医療制度のあらゆる問題においてこの10年で劇的に高まり、深まったのである。同時に、既存の規制には質の改善について明確な制限が設けられた。介護保険受給者は、ケアの成果に加えて、予防、リハビリテーション、移動、機能維持という介護ケアの利用者に残された可能性について十分に測定されていないばかりか、適切に介護金庫による給付対象とされていないため、いまだに現在の医学、看護科学の観点から質の高いケア、適切なケアの基準に合わないサービスを公的に保障されている状況にある。これとは対照的に、ケアへの依存度が高い利用者には高額な自己負担とさらなる現物給付という結果がもたらされている。このため、利用者にとって、ケアへの依存度を下げるための正の誘因は低く、状態の悪化に対して高い報酬を与えるという負の誘因を高めることになる。この仕組みの転換こそが、将来に向けて最も重要な質に関する取り組みとなるだろう。

References

AWO Bundesverband e.V. (2010). 14 Verbände klagen gegen eineitige Ausweitung der Qualitätsprüfungsrichtlinie, AWO-Nachrichten-Archiv vom 08.01.2010. Available at: www.awo.org/awo-presse/presse-archiv/archivdetails/article/14-verbaende-klagen-gegen-einseitige-ausweitung-der-qualitaetspruefungs-richtlinie.html (last accessed: February 2012).

Bandura, A. (1994). Self-efficacy. In V. S. Ramachaudran (ed.), *Encyclopedia of Human Behavior*, vol. IV. New York: Academic Press, pp. 71–81.

BMFSFJ / Bundesministerium für Familie, Senioren, Frauen und Jugend (Federal Ministry for Family, Seniors, Women and Youth) (2010). Nursing Home Act. Available at: www.bmfsfj.de/BMFSFJ/aeltere-menschen, did=3270.html.

BMG / Bundesministerium für Gesundheit (2008). Gut zu wissen – das Wichtigste zur Pflegereform 2008. Available at: www.sozialpolitik-aktuell.de/tl_files/sozialpolitik-aktuell/_Politikfelder/Gesundheitswesen/Dokumente/Pflegereform per cent202008.pdf.

(2012). Pflege-Neuausrichtungs-Gesetz, Stand: nach der dritten Lesung im Bundestag. Available at: www.bundesgesundheitsministerium.de/fileadmin/dateien/Publikationen/Pflege/Broschueren/Broschuere_Das_Pflege-Neuausrichtungs-Gesetz, Stand nach der 3. Lesung im Bundestag.pdf.

Bräutigam, C., Dahlbeck, E., Enste, P., Evans, M. and Hilbert, J. (2010). *Flexibilisierung und Leiharbeit in der Pflege: eine explorative Studie.* Arbeitspapier 215. Düsseldorf: Hans-Böckler-Stiftung.

Büscher, A. (2010). Public reporting, expert standards and indicators: different routes to improve the quality of German long-term care, *Eurohealth*, 16(2): 4–7.

Busse, R., Blümel, M. and Ognyanova, D. (2013). *Das deutsche Gesundheitssystem. Akteure, Daten, Analysen.* Berlin: Medizinisch Wissenschaftliche Verlagsanstalt.

Busse, R. et al. (2013). *Healthcare Systems in Transition: Germany.* Copenhagen: WHO on behalf of the European Observatory for Health Systems and Policies.

Busse, R. and Riesberg, A. (2005). *Gesundheitssysteme im Wandel: Deutschland.* Berlin: MWV.

Ciesinger, K.-G., Fischbach, A., Klatt, R. and Neuendorf, H. (2011). *Berufe im Schatten: Wertschätzung von Dienstleistungsberufen.* Berlin: LitVerlag AG.

Crosby, P. (1992). *The Externally Successful Organization: the Art of Corporate Wellness.* New York: Mentor.

DBFK (2010). MDK-Qualitätsprüfungen. Infodienst Sonderausgabe, Sektion private ambulante Pflegedienste, 3/2010. Available at: www.nw-ambulant.de/downloads/sonderinfodienstmaerz2010.pdf.

Deming, W. E. (1982). *Quality, Productivity, and Competitive Position.* Cambridge, MA: MIT, Center for Advanced Engineering.

(1986). *Out of Crisis.* Cambridge, MA: MIT, Center for Advanced Engineering.

Deutsches Netzwerk für Qualitätssicherung in der Pflege (ed.) (2005). Expertenstandard Schmerzmanagement in der Pflege, Entwicklung – Konsentierung – Implementierung. Osnabrück: DNQP, Hochschule Osnabrück. Available at: www.dnqp.de/ExpertenstandardSchmerzmanagement_Akt.pdf.

(ed.) (2006). Expertenstandard Sturzprophylaxe in der Pflege. Entwicklung – Konsentierung – Implementierung. Osnabrück: DNQP, Hochschule Osnabrück. Available at: www.dnqp.de/ExpertenstandardSturzprophylaxe.pdf.

(ed.) (2007). Expertenstandard Förderung der Harnkontinenz in der Pflege. Entwicklung – Konsentierung – Implementierung. Osnabrück: DNQP, Hochschule Osnabrück. Available at: www.dnqp.de/Expertenstandard Kontinenz.pdf.

(ed.) (2009a). Expertenstandard Entlassungsmanagement in der Pflege. 1. Aktualisierung 2009 einschließlich Kommentierung und Literaturstudie. Osnabrück: DNQP, Hochschule Osnabrück. Available at: www.dnqp.de/ExpertenstandardEntlassungsmanagement_Atk.pdf.

(ed.) (2009b). Expertenstandard Pflege von Menschen mit chronischen Wunden. Entwicklung – Konsentierung – Implementierung. Osnabrück: DNQP, Hochschule Osnabrück. Available at: http://www.dnqp.de/ExpertenstandardChronischeWunden.pdf.

(ed.) (2010a). Expertenstandard Dekubitusprophylaxe in der Pflege. 1. Aktualisierung 2009 einschließlich Kommentierung und Literaturstudie. Osnabrück: DNQP, Hochschule Osnabrück. Available at: www.dnqp.de/ExpertenstandardDekubitusprophylaxe_Akt.pdf.

(ed.) (2010b). Expertenstandard Dekubitusprophylaxe in der Pflege. Audit-Instrument. Osnabrück: DNQP, Hochschule Osnabrück. Available at: www.dnqp.de/AuditDekubitusprophylaxe.pdf.

(ed.) (2010c). Expertenstandard Ernährungsmanagement zur Sicherstellung und Förderung der oralen Ernährung in der Pflege. Entwicklung – Konsentierung – Implementierung. Osnabrück: DNQP, Hochschule Osnabrück. Available at: www.dnqp.de/ExpertenstandardErnaehrungsmanagement.pdf.

Donabedian, A. (1982). *Explorations in Quality Assessment and Monitoring.* vol. II*: The Criteria and Standards of Quality.* Ann Arbor: Healthcare Administration Press.

(1987). Five essential questions from the management of quality in health-care. *Health Management Quarterly*, 9(1): 6–9.

Engel, K. (2008). *Qualität in stationären Pflegeeinrichtungen: die Anwendung des Resident Assessment Instruments RAI 2.0 als Qualitätsinstruments.* Stuttgart, Berlin, Cologne: Verlag W. Kohlhammer.

Garms-Homolová, V. (2008). Messung der Pflege-Outcomes mithilfe von Routinedaten. *Public Health Forum*, 16: 21–2.

Garms-Homolová, V. and Gilgen, R. (eds.) (2000). RAI 2.0 *Resident Assessment Instrument: Beurteilung, Dokumentation und Pflegeplanung in der Langzeitpflege und geriatrischen Rehabilitation.* Bern: Hans Huber.

Garms-Homolová, V. and Roth, G. (2004). Vorkommen, Ursachen und Vermeidung von Pflegemängeln in Pflegeeinrichtungen im Land Nordrhein-Westfalen: Abschlussbericht zum Projekt der Enquetekommission Zukunft der Pflege in Nordrhein-Westfalen. Available at: www.wernerschell.de/Medizin-Infos/Pflege/Pflegemaengel_NRW.pdf.

Gerste, B. and Schwinger, A. (2004). Qualitätssiegel und Zertifikate. *Gesundheit + Gesellschaft Wissenschaft*, 4(4): 7–15.

GKV Spitzenverband (2011). Veröffentlichung der Pflegenoten. www.aok-gesundheitsnavi.de (AOK), www.bkk-pflege.de (BKK), www.der-pflegekompass.de (Knappschaft, LSV, IKK), www.pflegelotse.de (vdek – Verband der Ersatzkassen). www.pflegenoten.de/Veroeffentlichungen_Uebersicht.gkvnet.

Görres, S., Bomball, J., Schwanke, A., Stöver, M. and Schmitt, S. (2010). *Imagekampagne für Pflegeberufe auf der Grundlage empirisch gesicherter Daten. Einstellung von Schüler/innen zur möglichen Ergreifung eines Pflegeberufes. Zeitraum Juli 2009–Dezember 2009. Im Auftrag des Norddeutschen Zentrums zur Weiterentwicklung der Pflege*. Bremen: Universität Bremen und IPP Bremen.

Görres, S., Hasseler, M. and Mittnacht, B. (2009). Gutachten zu den MDK-Qualitätsprüfungen und den Qualitätsberichten im Auftrag der Hamburgischen Pflegegesellschaft e.V., Bremen: Universität Bremen, Institut für Public Health und Pflegeforschung. Available at: http://www.hpg-ev.de/download/hpg-Gutachten_14_02_20081_1.pdf.

Graber-Dünow, M. (2011). Mogelpackung Pflegenoten. Auswirkungen der Pflegetransparenzvereinbarungen auf die Altenpflege. *Dr. med. Mabuse Zeitschrift für alle Gesundheitsberufe*, 36(189): 50–2.

Helmrich, R. and Zika, G. (eds.) (2010). Beruf und Arbeit in der Zukunft – BIBB-IAB-Modellrechnungen zu den Entwicklungen in den Berufsfeldern und Qualifikationen bis 2025. Bonn: BIBB. Available at: www.qube-projekt.de.

Hirdes, J.P., Fries, B.E., Morris, J.N., Ikegami, N., Zimmermann, D., Dalby, D.M., Aliga, P., Hammer, S. and Jones, R. (2004). Home care quality indicators (HCQIs). Based on MDS HC. *The Gerontologist*, 44 (5): 665–79.

Isfort, M. and Weidner, F. (2010). Pflege-Thermometer 2009: eine bundesweite Befragung von Pflegekräften zur Situation der Pflege und Patientenversorgung im Krankenhaus. Deutsches Institut für Pflegeforschung (dip), Cologne. Available at: http://www.dip.de.

Katz, J. and Green, E. (1996). *Qualitätsmanagement. Überprüfung und Bewertung des Pflegedienstes*. Wiesbaden: Ullstein Mosby.

Kötter, T., Schaefer, F., Blozik, E. and Scherer, M. (2011). Die Entwicklung von Qualitätsindikatoren: Hintergrund, Methoden, Probleme. Z Evidenz, *Fortbildung und Qualität im Gesundheitswesen*, 105(1): 7–13.

Medizinischer Dienst des Spitzenverbandes Bund der Krankenkassen e.V. / MDS (ed.) (2004). *1. Bericht des MDS nach § 118, Abs. 4 SGB XI. Qualität in der ambulanten und stationären Pflege*. Essen: MDS.

(ed.) (2007). 2. *Bericht des MDS nach § 118, Abs. 4 SGB XI. Qualität in der ambulanten und stationären Pflege*. Essen: MDS. Available at: http://www.mds-ev.de/media/pdf/2._Bericht_des_MDS.pdf.

(ed.) (2009a). Qualitätsprüfungs-Richtlinien, MDK-Anleitung, Transparenzvereinbarung. Grundlagen der MDK-Qualitätsprüfungen in der stationären Pflege. Available at: http://www.mds-ev.de or http://www.gkv-spitzenverband.de/upload/2010-02-16_stat_Screen_neu_11981.pdf.

(ed.) (2009b). Qualitätsprüfungs-Richtlinien, MDK-Anleitung, Transparenzvereinbarung. Grundlagen der MDK-Qualitätsprüfungen in der ambulanten Pflege. Available at: www.mds-ev.de or http://www.mds-ev.de/media/pdf/2010-04-29_MDK-Anleitung_ambulant_korr.pdf.

(2011). MDK als eigenständige und selbstverwaltete Arbeitsgemeinschaft der Pflege- und Krankenversicherung erhalten. Essen: MDS. Available at: http://www.mds-ev.org/print/3747.htm.

Mor, V., Angelelli, J., Jones, R., Moore, T. and Morris, J. N. (2003). Inter-rater reliability of nursing home quality indicators in the US. *BMC Health Service Research*, 3(20).

Moratorium Pflegenoten (undated). Nein zu Pflegenoten. Available at: www.moratorium-pflegenoten.de/index.php/moratorium.

Morris, J., Murphy, K., Nonemaker, S., Hawes, C., Phillips, C., Fries, B. and Mor, V. (1995). *Long Term Care Resident Assessment Instrument: Users Manual 2.0*. Columbia: interRAI, and Chapel Hill, NC: Research Triangle Institute.

Mukamel, D. B. and Browner, C. A. (2003). The influence of risk adjustment methods on the conclusion about quality of care in nursing homes based on outcome measures, *The Gerontologist*, 38(6): 695–703.

Mukamel, D. B., Glance, L. G., Li, Y., Weimer, D. L., Spector, W. D., Zinn, J. S. and Mosqueda, L. (2008). Does risk adjustment of the CMS quality measures for nursing homes matter? *Medical Care*, 46(5): 532–41.

Mukamel, D. B. and Spector, W. D. (2003). Quality report cards and nursing home quality, *The Gerontologist*, 43(2): 48–66.

Neumann, P. and Klewer, J. (2008). Personalfluktuation und Mitarbeiterorientierung in der ambulanten und stationären Pflege: eine Untersuchung in ambulanten und vollstationären Einrichtungen in Sachsen, *Heilberufe*, 60(1): 13–17.

Niehörster, G., Garms-Homolová, V. and Vahrenhorst, V. (1998). *Identifizierung von Potentialen für eine selbständigere Lebensführung*. Schriftenreihe des BMFSFJ, vol. 147.4. Stuttgart, Berlin, Cologne: Verlag W. Kohlhammer.

Nies, H., Leichsenring, K., van der Veen, R. et al. for Interlinks / Health Systems and Long-Term Care for Older People in Europe (2010). Quality Management and Quality Assurance in Long-Term Care: European

Overview Paper. Utrecht/Vienna: Interlinks. Available at: www.euro.centre.org/data/1278594919_52528.pdf

Pfaff, H. (2011). Pflegestatistik 2009. Pflege im Rahmen der Pflegeversicherung: hrsg. vom Statistischen Bundesamt: Wiesbaden. Available at: www.destatis.de.

PQSG (2012). Die andere MDK-Prüfliste. Available at: www.pqsg.de/seiten/pdf/pqsg-buch.htm.

Pro Pflege-Management (undated). Die optimale Vorbereitung auf die MDK-Prüfung. Available at: www.ppm-online.org/verlag/artikel-lesen/artikel/vorbereitung-mdk-pruefung/.

Rothgang, H., Iwansky, S., Müller, R., Sauer, S. and Unger, R. (2011). Barmer GEK Pflegereport 2011. Schriftenreihe zur Gesundheitsanalyse, vol. 11. Sankt Augustin: Asgard-Verlag.

Schmitz, K. and Schnabel, E. (2006). Staatliche Heimaufsicht und Qualität in der stationären Pflege: Nachrichtendienst des Deutschen Vereins (NDV) No. 4/2006: 170–8. Available at: www.socialnet.de/materialien/54.php.

Sozialministerium Baden-Württemberg / Ministerium für Arbeit und Sozialordnung, Familie, Frauen und Senioren (2009). Heimbauverordnung tritt zum 1. September in Kraft. Available at: www.sozialministerium.baden-wuerttemberg.de/de/Meldungen/214655.html?_min=_sm&template=min_meldung_html&reFerer=80177.

Statistisches Bundesamt (2010). *Demografischer Wandel in Deutschland. Heft 2: Auswirkungen auf Krankenhausbehandlungen und Pflegebedürftige im Bund und in den Ländern. Ausgabe 2010*. Wiesbaden: Statistisches Bundesamt.

(2011a). Bevölkerung uns Erwerbstätigkeit: Lebenserwartung in Deutschland. Durchschnittliche und fernere Lebenserwartung. Wiesbaden: Statistisches Bundesamt. Available at: www.destatis.de/jetspeed/portal/cms/Sites/destatis/Internet/DE/Content/Statistiken/Bevoelkerung/GeburtenSterbefaelle/Tabellen/Content100/SterbetafelFBNL,property=file.xls.

(2011b). Bevölkerung und Erwerbstätigkeit: Sterbetafeln früheres Bundesgebiet und neue Länder. 2008/2011. Wiesbaden: Statistisches Bundesamt. Available at: www.destatis.de/jetspeed/portal/cms/Sites/destatis/Internet/DE/Content/Statistiken/Bevoelkerung/GeburtenSterbefaelle/Tabellen/Content100/SterbetafelFBNL,property=file.xls.

(2011c). Bevölkerung Deutschlands bis 2060. 12. koordinierte Bevölkerungsvorausberechnung. Begleitmaterial zur Pressekonferenz am 18. November 2009. Wiesbaden: Statistisches Bundesamt. Available at: www.destatis.de/DE/Publikationen/Thematisch/Bevoelkerung/VorausberechnungBevoelkerung/BevoelkerungDeutschland2060Presse5124204099004.pdf?__blob=publicationFile.

(2011d). Pflegestatistik 2009. Pflege im Rahmen der Pflegeversicherung. Deutschlandergebnisse. Wiesbaden: Statistisches Bundesamt. Available at: www.destatis.de/jetspeed/portal/cms/Sites/destatis/Internet/DE/Content/Publikationen/Fachveroeffentlichungen/Sozialleistungen/Pflege/Pflege Deutschlandergebnisse5224001099004, property=file.pdf.

(2012). Lebenserwartung in Deutschland erneut gestiegen: Pressemitteilung Nr. 344 vom 02.10.2012. Available at: www.destatis.de/DE/Presse Service/Presse/Pressemitteilungen/2012/10/PD12_344_12621.html.

Weidner, F., Laag, U. and Brühl, A. (2011). Evaluation der Umsetzung der Pflege-Transparenzvereinbarungen ambulant (PTVA) durch den MDK in Rheinland-Pfalz. Cologne: Deutsches Institut für angewandte Pflegeforschung (dip), e.V. Available at: www.dip.de.

Wingenfeld, K. (2008). Stationäre pflegerische Versorgung alter Menschen. In A. Kuhlmey and D. Schaeffer (eds.), *Alter, Gesundheit und Krankheit*. Bern: Huber, pp. 370–81.

Wingenfeld, K., Kleine, T., Franz, S., Engels, D., Mehlan, S. and Engel, H. (2011). Entwicklung und Erprobung von Instrumenten zur Beurteilung der Ergebnisqualität in der stationären Altenhilfe. Im Auftrag des Bundesministeriums für Gesundheit und des Bundesministeriums für Familie, Senioren, Frauen und Jugend. Abschlussbericht, Bielefeld/Köln. Available at: www.bundesgesundheitsministerium.de or www.bmfsfj.de.

Zimmerman, D. R., Karon, S. L., Arling, G., Clark, B. R., Collins, T., Ross, R. et al. (1995). Development and testing of nursing home quality indicators, *Healthcare Financing Review*, 16: 104–27.

Legislation

Homes Act (Heimgesetz – HeimG)
Social Code Book XI (Sozialgesetzbuch XI – SGB XI)
Social Code Book V (Sozialgesetzbuch V – SGB V)
Long-Term Care Quality Assurance Act (Pflege-Qualitätssicherungsgesetz – PQsG)
Long-term Care Enhancement Act (Pflege-Weiterentwicklungsgesetz – PflWG)

第4章
スイスにおける長期療養ケアと質の監視
Quality monitoring and long-term care in Switzerland

Guido Bartelt, Ruedi Gilgen*, Daniel Grob and Thomad Münzer

4.1　スイスにおける長期療養ケアとそれに対する規制制度の変遷
Long-term care and its regulatory context in Switzerland

スイスにおいて、ケア、特に長期療養ケアには長い伝統がある。最初のホスピスは750年以上前に設立され、歴史的記録によれば、創成期のホスピスは高齢者ケアも含まれており、修道院によって運営されていたことが明らかとなっている。自治体(市)は次第に施設のような組織とその職員に対して責任を持つようになった。例えば、ザンクト・ガレン市（the city of Sankt Gallen）にあるヴァディアナ図書館（the Vadiana Library）では、看護職員数や給与、食事といったケアの構造的側面で推奨される内容を含め、業務日誌と経営報告書が16世紀中ごろまで遡って詳細に収集、保管されており、かなり早い段階から質の管理を図ろうとしていた様子を見ることができる。

スイスにおける長期療養ケア部門は、他の多くの国と同様にこの20年から30年の間、発展し続けてきた。1994年に「医療保険規制法（Federal Health Insurance Regulation Act（Krankenversicherungsgesetz：KVG））」という新たな法律が施行され、医療と長期療養ケアの双方を公的資金で賄う皆保険の保険料を大幅に引き上げた結果、長期療養ケア（ナーシングホームと在宅ケア）の費用は、1995年から2009年の間に総医療費の増加分（71%）を上回る、88%増加した（Bundesamt für Statistik（2012））。

スイスにおける医療部門と長期療養ケア部門は、連邦政府下と州（Canton）

＊ 本章はRuedi Gilgen医師によって執筆されている。Ruedi Gilgenは本章の執筆中に逝去された。彼はスイスで僅かしかいない高齢者専門医の1人であり、長期療養ケア施設において質の改善業務に従事していた。

政府下に設置される 2 つの主要な政策当局の規制を受けている。第 1 に、州政府は医療部門の責任主体であり、そのため、スイスには 26 地域に医療関連の法令が存在する。それにもかかわらず、公的保険に関する国家的法制（医療保険規制法(KVG)）では医療部門への公的支出や医療の提供に関する多くの項目で規制を課し、事実上、州における医療制度計画への州政府の活動を制限している。このようにスイスの 26 州では、文化的（フランス系、イタリア系、ドイツ系)、地域的、或いは地理的な事情と州政府の法律に基づく国家的な法規制が行われており、こうした観点から州による違いは連邦法による拘束を受けないこととなっている。

スイスにおいて傷病や疾患、加齢のために看護ケアを必要とする者は、訪問ケアや在宅ケアの利用（例えば「SPITEX」という略語で知られる、病院ではないケア施設）で対応されるか、伝統的なナーシングホームや長期療養ケア施設の利用で対応されるかのどちらかとなる。こうした流れの中で、訪問ケアは、登録看護師によって個人の住まいに提供される形態をとる。65 歳未満の障害者に対する治療とケアは、別に制定された法律や追加的な法律によって規制されているため、本章では触れない。近年、スイスでは高齢化に伴い、訪問ケアや在宅ケア(SPITEX)と長期療養ケアの双方の重要性が増してきている。

2009 年現在、スイスでは 89,679 人がナーシングホームや老人ホームで生活をしながらケアを受けており、その年齢階層で最も多いのは 80 歳以上となっている。長期療養ケアに関する資源配分は州によってかなりのばらつきがある。例えば、図 4.1 に示されるように、80 歳以上の高齢者 100 人あたりナーシングホームのベッド数は平均 26％であるが、州によってかなりの差があることがわかる。ティチーノ州(Ticino)のように比率の低い州がある一方で、アッペンツェル・アウサーローデン州(Appenzell Ausserrhoden)のように 2 倍に相当するほどの高い州もある。これは、州における規制や財政規模、高齢者の住まいとして、さらには在宅ケアに投入する資源としてのナーシングホームに対する社会的姿勢の違いによるところがあるかもしれない。さらに言えば、ある州の居住者が近隣の州のナーシングホームで生活している場合もあるだろう。

スイスにおける居住系長期療養ケア施設のうち、約 30％が自治体所有によるもので、公的法制度下の組織形態で組織される。また、約 45％は私法によって（基金、協同組合、協会のような）非営利団体として組織され、残る 25％は大規模営利企業によって運営されている。反対に、ほとんどの訪問ケアや在宅

ケア (SPITEX) は非営利事業者によって組織され、自治体によって運営されているのは 10%に留まる。民間の訪問ケアや在宅ケア(SPITEX)を提供する企業と営利企業によるケアサービスは、国の訪問ケアや在宅ケア (SPITEX) の統計の対象とはなっていないものの、2010 年までで市場の 8%の占有率と推定されている(Gmür and Rüfenacht(2010))。

表 4.1 スイスにおける人口成長と長期療養ケア・在宅長期療養ケアの動向 (2000 ～ 2009 年)

	2000 年	2005 年	2009 年	変化率 (2000 ～ 2009 年)
総人口	7,204,055	7,459,128	7,785,806	8.1%
うち 65 歳以上	1,109,186	1,192,465	1,308,691	18.0%
うち 80 歳以上	291,412	336,428	371,604	27.5%
ナーシングホーム				
施設数	1480	1503	1596	7.8%
ベッド数	84,031	86,798	91,913	9.4%
居住者数	81,282	84,770	89,679	10.3%
居住日数	29,060,468	29,972,630	31,844,879	9.6%
常勤職員数	54,735	63,483	76,526	39.8%
在宅ケア				
在宅ケア機関数	787	697	576	-26.8%
利用者数	199,124	195,217	214,443	7.7%
時間数	10,619,599	11,519,507	12,982,718	22.3%
看護ケア時間数	4,907,022	6,647,723	8,191,951	66.9%
65 歳以上高齢者ケア時間数	8,203,319	9,179,875	10,552,509	28.6%
常勤職員数	9,855	11,043	12,978	31.7%

出典：Bundesamt für Statistik (2000a, 2000b, 2005a, 2005b, 2009a, 2009b)

4.1.1 医療保険法 Federal health insurance law

スイスでは、医療保険が長期療養ケアも給付対象とすることが規定されている。連邦政府において、医療保険規制法(KVG)が 1994 年に施行され、それ以降、数回にわたって改正された。最近では 2009 年に改正され、施設系長期療

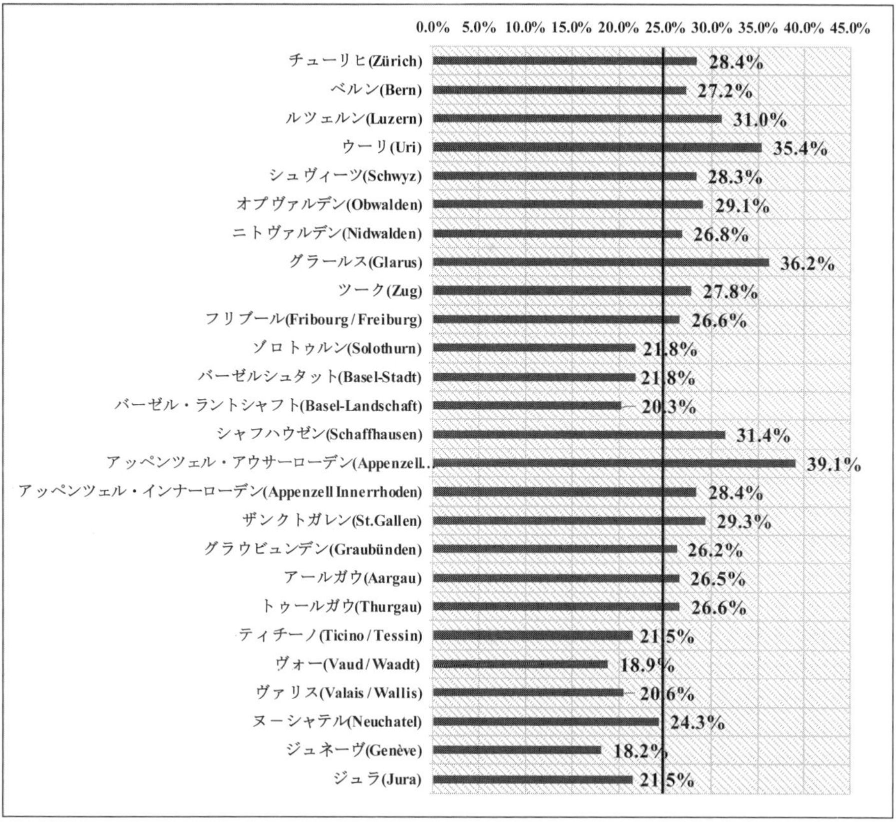

図 4.1　スイスの州別ナーシングホームのベッド数（対 80 歳以上人口（2008 年））

出典：「Bundesamt für Statistik 2008」に基づき筆者作成

養ケアと在宅長期療養ケアに対する規制の枠組みが構築された。具体的には、急性疾患、慢性疾患、事故や妊娠といったリスクに対して幅広く給付の対象としている。また、提供されるいかなるケアも有効性、適切性、経済性がなければならないことが法律によって定められた（KVG 32 節）。

長期療養ケアについては、医療保険規制法（KVG）の複数の節で触れられており、具体的に以下のことを規定している。

・ 公的医療保険の対象としなければならないケアであること（治療、臨床試

験、カウンセリング、医療評価、精神保健サービスを必要とする者に対する基礎的な看護ケア、見守り、支援を含む介入など)

・認可を受けた入院ケア提供機関に対する(職員や医療機器などに関する)法定基準と、州政府によるニーズの認定について法定基準を規定すること
：州政府によるニーズの認定については、必要な長期療養ケアのベッド数の計画策定が州政府に義務付けられ、ナーシングホームは州政府の認可する施設へのベッドの設置を申請しなければならない。保険会社は州政府の認可するナーシングホームの居住者に対してのみ給付を行う。

・公的医療保険によるケア費用を賄うための保険料と、長期療養ケア施設の居住者と在宅ケア利用者から徴収する自己負担額の上限額を規定すること
：この規定はナーシングホームや在宅ケア機関による看護ケアの請求額に上限を定める意味を持つ。なお、州政府に対しては公的医療保険対象外のケアの費用を負担することも義務付けている。

医療保険規制法（KVG）では、公的医療保険が国家としてどのように在宅と居住系の長期療養ケア受給者の要望を給付対象としなければならないのか、その主たる枠組みを示しているが、州政府は以下の領域について追加的な規制の導入を検討している。

・州政府は公的医療保険の対象となるサービスの提供者について（国の法的要件の範囲内で)資格制度を規定すること。
・州政府はナーシングホームの収容者数の決定（ニーズの認定）に責任を有すること。各州政府はニーズの認定手続きを定めなければならないが、その計画の立案、必要なベッド数の規定、ナーシングホームの（ベッド数など)設置基準の中身については裁量権を有する。
・州政府は住宅、住まい、清掃のような公的医療保険から外れる長期療養ケアにかかる費用を補完するための法的支援を行うこと。つまり、調理やその他のサービスについても在宅での長期療養ケアに含まれることになる。州政府はこれらの費用を賄うための州と自治体の保険料についても規定する。
・州政府は監査手続きの規定と監査に対する責任を有すること。

財源については2011年1月1日に施行された、看護ケアに対する公的資金の投入を定めた新法（KVG 25a節、Neuordnung der Pflegefinanzierung）において、公的医療保険がその財源の約50%に相当する費用を保険料収入から負担し、残りは州・自治体（30%）と利用者（20%）で負担を分けることになっている。その他の制度改正としては、スイスは2012年に病院での急性期ケアについて診断群分類（DRG：Diagnostic-Related Groups）支払制度を導入した。それは理論的には、亜急性期ケア部門や長期療養ケア部門への転換を図ることになる可能性がある。しかしながら、新たな診断群分類による医療費支払制度の影響を明らかにするデータは、現在、利用できない。

スイスにおける長期療養ケア部門は、少なくとも初期段階では競争的に運営されている。人々はナーシングホームや在宅ケア機関、在宅と居住系長期療養ケア施設のそれぞれの中で選択することができる。この選択は、利用者単独、或いは家族と共に、供給量や価格、個人に直接関連するその他の要素を考慮して行われる。公的なニーズの評価は一切行われない。加えて、保険加入者は1年に1度、或いは保険会社による保険料の改定時に保険会社を変更することができる。保険会社には、どのような地域等級（Community Rating）の申請者にも公的な医療法によって規定される基礎的給付を提示が義務付けられ、消費者に提示される保険料の比較検討可能なインターネット上のサービスがある（例：www.priminfo.ch）。この枠組みは、異なる保険料や基礎的給付に付加給付を提示する保険会社間での競争を作り出しているといえる。

4.1.2　連邦政府における長期療養ケアに対する質の規制
Quality regulation of long-term care at the federal level

医療的ケアと同様に、スイスでは長期療養ケアに対する質の管理法制や質の保証への取り組みにばらつきがある。医療保険規制法（KVG）では、スイス連邦政府（Bundesrat）にかなり強力な権限が公的に認められている。連邦政府には、長期療養ケアを含む公的医療保険の給付対象となるすべてのケアの質の保証を認めている。また、法律では連邦政府にこれらの質の保証と、医療専門職団体、或いはサービス提供者の行う事業の監視の委譲も認め（KVG 58節）、政府はそれを決定した。この委譲された権限の背後にある問題は、連邦政府には自ら規制を課すための資源が残されている（そうではなくなるべきではある）ことである。結果として、質の保証と管理は、医療提供者と専門職団体それぞれの手の中にある。具体的には「スイス医学会（the Swiss Medical Association）」や「スイス在宅ケア協会（Swiss Home Care Associations）」、「スイス病院協会（the Swiss Hospital Association）」といった、他の複数の医療提供者団体が含まれる。これらの団体はサービスの質を定義し、質の改善のための要件を規定する事業とその枠組みを発展させる役割を担ってきたのである。

しかしながら、規制の枠組みの規定とその実施には一部で乖離がみられる。第1に、質の保証事業の実施方法は、保険会社とケア事業者との支払契約の一部となるべきであったことである（KVG77節）。医療保険規制法（KVG）では、質の保証事業が実施されない場合、連邦政府は直接、必要な規則を施行することができる。それにもかかわらず、質の保証を記載する支払契約はごく一部で交わされるに留まるどころか、政府はいまだ自身で質の規制を課す権限を行使したことがないのである。第2に、訪問ケアや在宅ケア（SPITEX）も長期療養ケア事業者協会（the Long-term Care Provider Associations）も、保険会社との連携の中で質の基準を発展させることに成功しなかったことである。医療保険規制法（KVG）では、州の調停委員会（Cantonal Arbitration Boards（Schiedsgerichte））が質の保証と改善事業に参加しないケア事業者に対して、公的医療保険の給付対象となるサービスの提供を禁止することができると明記されている。長期療養ケア事業者と保険会社との個々の標準的な契約[1)]の中に、質の保証事業への参加を義務付ける一文が含まれるというこの要件にあくまで形式的に対応したことが、現在の状況をもたらしたのである。しかし、この連携では質の保証体制とそれを支える構造が明確には規定されなかったのである。例えば、スイス在宅ケア協会と保険会社との契約における最近の改正では、在宅長期療養ケアの管理方法の中に質の保証が規定され、それが2014年までに実施されるという内容が盛り込まれるに留まっている。つまり、質の保証事業の違反に対して、医療保険規制法（KVG）では制裁を科すことができないのである。

このため、1995年以降、連邦政府では医療制度と長期療養ケア制度の中で質の保証の原則は幅広く取り入れられたものの、国としても州としても質の測

1）標準的な契約では、ケア事業者と保険者との連携について評価、監視（質ではなく）、支払いの手続きを詳細に規定している。契約では国の法律では規定されていない、追加的な料金についても規定している。

定が行われていない長期療養ケア部門において、包括的な質の定義をいまだにしていない状況にある。それにもかかわらず、長期療養ケアを医療的ケアと統合して質を保証しようとする動きはみられず、実際に質の保証事業への取り組みは遅々として進んでいないが、一部で全国的な質の保証に向けた取り組みが主体的に行われている。例えば、「全国質の管理機関（Nationwide Quality Control Agency）」が 2011 年に連邦政府、全ての医療保険会社、病院によって設立された。この機関は、現在、長期療養ケアではなく、急性期ケア、精神科ケア、リハビリテーションにおいて質の測定を行うために組織され、そのために資本を投入している。さらに複数の全国的、或いは地域横断的な調査機関が質の保証と改善に関する基本原則の発展に貢献してきた。政府と保険会社は、部分的にはそのような機関の参加対象となり、ほとんどの場合、協会、或いは法人団体となり、急性期ケア、或いは在宅医療サービスにおける患者の安全やケア事業者の質の向上に努めている。これらの団体は、特段に長期療養ケアを重視しているわけではないのである。

以上、本節を要約すれば、スイスでは質の保証を行うための国家的法制において、明確な法的に認められた団体の設立とその団体が負う義務があるにもかかわらず、医療保険者とサービス事業者協会へ特定の質の規制を委任する国の政策として、長期療養ケア部門に対する健全な質的保証事業を実施することには成功していない。進展が遅々としているのは、むしろ適切な優位性が他の部門でみられるために起きていると考えられる。例えば、急性期ケア部門やリハビリテーション部門では、病院に対して一部、質に関する測定を行う組織（Association nationale pour le développement de la qualité dans les hôpitaux et les cliniques（ANQ））があり、連邦政府機関は死亡率を質の指標として公表している。この長期療養ケア部門における進展の不足について、保健省は州政府に対して 2009 年、医療的ケア部門と長期療養ケア部門にまたがる国の法律で規定する質の保証が十分に発展してこなかったこと、そして連邦政府機関が質の管理に関する規制をより直接的に行うべきであったことを指摘した（Bundesamt für Gesudheit（2009））。

4.2　ナーシングホームに対する質の規制　Nursing home quality regulation

ナーシングホームにおけるケアは、国の法律の影響を一部に受けるものの、歴史的に実際には主に州の医療法によって規制されてきた。26 州にわたる規制の多様性のために、医療法と医療サービスには州で違いがある。これは、特に質の問題では現実のものとなっている。次節では、質の管理に対する規制に関して概観し、その一般的な要因を説明し、一部関連する解決策に焦点を当てる。

4.2.1　認可制度と運営規則　Licensing and operation rules

すべての州におけるナーシングホームは、その運営に際して政府の認可を得ることが要件となっている。ほとんどの州において、認可と質の管理に対する規制が州の保健局か社会局のどちらかによって課せられている。認可の担当局の職員は、経営管理、財政、さらには看護、看護管理に関する学位を有していることが多い。認可に際して規定される要件は以下の項目を重視している。

(a) 基礎構造：各州は特定の運営規則に基づき、ナーシングホームの運営規制を課している。
- 居室の最低面積
- 浴室の面積と配置
- 障害を持つ者、或いは車いすを必要とする者の利用可能性
- 特別居室の利用：例えば、認知症の者のための中庭、或いは介助用浴槽
- ケアを提供するために必要な設備の種類と最低限の質

(b) 職員と枠組み：認可を得るために、ほとんどの州では看護ケアの枠組みと同様に一般的な運営規則の枠組みの構築を義務付けている。しかし、項目の詳細の一覧化については州間での合意、或いは州共通の基準がない。このため、州によってかなりのばらつきがある。
- 管理者の資格：ナーシングホーム管理者は適切な専門教育を受けなければならない(例えば、経営学の学位や老人学の学位)。
- 医療的ケア：医療的ケアには通常、医師を選択する権利が含まれており、さもなければ医療的ケアはナーシングホーム（長期療養ケア）に勤務する医師（医長）によって提供される。ごく一部の事例では、認知症高齢者を対象とするナーシングホームのような、特別なケアニーズを追加項目として規制の対象とすることがある。

・看護ケア：すべての州では、ナーシングホーム居住者数あたりの登録看護師数と看護助手数、ケアを提供する看護師の資格について規定している。すべての看護師は研修を受けた上で登録が義務付けられている。看護助手（Fachangestellte Gesundheit）は学科試験と実技試験による 3 年間の研修を修了していなければならない一方で、看護師については高度看護ケアの学士号、或いは修士号の資格を有している。看護職員数は、通常は居住者数と必要なケアの水準に基づいて算出される。看護師長（Head Nurse）には看護技術に関する高度な学位を持ち、統率力を発揮することが求められる。規定では、1 年に数時間の内部、および外部の専門研修を継続的に受けることも定められている。

(c) 組織要件と経営的要件：主に経営資源の基準である。この要件は、企業形態による公平性を十分に与える、或いは個人による資源が十分にあることを示すものである。加えて、各組織はナーシングホームの運営管理には第三者の立場となる委員で構成される委員会によって管理されている。

(d) 手続き要件の認可とデータの譲渡規制：州政府はナーシングホームの認可期間（4 ～ 6 年）を規定しており、その期間は州によってばらつきがあるものの、期間中には概ね 2 回から 3 回の監査を受けることになる。ナーシングホームが上記の規制基準に違反した場合には認可を取り消される可能性がある。しかしながら、認可が取り消された施設があったという公的記録はなく、そのような例は極めて稀である。多くの州では何の規制もなく、ごく一部の州だけが各ナーシングホームに対する報告と監視に関する規則を含む質の管理体制の構築を義務付けている。

4.2.2　居住系施設における質の定義と質の基準
Definition of quality and quality standards in residential facilities

連邦法（Federal Law）では質に関する基準を一般的な方法で規定するに留まるため、州政府はその基準をさらに詳細に定義することになる。スイスにおける複数の州では長期療養ケア施設に対する質的基準を定義してきた。そこには例えば、組織構造や管理者の資格、看護ケア、医療サービス、居住者の活動、行動の範囲と身体拘束の実施、尊厳の重視、緩和ケアと終末期ケア、食堂、家事支援サービス、居室、設備、一般的な安全といった項目が含まれる。その他の州では質に関する目標や年々変化する特定分野について発展させてきた。すべての州において、認可ナーシングホームの一覧をオンラインで閲覧できるようにされており、多くの州で認可基準項目の一覧がダウンロードによって利用できるようになっている。

4.2.3 ナーシングホームの質の管理と監査
Quality control and audits in nursing homes

長期療養ケアにおける質の管理を行うための取り組みは複数の州で発展してきており、その一部には共通する流れがある。これらの様々な枠組みと取り組みは以下のように分類することができる。

(a) 日常的に公的な質の監査がないパターン：当局は規則に違反していることが報告されたナーシングホームに対して通常通り対応し、制裁を課す。これらは、ナーシングホームに対する苦情の訴えを契機として行われる。加えて、認可要件は再申請手続きの中で改めて評価することになる。筆者の知る限り、この基本的な監査手続きはすべての州において採られている。

(b) 当局が分析対象となる質に関するデータの提出を義務づけ、質が不十分である場合には監査、或いは再監査を行うパターン：ほとんどの州では、最低限、職員配置の要件の確認手続きを義務付けており、2 ~ 3 の州だけがケアの成果データの提出も義務付けている。職員配置状況の監査については、連邦政府が毎年、すべてのナーシングホームの職員数と有資格者に関するデータを収集している。このため、多くの州では（ケアミックスに関連する）看護ケアにおいて要件として規定される職員数をどのように計算し、提出するか詳細に指導を行っている。

(c) 州の認可当局がすべてのナーシングホームに対して（EFQM や、Q-Plan、Qualipro のような様々なスイスの）質の管理体制の構築を規定し、その進捗状況を監視するパターン：ごく一部の州のみが質の管理制度の利用を義務付けるか、規定してきた。

(d) 認可当局（州）が個人の住宅を訪問するパターン：ほとんどの州では施設への訪問を行っているが、監視項目とその頻度は実際には州によって異なる。

(e) 認可当局（州）が認可基準の設置に対する明確な規定と、専門の監査チームにより厳格に行われる監査に基づく、日常的に体系的な監査を履行するパターン：一部の州のみがこの方法で運営しており、その結果を公的に利用可能とさせる義務はない。監査結果は、一部のナーシングホームでは同意のもとに自施設の結果を公表するかもしれないが、認可当局、ナーシングホーム、時に地域(市町村)へ報告される。

4.2.4　ナーシングホームに対する規制のまとめ Summary of nursing home regulation

スイスにおけるナーシングホームに対する質の規制に関する現在の分析では、州政府による質の管理は一部の事例では過程の質も含まれるが、一義的には看護職員、構造の質に対する認可要件を重視し、成果の質については例外的であることが指摘されている。州当局が利用する基準は解釈にかなりの時間を要し、監視体制、或いは個人による監視活動から独立したものになっている。質の監査結果は(その監査がすべて実施される場合)体系的に分析されておらず、そのため、標準値作成(ベンチマーキング)には繋がらない。長期療養ケアを必要とするスイスの高齢者は、ベッドの空き状況、居住地からの距離、友人やソーシャルワーカー、一般的な口コミ(word of mouth reputation)による勧め、ごく一部の例では経済的事情といったことに基づいて居住施設を選択しているのである。一部の例では、長期療養ケア施設が認知症や視覚障害を有する居住者に対する特別なサービスを提供することから選択されたり、地域的嗜好から選択されたりしている。質の管理に対する監査の結果やケアの成果のデータは一般的には公表されていない。実際には、ナーシングホームを選ぶ人々に役立つと思われる情報はほとんど公開されていないのである。

4.3　在宅ケアに対する質の規制　Home care quality regulation

訪問ケアや在宅ケアといった専門的在宅ケアサービス(SPITEX)は、長期療養ケア施設と同様に、州の指定機関による認可を受けることが義務付けられている。認可手続きにはサービスの提供や(通常の日中の)看護職員の利用可能性、看護職員のオンコール体制、医師・看護師長・看護職員の専門資格要件、再研修の実施勧告といったことに関する基礎的な枠組みの構築が含まれている。そのため、在宅ケアの提供に関する要件は、居住系長期療養ケアの場合とはそれほど違うものではない。運営認可の定期更新の場合を除けば、在宅ケアにおいて質の監視に対する規制はわずかしかない。ごく一部の州では、スイス在宅ケア協会（the Swiss Home Care Associations：SPITEX Switzerland）が発行する「質のマニュアル（Quality Manual）」の利用を推奨しており、自施設評価のために利用することができる。その他の州では、質の管理体制の構築を義務付けている。ナーシングホームと同様に、専門的在宅ケアサービス（SPITEX）では、質の管理に関する調査が完全に行われている場合にはその結果は公表されない。

スイス在宅ケア協会は、在宅長期療養ケアに関連する苦情に対応すべく複数の主体的取り組みを立ち上げてきた。しかし、国家はあくまでも州の集合体であることから、スイス在宅ケア協会では苦情対応の取り組みをすべての州に義務付けるのではなく推奨するに留めており、それが類似の質の保証体制の構築への動きを弱めることに繋がっている。スイス在宅ケア協会が発行する「質のマニュアル」では、幅広い項目にわたる合計24項目の基準が示されている。例えば、根拠に基づく看護ケア、利用者の満足度、ケアの倫理性、重大事案の報告、症例とケア内容の管理、技術と職能階級の組み合わせ、職員の健康増進、経営管理といったものである。しかし、マニュアルは幅広く採用されるものとはならなかった。スイス在宅ケア協会では2000年から2002年に試験的事業の実施後にRAI-HC方式（Resident Assessment Instrument-HC）[2]の全国な利用支援を決定し、それを州機関に勧告した。それ以降、RAI-HC方式はほとんどの州で利用されるようになり、州の一部の規制当局によって義務付けられることにもなったのである。RAI-HC方式はこの手法による利用者調査に基づいて、看護ケアの質に正の効果をもたらすこととなった（Bartelt *et al.*,（2002）、Mylaeus（2010））。

RAI-HC方式は、在宅ケアにおけるケアの成果に基づく質の管理の基礎となる可能性がある。このため、スイス在宅ケア協会は質の改善を目的とした、RAI-HC方式から引き出される質の指標の実践的導入を検証する試験的事業を立ち上げた。2009年の報告書によれば、Rüeschら（2009）によって実現可能な19項目の指標が特定された。Rüeschら（2009）は19項目の指標に基づくRAI-

2）「The RAI-HC」は、在宅ケアを受ける者地域密着型サービスを受ける者を対象に、包括的なケアとサービスの計画方法である。この手法は、一般的には病弱な高齢者や障害者に用いられる。この手法では、ニーズや強さ、嗜好を評価することによって対象者の機能と生活の質（QOL）の水準を重視している。

HC 方式を可能な限り早期に在宅ケアに導入するべきであると指摘した。スイス在宅ケア協会では、質の管理を行った結果が短期間のうちに公表されることはなく、匿名化された標準値の公表に留まりそうであるが、現在、データを収集し、そのような体制を構築するための必要な基盤を提供する全国的なデータベースについて議論を進めているところである。

4.4　長期療養ケアにおけるその他の者による質の保証に向けた取り組み
Quality assurance efforts by other players in long-term care

4.4.1　RAI を導入する施設でのケアの質の成果指標
Outcome quality indicators in RAI institutions

RAI-NH 方式（Resident Assessment Instrument-NH：ナーシングホームにおける居住者評価）を利用する長期療養ケア施設数はここ数年で増加してきた [3)]。スイスでは、現在まで 26 州のうちの 16 州の 500 施設を超えるナーシングホームが RAI-NH 方式を導入してきた。ナーシングホームが RAI-NH 方式をひとたび導入すると、質の指標の分析が可能な体制となる。オリジナルに改良されたすべての指標（Zimmerman *et al.*, (1995)）のうち 23 項目の指標は、現在、「Q-Sys（スイスにおける RAI 制度の支援団体）」によって作成される、質に関する年次報告書の中で用いられている。この報告書は、州間の比較に利用されると同時に、各施設で利用するために特別に設計された質の改善のためのデータも提供している。質の管理体制を導入するナーシングホームでは、結果を解釈し、改善すべき部門を特定し、手法を発展させ、再評価の方法を規定する。各ナーシングホームでは、日常的に質の指標の結果を評価し、改善のための特定の介入を行う外部の質に関する指導者による支援を受ける。

質の指標に関する取り組みは、現在、州によって異なり、いまだ自発的なものに留まっている。3 つの州（ゾロトゥルン州、バーゼルシュタット州、ティチーノ州）では、州当局が州におけるすべての長期療養ケア施設に関する指標を既に集計し、質の指標の作成に取り組む施設への経営支援を行ってきた。複数の事例において、質の指標には疼痛管理や身体拘束の管理といった特定の分野が対象となっており、質に対する行動計画の中に統合されている。図 4.2 は、

3）RAI-NH 方式は、類似の制度に倣い、「Resource Utilization Groups：RUGs」の作成によって、ナーシングホームの報酬を規定するために利用することが主たる動機であると考えられる。

バーゼルシュタット州において参加したナーシングホームの2003年から2011年までの1つの質の指標（重度の疼痛発症率）について例示しており、図4.3は、ティチーノ州において参加したナーシングホームの2006年から2011年までの別の指標、すなわち記録された身体拘束の実施率について例示している。ティチーノ州の事例では減少傾向にある身体拘束の実施率はいまだ全国平均値を上

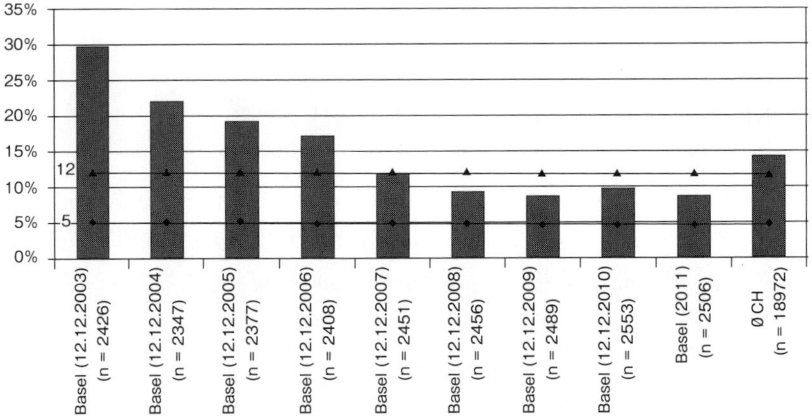

図4.2　バーゼル市における質の指標「重度の疼痛発症率」（2003～2011年）

出典：Q-Sys AGデータ（2011, 2012）に基づき、筆者作成
備考：上の線はスイス国内における平均的な重度の疼痛発症率

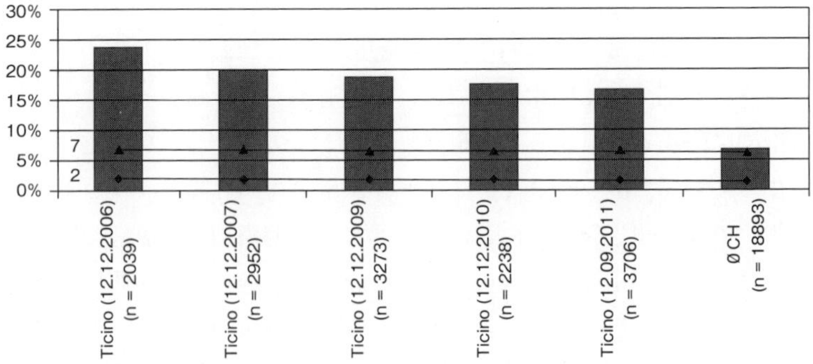

図4.3　ティチーノ州における質の指標「身体拘束の実施率」（2006～2011年）

出典：Q-Sys AGデータ（2011, 2012）に基づき、筆者作成
備考：上の線はスイス国内における平均的な身体拘束の実施率

回るものの、どちらの事例においても実施率は減少していることがわかる。

これらの主体的取り組みの将来的な方向性に関して、州におけるケアの質の成果測定に関する報告書では、現実的な政策的課題として取り上げられてはいない。現在公表されている病院に関する指標と同じ方法でこれらを公表する方向で、全国的に質の指標を発展させる主体的な取り組みが進められている。

4.4.2　その他の質の管理制度　Other quality management systems

多くのケア事業者、特に居住系長期療養ケア施設では、体系的な質の管理制度の導入可能性が議論されてきた。体系的な質の管理制度へのスイスの解決策となる ISO や EFQM[4)] のような国際的に知られる基準から広がる市場には、複数の生産物がある。加えて、利用者とその家族に対する満足度調査数は、在宅ケアにおいても居住系施設においても、そのような質の管理制度における特定の分野か、単一の主体的取り組みかのどちらかで増加傾向にある。このことは、ケア事業者による自発的な質の改善への取り組みが、利用者へのケアの改善のみならず、個々のケア事業者の市場での評価の改善や将来的な利用者を惹きつける取り組みとして究極的な目標となってきたことを示している。連邦政府であれ、州政府であれ、ケアの成果測定の監視は不十分であるため、現段階でそのような個々の取り組みへの評価をすることはできない。

4.5　まとめと展望　Summary and outlook

スイスでは、諸外国と同様に、在宅長期療養ケアや居住系長期療養ケアを受ける高齢者数が増加している。

不幸なことに、この 50 年間、サービス事業者、関係団体、医療保険者に対して質の保証に関する規制の権限が委譲されてきたものの、長期療養ケアにおける構造的な質の保証体制の構築という点で十分な発展はみられなかった。連邦政府による規制権限の委譲という戦略は失敗であったことを裏付ける根拠は増えるばかりである。このため、連邦政府による質の監視と質の保証について、より強力かつ、より直接的な政府の介入を求める声は高まっている。最近の経

---

4) ISO：国際標準化機構（International Organization for Standardization）（例：ISO9000）、www.iso.org
EFQM：欧州質の管理財団（European Foundation of Quality Management）www.efqm.org

済協力開発機構（OECD）の報告書（OECD / WHO（2011））では、スイスの医療部門における一般的な情報の不足が指摘されている。

> 追加すべき情報にはケアの質の監視が必要となる。2006年の調査報告では、スイスの医療制度は、信頼性の高い医師の自己規制精神に、ケアの質と患者の安全の改善を図る施設の取り組みを組み合わせることによって成り立っていることが注目された。

OECDの報告書では、2006年以降、病院部門を中心に段階的な進捗がみられることを認めている。しかしながら、長期療養ケア部門では現状から進捗がみられていない。現在までのところ、州政府による規制は、長期療養ケアにおける質の保証に関する基本的な枠組みを与えているに留まる。これらの規制では、一義的にはケアの質の成果よりもむしろ、構造的な質と有資格者の確保を重視する認可や監査手続きといった、伝統的な基準を重視している。

それにもかかわらず、スイス国民は在宅ケアとナーシングホームでのケアのどちらについても、その充足数を根拠にケアの質が高いと信じ込んでいるのである。具体的には、第1に、長期療養ケアの費用を賄う財政支出がケアの水準に相応しいものとなっていることである。費用の支払いは（公的医療保険、州と自治体による保険料、長期療養ケア利用者による直接的な支払いを通じて）分担されているため、サービス利用者による自己負担額は相対的に低額に抑えられ、ナーシングホームの低所得利用者に対する財政支援も社会保障制度を通じて行われている。この費用の分担によって、ナーシングホームに対する高い報酬の支払いが可能になり、ケア事業者はよい設備と適切な職員配置を行うための支出ができるのである。第2に、長期療養ケア部門に従事するすべての専門職集団に対する、幅広く、質の高い専門職教育があり、それが結果として質の高いケアへと繋がっていることである。最後（第3）に、民間ケア事業者を含む、ケア事業者間での競争原理が働いており、ケア事業者は質の高いケアを提供する誘因があることである。

このようにみると、病院部門と同様に、長期療養ケアにおけるケアの質の成果測定にはかなりの改善の余地がある。改正された医療保険規制法（KVG）では、連邦政府が「医療の質的指標」に関するデータを収集し、その公表を明確な権限として規定している。公表、すなわち、結果の公的な利用可能性の規定についてはいまだ不十分であり、改善の必要がある。在宅ケア部門でのRAI-HC方式の全国的な導入と、RAIを利用する多くの居住系長期療養ケア施設における質的指標の自発的利用に関しては、現在、長期療養ケアにおいて最先端の質の測定を行うことが強く求められている。ナーシングホームではRAI、BESA、PLAISIRという3つの異なる評価手法を利用しており、どのようにニーズに応えるかの意見の一致が必要となる。州政府による構造重視の質の規制の組み合わせ、ケア事業者間での競争、国全体の合意に基づく公的利用可能な質の測定は、今後実現される方向性を示す道になったといえる。

References

Bartelt, G., Gilgen, R., Dupasquier, J.N. and Staudenmaier, B. (2002). *Pilotprojekt RAI-HC: Zusammenfassender Kurzbericht im Auftrage des Spitex Verbandes Schweiz 1–32, 11–4–2002* [Pilot Project RAI-HC: Short Report Summary for SPITEX Switzerland]. St Gallen: SPITEX.

Bundesamt der Gesundheit (2009). *Qualitätsstrategie des Bundes im Schweizerischen Gesundheitswesen* [Quality Strategy Unit in the Swiss Healthcare System]. N.p.: EDI–BAG.

Bundesamt für Statistik (2000a, 2005a, 2009a). SOMED-Statistik. Available at: https://www.somed.bfs.admin.ch/BusinessModules/Login.

(2000b, 2005b, 2009b). Spitex-Statistik. Available at: http://www.curaviva.ch/index.cfm/48A6FFAB-A21D-299A-2F7223A9C5F8405A/?method=dossier.detail&id=32B26C0D-C73C-EC18-6C28FF7F0A6940ED.

(2002). BFS aktuell Standardtabellen 2000 [BFS Current Standard Tables]. Available at: http://www.bfs.admin.ch/bfs/portal/de/index/themen/14/03/02/data/04.parsys.0010.download List.00101.DownloadFile.tmp/ksmtabetnotes2000.zip.

(2007). *Krankenhausstatistik und statistik der sozialmedizinischen Institutionen 2005: Definitive Resultate (Standardtabellen)* [Hospital Statistics and Statistics on Socio-Medical Institutions 2005: Definitive Results. Standard Tables]. BFS News 14, Health. Neuchâtel: BFS.

(2008). Statistik der sozialmedizinischen Institutionen: Standardtabellen. Available at: www.bfs.admin.ch/bfs/portal/de/index/themen/14/03/02/key/01.html.

(2009c). *Statistik der sozialmedizinischen Institutionen 2008: Standardtabellen* [Statistics on socio-medical institutions 2008: Standard tables]. BFS News 14, Health. Neuchâtel: BFS.

(2011). *Statistik der sozialmedizinischen Institutionen 2009: Standardtabellen* [Statistics on Socio-Medical Institutions 2009: Standard tables]. BFS News 14, Health. Neuchâtel: BFS.

(2012). *Kosten und Finanzierung des Gesundheitswesens* (Statistisches Lexikon der Schweiz) [Cost and Financing of Healthcare (Statistical Dictionary of Switzerland)] Available at: www.bfs.admin.ch/bfs/portal/de/index/themen/14/05/blank/key/leistungserbringer.html.

Gmür, R. and Rüfenacht, M. (2010). Spitex. In G. Kocher and W. Oggier (eds.), *Gesundheitswesen Schweiz* [Swiss Healthcare System]. Bern: Huber, pp. 353–64.

Mylaeus, M. (2010). *Umfrage zu den wichtigsten Erkenntnissen bei der Einführung von RAI-HC* [Survey on the most Important Findings during the Introduction of RAI-HC]. Bern: Spitex Verband Schweiz.

OECD/WHO (2011). OECD review of health systems Switzerland. Paris: OECD. Available at: http://dx.doi.org/10.1787/9789264120914-en.

Q-Sys AG (2011). *Qualitätsindikatorenauswertungen 2011* [Indicators of Quality Evaluations, 2011]. St Gallen: Q-Sys AG.

(2012). *Qualitätsindikatorenauswertungen 2012* [Indicators of Quality Evaluations, 2012]. St Gallen: Q-Sys AG.

Rüesch, P., Burla, L., Schaffert, R. and Mylaeus, M. (2009). *Qualitätsindikatoren der ambulanten Pflege (Spitex) in der Schweiz auf der Grundlage von RAI-HC 1–205. 2009* [Quality Indicators of Ambulatory SPITEX Care based on RAI-HC]. SGGP Schriftenreihe No. 96. Bern: SGGP.

Zimmerman, D. R., Karon, S. L., Arling, G., Clark, B. R., Collins, T., Ross, R. and Sainfort, F. (1995). Development and testing of nursing home quality indicators. *Healthcare Financing Review*, 16(4), 107–27.

第5章

構造を重視する日本の長期療養ケア規制 ~その原理と将来的見通し

Japan's long-term care regulations focused on structure – rationale and future prospects

池上直己、石橋智昭、天野貴史

5.1　はじめに　Introduction

規制は表面上、質を改善し、公的支出を抑制するために行われるものであり、また政府がメディア報道による批判に対応する姿勢を公に示すために行われているようにも見える。規制内容が見直されると、専門職団体は自身の立場を優位なものとするために認可要件や人員配置基準を引き上げるためのロビー活動を行う傾向がある。他方で、ケア事業者団体は彼らが負担する費用が嵩む可能性のあるいかなる規制の見直しにも反対するロビー活動を行う傾向がある。彼らの正反対の立ち位置は、理論的には理想的なバランス化を図ることができ、規制の立案と実施に責任を負う政府機関によって巧みに調整することができる。しかしながら、日本のこのような動きの中で、関係者が正反対の立ち位置を取ることは、必ずしも社会のニーズを反映するとは限らない、最適とは言えない折衷案を導いてきた。政府機関は、その権限と予算が関係団体の権力を支援し、強化することによって肥大化するため、巨大な権益を抱えることにもなっている (Lowi (1979))。現実的な問題として、政府機関は新たな規制を施行できる体制を組み、規制の影響を受ける組織は新たな要件を満たすことができるように経過措置期間が必要となる。そのため、長期療養ケアサービスの提供に関する規制は、即自的に関心を寄せる関係団体の潜在的な動機により理解されるだけとなる。

本章では日本において発展してきた長期療養ケアの歴史的背景を示すことから始めたい。次に、長期療養ケアを管理する既存の規制について、それがなぜ測定可能な居住者へのケアの成果よりもむしろ、人員配置基準や有資格者状況、施設基準といった構造的観点を重視してきたのかについて述べる。最終節では、長期療養ケアにおける質の監視に関する将来的な展望について見ていくこととする。

5.2 日本における長期療養ケアの背景
Background to long-term care in Japan

日本において長期療養ケアは政府による 4 つの政策決定によって拡大した。1 つは、1963 年の老人福祉法の施行であった。老人福祉法は旧厚生省の社会局施設課長であった瀬戸新太郎氏によって掲げられた。瀬戸氏は当時、戦後の社会的貧困問題が大きく解消されたことを受け、高齢化について新たな政府の主導的取り組みの基礎を築きたかったのである（Campbell（1992））。小規模ではあったがそれを通じて得られた 1 つの具体的な成果は、ナーシングホームを設置することであった。しかしながら、それらは当時、ケアが看護師の管理下ではなく、社会福祉法人の管理下で行われていたために「ナーシングホーム」と公的に称されることはなかった。文字通り英訳すれば、「特別養護老人ホーム」となり、既存の「養護老人ホーム」とは区別されて称されたのであった。養護老人ホームでは生活困窮者の入居について制限されていたが、新たな養護老人ホームではその制限が撤廃され、さらに重度の身体的、精神的障害を有するすべての高齢者を対象とした施設となった。老人福祉法では訪問介護サービスについても規定したが、これは当初、独居の生活困窮者に限られたものであった。双方のサービスの利用は、地方自治体の社会福祉局によって管理され、資産調査が行われた。サービスは地方自治体か特別の社会福祉法人のどちらかによって直接提供され、それらはほぼ完全に公的資金を受けて管理された。社会福祉法人の介護従事者は国家公務員と同様の年功序列型賃金で勤務するため、相対的に質の高い職員を惹きつけることが可能であった。介護福祉施設（Nursing Home）の認可と監査手続きは、公的学校機関や交通機関のような他の公的部門機関と同様のものであった。

2 つめの政策決定は、1973 年に行われた 70 歳以上のすべての高齢者と 65 歳以上の障害者に対する医療費の自己負担額の無償化であった。これは経済成長がピークを迎えた時期であり、革新的な政権によって福利厚生の拡大が進められたのであった。病院での在院日数に制限はないため、この政策によって意図せず、「社会的事情」による入院への扉を開くことになった。高齢者のケアをすることができないか、それを望まない家族を持つ患者は、自身が亡くなるまで病院での入院を余儀なくされた。そのため、多くの病院は事実上、介護福祉施設へ転換した。年次調査によれば、病院に入院する65歳以上の高齢者人口割合は1975年の2%から1990年の4%へ2倍に増え、施設に入所するすべての高齢者の3分の2を占めるようになったのである（厚生省（1975a, 1975b 1992a, 1992b））。政府は1986年に介護老人保健施設の設置によってこの状況を改善しようと試みた。介護老人保健施設では、入所者の入所期間を公的に最長3か月とし、病院と地域の中間的位置づけの施設としての機能が求められた。

3つめの政策決定は、1989年に作成された「ゴールドプラン」（正式には「高齢者保健福祉推進十か年戦略」）の実施であった。それは、その前年に消費税の導入を争点とする選挙敗北後の票を取り戻すために規定した自由民主党の戦略の一部であった。ゴールドプランに基づく長期療養ケアサービスの拡大は極めて一般的な問題と理解されたため、ゴールドプランは1994年、実質的に5年以内にさらに高い目標を掲げる「新ゴールドプラン」に見直された。ゴールドプランでは、常勤の訪問介護従事者数を1999年の事業の完了までに1990年水準の38,945人から100,000人に拡大させる計画であったが、新ゴールドプランでは170,000人に見直された。さらに、成人対象のデイケアセンター数はまず1,615施設から10,000施設へ増設の計画がされ、次のゴールドプランでは17,000施設まで拡大された（厚生統計協会（1996, 2001））。新ゴールドプランの目標は、概ね達成された（厚生労働省（2001a））。サービスは拡大されたものの、それらは地方自治体か、特定の社会福祉法人によってのみ提供され続けた。新たな種類のサービス事業者を対象とする規制制度が作られることはなく、サービスは低所得者を対象にするものが多かった。介護老人保健施設や訪問看護事業所のような医療サービスの拡大も計画されたが、福祉サービスとは異なり、公的医療保険の対象とはならなかった。

4つめの政策決定は、2000年に行われた公的介護保険（LTCI：Long-term Care Insurance）制度の施行である。介護保険では、所得水準、或いは家族による支援の利用可能性にかかわらず、すべての65歳以上の者と40歳から64歳までの加齢に伴う、脳血管疾患やパーキンソン病のような疾患による障害を持つ者に対して長期療養ケア（介護ケア）の受給資格を与えた（池上（2007）、Campbell *et al.*,（2010））。急速な人口の高齢化への国民の関心の高まり、公的ではない不適切なケアの増加、病院での「社会的入院」問題、一般会計支出における費用増大への高まる懸念、地方自治体による福祉サービスへの行政管理に伴う問題といったすべてが新たな制度の導入を後押しした。公的支出の半分が40歳以上のすべての国民が支払う介護保険料によって、残りの半分は一般税収によって賄われ、追加的に10%の一部負担金と、利用者によるベッドと食事に対する「ホテルコスト」が一部徴収される。介護保険制度は地方自治体によって管理されているが、便益とケア事業者の選択権が保障される受給資格の原理に基づく社会保険事業となっている。基準と介護報酬は、地域の賃金や地方自治体によるケア事業者の監査結果の公表方法に関するわずかな差を除けば、全国一律のものとなっている。

介護ケアサービスの購入に対する給付額の上限は、7段階の各受給資格要件で規定されている。受給資格要件とその段階は、共に74項目が並べられた確認表による申請者の身体的、精神的状態の評価によって決定される。評価は失明となるような特別なニーズを持つ人も例外なく、一律の基準に基づいて行われる。最も高い給付額は1か月あたり400,000円、最も低い給付額は1か月あたり48,000円となっている。認可ケア事業者から購入するサービス給付には限度がある。現金給付では女性のケアの負担の軽減にはつながらないという理由と、社会的キャリアの機会に固執するというよりもむしろ、女性がケアを提供すべきであるという社会的圧力を逆に高めるかもしれないという理由で男女同権主義者らの反対があったために現金給付の規定は見送られた（Campbell (2002)）。家政婦の伝統は実質的には消失し、移民労働の事実上の消滅という事実が現金給付に対する公的需要を縮小させた可能性もある。

介護保険制度において指定されたケア事業者は次のように分類することができる。第1に、介護保険制度の施行に先立ち、福祉サービス部門（介護老人福祉施設（Nursing Home）、通所介護事業所（Day Care Centres）、訪問介護事業所（Home Helper Agencies））であった事業者である。第2に、医療部門（病院の長期療養病床（Hospital Long-term Care Units）、介護老人保健施設（Health Facilities for elders）、通所リハビリテーション（Day Rehabilitation Centres）、訪問看護事業所（Visiting Nurse Agencies））であった事業所である。第3に、新たな営利団体と非営利団体である。それらは介護保険制度の施行に続いて参入し、居宅、および地域密着型ケア市場への参入は許可されたが、施設ケア市場への参入は許可を得ることができなかった。そして適切なサービス選択による受給を支援するために、「ケアマネジャー」という準公的専門職が創設された。

医療、或いは福祉サービスにおいて5年の就労実績を有する者すべてが受験し、合格すれば、44時間の研修修了後に資格が与えられる。ケアマネジャー事業者は、実際にはすべて居宅、および地域密着型ケア事業者によって設立されてきた。利用者は地元の地方自治体によって提供される一覧から事業者を選択できるものの、利用者は最も利用する可能性の高いサービスを提供するケア事業者と同じ法人事業者を選択する傾向が強かった。例えば、訪問介護サービスであれば、日常的に訪問介護事業者と同じ経営傘下にあるケアマネジャー事業者を選択するのである。

介護保険制度は極めて一般的なものとなった。その支出は2000年から2010年で対GDP比1.4%の水準に達し、2倍となった(厚生労働省(2011a)、OECD(2011))。私的に購入されるサービスは介護保険の給付対象外となるため、すべての長期療養ケア（介護サービス）は実質的に介護保険制度の枠組みの中で提供されていることになる。表5.1に示されるように、居宅、および地域密着型ケアサービスの利用者数は2倍を超えて増加し、施設利用者数は10年間で70%増加した（厚生労働省（2001b, 2009c))。これらの増大をよそに介護老

表5.1　日本における介護保険給付受給者数（2001年5月・2009年5月審査分）

居宅、および地域密着型ケアサービス(単位：千人)	2001年	2009年	変化率
訪問介護(Home helper)	518.0	1157.7	2.2%
通所介護(Day care)	536.7	1267.7	2.4%
通所リハビリテーション(Day rehabilitation)	295.1	474.4	1.6%
福祉用具貸与(Rental of assisted devices)	288.3	1047.3	3.6%
訪問看護(Visiting nurse)	188.0	258.0	1.4%
計	1826.1	4205.1	2.3%
施設、および準施設サービス(単位：千人)	2001年	2009年	変化率
介護福祉施設サービス(Nursing Home)	287.3	427.5	1.5%
介護保険施設サービス(Health facilities for elders)	225.4	321.5	1.4%
介護療養施設サービス(Long-term care hospital beds)	104.4	94.5	0.9%
特定施設入所者生活介護(Specified facilities)	9.8	124.3	12.7%
認知症対応型共同生活介護(Group homes)	8.7	138.5	15.9%
計	635.6	1106.3	1.7%

出典：厚生労働省 (2001b, 2009c)

人福祉施設（Nursing Home）への入所待機リストは膨らみ続け、現在、12か月を超える状況にある（野村総合研究所（2010））。介護老人福祉施設は、低額（標準的な4人部屋で月額70,000円であり、居住者が低所得者である場合には減額される）で24時間対応のケアを提供することから、居宅、および地域密着型ケアサービスよりも一般的となっている。この超過需要に応えるために、新たに2つの準施設（公的には「住まい」として分類されるため、新たな営利団体や非営利団体の参入が許可された）が急増した。これが「特定施設（Specified Facilities）」（介護老人福祉施設と同じであるが、よりアメニティが充実している）と「グループホーム（Group Homes）」（中程度の認知症を持つ者のための10人を1単位とする共同生活の場を持つ居室）である。これらの施設が、公的な「施設」とは反対に、建設費用に補助金を頼ることなく、食事やベッドについて価格を設定できるような場合が増えたのはそのためであった。加えて、これらの準施設については、介護保険制度の下で提供されるサービスが居宅、および地域密着型ケアサービスにおける報酬と同じ報酬体系で賄われる「生活支援（assisted living）」住宅の数も増加してきた。

前述のように、日本における介護保険制度はほぼ高齢者を対象とするものである。障害者の長期療養ケア、或いは精神疾患患者の長期療養ケアについては、多くの国民の関心を集めることはなかった。日本において、高齢者が主たる社会政策的課題となった根源的な理由は、国全体の急速な高齢化が国民によく知られる事実となったためである。その事実とは、65歳以上人口割合が1990年には12%であったが、2010年には22%と倍に達し、2025年には30%になると推計されていることである（厚生労働省（2006））。

日本の長期療養ケア制度の歴史的な導入経緯とその財源調達に関する概要説明を踏まえ、本章では介護保険制度における規制に焦点を当てるが、医療保険からの出資を受ける介護ケアに対する規制方法についても手短に言及する。後者の大部分はいまだに病院で提供されている入院ケアについてである。身体的障害や精神的障害を有する非高齢者に対する長期療養ケアは対象としていない。非高齢者にとって重要な機能を果たすことになる職業訓練や障害年金を含めると、他部門と長期療養ケアの境界が曖昧になるので、高齢者のみを対象とすることによって国際比較がしやすくなるだろう（Campbell *et al.*,（2010））。

5.3　介護保険制度における規制原理　Regulatory principles in LTCI

介護保険制度よりも前に導入されている医療と福祉において、規制では構造的観点からの質を重視してきた。具体的には有資格者と人員配置に対する基準や物理的な施設に対する基準を設置し、それを遵守させることである。介護保険制度の施行後、施設ケアと居宅、および地域密着型ケアにおいて質の保証について次の観点の重視を継続した。すなわち、それは認可基準の設置、基準の遵守状況に対する継続的監視、遵守状況に関する報告である。臨床記録と経営記録に対する監査は、通常、都道府県によって行われる[1)]。表5.2には、3種類のケア施設に対する規定の人員配置基準が示されている（厚生労働省(2010a))。3種類のケア施設すべてに、居住者3名に対して1名の常勤職員が割り当てられている。有資格の看護師の比率には違いがある。介護療養型医療施設では職員の半数が看護師であることが義務付けられている。介護老人保健施設では4分の1、介護老人福祉施設では10分の1が看護師であることが義務付けられている。看護師でない者についてはいかなる要件も規定されていない。医師の配置基準も看護師と同様に異なる。介護療養型医療施設では24時間対応でのケアが義務付けられており、介護老人保健施設では1施設あたり常勤医師1名、介護老人福祉施設では1名以上の医師による週1回程度の往診が義務付けられている。理学療法士、或いは作業療法士の人員配置は介護老人保健施設にのみ義務付けられており、原理的には病院からの退院を促進させるために計画された規定の名残のようなものである。介護老人福祉施設の居住者は、かかりつけ医（General Practitioners）を施設が契約する医師に変更しなければならないが、日本ではかかりつけ医の登録制度がなく、患者は医師を替える習慣があるため、これは大きな関心を集めることにはならなかった。

表5.3では3種類のケア施設に対する施設基準が示されている（厚生労働省(2010a))。ベッドあたりの居室面積や食堂の面積、その他の項目によって測定されるアメニティの水準は、介護療養型医療施設が最も低く、介護老人福祉施設は最も高くなっている。

これらの規制基準は、必ずしも居住者のニーズではなく、それらの歴史的な経緯の差異を反映したものとなっている。介護老人福祉施設は社会福祉法人が

---

1) 日本には47の都道府県、或いは自治体があり、それぞれに直接選挙で選ばれた首長と議会が存在する。

表 5.2　日本における施設ケアに対する人員配置基準

	介護老人福祉施設（Nursing Home）	介護老人保健施設（Health facilities for elders）	介護療養型医療施設（LTCI hospital units）
医師	必要に応じて	1 名：居住者 100 名	3 名（患者 101 名未満の場合。それを超える場合 患者 48 名につき 1 名追加）
看護師	1 名(患者 30 名未満の場合) 2 名(患者 31-50 名の場合) 3 名(患者 50 名超の場合)	看護師の対補助者比率は 3:1 を上回らなければならない	1 名：患者 6 名
看護補助者	1 名（或いは看護師）：患者 3 名	1 名（或いは看護師）：患者 3 名	1 名：患者 6 名
療法士	1 名／施設	PT･OT･ST のいずれか 1 名／居住者 100 名	PT 或いは OT を必要に応じて
ソーシャルワーカー	1 名／居住者 100 名	1 名かそれ以上	要件なし
ケアマネージャー	1 名／居住者 100 名	1 名／居住者 100 名	1 名／患者 100 名
薬剤師	要件なし	必要に応じて	1 名／患者 150 名

出典：厚生労働省 (2010a)
備考：PT：理学療法士 , OT：作業療法士 , ST：言語聴覚士

表 5.3　日本における施設ケアに対する施設基準

規制	介護老人福祉施設（Nursing Home）	介護老人保健施設（Health facilities for elders）	介護療養型医療施設（LTCI hospital units）
1 人あたり床面積	10.65 ㎡	8.0 ㎡	6.4 ㎡
最大ベッド数／室	4	4	4
廊下幅	1.8m 以上（ただし、中廊下の幅は 2.7m 以上）	1.8m 以上（ただし、中廊下の幅は 2.7m 以上）	1.8m 以上（ただし、中廊下の幅は 2.7m 以上）
食堂	1 居住者あたり 3 ㎡	1 居住者あたり 2 ㎡	1 居住者あたり 1 ㎡
機能訓練室	食堂が利用可能なこと	1 居住者あたり 1 ㎡	1 居住者あたり 40 ㎡
その他	機能回復室、カウンセリング室、特殊入浴装置	機能回復室、カウンセリング室、特殊入浴装置	病院として（要件ではないが特殊入浴装置）

出典：厚生労働省 (2010a)

運営主体であったため、医師や看護師の人員配置は最低限の水準に据え置かれた。他方で、介護療養型医療施設は実際には介護サービスを提供するものの、この施設は病院として位置づけられるため、医師や看護師による24時間対応のケアが提供できる人員配置基準となっている。これとは対照的に、施設構造に対する基準は反対である。すなわち、病院は施設構造要件が最も低い基準である一方で、介護老人福祉施設は最も高い基準となっているのである。これは、病院が建設費用について政府からの公的資金を受けておらず、公定の診療報酬制度を通じてサービスに対する報酬から費用を捻出しなければならないのに対して、介護老人福祉施設の建設費用は政府によって一部公的資金を受けているため、当然のことである。介護老人保健施設でも事情は基本的に同様であるが、新たな施設類型であるために施設基準をより高くすることは可能であった。提供されるケアは、介護老人保健施設に対する基準が介護老人福祉施設と介護療養型医療施設との間に位置付けられるものとなることを保証するように定められた。その根源的な考えは、一部の病院が介護老人保健施設に転換するだろうというものであったが、施設基準があまりに高すぎたためにどの病院も転換することができなかった。

ケアの過程に対する規制に関しては、一部の影響のあった過程として施設における身体拘束に関するものが唯一の対象となっている。身体拘束適用の決定はケアチームによる議論を経て行われ、目的と期間が明記され、なぜ拘束が必要であるかを居住者とその家族に説明された記録の保存が義務付けられている。法令遵守の状況は、施設の身体拘束記録に関する監査と、現場の監査時に行われる職員の聞き取り調査によって監視される。しかしながら、監査項目には居住者に対する直接的な観察が含まれておらず、包括的な居住者評価は義務付けられていないのである。身体拘束に対する規制は、医療療養病床やその他の種類の病床には適用されていない。

居宅、および地域密着型ケアについては表5.4に示されるが、職員数とその有資格者数を主に重視してきたことがわかる（厚生労働省（2010b））。訪問介護事業所と訪問看護事業所は、常勤換算で最低2.5名の職員を配置しなければならず、そのうち2名は常勤職員でなければならない。訪問介護事業所では、すべての介護従事者が130時間の研修を修了していなければならず、研修は一部がケアの実践を伴う講義形式のものである（このコースは施設の補助者に対しては義務付けられていない）。加えて、各事業所は1名以上の常勤の介護

表 5.4　日本における居宅、および地域密着型ケアに対する規制

	訪問介護 (Home helper)	通所介護 (Day care)	通所リハビリテーション (Day rehabilitation)
医師	不明	不明	1 名以上
看護師	不明	1 名以上	不明
療法士	不明	1 名（看護師、或いは認定マッサージ師でも可能）	1 名：利用者 10 名（常勤職員の 10％以上が PT、OT、ST のいずれかでなければならない）
ケアワーカー	130 時間の研修の修了 常勤換算で 2.5 名以上	130 時間の研修の修了 1 名以上（利用者 15 名まで。利用者 5 名追加ごと 1 名追加）	不明
管理者	1 名以上	不明	不明

出典：厚生労働省（2010b）
備考：PT：理学療法士、OT：作業療法士、ST：言語聴覚士

従事者の採用を予定しなければならず、その職員には非常勤職員の監督責任が負わされる。非常勤職員は、常勤職員の合計労働時間数の 50.1％を提供しており、重要な役割を担っている（厚生労働省（2007））。要件とされる常勤職員の規定数は非常勤職員数の増加に比例して増加される。

ほとんどの通所リハビリテーション事業所が介護老人保健施設によって設立されてきたのに対し、ほとんどの通所介護事業所は介護老人福祉施設によって設立されてきた。人員配置基準はそれらの歴史的背景を反映して設定されている。通所介護事業所は、介護老人福祉施設と訪問介護事業所との間に位置付けられており、介護老人福祉施設では介護従事者数が利用者数に応じて決められ、必要とされる看護師はわずか 1 名である。居宅、および地域密着型ケアではすべての介護従事者が 130 時間の研修を修了していなければならない。通所リハビリテーション事業所では 1 名以上の医師が配置されていることが義務付けられており、すべての職員が利用者の数に応じて規定される「療法士」として位置付けられている。しかしながら、常勤換算の療法士は PT、OT、ST の有資格者の 10％に過ぎず、残りの 90％に対しては何の要件もない。2009 年には、100 以上の事業所を経営する大規模経営者に対して、新たな規制が課せられた。これは、当時、訪問介護事業の最大手企業であった「コムスン」の不正

事件発覚後の 2006 年に導入されたが、コムスンは、規制を遵守しない事業所への閉鎖命令後に新たに事業所を開設した（読売新聞（2006））。監査は少なくとも 6 年ごとに 1 度、中央政府によって行われる。重視されることは、記録のクロスチェックが国家機関によって行われるという事実を除けば、都道府県で行われるものと同様である。もし、一部の事業所において深刻な違反が発覚した場合には、違反を起こした事業所ではなく、当該運営主体の事業所すべてが閉鎖されることになるため、効果的に法人全体の認可を取り消すことになる。この規制は医療部門には存在しないものである。

5.4　監視と公表　Monitoring and reporting

介護保険施設としてケア事業者の指定を受けるために、申請にあたっては、必要な人員配置基準と建築構造要件を満たしていることを証明する書類を提出する。現場の監査ではその確認が行われる。継続的な監視としては、職員の出勤簿が綿密に監査される。居住系ケアについては、居住者数あたりの職員数が 1 日あたりでも 1 か月あたりでも満たされていなければならない。居宅、および地域密着型ケアでは、訪問介護事業所が、すべての職員が必要な有資格者の要件を満たしていること、2 名以上の常勤介護従事者が配置されていること、非常勤職員の業務を監督するための規定の常勤職員が配置されていることを証明しなければならない。実際には常勤介護従事者の合計労働時間数の 50.1％が非常勤職員によって提供されているため、これはかなりの障害となり得るもので、各事業所に義務付けられる最低常勤職員数の基準に加えて、この基準に対する違反が訪問介護事業の最大手企業コムスンを破綻に導く原因となったのである（読売新聞（2006））。

介護保険施設、或いは事業所に対する基準の遵守に関する監査は、介護報酬の規程の遵守と関連して行われる。介護報酬制度ではあらゆるサービス料金と、事業者が報酬を得るために遵守しなければならない基準を定めている。医療保険で定められる診療報酬の改定に引き続き行われる介護報酬の改定では、サービスが個別に改定され、一律に同率で改定されるものではない。この微調整は、政策目標に沿わせるための正の誘因と負の誘因を与えるものとして行われている（池上、Campbell（1999, 2004））。例えば、2009 年の介護報酬の改定では、訪問介護事業所に対してより現場経験のある介護従事者を採用するように促し、介護従事者の3分の1が3年以上の現場経験を持つ、或いは介護福祉士の認定資格を有する場合に事業所に対する訪問1回あたりのサービス報酬を引き上げることとなった（厚生労働省（2009a））。これによって、非常勤の介護従事者が少しずつ同率で給与を得られ続けるため、事業所の利益は増収することが見込まれる。監査は、事業所が基準を満たしていることを保証しており、そのような事業所はより高い比率で報酬を請求すべきである。非政府系の第三者の監査委員会では利用者の満足度調査を重視しており、経営状況に対する自己評価も行われている（東京都（2011））。しかしながら、認知症対応型共同生活介護（Group Homes）を除けば、これらの調査は自発的なものであり、ケア事業者には調査の実施機関の選択が認められているため、それらは大きな影響を与えるものとはならなかった。

法令違反に対する最も重い罰則は、介護保険ケア事業者としての認可取り消しである。介護保険制度の施行から9年間の2008年度末までに合計734か所の事業所が認可を取り消され、そのうちの4分の3が営利事業者であった。年単位でみるとこの9年間の平均事業所数は964,032か所であったため、事業認可取り消しとなった事業者割合は全体の0.076％となり、2001年の0.03％から2005年の0.09％までのばらつきがある（厚生労働省（2010c））。より頻繁に適用された罰則は不正請求の返還命令である。返還額は総請求額の0.02％（2005年）から0.005％（2001年）の範囲にある（厚生労働省（2010a））。これらの割合は低いものの、不正請求の前歴がある事業所はより厳格に監査され指摘を受ける傾向にあるため、罰則規定はケア事業者に対して効果を発揮してきた。介護保険施設や事業所は、都道府県知事に年次報告書を提出しなければならず、それはウェブサイトに公表される。情報は記述的で、名称、所在地、契約形態、介護従事者数、施設状態、利用料金といった内容となっている。加えて、都道府県の監査結果はウェブにも掲載されるが、公表される報告書の内容については都道府県によってばらつきがある。最後に、利用者とその家族からの苦情の取り扱いについては、質の保証に対するもう1つの手段とみなすことができる。苦情の取り扱い手続きとしては3つある。1つは、ケア事業者に対して直接、苦情を伝える方法である。各ケア事業者は苦情対応の担当職員を配置しなければならず、それらの記録は監査時に監査を受ける。2つめには、個々のケアマネジャーを通して伝達する方法であり、ケアマネジャーはいかなる苦情にも対応しなければならない。3つめには、介護保険の保険者を通して苦情を訴える方法である。苦情への対応は義務付けられるべきものであり、各都道府県が介護計画の中で行っており、必要に応じて監査当局が監査と改善勧告を行う。2009年度には6,318件の指導が行われ、そのうちの225件が経過観察となった（国保中央会（2010））。東京都で行われた調査によると、指導を受けた内容のうち4分の1が苦情に関するものであった（東京都国民健康保険団体連合会（2010））。

5.5　日本における規制はなぜ構造を重視するのか
Why are regulations focused on structure?

日本は1868年に西洋の社会制度を採用することを決定した際、中央政府と地方政府は医学教育、伝染病患者の隔離、軍人と退役軍人への対応のために病院の設立を始めた。しかしながら、ほとんどの病院は民間の診療所の拡大を図る医師によって開設された。看護師は第一に医師を補助するよう教育される一方で、家族は患者の退院後、患者のケアに責任を持ち続けることとなった。第二次世界大戦での敗戦後、占領軍は病院が患者のケアについてより責任を持つようにすべきであると命じた。この目的に沿うべく、1948年に4名の患者に対して1名の看護師を配置することを規定する「医療法」が制定された。さらに重要なことは、診療報酬制度において、病院が看護師の人員配置比率を満たせば、より高い報酬が設定されたことである。当時の日本看護協会による精力的で成果を上げるロビー活動の結果、より高い看護師の配置比率によって、より高い診療報酬を受けることになったのである。人員配置基準は患者に対して、有資格の看護師と看護助手を含むすべての看護職員数を元に算出され、すべての看護職員に占める登録看護師の割合も計算に含まれる。現在の最も高い報酬は、登録看護師の割合がすべての看護職員の70％以上であり、患者1.5名に対して1名の常勤看護師を配置する場合となっている。

しかしながら、患者の家族が入院患者に対するケアの提供について一義的に責任を持つという伝統は1990年まである程度残された。それは高齢者に介護ケアを提供する病院において顕著となり、そこでは家族が私的にケア補助者を雇うという誤った形態に取って代わるものであった。これらのケア補助者には24時間対応が求められ、ケアを行う2名の患者のベッドの間に敷かれたマットレスで寝る場合が多かった。政府は、こうした実態を解消すると同時に、出来高支払方式下での過剰な臨床検査や投薬を防止するために、1990年に長期療養ケアを受ける患者に対する包括支払方式を導入した。その報酬は、私的にケア補助者を雇う制度を廃止し、病院が雇用するケア補助者を増やす条件を満たす公平で寛容なものとなったため、結局はほとんどの療養病床を有する病院はこの包括支払方式を採用したのである（池上(2009)）。

病院の構造的環境の質も貧弱なものであった。1948年に制定された医療法では、1病床あたりの面積基準を4.3㎡以上と規定した。政府が新たな種類の病床を導入したのは、長期療養ケアを受ける患者に対する包括支払方式の導入後の2年後、1992年のことであった。その病床は「療養型病床群」と称され、1病床あたりの面積基準を6.4㎡以上とし、食堂の設置を義務付ける、よりアメニティを高めた病床であった。療養型病床群を有する病院にとっては、より高い報酬が設定される新しい基準を満たすことが施設改修への投資の契機となった。療養型病床群の病床数は、病床の種類が一般病床とは切り分けられると、2003年に「療養病床」という名称に変更され、増加していった。

介護ケアサービスについては、資格要件と人員配置基準を設ける方向に向けた第一歩として1982年に訪問介護従事者に対する70時間の研修が義務化された。この研修は1991年に3段階に拡張され、3rdレヴェルでは40時間、2ndレヴェルでは90時間、1stレヴェルでは360時間の研修が義務付けられた。1995年には、2ndレヴェルの修了のために研修時間数が130時間に拡大されることが義務付けられ、2010年には3rdレヴェルが公式に廃止された（厚生労働省(2009b)）。こうした発展とは別に、厚生労働省社会援護局は1987年に「介護福祉士(Certified Care Worker)」と「社会福祉士(Certified Social Worker)」の国家資格化を決定した。これらの資格化の根源的な動機は、介護老人福祉施設の職員と訪問介護従事者を専門職化することであった。社会援護局は、介護福祉士と社会福祉士が看護師とは別のケア技術を発揮するものと考えていた。これは、介護従事者によって提供されるケアは「介護」、看護師によって提供されるケアは「看護」という、日本で用いられる「ケア」という言葉は2つの異なる意味があったことによるのかもしれない（水上(2007)）。社会援護局は、大学や高校、職業訓練学校における特別な教育課程の設置によって、介護福祉士の養成を促し、それらを修了した者に対する国家試験の実施の必要性を抑えたのである。大学での介護福祉士の養成課程は、社会福祉士の要件と内容が広範囲で重複している。しかしながら、社会福祉士になることを志望する者は卒業後に難関の国家試験に合格しなければならず、合格してもその求人はわずかしかないために、多くの者は介護従事者として働いている。日本は、介護福祉士のかなりの者が４年生大学の卒業によって資格を得ている、おそらく世界で唯一の国である。社会援護局は、５年以上の現場経験を有する介護従事者に対して研修課程の修了を要件とせず、国家試験を受験するようにも促してきた。

5.6　構造を重視する問題の本質
Problems inherent to focusing on structure

130時間の研修を修了した者のために訪問介護従事者を制限し、介護福祉士という国家資格を設立したことは、社会的な印象を良くすることになったかもしれない。居宅、および地域密着型ケアでは、報酬が引き上げられ、最低賃金を大きく上回る報酬を手にできることから、訪問介護従事者として働く者には中年の家政婦が多い。訪問介護従事者は従来よりも社会的地位が高まったため、利用者との意思疎通や職員間の意思疎通、勤労意欲をより高めることに繋がった可能性がある。介護老人福祉施設では、過去に存在した公務員の年功制賃金よりは下がったものの（60歳で定年を迎える介護従事者の賃金は新規採用の介護従事者のそれの３倍以上であった）、それでもまだ最低水準を上回っている。日本において長期療養ケアの質が相対的に高くなったのは、こうしたことが理由であるかもしれない（Wiener *et al.*,（2007））。しかしながら、訪問介護従事者、或いは介護福祉士となるのに必須な研修課程の内容が適切であるか否かは、体系的に評価されてこなかった（水上（2007））。介護福祉士が専門職と認定される場合、看護師とは別に、専門職番号と専門技術を持たなければならない。そのような職業的地位に見合うキャリアの見通しがあるか否か、そして介護従事者はそのような強い意欲を持つか否かもまた、評価に必要となる。前述の通り、常勤の訪問介護従事者の50.1％が非常勤職員によって担われていること自体が、必ずしも発展を求めているようには見えない。また、市場原理が働かない中でサービスが価格付けされているというリスクも存在する。日本では看護師による訪問看護ケアが訪問介護従事者によるケアと重複する部分が多いという実態がある（池崎・池上（2011））にもかかわらず、訪問看護の報酬は訪問介護のそれの３倍となっている実態は、おそらく、訪問介護事業所の拡大ほど訪問看護事業所が拡大できなかった理由であると考えられる。居宅、および地域密着型ケアではなく、施設ケアにおいては、介護従事者はいかなる資格も義務付けられていない。しかしながら、医療的ケアと介護ケアとの要件との分離は、療養病床を有する病院と看護師の関心の的となってきた。経管栄養や喀痰吸引は「医療行為」と規定されるため、看護師はその行為を行う許可を得るべき時のみ要求してきた。これは、看護師による24時間対応でのケアが行われている介護療養型医療施設において経管栄養の処置が最も高い時で36.8%も行われていることが明らかになったことの一義的な理由となるかもしれない。介護老人保健施設での経管栄養の処置はわずか7.3%、介護老人福祉施設では10.7%となっており、要件とはなっていないのである(厚生労働省(2010d))。

こうした人員配置や構造的基準における差は、患者に対して最も適切な種類のケア施設を提案する地域密着型のトリアージ制度があれば適切であるといえよう。しかしながら、実際にはそのような制度は存在しておらず、当時、喫緊の課題への対応として導入されたために施設の機能とサービスを受ける人々はかなりの部分で重複している(池上 *et al.*,(1994, 2003))。介護老人福祉施設は、厚生労働省による高齢者福祉事業の象徴として1963年に厚生労働省社会福祉局によって設立された(Campbell(1992))。一部の病院は、1973年に老人医療費無償化政策が採られたことが後押しとなり、事実上の介護老人福祉施設となった。老人医療費無償化政策によって生じた問題を解決するために、病院でのケアと在宅ケアとの橋渡し役を担う施設として介護老人保健施設が設立され、この目的のために1名上の療法士の配置が定められた。しかしながら、介護老人保健施設はこの目的を果たすことができなかった。ほとんどの介護老人保健施設の入所者は、利用者の家族がケアを提供することを望まない、或いはできないために、在宅と介護老人保健施設との間を行ったり来たりする利用者に伴い拡大するレスパイトケア(介護の休息)のための入院か、介護老人福祉施設の代替施設として利用しているのである(池崎 *et al.*,(2005))。しかしながら、全国老人保健施設協会は施設の使命を果たしてきたと主張した(2011年)。同様に、人員配置基準は異なるが、わずかな機能上の差は通所介護事業所と通所リハビリテーション事業所の間にも存在する(医療経済研究機構(2004))。近年は各種長期療養ケア施設が提供すべき機能に混乱が起き始めている。2005年、公的支出を含む政策の一部として、政府は突如、すべての療養病床を2011年末までに廃止すると通知したのである。そしてこの政策を進めるために、新たな種類の施設、「介護療養型老人保健施設(the Convalescent Health Facilities for elders)」が導入され、その人員配置基準と構造的基準は療養病床と介護老人保健施設の中間に位置するものとしたのである。しかしながら、医療療養病床と介護療養病床の双方を含む日本慢性期医療協会は、介護療養病床の廃止に強硬に反対した。介護療養病床を有する病院の中で新たな介護療養型老人保健施設に転換する病院はほとんど現れず（厚生労働省（2010e））、それどころか、介護保険法の一部が2011年に改正されたことを受けて介護療養病床は6年間でさらに増加していったのである(厚生労働省(2011b))。

一貫して採用されてきた政府の政策の1つは構造的基準の引き上げであった。2002年から新規のすべての介護老人福祉施設は「ユニットケア」の基準を満たさなければならなくなった（厚生労働省（2002））。ユニットケアは居住者10名単位でケアが提供され、全室個室となっており、それぞれのユニットに食堂施設が設置されている。これは費用が嵩むだけでなく、部屋の利用料金が高いために低所得者の入所を難しくさせた。公的扶助を受ける者は一時的な理由を除いては入所しない可能性がある(厚生労働省(2005))。施設のアメニティの水準を改善することは期待される目標ではあるが、既存の水準でもすでに長期待機者リストが存在する。

有資格制度については、2013年に介護福祉士の要件の厳格化を図る計画があった。例えば、大学や高校、職業訓練学校において所定の課程を修了した者に対する国家試験の実施の必要性を見送ることを撤回し、課程を修了していない者に対しては、試験の受験を認める前に所定の教育機関で規定される6か月の課程を修了していることを規定するというものである（厚生労働省（2007））。これらの方法は日本介護福祉士会によって支持された（厚生労働省（2011c））。しかし政府は入学者数の急減におびえる学校機関と人材不足におびえるケア事業者からの圧力によって、これらの高い基準を可能な限り延期してきたのである。

5.7　今後の展望　Prospects for the future

日本における質の保証は、なぜ構造部分を重視したままであるのだろうか？2006年のケースミックスに基づく報酬制度の導入の結果、医療療養病床に変化の可能性をもたらしている（池上（2009））。この変化の背後にある政策目標は、医療的重症度の低い患者を退院させると同時に、医療的重症度の高い患者の入院を促すことである。しかしながら、ケア提供者は患者をより医療的重症度の高い患者群に再分類することによって、新しい報酬制度に素早く対応した。一部の病院が尿路感染症と褥瘡の高い発症率を報告したという事実は、この博打的行動と同様に深刻なことであった。政府はケア提供者に質の指標として発症率を計算させ、リスクのある患者について規定されるケアの記録を残す指示を行うことで対応した。しかしながら、法令の遵守状況を監視し、患者に対して適切なケースミックス群での診療報酬請求が行われているかを審査するためには、政府は包括的な患者ごとのデータベースの構築と、現場の監査を行う職員の研修に財源を投じなければならない。政府は財源の不足と急性期ケアへの高まる関心のためにこれらに対する支出はまだ行っていない。現在、医療療養病床に関する質の指標は、個人で請求される場合に限って患者、および公的に利用可能である。しかしながら、手続きの基礎が固められたことに加え、請求審査手続きが 2010 年以降、電子化されたため、近い将来、普及が拡大する可能性がある。

介護保険制度下の質の指標は、医療保険制度下のそれと同様に発展するか？これは医療保険下の病院とは異なり、少なくとも 2 つの理由によってアップコーディング(実態に沿った報酬の請求コードよりも高い請求コードをつける)のリスクがあるために発展しそうにはない。理由の 1 つは、患者の受給水準は施設職員ではなく政府職員によって審査されることであり、2 つめには日常生活動作（ADL：Activities of Daily Living）と手段的日常生活動作（IADL：Instrumental Activities of Daily Living）で評価される機能状態は、医療的重症度で測る状態よりも(臨床上の必要性を表すように)意図的に操作することが難しいことである。受給要件では認知症患者のニーズに対して適切な注意を払って行われていないことが批判されたが、これらの基準は介護保険の基礎となってきたものであり、批判に対しては基礎的構造部分を変えることなく、ごく一部の見直しによって対応されてきた。さらに言えば、受給基準の欠点を突き止めることは、個々人のデータを利用することに対してあらゆる政党からプライバシーの観点で反対されために困難が伴う。ケアマネジメントのレヴェルでは、多くの人々がよりよいケアプランがあるべきだと感じているにもかかわらず、訪問介護従事者による利用者の美容師の元への移動の付き添いのような（医師へ受診させる場合にのみ認められている)、管理指針に沿わないサービスに対する報酬の支払いを拒否するために、請求書の審査を重視してきた。ケアプランの作成のために利用者を審査する標準化された様式は一切ないため、審査は、特に 6 か月ごとに行われなければならない定期的な再審査では、利用者の印象によって決まることが多いのである。

しかしながら、政府の規制の枠組みの外では、居宅、および地域密着型ケア、生活支援サービスを提供する大規模チェーン事業者において、新たな発展がみられている可能性がある。大規模チェーンは事業所の管理能力を超えて経営の拡大を期待するだけでなく、公正で競争的になった市場で自社のサービスが拡大するために質の保証への取り組みについても公表を期待する。こうした目的に沿うために、一部の事業所では質の監査と質の改善のために InterRAI ケア計画の利用事業に参加した（InterRAI Japan（2011））。それは、個人の評価データから算出される質の指標が、その事業所の売上ではなく、質の比較の基礎となるものを与えるという事実に対する関心が背景となっている。新たな評価手法の仕組みを導入することは、この新しい主体的な動きにとってよい時期となるであろう（InterRAI（2011））。

5.8　結論　Coclusion

日本における質の保証に対する規制は、資格、人員配置基準、施設構造物といった構造的観点を重視するものであった。構造的基準は、政府にとって質を監査する明確で簡便な方法であった。異なる基準を設けることによって、介護保険制度の中で医療と介護のサービスが統合された後でさえ、介護サービスには医療サービスとは別に発展することが認められてきた。認可事業所が提供するサービスから得られる利益に限度を与えることによって、介護保険制度は、より専門的な介護従事者を非公的に雇用される介護従事者と区別するために、政府当局の責任の重さを強く意識させた可能性がある。問題は、基準が段階的に引き上げられたにもかかわらず、それらが必ずしも社会のニーズを反映しておらず、以下の 5 つの一貫性のない問題を引き起こしたという事実にある。(1) 施設ケアを提供する長期療養ケア施設が 4 種類あること、(2) 通所介護を提供する施設が 2 種類あること、(3) 居宅、および地域密着型ケアでは 130 時間の研修課程を修了した介護福祉士、施設ケアでは無資格の介護補助者とケア提供者が併存していること、(4) ケアの過程に基づく質に関する指標がないこと、(5) 公表内容は政府による監査結果の概要に限られていること、である。市場参入が無制限で、差額ベッドや特別の食事の料金が市場によって決定されている居宅、および地域密着型ケアと生活支援サービスにおいて、近い将来、政府による規制の外側で起こる市場競争は、消費者主権による質の訴求につながる契機となるかもしれない。

References

Campbell, J. C. (1992). *How Policies Change*. Princeton University Press.

(2002). How policies differ: long-term-care insurance in Japan and Germany. In C. Harald and L. Ralph (eds.), *Aging and Social Policy: a German-Japanese Comparison*. Munich: Ludicium, pp. 157–87.

Campbell, J. C., Ikegami, N. and Gibson, M. (2010). Lessons from public long-term care insurance in Germany and Japan. *Health Affairs*, 29(1): 87–95.

Ikegami, N. (2007). Rationale, design and sustainability of long-term care insurance in Japan – in retrospect. *Social Policy and Society*, 6(3): 423–34.

(2009). Games policy makers and providers play: introducing case-mix-based payment to hospital chronic care units in Japan. *Journal of Health Politics, Policy and Law*, 34(3): 361–80.

Ikegami, N. and Campbell, J. C. (1999). Healthcare reform in Japan: the virtues of muddling through. *Health Affairs*, 18(3): 56–75.

(2004). Japan's healthcare system: containing costs and attempting reform. *Health Affairs*, 23(3): 26–36.

Ikegami, N., Fries, B. E., Takagi, Y., Ikeda, S. and Ibe, T. (1994). Applying RUG-III in Japanese long-term care facilities. *The Gerontologist*, 34(5): 628–39.

Ikegami, N., Yamauchi, K. and Yamada, Y. (2003). The long-term care insurance law in Japan: impact on institutional care facilities. *International Journal of Geriatric Psychiatry*, 18(3): 217–21.

Ikezaki, S. and Ikegami, N. (2011). Predictors of dying at home for patients receiving nursing services in Japan: a retrospective study comparing cancer and non-cancer deaths. *BMC Palliative Care*, 10(3). Available at: www.biomedcentral.com/1472–684X/10/3.

Ikezaki, S., Yumiko, H., Sakamaki, H. and Ikegami, N. (2005). Kaigo rōjin hoken shisetsu ni okeru zaitaku fukki ni kan suru shisetsu yōin to riyōsha yōin no bunseki [Analysis of facilities and user factors related to returning home in health service facilities for the elderly defined by long-term care insurance]. *Byōin kanri*, 43(1): 9–21.

InterRAI (2011). Instruments: an overview of the interRAI family of assessment systems. Available at: http://interrai.org/section/view/?fnode=10.

InterRAI Japan (2011). InterRAI QI Kenkyukai [InterRAI Quality Indicators Forum]. Available at: www.interrai.jp/.

Iryō Keizai Kenkyu Kikō (Institute for Health Economics and Policy) (2004). *Tsuusyo kaigo rehabilitation ni kansuru tyōsa kenkyu hōkokusyo* [Survey and Research on Day Care Centres and Day Rehabilitation Centres]. Tokyo: Institute for Health Economics and Policy.

Kokuho Chuōkai (The All-Japan Federation of National Health Insurance Organizations) (2010). *Kujyō mōsitate oyobi sōdan uketsuke jyōkyō* [State of Complaints Filed and Received]. Tokyo: Kokuho Chuōkai.

Kōsei Tōkei Kyōkai (Health and Welfare Statistics Association) (1996). *Kōsei no shihyō* [Health and Welfare Statistics], 43(12).

(2001). *Kōsei no shihyō* [Health and Welfare Statistics], 48(12).

Lowi, T. J. (1979). *The End of Liberalism: The Second Republic of the United States*. New York: WW Norton.

MHW (Ministry of Health and Welfare) (1975a). *1973 Kanja chōsa* [Patient Survey 1973]. Tokyo: Kōsei Tōkei Kyōkai.

(1975b). *1973 Shakaifukushi gyōsei gyōmu hōkoku* [Administrative Report on Social Welfare 1973]. Tokyo: Kōsei Tōkei Kyōkai.

(1992a). *1990 Kanja chōsa* [Patient Survey 1990]. Tokyo: Kōsei Tōkei Kyōkai.

(1992b). *1990 Shakaifukushi gyōsei gyōmu hōkoku* [Administrative Report on Social Welfare 1990]. Tokyo: Kōsei Tōkei Kyōkai.

MHLW (Ministry of Health, Labour and Welfare) (2001a). *1999 Shakaifukushi shisetsuto chōsa* [Survey of Social Welfare Facilities 1999]. Tokyo: Kōsei Tōkei Kyōkai.

(2001b). *Kaigo kyufuhi jittai chōsa 5 gatsu geppō* [Monthly Report of LTCI Benefit Expenditures for May]. Tokyo: MHLW.

(2002). *2002 Kōsei rōdō hakusyo* [Health and Welfare White Paper for 2002]. Tokyo: MHLW.

(2005). Kaigo hoken seido no kaisei ni tomonau seikatsu hogo seido no kaisei [Revision of public assistance following the revision of LTCI]. Available at: www.wam.go.jp/wamappl/bb05kaig.nsf/0/e452fc284a079c8e4925707e00192b43/$FILE/siryou1.pdf.

(2006). *Nippon shōrai suikei jinkō* [Future Estimates of Japan's Population] (December 2006 estimates). Tokyo: MHLW.

(2007). *Shakaifukushishi oyobi kaigofukushishihōtō no ichibu wo kaisei suru hōritsu ni tsuite* [On the Partial Revision of the Certified Social Worker and Certified Care Worker Act]. Tokyo: MHLW.

(2009a). *2007 Kaigo service shisetsu, jigyō chōsa* [2007 Survey of Long-Term Care Institutions and Facilities]. Tokyo: MHLW.

(2009b). 2009 *Kaigo hōsyu kaitei no gaiyō* [2009 Outline of the Long-

Term Care Insurance Fee Schedule Revision]. Tokyo: MHLW.
(2009c). *Kaigo kyufuhi jittai chōsa 5 gatsu geppō* [Monthly Report of LTCI Benefit Expenditures for May]. Tokyo: MHLW.
(2010a). *Kaigohokenhō: Shitei kaigo rōjin fukushi shisetsu· rōjin hoken shisetsu· kaigo ryōyō iryō shisetsu no jinin, setsubi oyobi unei ni kansuru kijun* [LTCI Act Standards for Personnel, Facilities and Administration for Nursing Home, HFE, and Hospital Long-Term Care Beds] (Revision of 30 September 2010). Tokyo: MHLW.
(2010b). *Kaigohokenhō: Shitei kyotaku sa-bisutō no jinin, setsubi oyobi unei ni kansuru kijun* [LTCI Act Standards for Personnel, Facilities and Administration for Home Care Services] (Revision of 30 September 2010). Tokyo: MHLW.
(2010c). *Kaigo sa-bisu jigyōsho ni taisuru kannsa kekka no jyōkyō* [Audit Results of Care Service Agencies]. Tokyo: MHLW.
(2010d). *Kaigo ryoyō byōshō no genjō ni tsuite* [Present State of Long-Term Care Insurance Hospital Beds. Debriefing Information Presented at the Meeting of the Central Social Insurance Council, 15 October 2010]. Tokyo: MHLW.
(2010e). *Ryoyō byōshō no tenkan ikōto chōsa* [Survey on Attitudes Towards Transferring Long-Term Care Beds. Debriefing Information Presented at the Meeting of the Central Social Insurance Council, 15 October 2010]. Tokyo: MHLW.
(2011a). *Kaigo hoken seido wo torimaku jōkyō* [Situation Faced by Long-Term Care Insurance. Debriefing Information Presented at the Meeting of the Central Social Insurance Council, 7 February 2011]. Tokyo: MHLW.
(2011b). *Kaigo sa-bisu no kibankyōka no tame no kaigohokenntō no ichibu wo kaisei suru hōritsuan* [Draft Act on Revising the Long-Term Care Insurance and Related Acts for Strengthening the Basis of Care Services, 4 April 2011]. Tokyo: MHLW.
(2011c). *Kongo no kaigo jinzai yōsei no arikata ni tsuite* [Future Directions for the Development of Human Resources for Care, 4 January 2011]. Tokyo: MHLW.
Mizukami, S. (2007). Kaigo hukushishi yōsei kyōiku no kadai: kokka shikakuka wo kaerimite- [Issues surrounding the training programme for certified care worker: upon establishment of the care worker national certificate]. *Shakai Kankei Kenkyu*, 13(1): 75–104.
National Association of Chronic Care Hospitals (2010). Yōbōsho Kan Sōridaijin [Request to Prime Minister Kan]. Available at: http://jamcf.jp/chairman/100720youbou.pdf.
National Association of HFE (2011). Roken = rōjin hoken shisetsu te donna

tokoro [What kind of place is a health facilities for elders?]. Available at: www.roken.or.jp/severs/what.html.

Nomura Research Institute, Ltd. (2010). *Tokubetsu yōgo rōjin hōmu ni okeru nyusyo mōshikomisya ni kannsuru tyōsa kenkyu* [Survey and Research on Those Waiting for Admission to Nursing Homes]. Tokyo: Nomura Research Institute, Ltd.

OECD (2011). *OECD Health Data 2011*. Paris: Organisation for Economic Cooperation and Development.

Tokyo CHI Federation (eds.) (2010). *Tokyoto niokeru kaigo sa-bisu no kujyō sōdan hakusho* [Complaints White Paper on Long-Term Care Service in Tokyo]. Tokyo: Tokyoto Kokumin Kenkō Hoken Dantai Rengō Kai.

Tokyo Metropolitan Government (2011). Fukushi sabisu daisansha hyōka [The welfare service third party evaluation]. Available at: www.fukunavi.or.jp/fukunavi/hyoka/hyokatop.htm

Wiener, J. M., Tilly, J., Howe, A., Doyle, C., Cuellar, A. E., Campbell, J. C. and Ikegami, N. (2007). *Quality Assurance for Long-Term Care: the Experience of England, Australia, Germany and Japan*. Washington, DC: AARP.

Yomiuri (2006). Kaigo hōshu COMSN ga kadai seikyu to 50 kasho issei chōsa [COMSN over bills LTCI – Tokyo Metropolitan Government audits 50 agencies]. Tokyo: Yomiuri Shinbun (Newspaper, 27 December, morning edition).

Part 3

監査規制の枠組みに基づく長期療養ケアの質に関する制度

Long-term care quality systems based on regulatory inspection frameworks

本パートで事例研究の対象とする国家は、みな規制構造を普及させ、発展させてきており、営利組織か非営利組織かにかかわらず、様々な非公的団体が長期療養ケアサービス事業の申請を行う過程で要件と手続きを細かく定めてきた。しかしながら、日常的な監査の実施と審査の方法による継続的なケア事業者の質を監視する方法は様々である。本章ではオーストラリア、イングランド、スペイン、オランダの4か国について採り上げるが、これらの国は監査を通じて継続的な質の監視を重視する規制制度を採用している。これは、他の国々ではそのような方法を採用していないということではなく、他の国々が当該4か国とは異なる特徴を有しているというだけのことであり、それが別に分類した理由である。読者は6章から9章までの内容を読むことによって、当該4か国のそれぞれの長期療養ケア制度の規制構造に組み込まれる質の監視方法の理解に役立つであろう。当該4か国に共通するもう1つの取り組みは、医療を基礎とするケアモデルと介護を基礎とするケアモデルとの差にあるが、すべての国に存在するものと異なるものがあり、その一部は他の国々ではまったく異なるのに対して、共通する規制の枠組みの下にある場合もある。

オーストラリアにおける公的長期療養ケア制度では、ケアの提供、価格、質の基準に関して厳しい規制が課せられている。政府は、最低限の基準を満たすことに加え、地域における供給状況と需要予測に基づく新規事業者の承認を制限することによって、特定の種類の事業者数を慎重に管理している。的確な事業者を管理する厳格な要件が適用され、基準は連邦政府によって定められ、規制当局による厳格な監査と継続的監視、制裁措置の適用に関する法律の下で管理される。この階層的な「統制（command and control）」制度は、急速に増加する長期療養ケア事業者の不祥事と、多くの他の国々で歴史的に起こった同様の現象の発生に伴い、構築されたのである。

イングランドにおける長期療養ケアに対する規制制度は、その一部は政権交代に関連しているものの、調査によって既存の制度の構造的な見直しの必要性が発覚することとなった不祥事にも対応する形で、制度改正を繰り返してきた。組織再編は行われたものの、イングランドの制度は監査に基づきその都度行われてきており、ケアの基準は規制という形ではなく、法律の中で規定される形で行われている。諸外国同様にイングランドでもケア事業者の急速な拡大期にあるが、現在はサービス需要がまだ供給を上回る状況にあるため、集中的な監査計画と新規事業申請者の審査と即応性を持つ高い参入基準の設置をバランスよく行うことになっている。効率性を促進する「軽度の規制（light regulation）」と明るみになった不祥事に対応する「取り締まり（crackdowns）」との間で見られる政府の方針のぐらつきは、この数十年の間で多くの国々が経験した特徴とも重なった。

スペインでは、長期療養ケアの受給資格を国民に対して一律に与えており、その方法は公的給付方式か長期療養ケアサービスの特定包括方式かのどちらかとなっている。長期療養ケアに関する国の法律には幅広く質の基準について規定されているが、自治権のある地域では質の基準の解釈や事業者に対する監査について未定のままとなっている。多くの国々においてそうであるように、医療的ケアを伴う長期療養ケアと介護ケアを伴う長期療養ケアには違いがある。介護ケアサービスは一律に受給資格が与えられていない一方で、医療的ケアサービスは一律に受給資格が与えられているために、地域における複雑さを生み出している。長年、長期療養ケアの質と規制を重視してきたカタルーニャ州では、制裁措置を伴う監査制度を数十年にわたって運用してきた。興味深いことに、認可を行う第三者非政府機関が存在し、政府機関による監査と並行して運営されているが、これはオランダで構築されたモデルである。

そのオランダでは、ナーシングホーム、或いは在宅看護サービスによる医療部門か、公的住宅、或いは在宅ケアサービスかによって長期療養ケアサービスが保障されている。ケアの基準や規制に違反するケア事業者に対する、複雑で段階的な制裁措置と共に、基準と監査制度が精巧に組み合わされた方法が採られている。国は、監査を通じてケア事業者が最低基準を満たすことを保証する認証責任を有する。さらに、完全に独立して運営される州の規制当局に加え、ケア事業者が自治体の質の基準に合わせるよう努め、より高い「認可基準」を提示した上で申請させるための非政府組織が存在する。オランダでは、近年、規制構造に組み込まれたケア利用者に対する調査を含む、ケアの成果の測定に関する多様な構造から成る制度が存在する。これらのデータは監査結果に沿って公表を義務付けられ、本書の 10 ~ 12 章で採り上げる国々への橋渡し役を果たすことになるが、それらの国では質の測定と結果の公表を重視している。

第6章

オーストラリアの長期療養ケアの質に対する規制

Regulating long-term care quality in Australia

Len C. Gray, David J. Cullen and Harold B. Lomas

6.1　はじめに　Introduction

本章では、オーストラリアにおける、地域や施設で提供される長期療養ケアサービスの質に対する規制について述べる。特に高齢者に対する長期療養ケア、オーストラリアの言葉で「高齢者ケア（Aged Care）」に着目する[1)]。本章は幅の広い医療制度と福祉制度における位置づけを含め、オーストラリアの高齢者ケア制度とその質に関する枠組みについて初めに概観する。その後、この数十年に重視されてきた居住系ケアの質に対する規制内容と、歴史が浅く発展途上である地域密着型ケアの質に対する規制内容について議論する。それに引き続き本章では現在の改革について議論するが、それは事業内外での規制の統合を目的としており、その中には現在、長期療養ケア部門におけるオーストラリアの公共政策が直面する重要な取り組みによる影響も含まれている。

6.2　オーストラリアにおける高齢者ケア制度とその質の枠組みの概要
Overview of Australia's aged care system and its quality framework

オーストラリアの高齢者ケア制度は、非営利団体（地域の団体や慈善団体）と営利団体、政府系機関の公的および非公的ケア提供者を含む、様々な政府機関と利害関係者の中で複雑な構造によって財源調達と規制が行われている。これ

1）本章では「高齢者」という用語は、50歳以上のオーストラリアに土着する者と65歳以上のオーストラリアに移住者を指す。現在、オーストラリアに土着する者の平均寿命は、他のオーストラリア人よりも短く、それはオーストラリアに土着する者が若い年齢から長期療養ケアを必要としていることを意味している（オーストラリア統計局（Australian Bureau of Statistics：ABS）（2010））。

らの取り決めは、やはり複雑なケア提供者を対象とするオーストラリアの幅広い医療制度と福祉制度の構造が一部で反映されており、財源、規制、サービス提供に対する責任は、連邦政府、州政府、自治体の3つの機関で共有されている（オーストラリア厚生省：Australian Institute of Health and Welfare（AIHW）(2010, 2011a)）。

オーストラリアにおける高齢者ケアサービスは、地域における（室内の清掃、食事の提供を含む）基礎的なケアから、地域および居住系施設の双方で提供される集中的なケアサービスにまで及ぶ。これらのサービスに対する政府の支援としては、様々な規制の下で医療サービスや福祉サービス、所得支援の提供に関する各種政府機関の役割を発展させながら実施される多くの事業を通じて行われている（オーストラリア高齢者保健省：Australian Department of Health and Ageing(ADoHA)(2010c)）。急性期ケアは医療サービスの提供と病弱な高齢者に対する所得支援として連邦政府がその役割を担うことになったのに対して、慢性期の高齢者ケアは通常、福祉サービス部門の外側で伝統的に州政府の責任で行われてきた(Cullen(2003a))。

高齢者の医療と福祉に対する連邦政府全体の支出は、2010年から2011年で政府予算の17.1%を占め、GDP（国内総生産）の4.3%と推計されている。この支出額はこの10年で名目2倍以上となった。全体の支出が拡大する中で、所得支援からサービス提供までの支出配分は見直されてきた(2000年から2001年には高齢者の医療と福祉のニーズに対する連邦政府の支出の56%が所得支援であったが、2010年から2011年には53%となった)。高齢者ケアへの支出の中で、ケア提供者と地域におけるケアへの支援として居住系ケアからの支出配分の見直しを行っており、後の集計によると、2000年から2001年には高齢者の医療と福祉のニーズに対する連邦政府の支出は全体の3.7%であったが、2010年から2011年には6.2%となった(オーストラリア高齢者保健省：ADoHA(2010d))。

人口高齢化とその進行は、高齢者の医療と福祉のニーズに対する支出拡大の大きな牽引役となった。オーストラリアは他の先進諸国に比べて若年人口割合が高い一方で、高齢者人口、特に85歳を超える人口が最速で増加する国の1つでもあり、今後20年から30年の間に他の先進諸国と同様の人口構成になると見られている。この25年で65歳を超える人口は総人口の10.5%から14.0%に増加し、85歳を超える人口は0.8%から1.9%に増加した（オーストラリア統計局：ABS（2008a, 2008b)）。平均寿命は特に高齢者において伸びが続くことが予想されており、そうした人々が最大のサービス利用者となる（Linacre（2006））。この人口高齢化の結果として、高齢者ケアに対する連邦政府の支出は、2009 年から 2010 年の対 GDP 比 0.8％から、2049 年から 2050 年には 1.8％に増加すると推計されている。これは対 GDP 比 4.0％から 7.1％に増加すると予測される医療費と、対 GDP 比 2.7％から 3.9％に増加すると予測される老齢年金よりも絶対額としては相対的に少ない（オーストラリア政府（2010））。しかしながら、増加率は高齢者ケアに対する支出が最も高いのである（医療費の＋ 78%、老齢年金の＋ 44％に対して高齢者ケア支出は＋ 125％である）。

6.2.1　制度の状況～幅の広い医療部門と福祉部門
Context – the broader health and welfare sector

幅の広い医療サービス部門に関しては、規制の役割と責任は必ずしも公的負担の割合に沿って分けられておらず、連邦政府と州政府で共有されている。州政府は一義的には、民間病院の認可と登録を含む、病院での医療サービスの質に対する規制に責任を負っている。連邦政府は、血液とその製造、医薬品、療法に用いる材料・装具に関する安全と質の規制に責任を負う。医療専門職の登録は伝統的に州政府の管轄で行われてきたが、近年は連邦政府に責任を移譲させる動きも出始めている（オーストラリア厚生省：AIHW（2010, 7–11））。

オーストラリアの連邦政府は、一次医療のほとんど、診断と技術を含めた特定の医療サービス、民間病院サービスを含む患者の私的な医療費の支援を行う国の給付制度に対して、公的資金の投入と制度管理の責任を有する。また、連邦政府は、薬剤処方に対する給付についても、公的資金の投入と制度管理の責任を有する。これらの制度は、患者の医療費の一部を患者に償還し、すべての国民を一律に給付対象とするものである。急性期ケアのほとんどは公的病院によって提供され、公的病院には連邦政府と州政府の共同で公的資金が投入されている。一次医療については一義的には州政府によって管理される。しかしながら、人口に占めるかなりの割合は、特に外科的手術においては民間病院も利用しており、人口の 40％以上が民間医療保険による給付を受け、患者への給付は連邦政府の税償還制度を通じて行われる [2)]。

2）オーストラリアにおける民間医療保険では、民間病院サービスの利用が一義的に行われ、これに加えて歯科、理学療法、眼鏡のような非病院でのケアに対する給付も含まれる。現在、オーストラリアでは、一部での特定の法的制約と歴史的要因に加えて、民間医療保険の機能

2009年から2010年において、オーストラリアにおける医療費支出（高齢者ケア以外）は対GDP比9.4%に達した。この支出の約3分の1は高齢者の医療的ケアのニーズに対するものであった。医療部門全体を通して財源の3分の2以上が政府によって負担され（69.9%）、残りは患者の一部負担金と民間医療保険による支払いを含む非公的財源によって賄われている。公的財源の約3分の2（63.4%）は連邦政府が負担し、3分の1は州政府と自治体が負担している（オーストラリア厚生省：AIHW（2011b））。

2010年から2011年では政府と患者による高齢者ケアサービスへの総支出は、対GDP比1.0%以上であり、1986年には0.5%未満であった。現在、連邦政府はケア利用者によって支払われる一部負担金を一義的に組み合わせて長期療養ケアサービスの財源の約70%を賄う、ほぼ唯一の公的出資者となっている（オーストラリア高齢者保健省：ADoHA（2010d））。

医療以外についてみると、連邦政府は、失業者や年金生活者、障害者、身の回りの世話する者（在宅で障害のある家族を介助する者）、支援を必要とする低所得者に対する所得支援の提供に責任を有する。これとは対照的に、地域や慈善団体は、様々な政府機関による公的支出や規制の主体的取り組みの中で支援を提供してきた。地域や慈善団体による事業に対する公的支出や規制内容にはかなりのばらつきがあるが、一般的には、連邦政府が国の主体性を発揮し公的支出を行い、州政府はサービスの直接的な提供と規制について責任を負うというのがパターンの1つであった（オーストラリア厚生省：AIHW（2011b：338-357））。

6.2.2　高齢者ケア部門　The aged care sector

オーストラリアにおける公的な高齢者ケアの提供は、特に利用者に対するケアの提供と料金に関して詳細に規定されている（Cullen（2003b））。政府事業の外側では、高齢者ケアについて、特により集中的なケアサービスにおいて、小規模だが完全な民間市場が存在する。しかしながら、サービス付き民間宿泊施設、或いはサービス付き住宅の市場は拡大しており、それらは州政府の規制を受ける。この規制は利用者がケア事業者から提供される施設の料金支払いにおいて適切に扱われることを保証する、一義的には保護を規定するものであり、

も国際的に制限してきた一部の需給規制のために、長期療養ケア保険市場は存在しない（生産性委員会：Productivity Commission（2011：116-118）、Cullen（2003a））。

サービスの質にまで及ぶものではない。

高齢者ケアサービスへの公的支出と規制によって行われる事業には主に2つある。1つは、居宅および地域包括ケア（Residential and Packaged Community Care）事業に関連しており、連邦法「高齢者ケア法（the Aged Care Act 1997）」によって規定された。2つめは、ケアの集中度の低い、居宅および地域包括ケアサービスの提供を支援する事業に関連するものである。

1つめの居宅および地域包括ケア事業は、オーストラリアにおける住まいと地域施設で生活する高齢者に対して、集中的なケアと高度・低度の長期療養ケアの提供を行うものである。これらの事業の下では、高齢者ケアの「場」は、居住系ケア施設におけるベッドに等しい標準的なユニットか、或いは、幅広く一律に包括的サービスが提供される個人の居宅かになる。ケア事業者は、受給資格を持つケア利用者で満室となるか、或いは利用者がサービスの提供を受けることで日々の報酬を得る。地域包括ケアでは、居宅で生活する者のために個人ごとに計画、調整したケアの提供を行う。そこには、身の回りの世話や看護ケア、社会的支援、約束の変更、家事支援、食事の準備、住宅改修とその維持など、居住系施設で提供されるサービスよりも幅広いサービスが盛り込まれている。

「高度のケア（high-level care）」と「低度のケア（low-level care）」という用語は、公的支出や利用料、ケア事業者によるサービス要件に関するオーストラリアの規制において特別な意味を持っている。低度のケアとは、歴史的に高齢者の住まいで提供されるケアである。高齢者の住まいは1950年代に公共住宅や退職者向け住宅を中心に建設され、1990年代後半の構造改革ではナーシングホームとは別に優先的に公的支出が行われた。高度なケアとは、ナーシングホームで提供されるケアである。ナーシングホームは1960年代に医療・病院制度の中で設立され、1990年代後半の構造改革では居住系ケア事業のもう1つの優先事項として行われた（Cullenn（2003a：74-76））。

低度のケアは、例えば、衛生管理や医薬品、食事といった一部のケアや支援を必要とするが、自立した生活を維持するための看護ケアや特別な療法に対する継続的なニーズを持たないケア利用者に提供される。低度のケア利用者は、看護師よりも介護従事者からの支援を一部必要とするが、自立した状況にあるのが典型的である。他方、高度のケアは、機能的に高度な介助を必要とし、直接的な看護ケアを一定程度含む24時間ケアを必要とするケア利用者に提供されるのが典型的である。高度のケア利用者は、ADL（日常生活動作）や複合的な疾患など、少なくとも1つの領域に高度な支援を要するか、ほとんどの領域に一定の支援を要する。例外となるのは、（徘徊などの）行動への支援のニーズである。高度な行動への支援や認知症への支援を必要とするものの、他の支援によるニーズがほとんどないケア利用者は低度のケア利用者に分類されるが、看護ケアサービスを高度に要すると認定される場合には追加的な給付を受けることができる（オーストラリア高齢者保健省：ADoHA（2011c））。

公的高齢者ケアサービスに対する給付は、厳格に管理されている。ケア事業者の認可要件に加えて、給付対象となる場所にはケア事業者数の制限もある。新たに認可を受ける場所は、ニーズに基づく設置計画によって配分され、この計画は70歳以上の人口動態からサービス需要の成長性を勘案したものとなる。現在のサービス供給の基準は、70歳以上人口1,000人あたり113か所であり、その内訳は、高度ケア施設44か所、低度ケア施設44か所、高度ケア地域包括ケア施設4か所、低度地域包括ケア施設21か所となっている。新たに認可を受ける場所は毎年、相対的なニーズによって配分され、ケア事業者は競争的な質の高さに基づく認可手続きによって選ばれる（Cullen（2003b）、オーストラリア高齢者保健省：ADoHA（2010c））。

オーストラリアでは、居住系ケア施設が一義的に永続的なケアを提供している。認可場所の少ない地域では、短期のレスパイトケア（介護の休息）も認められている。最近まで、公的なリハビリテーション、或いは回復期ケア、亜急性期ケアを提供する施設はほとんどなかった。公的居住系ケアではそのような動きをしたがらなかったのである。2005年に国はケア転換事業（Transition Care Programme）を開始したが、それは低度集中的な支援やリハビリテーションを必要とする高齢者への限定的な亜急性期ケアの提供を目的とするものである（Gray *et al.*,（2008））。サービスに対しては連邦政府と州政府の共同で公的資金が投入され、州政府はサービス提供の管理を担う。サービスが地域と居住系ケア施設のどちらで提供されるかについては弾力的であるが、実際にはサービスの約3分の1が居住系ケア施設で行われている。

居住系ケアサービスには、厳格な認証と質の基準に対する監視体制が義務付けられており、その方法としては質を高める誘因を与えることよりも最低限の基準を満たすことを保証するように設計されている。地域密着型ケアに対する質の枠組みについては居住系ケアに対するその発展に遠く及ぶものではない。

高齢者ケアサービスへの公的支出と規制によって行われる事業の２つめ（居宅および地域密着型サービス）では、高齢者、障害者とその世話をする者が可能な限り自宅での生活を継続できるためのケアを提供しており、それによって、居住系ケア施設への入居を避けるか遅らせせることを意図している。最近までこれらのサービスに対しては連邦政府と州政府が共同で公的資金を投入しており、州政府は新規サービスの許可とサービス提供の管理、サービスに対する規制に対して責任を負うことになっている。

一部の集中的、複合的なケアを含む様々なケアマネジメントが提供される一方で、居宅および地域密着型ケアサービスは、通常は個人への介入や調整不可能な介入として提供される。サービスには庭の手入れや食事、地域での移動、住宅改修、身の回りの世話、地域看護をといった支援が含まれる。多くのサービスは、地域のニーズに対応する草の根活動として発展してきており、サービスの提供内容や管理方法については州によって、或いは州の中でもかなりのばらつきがある。また、サービスの利用可能性や複数のサービスの組み合わせについても同様にかなりのばらつきがある。サービスは概ね、サービス事業者に対して支払う固定的な公的資金によって賄われる。公的資金の投入は概して歴史的な決定に基づき行われるものであるが、サービス事業者への公的資金の配分が年々増加しているため、質の問題を考慮しつつ、地域のニーズに沿った規模に基づいて行われている。小規模の地域団体から幅広くサービスを運営する大規模事業者、時には全国でサービスを提供する事業者に至るまで様々な種類のサービス事業者に公的資金が投入されている（オーストラリア高齢者保健省：ADoHA（2010c, 2010e））。

質に関する報告内容については発展を続けてきたが、州による差やサービスの種類による差は非常に大きい。質を含むケアの成果に関する継続的な改善は25年以上前に事業が始められて以来、重視されてきた（オーストラリア会計検査院（Australian National Audit Office：ANAO）（2000）、オーストラリア議会（1982, 1985a, 1994））。これらの発展については本章の後半でより詳細に述べる。

この20年から30年、人口の高齢化のみならず、事業の拡大とサービス対象地域の拡大によって、サービスの急激な成長が見られた。特に、低度のケアサービス、高度のケアサービスの双方を含む、居宅で利用可能なケアサービスは劇的に拡大してきた。また、連邦政府と州政府による支出も特にこの25年間で急増し、この期間に公的資金の投入とサービス提供の双方で連邦政府の役割は拡大したのである。

6.3　居住系ケアの質に対する規制内容

Arrangements for regulating the quality of residential care

高齢者に対する居住系ケアサービスについては、連邦政府の公的資金の投入による規制が行われており、サービスの提供は一義的には非政府部門によって行われている。非営利部門(地域団体や慈善団体)によって提供されるサービスは全体の約60%であり、民間営利部門によって提供されるサービスは全体の約35%である。州政府と自治体はサービスに対する規制にまったく関わっておらず、ごく一部の縮小傾向にあるサービス数を提供するに留まる(オーストラリア高齢者保健省：ADoHA(2010c：37))。居住系ケアの提供に関する役割は連邦政府によって担われ、認可されたサービス提供の場所を通じたニーズに基づく枠組みは、政府が権限を行使する地域からの強い要望を生むことに加え、居住系ケア事業者に対する質の要件を課す強い根拠を与えてきた。また、ニーズに基づく枠組みは、医療の成果への影響を示すデータは不足するものの、様々な地域における利用可能なサービスについて、幅広い、一貫した支援を行うことによって、高齢者とその世話をする者に対する質の成果の向上を促したのである。

高齢者ケア法(the Federal Aged Care Act 1997)では、高齢者ケアサービスに対する公的支出、規制、認可に関する法的な枠組みを与えている。法律では、建設許可や居住施設の認可、サービス提供や苦情対応、利用者の権利に対する継続的な改善を含む居住系ケアに対する国としての質の保証の枠組みを与えている。質の高いケアと施設の促進は、高齢者ケア法の特に重要な目的となっている(Section2-1(1)(b))。現在の内容では、複数のレヴェルで質と基準に対する規制を課している。

- ケア事業者が公的ケアの提供の認可を受ける前に遵守しなければならない申請要件は、オーストラリア高齢者保健省(ADoHA)によって管理される。本法は、運営者に犯罪歴があるか、経済的余力があるか否かを含む、質、さらには特徴や整合性の問題を重視するものではない。
- 高齢者ケア基準認定機構(Aged Care Standards and Accreditation Agency：

ACSAA）によって行われる初期の認証手続きでは、ケア事業者が適切なケアを提供するケアの過程と体制を有することを証明する特定の基準の審査を受ける。

・ 高齢者ケア基準認定機構（ACSAA）による基準の認証では、同機構による継続的な監視も行われる。認証は 1 回限りのものではなく、事業者に対して事前告知のある訪問調査と事前告知のない訪問調査（年 1 回以上）による法令の遵守状況の継続的な監視と、管理部門やその他の情報に係る調査を行う。
・ 国立苦情調査制度（National Complaints Investigation Scheme）を立ち上げ、ケア利用者、或いはその代理人から指摘される特定の個人の苦情内容を検討する。
・ 高齢者ケア基準認定機構（ACSAA）と国立苦情調査制度の双方、或いはどちらかからの情報に基づき、オーストラリア高齢者保健省（ADoHA）が法令遵守監査を行う。
・ 公的権利擁護、支援サービス、地域訪問者制度を含むその他の主体的取り組みを行う。

図 6.1 は、居住系高齢者ケアに含まれる主要な組織の概要が示されている。

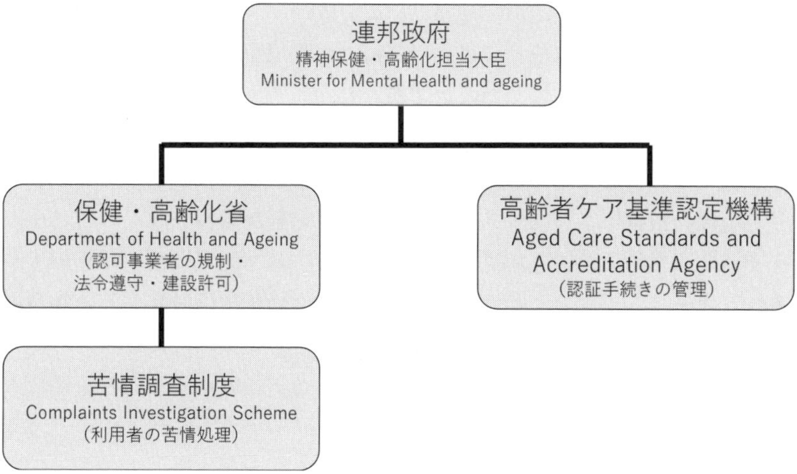

図 6.1　オーストラリアにおける居住系高齢者ケアの質に対する規制機関

出典：筆者作成

現在のケアの質の枠組みの起源は、1980年代半ばから1990年代後半にかけて行われた制度改革にまで遡ることができる（オーストラリア法制度改革委員会：Australian Law Reform Commission：ALRC（1995）、オーストラリア議会（1985b）、Braith *et al.*,（1993）、Gregory（1993, 1994）、Ronald（1989））。ケアの質の問題に対しては、特定の悪質な事例を含め厳格な公的監視が義務付けられ、政策担当者にとって継続的な重点項目となっている。1980年代半ばに行われた一部の改革では、ケアの過程に対する監視基準は、利用者に提供される大まかなケアの時間数に基づき標準化された給付規定と共に、居住者に対するケアの質と生活の質（QOL）を重視するナーシングホームに導入された。監視基準は、1991年に高齢者ケア施設（低度の集中的サービスを提供する高齢者ケアホームはナーシングホームよりも個々人へのサービスを重視する）にまで拡大された（Cullen（2003a）：63–67, 71–74）。

これらの改革は重要な改善をもたらすと考えられたが、他方でケアの質の問題は国民の重大な関心を集め続けた。加えて、オーストラリア高齢者保健省（ADoHA）によって行われるケアの過程の監視基準は、居住系ケア業界に緊張感を与えるものとなった。これらの内容の発展は政策担当者の重大な関心の的となっていたが、1990年代後半になって重要な変化が起きた。それは公的高齢者ケア施設と公的ナーシングホームを統合することに加え、ケア事業者に対する報告義務を簡素化する、大幅な構造改革が行われたのである（オーストラリア議会（2005）、Gray（2001：5–8））。この改革でもう1つの契機となったのは、安全性を改善し、居住者により自宅に近い環境を提供するための建物の構造の質を改善する必要が生じたことであった。

質に対する規制の変更では、継続的な質の改善に対する大きな誘因を与え、ケア事業者の法令遵守への労力を削減するために、個々の質の低いケアの事例よりも制度の根幹にさらにメスを入れ、認証と審査が重視された。これらの変革を支援するために、独立組織である高齢者ケア基準認定機構（ACSAA）が設立され、オーストラリア高齢者保健省（ADoHA）の役割は減り、その代わりに法令遵守の監査活動を重視するようになった。さらに業界に投じられる追加的な公的資金によって、建物の質に対する投資と改善に転換することを保証する建設認可の規定が導入されたのである。

6.3.1　認可と法令遵守の監査内容
Accreditation and compliance arrangements

認可手続きは、居住系ケア施設におけるケアの質に対する規制が中心的内容となっている（オーストラリア高齢者保健省：ADoHA（2007）、高齢者ケア基準認定機構：ACSAA（2011）、オーストラリア会計検査院：ANAO（2003））。高齢者ケア施設は 44 項目のケアの成果と 4 項目の基準について審査を受ける。そこには、運営体制や人員配置、組織的発展、健康と身の回りの世話、居住者の生活様式、身体的環境、安全体制が含まれる。幅広い公的支出の枠組みではどのようなサービスに支出を行うか追加的な見直しが行われるものの、特別のニーズを持つ対象への特別な支出は一切ない[3)]。むしろ枠組みでは人種や文化、言語、社会的選択、地域的選択にかかわらず、各居住者のケアのニーズに一般的な基準を適用することで、居住者にそれぞれ事情が異なることを認識させるのである。オーストラリア政府は、現在、これらの基準の見直しと改善、簡素化の作業に着手している。この作業の重要な目的は、居住者中心のケアとさらなるケアの要件の明確化を重視していくことである。

認可手続きでは、高齢者ケアホームが自施設評価を行うこと、そして高齢者ケア基準認定機構（ACSAA）から派遣される指定の高齢者ケアの質の監査チームが居住者とその家族、職員、経営者への聞き取り調査を含む現場の監査を行うことを可能にしている。これらの監査には通常、完了までに 2 日から 4 日を要する。高齢者ケア基準認定機構（ACSAA）は、監視と支援、監査結果と、ケア事業者とオーストラリア高齢者保健省（ADoHA）から得られる情報を含めたその他の適切な情報を勘案し、サービスと認証期間の認可の可否を決定する。認可決定の結果は高齢者ケア基準認定機構（ACSAA）のウェブサイトに公表される。また、高齢者ケア基準認定機構（ACSAA）は、居宅ごとに少なくとも 1 度は事前告知のない「連絡支援（support contact）」訪問調査を行うことも要件としている。連絡支援は常に現場の監査や再審査による認証よりも短時間

---

3) 高齢者ケア法（the Aged Care Act 1997）Section11.2, 72.3.：本法において特別のニーズを持つ対象とは、アボリジニの先住民とトレス海峡諸島民、英語を主言語としない者、過疎・遠隔地の居住者、経済的・社会的に不遇な状況にある者、退役軍人、ホームレス或いはホームレスになる可能性の高い者、介護休業となっている者（州政府の保護下にあった者が、現在はその資格がない、或いは政府による一部の支援を受ける者）を指す。追加的な公的支給は、特別のニーズに関連するケアのニーズを再検討の上、生活能力に応じてケアの現物給付が行われるものとする。

の訪問に留まり、ケアホームの施設体制をより簡素に確認する。通常は半日か1日をかけて2名の監査官による訪問調査が行われる。また、高齢者ケア基準認定機構（ACSAA）は、法令遵守状況に対する継続的な監視と業界への周知と教育を通じて、オーストラリア高齢者保健省（ADoHA）と共に重要な役割を果たしているといえる。

中央の政府当局に加えて、高齢者ケア基準認定機構（ACSAA）は、オーストラリア全域に5つの地域当局を設置し、各地域当局は特定の地域に対して責任を負う。2011年6月30日現在、高齢者ケア基準認定機構（ACSAA）は406名の監査官を登録しており、そのうち122名は常勤職員である。常勤職員と非常勤職員のバランスは業務の需要に応じて弾力的に契約を行い、61%（249名）は登録看護師であり、監査官も地域固有の文化や言語能力のような特定の文化的専門性に基づいて登録される。2010年から2011年において、高齢者ケア基準認定機構（ACSAA）は5,121回の訪問調査を行い、ケアホーム1施設あたり平均1.75回の目標に対して2回の訪問調査を行った。なお、5,121回の訪問のうち、3,488回の訪問は事前告知のないものであった。

オーストラリア高齢者保健省（ADoHA）は、法令遵守に係る監査官による地域のネットワークを通じて認証基準の遵守状況を監視している。オーストラリア高齢者保健省（ADoHA）は最終手段としての制裁措置を含め、法令遵守の監視活動に責任を負う。制裁には助言者、或いは管理者との面談、ケア事業者の負担による職員研修の実施、新規居住者への給付の停止、すべての居住者への給付の打ち切りが含まれる。2010年から2011年において、担当省はケアの質に関連する法令遵守の違反について79件の警告を発し、ケアホーム11施設に対して制裁措置を課した。そのうち4件は2011年6月30日まで制裁が続いた。認可ケア事業者の取り消しを回避するために、すべての制裁で管理者、或いは看護経験のある助言者との面談が義務付けられた。新規居住者への給付の停止措置を受けた1件を除き、7件のすべての制裁で職員の再研修が命じられた。

「リスクのある」サービスの早期発見と質の低いケアの特定と支援の提供への対応力は、様々な規制の枠組みの中での知識の集積と共有に依るところが大きい。高齢者ケア基準認定機構（ACSAA）、苦情対応、法令遵守の管理手続きといった様々な規制の枠組みの中で情報交換が行われる一方で、近年の政府調査により一部の限界や有効な改善策が明らかになってきた。利用者の満足度については、事態の悪化や苦情の訴えが見られる場合、或いは監査官による一部の聞き取り調査が行われる場合、その情報を基にその後の手続きを説明するのみで、体系的に検討されていないのである。さらに言えば、高齢者ケア基準認定機構（ACSAA）とオーストラリア高齢者保健省（ADoHA）は、共に注視すべきケアホームを特定するために、リスク指標を含めた独立したデータセットを管理している。通常は現在の方法により特定の事故や訪問調査、苦情によって悪質なケアの個別事例を特定し、警告することが効果的であると考えられるが、部門横断的なリスクを特定し、警告することは効果的であるとはいえない。これらのリスク要因の例としては、経営者の変更、熟練看護職員を含む重要な職員の離職、経営体制の変更、入居者数の急増、居住者ニーズの複合的変化、建設事業・移転、適切な職員研修による支援のない業務過程や手続きの変更、経営戦略或いは組織の再編、業界内の意見衝突といったものが含まれる。リスク調査の改善は、オーストラリア高齢者保健省（ADoHA）によって、リスクを伴うサービスの特定のための戦略、部門横断的なすべての高齢者ケアサービスに関する利用可能なデータ収集を含めたケアの利用者とケアの過程に関するデータの、より良く、かつ体系的で統合的な利用を可能にする新たな作業として優先的に行われた。

6.3.2　質の枠組みの効果　Effectiveness of the quality framework

質の規定に関する改革により、この 20 年から 30 年でケアの質と建物の質についてはかなりの改善がみられたように思われる。これらの基準に適合したケアホームの割合は 2011 年 6 月 30 日時点で 99.7％にまで増加し、建設認可要件の追加によってプライバシーや居住空間、防火対策に関する改善が見られた。同様に、近年の審査ではケアの質に関する規定の有効性について複合的に審査することが提案され、制度の成果を評価するための明確なデータと方法は不十分であるものの、認可制度は概ねケアの質への正の効果があったと考えられている。「キャンベル・レポート（Campbell Report）」として知られる、認可規定に関する 2007 年の報告書では、認可は効果的であったことが記されており、特に、ケア部門から質の悪いケアホームを排除したこと、最低基準を設置したこと、部門横断的な基準を増設したこと、政策的な一貫性のなさが改善されたこと、継続的な質の改善と居住者重視のケアを重視したことにおいて効果的であったと結論付けている（オーストラリア高齢者保健省：ADoHA（2007））。

認可基準の遵守状況に関する調査によって、すべての成果が基準を満たすと評価されたケアホームの数は2000年の63.5%から2010年には90%以上に増加し、この10年でケアの質に関して劇的、かつ継続的な改善が図られたことが明らかになっている（生産性委員会：Productivity Commission（2011：189-195））。

しかしながら、制度は圧倒的多数のケアホームによる最低基準の遵守の保証に効果的に機能しているようではあるものの、質の向上に対する誘因を与えることには至っていない。より厳しい規制環境と競争制限的な考えは、サービス需要の超過供給を伴うため、利用者による主権の発揮と選択を制限することにつながる。

近年は、高齢者ケアホームの増加に伴う競争の高まりから、平均的な入居率は一部減少傾向が見られるようになったが、これは地域密着型ケアの利用が拡大したために、一部の地域で利用者数の潜在需要が減少してきている可能性がある。国全体での平均入居率は2002年3月の約96%から2010年4月の92%へと安定的に減少した。入居率は地域や郊外によってばらつきが大きいものの、入居率の段階的な減少傾向はあらゆる地域で見られた。2010年4月時点で郊外では90%、過疎地域では82%であったのに対して、主要都市での入居率は92%であった。また、入居率はサービス規模とも相関しており、サービス規模の小さい方が入居率は低く、不安定な傾向が見られる（オーストラリア高齢者保健省：ADoHA（2011b））。

最近の政府による主体的取り組みの中では、サービスの利用を検討する利用者とその家族に対して、情報に基づく選択をさせるために地域における様々なケアホームの質の成果を含む追加的な情報の提供が行われてきた。現在までのところ、その情報は一義的には、サービス事業者が様々な法令基準を満たしているかどうかに限られている。高齢者ケア基準認定機構（ACSAA）はその決定を行い、監査官の報告書を公表させているものの、利用可能な情報は包括的なものに留まり、情報に基づく利用者主権を発揮させることにはつながっていないと批判を受けた。しかしながら、近年は、ケアへの公的支出や看護師・職員の配置のような潜在的な資本に関する情報に基づき、高齢者とその家族の選択権を発揮させる質の指標を追加的に公表するなど、質の保証の枠組みを拡大することへの関心が高まってきた（生産性委員会：Productivity Commission（2011：207-218））。

ケアの質の成果を測定する枠組みは一般に発展途上であり、それは基準の遵守を超えるものでもあり、公的給付はケアの質の成果と関連していない。それは提供されるサービスが基準を満たすこと、或いは法令違反の部門の修正するために行われる活動であり、居住者の状態に基づく公的給付内容を比較することができる。近年の政府の調査では、認可規定による最終的なケアの質への効果を示す定量的調査の不足と幅広い部門におけるケアの質の成果指標の発展の必要性を指摘する一方で、認可規定はケアの質に正の効果をもたらしたと結論付けた。利用者とその世話をする者に対する調査を含めた質の指標の発展は、さらに優先的に取り組むべき作業であると指摘された（オーストラリア高齢者保健省：ADoHA (2007)、オーストラリア会計検査院：ANAO (2011))。

6.4　地域密着型ケアの質に対する規制内容

Arrangements for regulating the quality of community care

地域密着型ケアサービスにおけるケアの質に対する規制は、居住系ケアに比べてかなり発展途上であるが、徐々に発展してきた多様な事業の内外で大きく変化してきた。これらの事業の中には、公的給付の対象となる地域包括ケアや居宅および地域密着型ケアサービス、復員軍人の在宅ケアが含まれる。それらは歴史的に、質、審査、資格、利用者の変更に関して全く異なる規定となっていた。

様々な地域密着型ケア事業に対する規制とそれらの居住系ケアとの比較については表 6.1 に示される。

6.4.1　地域包括ケア　Community care package

地域包括ケアは、居住系ケアサービスとして同じ連邦法によって規定されている。この地域密着型ケアの提供は、連邦政府による高齢者ケア事業の中で重要な部門に位置付けられた（地域包括ケアに対する公的支出は 2009 年から 2010 年で高齢者ケア予算全体の 20％以上を占める）。規制内容と公的資金の投入範囲としては居住系ケアのそれに比べて幅広いものとなっている。居住系ケアと同様に地域包括ケアの受給資格は、高齢者ケア審査チーム（Aged Care Assessment Teams：この医療専門職の学際的なチームに対して州政府から公的支出が行われる）によって決定され、支援を受けるそれぞれのケアの利

表 6.1　オーストラリアにおける居住系ケアおよび地域密着型ケアに対する規制

	居宅および地域密着型ケア事業(Home and Community Care)	地域包括ケア(Community Packages)	居住系ケアサービス(Residential Care Services)
事業者の申請要件と財源配分	州によって異なる。連邦政府は 2012 年 6 月からほとんどの州で運用上の責任を負う。	認可事業者を法で定め、高齢者ケア法 *1 の下でニーズに基づき財源配分を行う。	認可事業者を法で定め、高齢者ケア法 *1 の下でニーズに基づき財源配分を行う。
質の保証管理機関(～ 2011 年 3 月)	州政府によって管理される。	オーストラリア高齢者保健省 *2 高齢者ケア法 *1 の下で通常の地域の基準の策定が義務付けられる。	高齢者ケア基準認定機構 *3 が連邦政府に報告する。高齢者ケア法 *1 の下で質と認可基準の策定が義務付けられる。
質の保証管理機関(2011 年 3 月～)	高齢者ケア法 *1 の下で通常の地域の基準の策定を義務付けられる。		
質の基準(～ 2011 年 3 月)	州による様々な基準規定	3 基準(成果 18 項目) ・効率的経営 ・適切な利用とサービス提供 ・サービス利用者の権利と責任	4 基準(成果 44 項目) ・経営体制、人員配置、組織的発展 ・健康管理と身の回りの世話 ・居住者の生活環境 ・身体的環境と安全管理体制
質の基準(2011 年 3 月～)	3 基準(成果 18 項目) ・効率的経営 ・適切な利用とサービス提供 ・サービス利用者の権利と責任		
苦情の処理手続き	州による様々な手続き内容。連邦政府は 2012 年 7 月からほとんどの州で運用上の責任を負う。	オーストラリア高齢者保健省 *2 において苦情調査制度が運営される。独立監査官である、高齢者ケア監査官(Aged Care Commissioner：法定の管理官)が苦情調査制度の成果を検討する。	

*1 高齢者ケア法 (the Aged Care Act 1997)
*2 オーストラリア高齢者保健省 (Australian Department of Health and Ageing：ADoHA)
*3 高齢者ケア基準認定機構 (Aged Care Standards and Accreditation Agency：ACSAA)
出典：筆者作成

用者に対して 1 日あたりの公的給付が行われる。この居宅および地域密着型ケア事業の契約には様々な審査内容が含まれており、各事業者が申請し、審査が通れば規定の補助金が支給される。また、利用者の料金も大きく異なる。地域包括ケアの事業者は、同様に事業者としての申請要件が義務付けられており、ニーズに基づく計画によって事業所在地での認可を受ける。事業者は年に 1 度の巡回監査を通して認可事業者として継続認可され、その際には料金体系よりも質に基づく競争的な認可手続きが採られている。質の基準に関する審査は、一義的には要件に関する報告書と事業者による自施設評価報告書に基づいて行われる。事業者には個々の居宅において提供されるサービスの質を評価する責任が伴うが、近年は継続的な質の審査と、オーストラリア高齢者保健省(ADoHA)による利用者とその世話をする者からの聞き取り調査を重視する傾向が強まっている。

地域密着型ケアに対する質の枠組みがいま一つ厳格さを欠くものとなっているのは、地域包括ケアが近年、発展したものであるためともいえる。低度の包括的ケア（ケアの要件を満たす者に対する支援内容は居住系ケア施設で低度のケアを受けながら生活する者と変わらない）は1990年代初頭に導入されたが、この10年で高度の包括的ケアばかりが重視されるようになった。また、地域密着型ケアに対する質の枠組みは、質の標準化が本来的に難しく、かつ質の測定も難しく、ばらつきの大きい集中的サービスの影響も受けている。加えて、地域密着型ケアの質に対する関心は高まっているものの、それらは居住系ケアの質に対する不安や関心を惹起させることにはならなかった。これは提供される公的ケアが身の回りの世話の一部に過ぎないと見られ、サービス事業者が利用者の全人的な幸福感の獲得に責任を負うという期待にまでは至らなかったためでもある。基準において重視された項目としては、獲得されるケアの質の成果よりも提供される資源の質が対象となっているのである。

6.4.2　居宅および地域密着型ケア事業 The Home and Community Care Programme

居宅および地域密着型ケア事業によって提供されるサービスは、一義的には州政府によって管理されてきた。給付と認可事業者の決定は、通常は年に1度、地域のニーズと質の問題を勘案する給付審査を通じて行われる。全国的なサービスの質に関する利用可能なデータがほとんどない中で、州政府は質の監視と高等機関からの改善報告について責任を負ってきた。復員軍人の在宅ケアでは、居宅および地域密着型ケア事業と同様の支援が行われるが、サービスについては自ら質に関する基準を設置する復員軍人省（the federal Department of Veterans'Affairs)から給付を受ける。

近年の改革では、一般の基準の枠組みの下で様々な事業を行うよう求められた。2011年3月に始められた一般の基準を設置する新法では、包括的ケアと居宅および地域密着型ケアサービス、介助者レスパイト（介護の休息）事業(the National Respite for Carers programme）の下で提供されるサービスという

3つのサービスに対して適用している（オーストラリア高齢者保健省：ADoHA (2010b)）。この法律では、連邦政府によって管理される地域包括ケアに質の規定を行い、歴史的に居宅および地域密着型ケアサービス事業の下で州政府によって管理されてきた各種サービスの質について効果的に標準化している。基準には3つの幅広い基準を対象とする成果18項目が含まれている。(1) 効率的経営、(2) 適切な利用とサービス提供、(3) サービス利用者の権利と責任の3つである。質の保証モデルとしては、近年の地域包括ケアで発展してきた内容に基づいている。この枠組みの下で、これらのサービス事業者は最低3年に1度の基準に係る事業に対する報告と質の審査の完了が義務付けられている。質の審査は4段階の過程を踏むことになっており、最初に自己評価報告書、次に書類審査、第3に2つの審査機関の審査官で組織されるチームによる訪問調査、第4に要件となる法令遵守の活動を含む届出と適切な継続調査である。全体として、この手続きには届出から質の審査の終了まで約20週を要する。また、現場の訪問調査は通常、その完了までに6時間から8時間ほど要する。

意見や苦情も含めたサービスに対する利用者の感想は、「地域密着型ケアに対する権利と責任憲章（a Charter of Rights and Responsibilities for Community Care）」によって守られており、この憲章は、2009年10月1日に連邦法の枠組みの一部に加えられた。憲章では、ケア利用者の権利を明確にし、サービス事業者の責任を認識させることを支援し、サービスがどのように提供されるかをよりわかりやすく提供するよう定められている。

6.5　その他の規制　Other regulation

高齢者ケア部門に適用される質に関するその他の規制としては、医療、職員、建物、安全性に関する要件があり、それは連邦政府によって高齢者ケアの認可と建築許可規定の一部として適用される要件とは別に追加される。技術や資格、研修といった要件を含む職員登録規定は、別の部門で連邦政府が近年、より国として一貫性を持った成果を得る観点から大きな役割を果たす方針を採ってきたものの、高齢者ケア部門に対するその他の規制については、従来通り、州政府の管轄下で行われてきた。2010年7月1日には連邦法の下で国の登録と認可について規定され、その対象にはカイロプラクティック施術者、歯科医、医師、看護師、助産師、検眼医、整骨医、薬剤師、理学療法士、足治療師、心理士を含む 10 職種の重要な医療専門職が含まれた。この規定では、オーストラリア医療従事者登録機関（the Australian Health Practioner Registration Agency）（www.ahpra.gov.ac 参照）によって管理されている。また、看護師の対患者比率や高度のケアを必要とする利用者に対する 24 時間対応のケアについても州の法律で様々な要件が定められている。

高齢者ケア利用者に対する医療サービスの提供は、医療従事者の質や採用、給与規定を含め、高齢者ケア事業にのみ適用される規制の枠組みを通して管理されている。高齢者ケア利用者に対する医療サービスのほとんどは、国の診療報酬体系の下で連邦政府からの給付による支援を受けながら、かかりつけ医と医療専門職によって個別に提供される。居住系ケアサービスの運営者は看護師と、理学療法士のような関連する医療専門職を採用することが一般的であるが、そこで重視されることは医療的ケアよりもむしろ、日常生活動作（ADL）への継続的な支援と療法を提供することである。居住者に対する医療的ケアと治療、或いはそれらの不足は高齢者ケアホームの責任によるものではない。確かに、居住系ケア事業者には居住者への医療的ケアの提供に対する直接的な責任はないが、事業者には診療予約を取る支援などのように、利用可能性を高める義務はある。これらの規定については、病院の医療従事者と契約することになり、その医療従事者の雇用と管理は病院側の責任となっている。

6.6　現在の改革における取り組みと政策変更
Current reform initiatives and policy challenges

高齢者ケアには現在、重要な改革課題があるが、それは質に対する規制を含め、利用者とその家族に公平、かつ有効で一貫した成果をもたらす全国一律の高齢者ケア制度を構築することである。

1980 年代半ばから始められた改革では、まず利用に関連する問題と、歴史的に高度の施設ケアと供給過少な地域密着型ケアへ依存し過ぎていた問題に取り組んだ。そして一部ではあるが、施設でのケア（現在は低度のケアといわれる）とナーシングホームでのケア（高度のケア）の統合問題と、居住系ケアにおける質の問題に取り組んできた（Cullen (2003a)）。統合問題と質の問題は現在、利用者中心のケアを推進する様々な課題が中心となっている改革の中で、より重視されるようになっている（オーストラリア議会 (2009)）。2010 年 4 月と2011年2月に連邦政府と州政府の双方が医療改革における幅広い事業の一部に合意し、重要な改革が進められている（オーストラリア高齢者保健省：ADoHA (2010a)）。基本的方向性としては、高齢者ケアに対する国の責任を強めるところにある。連邦政府は高齢者ケア制度が一部の利用者にとって複雑でわかりづらいという声に対応し、制度の利用方法を簡素化し、高齢者とその家族が利用しやすくなるように新たな制度の利用方法、或いは利用窓口の一本化を行った。この方針は、2011年6月に報告された政府による高齢者ケアに関する近年の調査結果を受けて掲げられたと考えられる。調査は、独立研究機関で諮問機関でもある、生産性委員会（Productivity Commission：www.pc.gov.au 参照）によって行われた。そこでは、サービスの評価とサービスの情報に関する国の責任を強めることに加え、サービス提供と切り離した形で利用者によるサービスと情報の利用の窓口を一本化することが重視された。もう1つ重視されたことは、現在、地域包括ケアと介助者レスパイト（介護の休息）事業において実施、評価されている先進的なモデルと共に、利用者が可能な限り直接ケアを受ける場所に関する利用者選択権の拡大を支援することである（オーストラリア高齢者保健省：ADoHA（2011a：2-3））。

オーストラリア政府は、2011年に現在の政権期間中の優先事項として、高齢者ケア制度の抜本的改革に取り組む必要性を表明した。近年の国民の声として上がった求められる主要な改革内容には、各種高齢者ケア事業を統合し、一貫性を高めること、情報・評価・ケアに係る利用方法の簡素化と改善を図ること、利用者に対する運用の弾力性と選択性を高め、特に利用者が在宅に留まることを選択する場合は集中的なケアサービスの利用ができること、地域密着型ケアと居住系ケアの連携を円滑にすること、リハビリテーションと回復期ケアをより重視すること、高齢者ケアとより幅広い医療と地域密着型サービスの制度上の連携を改善することが含まれている（生産性委員会：Productivity Commission（2011：XXVll-LI））。

現在の改革の方向性に沿って、様々な事業やサービスの種類の内外で円滑な連携と制度の利用窓口の一本化を組み込んだ統合的な高齢者ケア制度に関する幅広い方針によって、地域や関係者の支援は拡大している。制度の利用窓口の一本化を提案した関係者は、これによってケア利用者の機能低下を遅らせる、或いは予防することにつながるサービスの早期に利用する機会を与えることになり、その便益は健康や幸福感の改善だけでなく、資源配分方法の効率化の流れに沿うことになると提言した（生産性委員会：Productivity Commission（2011：152–5））。

関連する分野で重視されたことは、特に老年精神医学や緩和ケアを必要とする高齢者ケアや急性期ケア、亜急性期ケア、精神保健制度下のケアを受ける患者に対する他の医療制度との連携の円滑化と医療サービス利用の必要性である。近年の調査結果から、急性期ケアに対する国民の考え方は、伝統的に急性期ケアと精神保健の専門職によって管理されてきた患者へのケアを高齢者ケアホームで行う方向へ大きく変化してきていることがわかっている（オーストラリア高齢者保健省：ADoHA（2011b：3, 2011c：49–50））。逆に、これらの圧力が双方で進み、ケアの場所と相応の資格を有する職員の利用を含めた高齢者ケア部門への利用者の押し付けによって、これまで高齢者ケア施設でケアニーズが満たされてきた者を不要な入院へ導く結果となり得ることも指摘された（生産性委員会：Productivity Commission（2011：176–179））。

近年の数々の調査で注目されているように、高齢者ケア施設と公的病院に対する公的支出と管理に関する連邦政府と州政府との負担割合は、片方の部門に対する圧力がもう片方の部門を失敗させた例がよくあることから、部門間での合理的で費用対効果的なケアの財源配分は比較的抑制されてきた（オーストラリア議会（2006）、医療制度改革委員会：National Health and Hospitals Reform Commission（2009：57–58））。近年の医療制度改革ではこれらの問題の解決に取り組んでおり、より透明性を高める一方で、政府機能とサービスの分断の解消が継続的に取り組まれている。高齢者ケアの制度改革の中で、調整の改善がなされた部門は増えており、特定の亜急性期ケアの提供を行う高齢者ケア事業者に対する役割の拡大を含む医療的ケアの利用が効率性と質の改善の基礎になり、現在の改革課題をこの分野における新たな制度を探る機会を提供することになるだろう。老年精神医学や緩和ケアを含め、高齢者ケア制度と急性期ケア制度の連携を求める動きは、将来的な改革における検討の対象となってきた（オーストラリア高齢者保健省：ADoHA（2011a：3）、生産性委員会：Productivity Commission（2011：176–179））。

この改革課題が利用者に対する質の改善の機会をもたらす可能性がある一方で、以下に述べられるように、質に対する特定の含意を得るための政策担当者による挑戦的取り組みも始められている。

6.6.1　地域密着型ケアと居住系ケアで統合的に行われる質に対する規制の開発
Developing integrated quality regulation across community and residential care

地域密着型ケアと居住系ケアにおける選択権の拡大と効率的な資源配分を支援することによって、双方のケアにおける比較可能な質の測定の規則を作り出すことになると考えられる。同時に、これらの規定は、それぞれのケアについて地域密着型ケアで必要となる可能性のある特定の基準を減らし、より弾力的に様々なケアのニーズとモデルにも対応する必要がある。もう1つの難しい問題は、一方では身の回りの世話をする者による貢献、もう一方では外部事業者による貢献に対してどのように分離して考慮するかという問題である。未婚者、或いは離婚経験者、死別経験者の増加（オーストラリア統計局：ABS (2007)）と若年人口層における少子化傾向の高まり（生産性委員会：Productivity Commission (2008：34)）によって伝統的な家族構成の変化を含む非公的ケアを地域で提供することが難しくなる中で、地域密着型ケアにおいて身の回りの世話をする者の貢献に対する支援の重要性は高まっている。これと同時に、身の回りの世話をする者の貢献を促すためには、彼らの本来の役割と重なるサービスに対して公的支出を行うリスクを調整する必要があり、それは質に相応しい公的報酬と責任を与えることになる。

6.6.2　ケアの成果に係る制度的枠組みと質の向上への誘因の開発
Developing the performance framework and incentives for higher quality

オーストラリアにおけるケアの成果を測定する制度的枠組みは、高齢者ケアのみならず、一次医療や急性期ケア、幅広い医療と地域密着型サービスにおいても発展途上である。加えて、公的支出とケアの成果について決して強い関連付けは行われていない。近年の医療制度改革では、特に急性期ケア部門で質と安全性を主要な項目とし、よりよいケアの成果の管理とより高い透明性が重視されている。最近の重要な取り組みとしては、国立医療成果機構(National Health Performance Authority)とオーストラリア医療安全・質委員会(the Australian Commission on Safety and Quality in Healthcare）の設立が挙げられる。後者の委員会は正式には2011年7月1日に公的な独立機関として動き始めた(www.qualityandsafety.gov.au 参照)。

同様に、発展途上であるケアの成果の制度的枠組みでは、ケア事業者間のケアの成果の比較や評価への支援、利用者の事業者選択における質の比較を可能にすることを含め、将来的に高齢者ケアを重視する見通しである。そこでは最低基準を重視する考えから継続的な革新と改善を重視する考えへの文化的な転換が必要になるだろう。情報利用と質を改善することは、今後の作業で重要な項目となる可能性が高い。一部のデータは既に公表されているが、現在はサービスが様々な基準を満たしているかに関する情報に限られている。近年は、より包括的な情報、特に人員配置やケア技術に関する情報を利用できるような要望が高まっている。これと同時に、適切かつ有効な資源の投入と成果指標を定義するための重要な取り組みが行われている。生産性委員会（Productivity Commission（2011：214））では、その最近の報告書において、潜在的なモラルハザード（道徳的危険）が生ずることを指摘している。例えば、転倒事故の減少を示す指標は、移動する利用者に車いすの利用を促すことで達成できてしまうのである。

6.6.3　利用者への直接的ケアに向けた動きに伴う機会とリスク
Opportunities and risks associated with the movement towards consumer-directed care

利用者主権の拡大と、利用者への直接的ケアの支援は、質の改善に導く潜在的な原動力となる一方で、質に関するリスクも生ずる。現在の主体的取り組みは一部の重要な挑戦的取り組みが注目されているのに加え、ケア利用者とその世話をする者、特に緊急にケアを利用する者や認知症の者を含めた自分で選択の判断ができない者に対して、多くの正の効果をもたらすことが明らかになっている。居住系ケア利用者の多くは病院から入所し、6 か月以内に亡くなる者が 40％に達するという、多くの人々が非常に短期間での生存となっている（オーストラリア高齢者保健省：ADoHA（2010d：32））。

利用者とは、わかりやすい様式で即時に簡便に利用できる情報を求めるものであり、それは利用者の家族も同様である。そして彼らはケアや付属サービスの利用に関する意思決定を短時間で行う状況にある可能性がある。選択に際して生ずる必然的な制約は、競争と選択が質の牽引役として機能するには限界があることで、このため、特に自身の意思を代弁する者がいない者や家族による様々な支援が必要な者のために、政府による継続的な役割が求められる。また、根拠に基づくサービスへの効果的、効率的資源配分を保証すると同時に、地域包括ケアを個人のニーズに合わせる方法として弾力的に対応する中での質への取り組みも求められるだろう。さらに、対象となる利用者は病弱であるため、どのように効果的に利用者を取り込み、事業者がそれに対応するかを測定する取り組みも検討が必要である。

6.6.4　利用窓口の一本化と質の改善、一貫した審査方法への改善
Creating a single entry point and improving the quality and consistency of assessments

歴史的に審査手続きには事業内外、州内外で大きなばらつきがあった。居住系ケアと地域包括ケアに対する資格審査は高齢者ケア審査チーム（Aged Care Assessment Teams）によって行われ、州政府が連邦政府からの公的資金を受け、一義的にこれらの事業を日々管理する一方で、居宅、および地域密着型ケアサービスの資格審査は、日常的に個々のサービス事業者によって行われてきた。作業は、国全体で一貫した審査内容へ改善するために、高齢者ケア審査チームによって通常用いられる効果検証済みの審査手法を指定するところから始められた（医療サービス推進センター（Centre for Health Service Development：CHDS（2010：4））。さらに、高齢者ケア制度の利用窓口の一本化と初期の審査と格付けに関する手続きの統一化に向けた作業によって、利用者ニーズに相応しいサービスを折よく紹介することなど、利用者に対するケアの質の成果を改善する機会を創出することができた。

これと同時に完全な国家的制度を構築し、審査と事業の実施機能を連邦政府が出資する公的機関に移譲することに合意することが、現在の一部の地域とサービス事業者との規定内容を強く支持するものとなった。2011年8月2日、新たに国の医療に関する合意（National Health Agreement）がすべての州政府によって調印されたが、完全には合意しない州が2つあった。

幅広い制度設計とサービス提供体制に関する取り組みはこの他にもある。包括的な高齢者ケア審査を含む高齢者ケア審査サービスでは、連邦政府の出資による地域包括ケアと居住系ケアの受給要件の規定が義務付けられるが、従来、その審査サービスに対しては連邦政府と州政府で共同出資を行い、その管理を州政府が行ってきた。ただし、審査サービスの利用には地域によって大きなばらつきがある（オーストラリア厚生省：AIHW（2011a, 198））。このため、政策

の実施と審査サービスに関して連邦政府が責任を負うことによって、国全体での利用の改善が図られるようになった。もし、ケア利用者のニーズの対象部門内で改善された審査サービスの利用が不十分であれば、ニーズに対応できない可能性が高まり、待機利用者を増加させる可能性が生ずる。さらに、一部の事例での中央集権的な手続きが制度の障害となる可能性もある。制度利用における複数窓口制度の利点は、審査の作業量が幅広く分散し、特定の制度に集中化するリスクを引き下げることにある。この部門の将来的方向性について一部で検討されていることは、情報技術の発展に伴う従来の問題の解決の推進と利用可能な地域の情報とサービス内容の中央管理的な情報収集過程を組み合わせた、ウェブにおけるケアの利用方法を増加させることである。もう１つ重視されている部門はコールセンター・モデルであり、電話を通じて審査サービスを行い、人々にサービスを斡旋するものであった。これは特定の地域で広範囲に試行され、近年でも復員軍人や戦争未亡人に対してサービスが行われ、成果を挙げてきた（生産性委員会：Productivity Commission（2011：vol.II：134-135, 143-147））。

6.6.5　その他の規制の枠組みにおける質の規定内容のよりよい統合に向けて Better integration of quality arrangements with other parts of the regulatory framework

質の審査規定と公的資金の規定との統合は、特に現在の改革課題の一部として重要な取り組みとなりそうである。概して歴史的背景のために規制の枠組みを支える様々な構成要素はばらばらに運用される傾向があった。質と認可制度は、監査官、或いは苦情調査からの日常的な情報に強く依存している。審査と給付手続きを通じて収集された情報は、現在、質の測定と質の改善への戦略を周知させるために利用されている。質の指標を作成するために時間をかけて収集された利用者のケアニーズの評価から得られる情報を利用することによって、より効果的な規制制度の構築に潜在的貢献ができるだろう。事業者に対する管理手続きを削減し、利用者と事業者の双方にとって円滑な制度を構築する一方で、統合より進めることで臨床的なケアの質を改善する潜在的な力にもなる。情報管理と情報技術の利用拡大は、ここで果たされる重要な役割となり得るだろう。

6.6.6　幅広い医療制度と地域サービス制度との統合
Integration with the wider health and community services system

幅広い医療制度の連携の改善と、急性期ケアと高齢者ケアにおける円滑な転換は、現在の改革課題において重要な要素となる。高齢者に対する質の成果が、高齢者ケアの利用と同様に、幅広い範囲のサービスで利用される可能性があるという認識が高まっている。例えば、居住系ケアを受ける者が不要な有害事象に遭ったり、入院を余儀なくされたりするような一次医療サービスを受けることは稀である。2008年から2009年現在、終の棲家として居住系ケアを利用する者は211,345人おり、高齢者ケアホームから病院へ入院する者は87,827人、その総入院日数は807,935日であったと推計されている[4)]。高齢者ケアホームから病院へ入院した者のうち、31％が基礎的な一次医療サービスの適切な利用によって潜在的に入院を回避できたと推測されている（Codde *et al.*, (2010)）。居住系ケア施設でサービスを提供するかかりつけ医（GP）の中には、オーストラリアでは一般的に患者のカルテの記録が不十分であることが多く、それも手伝って高齢者ケア利用者が継続的に同一のかかりつけ医による診察を受けることが少ないと反対する者もいる。他の医療専門職（医師および専門職）の利用についても問題があり、利用を義務付けているのは小規模高齢者ケア施設の一部（平均約66か所）に留まっている。そのことは、サービスを連携して提供することが普及しておらず、その結果、専門職の医療従事者が施設を巡回する必要がある、或いは居住者が介助を伴い病院へ入院する必要があることになっているのである。

急性期ケアと高齢者ケアの連携は、部門間での利用者の移動を伴う喫緊の課題である。高度の居住系ケアのために新規入所する者の半数以上は、病院からの入所である。（州政府による）病院予算抑制への圧力と（連邦政府の財源を通して）高齢者ケアの場所数の地域上限制を組み合わせる政策は、終の棲家として居住系ケア施設への入所を病院で待つ人に長い列を作らせる結果を招く可能性がある。地域包括ケアの拡大やケア転換事業の開始、そして高齢者の居住系ケアの利用を含めた近年の地域事業の拡大によって、一部の地域ではこの問題の解消に成功した。

急性期後のケアと亜急性期ケア（リハビリテーションや老年医学的機能評価、

4）筆者による分析は、オーストラリア高齢者保健省（ADoHA）から提供されたデータに基づく。

老年医学管理、緩和ケア）の利用は、もう 1 つの部門で困難な問題がある。急性期後のケアの利用では概して公的および民間病院によって場所の提供が決定され、ほとんどの場合、包括的なケアプランについては一切義務付けられていないのである。そのため、急性期後のケアの利用状況には州や地域の内外でかなりのばらつきがある。ケア転換事業については人口動態に基づきケアの場所が許可され、そのために既存の急性期後のサービスでは様々な運営方法が採られている。つまり、サービスの不足する地域では公的な病院制度の中でそうしたサービスが不十分になるのに対して、サービスの充足する地域では入院患者のリハビリテーション期間後に在宅での地域密着型サービス支援が提供されるという対照的な結果が生ずる。そのような場合、不足する地域で提供されるサービスは何段階も低度なケアとなり、州の医療当局から高額な公的給付を受ける急性期ケア施設、或いは居住系ケア施設においてサービスが提供されることになるだろう。

急性期ケアと高齢者ケアの連携に関する問題に言及したのは、かかりつけ医（GP）に対する診療報酬の引き上げによる一次医療の利用の改善を含め、政府にとって喫緊の優先事項となってきたためである。近年、高齢者ケア事業者に対して医療サービスの利用推進の責任を果たすための支援のあり方を改善することが重視されるようになってきた。例えば、連邦政府によって現在実施されている取り組みとして、居住系ケア施設での医療専門職による医療電話相談サービスの利用支援を拡大している（www.mbsonline.gov.au 参照）。

6.7　まとめ　Conclusion

オーストラリアにおける長期療養ケアの質に対する規制制度は、発展段階として重大なところにある。居住系ケアサービスは高度に規制される質の枠組みが特徴となっており、それは近年の調査結果と法令遵守の指摘件数の増加によって、悪質なケアの摘発と幅広く一貫性を持った最低基準の遵守を進める点では効果的であったものの、より質の高いケアへの誘因を制度に取り込むことが急務となっている。質に関する情報利用の拡大と透明性の向上によって支えられる利用者主権と選択権が、これらの改善の牽引役として決定的に重要であることへの意見の一致は高まっている。地域密着型ケアの質に対する規制については現在進行中であり、連邦政府の高齢者ケア事業の中でも地域密着型ケアの重視への関心は高まっているようである。加えて、利用と質の改善はこの25年間の高齢者ケア改革で重要事項とされてきたが、現在は様々なサービス内外のよりよい統合の達成を重視している。それは、一連の様々な高齢者ケア事業における質に対する規制内容の統合と調整を重視することによって結実するだろう。

References

Aged Care Standards and Accreditation Agency Ltd (ACSAA) (2011). *Annual Report 2010–11*. Canberra: ACSAA.

Australian Bureau of Statistics (ABS) (2007). Lifetime marriage and divorce trends. *Australian Social Trends 2007* (cat. no. 4102.0). Canberra: ABS.

(2008a). *Australian Historical Population Statistics, 2008* (cat. no. 3105.0.65.001). Canberra: ABS.

(2008b). *Population Projections, Australia, 2006–2101* (cat. no. 3222.0). Canberra: ABS.

(2010). *The Health and Welfare of Australia's Aboriginal and Torres Strait Islander Peoples* (cat. no. 4704.0). Canberra: ABS.

Australian Department of Health and Ageing (ADoHA) (2007). *Evaluation of the Impact of Accreditation on the Delivery of Quality of Care and Quality of Life to Residents in Australian Government-Subsidised Residential Aged Care Homes*. Canberra: ADoHA.

(2010a). *Building a 21st Century Primary Healthcare System*. Canberra: ADoHA.

(2010b). *Community Care Common Standards Guide*. Canberra: ADoHA.

(2010c). *Report on the Operation of the Aged Care Act 1997, 1 July 2009–30 June 2010*. Canberra: ADoHA.

(2010d). *Submission to the Productivity Commission Inquiry Caring for Older Australians*. Canberra: ADoHA.

(2010e). *The 2008 Community Care Census*. Canberra: ADoHA.

(2011a). *Second Submission to the Productivity Commission Inquiry Caring for Older Australians*. Canberra: ADoHA.

(2011b). *Technical Paper on the Changing Dynamics of Residential Care* (prepared to assist the Productivity Commission Inquiry Caring for Older Australians). Canberra: ADoHA.

(2011c). *The Review of the Aged Care Funding Instrument Report*. Canberra: ADoHA.

Australian Government (2010). *Australia to 2050, Future Challenges*. Intergenerational Report 2010. Canberra: Australian Government.

(2011). Media release by the Prime Minister of Australia, the Hon Julia Gillard MP, 8 August 2011. At: www.pm.gov.au

Australian Institute of Health and Welfare (AIHW) (2010). *Australia's Health 2010*. Canberra: AIHW.

(2011a). *Australia's Welfare 2011*. Canberra: AIHW.

(2011b). *Health Expenditure Australia 2009–10*. Canberra: AIHW.

Australian Law Reform Commission (ALRC) (1995). *The Coming of Age: New Aged Care Legislation for the Commonwealth: Review of Legislation Administered by Department of Human Services and Health*. Sydney: ALRC.

Australian National Audit Office (ANAO) (2000). *Home and Community Care*. Canberra: ANAO.

(2003). *Managing Residential Aged Care Accreditation*. Audit Report no. 42. Canberra: ANAO.

(2011). *Report on Monitoring and Compliance Arrangements of Care in Residential Care Homes*. Audit Report no.48. Canberra: ANAO.

Australian Parliament (1982). *In a Home or at Home: Accommodation and Home Care for the Aged*. Report of the inquiry by the House of Representatives Standing Committee on Expenditure. Canberra: Australian Government Publishing Service (AGPS).

(1985a). *In a Home or at Home: Accommodation and Home Care for the Aged: Follow-up Report*. Report of the inquiry by the House of Representatives Standing Committee on Expenditure. Canberra: AGPS.

(1985b). *Private Nursing Homes in Australia: Their Conduct, Administration and Ownership*. Report of the inquiry by the Senate Select Committee on Private Hospitals and Nursing Homes. Canberra: AGPS.

(1994) *Home but Not Alone: Report on the Home and Community Care Program*. Report of an inquiry by the House of Representative Standing Committee on Community Affairs. Canberra: AGPS.

(2005). *Quality and Equity in Aged Care: Report of the Inquiry by the Senate Community Affairs Reference Committee*. Canberra: Australian Parliament.

(2006). *The Blame Game: Report of the House of Representatives Standing Committee on Health and Ageing Inquiry into Health Funding*. Canberra: Australian Parliament.

(2009). *Residential and Community Aged Care in Australia: Report of the Inquiry by the Senate Finance and Public Administration Committee*. Canberra: Australian Parliament.

Braithwaite, J., Makkai, T., Braithwaite, V. and Gibson, D. (1993). *Raising the Standard: Resident Centred Nursing Home Regulation in Australia*.

Aged and Community Care Service Development and Evaluation Reports no. 10. Canberra: AGPS.

Centre for Health Service Development (CHSD), University of Wollongong (2010). *Selecting Tools for ACAT Assessment: A Report for the Expert Clinical Reference Group*. Canberra: ADoHA.

Codde, J., Frankel, J., Arendts, G. and Babich, P. (2010). Quantification of the proportion of transfers from residential care facilities to the Emergency Department that could be avoided through improved primary care services. *Australasian Journal on Ageing*, 29(4): 167–71.

Cullen, D. (2003a). *Historical Perspectives: the Evolution of the Australian Government's Involvement in Supporting the Needs of Older People*. Review of Pricing Arrangements in Residential Care Background Paper no. 4. Canberra: ADoHA.

(2003b). *The Commonwealth Legislative Framework*. Review of Pricing Arrangements in Residential Care Background Paper no. 2, Canberra: ADoHA.

Gray, L. C. (2001). *Two Year Review of Aged Care Reforms*. Canberra: ADoHA.

Gray, L. C., Travers C. M., Bartlett, H. P., Crotty, M. and Cameron, I. D. (2008). Transition care: will it deliver? *Medical Journal of Australia*, 188(4): 251–3.

Gregory, R. (1993). *Review of the Structure of Nursing Home Arrangements: Stage 1*. Aged and Community Care Service Development and Evaluation Reports no. 11. Canberra: AGPS.

(1994). *Review of the Structure of Nursing Home Arrangements: Stage 2*. Aged and Community Care Service Development and Evaluation Reports no. 12. Canberra: AGPS.

Linacre, S. (2006). *Caring for an Older Australia – a Presentation to the Economic and Social Outlook Conference: Making the Boom Pay*. Melbourne Institute.

National Health and Hospitals Reform Commission (2009). *A Healthier Future for All Australians*. Canberra: National Health and Hospitals Reform Commission.

Productivity Commission (2008). *Trends in Aged Care Services: Some Implications*. Canberra: Productivity Commission.

(2011). *Report of the Inquiry into Caring for Older Australians*. Canberra: Productivity Commission.

Ronalds, C. (1989). *Residents' Rights in Nursing Homes and Hostels: Final Report*. Canberra: AGPS.

第7章

インググランドにおける長期療養ケアの質と安全への規制

Regulating the quality and safety of long-term care in England

Juliette Malley, Jacquetta Holder,
Rachael Dodgson and Samantha Booth

7.1 はじめに Introduction

本章では、イングランド[1]における長期療養ケアの質の保証に対する規制制度を取り上げる。長期療養ケア市場への事業者の参入とその継続的な運営については現在、医療介護法（the Health and Social Care Act 2008：HSCA2008）による規制下にあり、医療介護法（HSCA 2008）はケアの質委員会（the Care Quality Commission：CQC）と称する単一の医療と介護の規制当局も設置している。現在の規制の枠組みは新しいものではあるが、長期療養ケア部門については1927年のナーシングホーム規制法（Nursing Homes Registration Act）以来、規制されてきた。しかしながら、1927年から2000年まで長期療養ケア事業者ごとに様々な規制が存在した。このため、看護ケアの有無など、ケアホームの種類ごとに様々な規制と規制機関があった。地域密着型ケアサービスについては規制の対象とされなかった。そして公的ケア事業者は、民間ケア事業者とは対照的に登録を義務付けられておらず、監査のみが義務付けられた。加えて、地域で規定される基準に沿って地域単位で監査が行われたために、地域によるばらつきが生じた（Day and Klein（1987）、Klein（1997）、Peace（2003））。2000年に施行されたケア基準法（the Care Standards Act：CSA）では環境規制が強化され、現在までの規制構造が形作られたという点で長期療養ケア部門に対する規制の転換点になったと考えら

1）本章では「グレートブリテン及び北アイルランド連合王国」ではなく、「イングランド」を取り上げる。スコットランド、北アイルランド、ウェールズでの管理は先進的であり、医療と介護の双方に対して政策当局の重要な権限が与えられており、イングランドとは異なる制度で運営されているためである。

れる。ケア基準法では独立した国の規制機関が設置され、事業者の経営主体、或いは地域にかかわらず、すべてのケアホームと在宅ケア事業所に対して登録、監査、国の基準の施行に関する権限をこの規制機関に与えた。

公的規制にかかる費用は2000年代初頭まで増加していた。規制と監査はあまりにも負担が重く、費用が嵩むものであり（Hood *et al.*,（1999）、Humphrey（2003））、そのような制度は最良の実践的原理に沿ったものにはならないと言われてきた（Better Regulation Task Force（2003））。法律では、すべての規制機関が望ましい規制原理の根幹を支えるものと位置づけ、規制活動は事故のリスクが最も高い事業者を対象に資源が投入される「リスクに基づく」ものであることを保証するために、規制機関の設置と規制活動を規定した（Adil（2008）、Black and Baldwin（2010））。2010年の改正ケア基準法（the CSA 2000）はこうした原理に沿って改正されたが、規制当局は統廃合され、事業者の登録と法令遵守に対する監視の手続きは医療と介護に係る規制を合理化する試みの中で繰り返し見直された。リスクに基づく規制手法は、規制に伴う負担の軽減と現場の政策担当者の考えによる効率的な規制の継続を共に保証するものとして発展を続けている。確かに近年の法改正（医療介護法（HSCA 2008））では、既存の3つの異なる規制によって対応されていた機能が統合された。すなわち、介護監査委員会（the Commission for Social Care Inspection：CSCI）、医療委員会（the Healthcare Commission）、精神保健法委員会（Mental Health Act Commission）の機能が、ケアの質委員会（CQC）の設置によって統合されたのである（Adil（2008））。

ケアの質委員会（CQC）は2009年に運営が開始され、2010年に法律が施行され、医療介護法（HSCA 2008）の下での既存の事業者の再登録は2010年末に完了した。このため、現在の新たな制度がどのように機能しているかについてはそれを示す根拠がほとんどない。さらに、新たな規制の遵守状況に対する監視体制はいまだ発展途上の段階にある。2010年5月の労働党政権からの変更と新しい制度への批判を引き起こした医療機関と介護事業者を巻き込む不祥事は、ケアの質委員会（CQC）の運営のあり方に影響を与えることとなった。ケアの質委員会（CQC）は最初の2年の運営状況を踏まえ、既にその規制方法を変更した。本章執筆時（2012年春）にそれらはまだ実施されていないが、これらの変更点については可能な限り記述した。それにもかかわらず、そのような規制環境が大きく変わる中で、戦略や規制制度に関する幅広い変更の可能性があることに加え、ここに記述される過程には追加的な変更が行われる見込みである。

7.2　長期療養ケアの需要と市場構造
Demand for long-term care and the structure of the market

イングランドにおける長期療養ケアに対する需要は、人口高齢化に伴い増加する見込みである。65歳を超える人口が2010年には全人口の推定16%であったが2032年までには28%に増加し、85歳を超える人口が2010年には全人口の推定2%であったが2032年までには5%に増加し、平均寿命は継続的に延伸するものと見られている（国家統計局：Office for National Statistics (2007, 2011)）。長期療養ケアを需要するのは最高齢層が中心となるため、85歳を超える人口の急速な増加は、長期療養ケアに対する高い関心を集める根拠となっている。まさに、地域的な要求と需要の見通しに対応するためには、もはや今後の供給に制限は不要であることを意味しており、居住系ケア、非居住系ケアを含む長期療養ケアを利用する高齢者数は2010年の200万人から2030年の320万人へ増加する、すなわち、20年で約60%増加する見込みである(Wittenberg *et al.*,(2011))。

長期療養ケアには幅広く様々なものがあるが、大別すると2種類あり、それは居住系サービス（Residential Services）と地域密着型サービス（Community-based Services）である。居住系サービスには、24時間対応の看護ケアが利用できるナーシングホームと、身の回りの世話のみを提供するケアホームが含まれる。「特別なケア（Extra-care)」を提供する住宅制度も利用できる。居住系サービスでは、共有施設における個室の利用、住まいの現場での支援、24時間対応の身の回りの世話を提供している。他方、地域密着型サービスでは、地域の管轄(地域保健当局：Local Authority (LA))により様々なものが利用できるが、一般的には、在宅ケアやデイセンター、見守りサービス、医療機器とその調整、食事、家族等の非公的ケアを行う者への介護の休息といったサービスが含まれる。その他の日常的なサービスとしてよく利用されるものとしては、家事支援や洗濯、移動、家族等の非公的ケアを行う者への相談支援といったものがある。これらすべてのサービスは「成人介護ケア(Adult Social Care：ASC)」と考えられ、国民保健サービス(the National

Health Service：NHS）[2)] による公的給付は受けられない。地域保健当局はむしろ、これらのサービスに対するニーズの審査に責任を負っている。公的介護サービスの提供にあたっては資産調査を行うことが義務付けられており、利用料はその結果に基づいて徴収される。資産調査の 1 つの特徴は、長期療養ケアに対する自己負担割合が約 30%となっていることである（Comas-Herrera *et al.*,(2010)）。

ケアホーム事業者の大多数が公的経営主体となり、地域密着型サービスに制限が課せられた 1980 年代初頭の状況に比べ、現在は圧倒的多数の民間の成人介護ケア（ASC）（表 7.1 参照）と、大規模に活況を呈する在宅ケア市場の混合経済体制となっている。公的ケアの大多数は民間事業者と慈善団体を中心とする経営主体の事業者によって提供されている。2009 年から 2010 年の推計によると、居住系ケア施設の 92%、すべての在宅ケアの 84%（数量ベース）が民間事業者や慈善団体から提供されている（医療介護情報センター：The Health and Social Care Information Centre(2011)）。

表 7.1 イングランドにおける経営主体別・サービス種類別事業者数

（2010 年 3 月 31 日現在）*a

サービスの種類	経営主体				
	民間事業者	慈善団体	地域保健当局	NHS（公的）	その他 *b
ナーシングホーム	3,831（88.0%）	449（10.3%）	31（0.7%）	11（0.3%）	30（0.7%）
居住系ケアホーム	9,535（68.7%）	3,096（22.3%）	1,034（7.4%）	156（1.1%）	61（0.4%）
在宅ケアサービス	4,060（73.0%）	765（14.0%）	617（11.0%）	42（1.0%）	42（1.0%）

出典：ケアの質委員会(CQC)(2010a)

*a すべての成人利用者対象のサービスを含む：認知症、学習障害、自閉症スペクトラム、精神保健上の問題、身体的障害、精神保健法での措置対象、薬物・アルコール中毒症、摂食障害の者

*b 既存の規制機関の登録簿に記載された主体

7.3 長期療養ケアに対する規制 Regulation of long-term care

医療介護法（HSCA 2008）では、医療と介護の質と安全に対する規制の枠組

2）国民保健サービス(NHS)では、看護ケアの費用を賄うためにケアホームにおける看護師配置に対する報酬を一律に給付している。一部の例外的環境では、ケアホームの設置は、継続的なケア政策の下で NHS によって行われる(保健省：Department of Health(2009))。

みを与えているが、「規制される活動」は一部の分野に限られる。これらには、「高齢や疾患、或いは障害のために住まいにおいて自分で身の回りのことができない者に対する身の回りの世話」と「看護ケアや身の回りの世話を必要とする者に対する施設」の提供が含まれている。身の回りの世話の定義では、管理・回復のための身体機能の介助、或いは飲食、排泄、洗濯、入浴、着替え、口腔ケア、皮膚・頭髪・爪のケアへの支援が含まれている。このため、規制の対象は建築物から、看護ケアの有無にかかわらず高齢者向けケアホームで提供される看護ケアと身の回りの世話、在宅生活者を支援する在宅ケア事業者によって提供される身の回りの世話にまで至り、特別なケアを提供する住宅が対象となる場合もあったのである（ケアの質委員会：CQC（2010d））。

ケアの質委員会（CQC）の役割は、登録ケア事業者に対して規定される規制活動と法令遵守状況の監視によって「医療サービスと介護サービスを利用する者の健康、安全、厚生を保護・促進させること」にある。さらに、ケアの質委員会（CQC）には施設で事故が発生していると認定された場合、法令遵守を指導する権限を行使し、違法行為の対象者を告発するか、罰金を科す権限が与えられている。介護監査委員会、医療委員会、精神保健法委員会という３種類の組織が様々な法令の下で運営されるのに対して、ケアの質委員会（CQC）はまったく異なる組織となっている。ケアの質委員会（CQC）は財源や監査官と分析官を含めた職員の配置に関する資源が削減された小規模な組織であり、規制対象となる医療機関と介護ケア事業者すべてに対して横断的に活動する。ケアの質委員会（CQC）は保健省（Department of Health：DH）からの公的支出を受けるが、ケアの質委員会（CQC）はケア事業者からの料金の徴収によりその規制機能にかかるすべての費用を賄い、運営する制度になっている。登録ケア事業者は、規制当局に対して１年に１度、すべての規制と関連する規制、法令要件にかかる費用を支払う。料金はサービスの種類や各ケアホームによって決められており、ケア事業者の規模によっても異なる。特別なケアを提供する住宅と在宅ケア事業者に対しては、登録事業所数によって料金が異なる（ケアの質委員会：CQC（2011a））。ケアの質委員会（CQC）による成人介護ケア（ASC）機能への資源と費用について、前述の３種類の組織の中では介護監査委員会が対象となるが、それと比較するのは難しいところである。それというのも利用可能な公的支出は医療、成人介護ケア（ASC）、精神保健に関するケアの質委員会（CQC）の資源と支出が分類されていないからである。しかし運用開始年において、ケアの質委員会(CQC)では2008年から2009年に前述の3種類の組織によって£2.486億(367.9億円(148円/£換算))が支出されたのに対して£5,870万(86.9億円(同換算))へ支出が削減されたことを報告した(ケアの質委員会:CQC(2010c))。

自費、および公的給付によるサービス利用者が苦情を訴える手続きについては「国民保健サービスおよび地域介護当局による苦情(イングランド)規制2009(the Local Authority Social Services and National Health Service Complaints (England) Regulations 2009)」において規定された。この制度では、ケア事業者が事業者として判断するよりも地域における問題や組織に寄せられた苦情を解決することを目的としている。サービス利用者がケア事業者の苦情への対応方法に納得できない場合には、サービス利用者は裁判所に訴えることなく苦情を解決するために、独立機関の地方政府オンブズマン(the independent Local Government Ombudsman:LGO)に訴えることができる(LGO(2010))。地方政府オンブズマン(LGO)は、謝罪や損害賠償請求、或いは返金、施設・手続き・職員指導の改善を要求することによって調査委員会を開くことができる。ただし、調査委員会は特定の職員を調査するためには開催できない。精神保健法の対象とならない場合、ケアの質委員会(CQC)自身は規定のサービスについて個人の苦情に関連する法律上の調査権限を持たないのである。

7.4 ケア事業者の認可と登録
Registration and certification of providers

すべての成人介護ケア(ASC)事業者とその管理者は、ケアの質委員会(CQC)に登録することが法律で義務付けられており、未登録で運営することは法律で起訴可能な要件となっている(ケアの質委員会:CQC(2010e))。ケアの質委員会(CQC)では事業者に対して「医療介護法(HSCA 2008)(規制下の活動)規制2010年版」と「ケアの質委員会(CQC)(登録)規制2009年版」に基づく法令遵守方法の手引書を作成している。手引書では、成果として6つに分類された「質と安全に関する必須基準(Essential Standards of Quality and Safety)」28項目から構成されていることが記されている(表7.2参照)。登録手続きには申請書の記入、審査、判定の3つの段階があり、ケア事業者は決定の通知を受け、認可が公表される。認可を受けられなかった場合には、ケアの質委員会（CQC）に異議を申し立てることができ、独立機関の審査委員会に訴えることができる。

申請においては登録手続きの一部として規制を遵守することに同意しなければならない。故意に誤った申請を行った場合や誤解に基づく申請を行った場合には法律で起訴可能な要件となっている。また、申請においては法令遵守が可能な根拠の提示と、例えば方針や手続き、人員配置体制、事故報告体制・対応体制、サービス利用者の保護方法といった、事業者が運営開始後の基準を満たす根拠の提示も行わなければならない（ケアの質委員会：CQC（2010i））。申請に対する審査は書類に基づいて行われるが、申請対象のほとんどはケアの質委員会（CQC）による訪問審査を受ける。すべての登録において、例えばケアホームの収容可能人員数を記入させるような「上限」が記載される（ケアの質委員会：CQC（2010f））。ケア事業者の環境に変更が生ずる場合には、その登録状況の変更内容を再申請しなければならない。

ケアの質委員会（CQC）は、運営開始時は医療介護法（HSCA 2008）下での既存のすべての成人介護ケア（ASC）事業者と新規ケア事業者が登録を義務付けられた。そしてケアの質委員会（CQC）は申請手続きを８週間以内に完了するように対応した（議会下院医療部会：House of Commons Health Committee（2011a））。新規登録手続きに要した時間の中央値は2010年から2011年で見るとサービスについては13週から14週、管理者[3)]については11週から12週であった（変更に関する申請では、その種類によって９週から11週を要するようである）。この状況は、既に新規に建設、或いは職員採用を行ってきた中で運営を開始できず、投資に対する回収ができなかった事業者にとっては、特に不満が生じたと報告された（議会下院医療部会：House of Commons Health Committee（2011a））。2011年から2012年の利用可能なデータによると、サービスの申請には現在、８週から９週、管理者の申請には７週から８週、変更に関する申請は種類によって４週から７週かかっており、手続きに要する時間の中央値は改善している。

3）長期療養ケア事業者に加えて、ケアホームと長期療養ケアの在宅サービス機関の管理者は別々に登録しなければならない。

表 7.2　イングランドにおける質と安全に関する必須基準と規制との関係性

主要な成果 6 分野	基準	規制（年）
情報と関与	1. サービス利用者の尊重と関わり	17（2010）
	2. ケアと治療への承諾	18（2010）
	3. 料金 *	19（2009）
身の回りの世話、治療、支援	4. 利用者のケアと幸福感	9（2010）
	5. 必要な栄養の摂取	14（2010）
	6. 他事業者との連携	24（2010）
安全対策	7. サービス利用者の虐待からの保護	11（2010）
	8. 衛生管理と感染症管理	12（2010）
	9. 服薬管理	13（2010）
	10. 建物の安全と維持管理	15（2010）
	11. 設備の安全管理、利用、維持管理	16（2010）
人員配置の維持管理	12. 職員に関する要件	21（2010）
	13. 人員配置	22（2010）
	14. 職員への支援	23（2010）
質と管理	15. 理念の掲示 *	12（2009）、スケジュール 3
	16. サービス提供の質に対する審査と監視	10（2010）
	17. 利用者からの苦情の取り扱い	19（2010）
	18. サービス利用者の死亡の届け出 *	16（2009）
	19. 精神保健法に基づき拘束される、或いは拘束すべき者の死亡の届け出、或いは未許可での外出 *	17（2009）
	20. その他事故の届け出 *（怪我、誤用に対する申し立て、警察による捜査を含む）	18（2009）
	21. 記録	20（2010）
管理の適切性	22. サービス事業者が個人、或いは共同経営の場合の要件 *	4（2010）
	23. サービス事業者が共同経営以外の事業者となる場合の要件 *	5（2010）
	24. 登録管理者の要件 *	6（2010）
	25. 登録職員：研修 *	7（2010）
	26. 経営上の格付け *	13（2009）
	27. 休業の届け出 *	14（2009）
	28. 届け出：変更の告知 *	15（2009）

出典：ケアの質委員会：CQC（2011a）

備考：「* あり」は主たる基準でない 12 項目。「* なし」は主たる基準の 16 項目。

7.5　規制の遵守状況に対する監視活動
Monitoring compliance with the regulations

ケアの質委員会（CQC）では成果を重視し、その規制方法の中心にサービス利用者の体験と感想を位置づけることを目的にしている。ケアの質委員会（CQC）では、28 項目の基準を満たす事業者についてサービス利用者の体験を「意見」として公表してきた。意見の公表内容は幅広く規定されている。例えば、基準 4 のサービス利用者のケアと幸福感に対する意見では、「サービス利用者が効果的で安全で適切なケアと治療、そしてニーズに相応しく、利用者の権利を保護する支援を受けるべきである」としている（ケアの質委員会：CQC (2010d: 63)）。現在は、法律でもケアの質委員会 (CQC) でも基準の評価を目的として、(例えば褥瘡(じょくそう)の発生や生活の質（QOL）に対する自己評価、機能状態といった）ケア事業者のケアの成果データの収集を一切規定していない。このため、ケアの質委員会 (CQC) によるケアの成果 (Outcome) という用語の利用と審査は、伝統的な評価方法とはいくぶん異なる。しかし、それは政策文書の中で用いられた用語を用いたものにすぎない（保健省：Department of Health (2011))。

ケアの質委員会 (CQC) では、事業者に自施設評価と改善活動を通じて法令遵守を保証する責任を持つように促し、サービス利用者から直接、その成果を示す情報の収集を期待している。それは、例えば、調査データや苦情とその対応、或いはその他の契約内容などである。事業者は、有用と考えられる、あらゆる手段と方法を用いることができる。ケアの質委員会 (CQC) では事業者によるデータの収集と監視を支援するために、「事業者による法令遵守状況の評価 (Provider Compliance Assessment)」という手法を開発してきたが、その利用は法律では規定されていない（ケアの質委員会：CQC (2010g))。そのため、事業者は事業者自身の法令遵守の保証について、事業者間で簡単には比較できない、標準化されていないデータによって行われる様々な手法を利用することになりそうである。

ケアの質委員会 (CQC) では、事業者に対して自施設の法令遵守状況を監視するように促すことに加え、監査と「継続的な審査」という 2 つの方法によって、事前に法令遵守状況を監視している。監査では項目数の少ない成果に関する法令違反事項を指摘することが重視される（法令遵守状況も報告される）

一方で、最もサービスの質と安全をもたらすであろうと考えられる、核となる基準16項目(表7.2参照)が継続的に監視される。

7.5.1　監査　Inspections

監査には特定の目的に基づいて予定される監査(Scheduled Inspections)と即応的監査(Responsive Inspections)があり、ほとんどの場合、事前告知なしに行われる。監査予定は登録から1年3か月後にまず行われ、その後は最低1年に1回となる「時間差実施計画(Rolling Programme)」に基づいて実施される。即応的監査はサービスに関する情報の欠損、すなわち「機密情報(intelligence)」の入手（詳細は継続審査の項目の下を参照）を契機に行われるもので、監査官が追加調査の実施が必要と判断するのに十分なリスクがあると判断する場合、或いは強制力の行使を継続的に行う必要性があると判断する場合がこれに相当する。目的に基づく監査(Themed Inspections)は、(例えば、サービス利用者の尊厳や栄養状態のような)特定の項目に関する徹底した監査であり、サービスの見本を行わせ、それに対する監査が行われる。すべての監査は核となる基準についてそれぞれ確認せず、むしろ包括的な監査を重視している。予定された監査は最低5つの基準を重視しているが、基準4(利用者のケアと幸福感)は必須項目となっている。監査官は、各種サービスの中で最も関連する部門か、監査計画段階で特定された関心のある部門(例えば継続審査から得られた根拠に基づくもの)か、近年は監査を行っていなかった部門のいずれかに対する監査を行うための別の基準を選択する。即応的監査は監査の契機となった部門について集中して行われる。しかしながら、他に関心の持つ部門が出てくるようであれば、監査で重視される部門は広範囲に及ぶこともある。予定された監査と即応的監査の結果に従って監査官は報告書を作成するが、その結果はケアの質委員会(CQC)が保証する質となり、報告書の公表前に実態の正確性について意見を加筆した後、ケア事業者へ送付される(7.8節参照)。

一部の監査では、ケアの質委員会(CQC)が監査チームのメンバーとして「実務経験のある専門家（experts by experience)」を加える場合がある。この実務経験のある専門家とは、介護サービス利用者であるか、サービス利用者に非公的無償のケアを提供した経験のある者である。ケアの質委員会(CQC)ではこれらの事業を継続、拡大してきたが、これはサービス利用者の視点や様々な視点を持つことを目的として始められたものである。実務経験のある専門家を監査の6%に含めるという目標にはわずかに届かなかったが、2009年から2010年で登録された介護サービスへの全訪問調査の約5%に参加し（ケアの質委員会：CQC (2010c)）、この目標はさらに高くする計画がある。数件の聞き取り調査では、一般の評価者やサービス利用者、或いは監査経験のある専門家を含めることに意義があったことが、その結果と併せて明らかになっている。ある調査では、一般の監査官の存在が居住者の意見の表明を促す有用な仕組みとなったと結論付けている（Wright (2005)）。しかし別の調査では、多くの居住者が調査に参加したことは、その根拠にも居住者の視点を重視することにもなっていないと報告した（Barnes (2003)）。Simmill-Binning and colleagues（2007）は、信頼性や透明性、独立性、居住者の幸福感重視といったことを促進させる公的規制において、非専門職を含めることが有効である場合がある一方で、それが監査の質の改善につながったという根拠はいまのところないと指摘している。

7.5.2　継続審査　Continuous assessment

ケアの質委員会（CQC）では、少なくとも初期には事業者による法令違反のリスクを推定するための方法として、また「再審査（reviews）」による徹底した法令違反の摘発を指示する方法として継続審査制度を導入した。この「再審査」では訪問調査が含まれるものではなかったが、現在は監査がその代替的役割を担っている。審査は書類に基づいて行われ、それによって監査官は、ケア事業者にさらなる規制活動が必要であるか決定するための、利用可能な「機密情報」を引き出すのである。重要な情報源はケア事業者の「質とリスクのプロファイル（Quality and Risk Profile：QRP）」（解説と出典はBox7.1参照）となるが、監査官は監査官による接触や内部告発者のような他の情報源も利用する。審査によって監査官が法令違反を疑う事例では、監査官が即応的監査を実施するか、予定された監査の実施に向けて動くことになる。継続審査制度では、機密情報によって深刻な法令違反の疑いがある場合は認可が取り消されるため、早急な対応が期待できる。

継続審査は、リスクを監視し、徹底した活動を指示した介護監査委員会によって発展してきた手法に比べると、理論的に重要な歩みとなる。介護監査委員会の下では、法令違反のリスクはケア事業者が最後に受けた監査結果で得られた質の格付け（0 ～ 3）を用いて判定された。この格付けでは、監査が年に1度行われる1つ星（★）ケア事業者と、より頻繁に行われる星なしのケア事業者、2年に1度行われる2つ星（★★）ケア事業者、3年に1度行われる3つ星（★★★）ケア事業者と格付けすることで監査の頻度を示している。この方法では、一部のケア事業者は3年間、いかなる外部監視も行われなかったことを意味している。新たな機密情報に基づく介入ではすべてのケア事業者に対する一定の外部監視を保証しているが、その成功はいかに法令違反の事象を予見できるかにかかっている。そのため、調査に用いられるデータと方法は新たな手法として重要である。

機密情報に基づくリスクの監視は、国民保健サービス（NHS）傘下の組織によって行われており、リスクの高い医療提供者の特定に高い効果を発揮してきた（Adil（2008），Bardsley *et al.*,（2009））が、成人介護ケア（ASC）ではまったく新しい取り組みである。データの限界がある中で成人介護ケア（ASC）においてリスクの監視を行うことは、国民保健サービス（NHS）で行われてきたそれよりもはるかに挑戦的取り組みとなる。それというのも、医療においてはデータには約500項目が含まれるのに対して、成人介護ケア（ASC）では現在、わずか50項目のデータによって質とリスクのプロファイル（QRP）を支援しているのに留まるからである。成人介護ケア（ASC）でさらにはっきりしていることは、データは寄せ集められたもので、その一部は自発的に提供されたもの（例えば、ケア技術から人員配置のデータまで）[4)]であることである（英国会計検査院：National Audit Office（2011a））。法律で規定されたものを除けば、ケア事業者に関するデータ収集（例えば、居住空間に関する要件のような施設基準や、ケアの過程の測定、ケアの成果の測定）に関する法規定はいっさい存在しない。

Box7.1　イングランドにおける質とリスクのプロファイル（Quality and Risk Profile：QRP）とそれを支える機密情報

質とリスクのプロファイル（QRP）は、監査官が簡便かつ継続的にケア事業者による法令違反のリスクを適切に監視することができるように、

4）ケア技術については、議会で法律によって設立された公益組織がデータを収集しており、それは介護事業における質の高いケアを提供するための適切な技術の保証を目的としている。この公益組織では、介護事業に関する調査と分析を指導、管理することに加え、ケア事業管理者への支援、研修への補助金の支給を行っている。

ケア事業者に関する機密情報を収集し、示す手段である。質的量的データの項目は様々な方法によって収集、分析され、一般的な尺度に変換されるため、それらは基準ごとのリスク評価をできるように組み合わせることができる。Spiegelhalter *et al.*（2012）は統計的手法に関して説明を行っている。しかし、量的データはケア事業者の管理を越える要因に対しても適切に調整されてしまい、また、データ項目は質や関連性を集計することに主眼を置いてしまっており、利用者の体験をどのように近似的に反映するかを明記すべきである。個人のデータ項目（運営の成果が予想よりも良いか悪いかを色付けで示される）とリスク評価（目盛盤と評価における信頼度が示される）は、共にケア事業者の質とリスクのプロファイル（QRP）において示される。プロファイルの例として図 7.1 では、基準 13 に対する無作為抽出されたケア事業者の結果を示している。基準に対するリスク評価の結果は Web 画面の最初の目盛盤に示され、この評価を基となった、データ項目数で構成される根拠は目盛盤の下の表に示される。成人介護ケア（ASC）における質とリスクのプロファイル（QRP）の基となるデータには、登録やその後行われた監査に基づく法令遵守状況の判定結果のような、ケアの質委員会（CQC）のデータが含まれており、法的な通知は、ケアの質委員会（CQC）で共有される他の地域の機密情報に加えて、（人員配置や安全管理、利用可能な活動といった情報を含む）ケア事業者の情報や利用者からの苦情、内部告発者からの情報によって行われる。また、ケアの質委員会（CQC）では（防火体制が不十分な場所に対する消防救助サービスからの）消防法規制の通知や（アスベストの審査、バクテリア菌感染リスクの管理、排水の温度管理を含む）医療安全機構（Health and Safety Executive）への公的登録、或いは指導通知、食材の衛生管理に関する健康環境局の報告書（Environmental Health Officer Reports）といった、公的データの利用も認めている。さらに、ケアの質委員会（CQC）では、例えば、（人員配置比率や常勤職員比率のような）ケアの技術から業務特性に関するデータや、居住系ケアから急性期ケアへ緊急入院したデータといったものの利用を可能にするように、合意に基づくデータの情報共有も行っている。

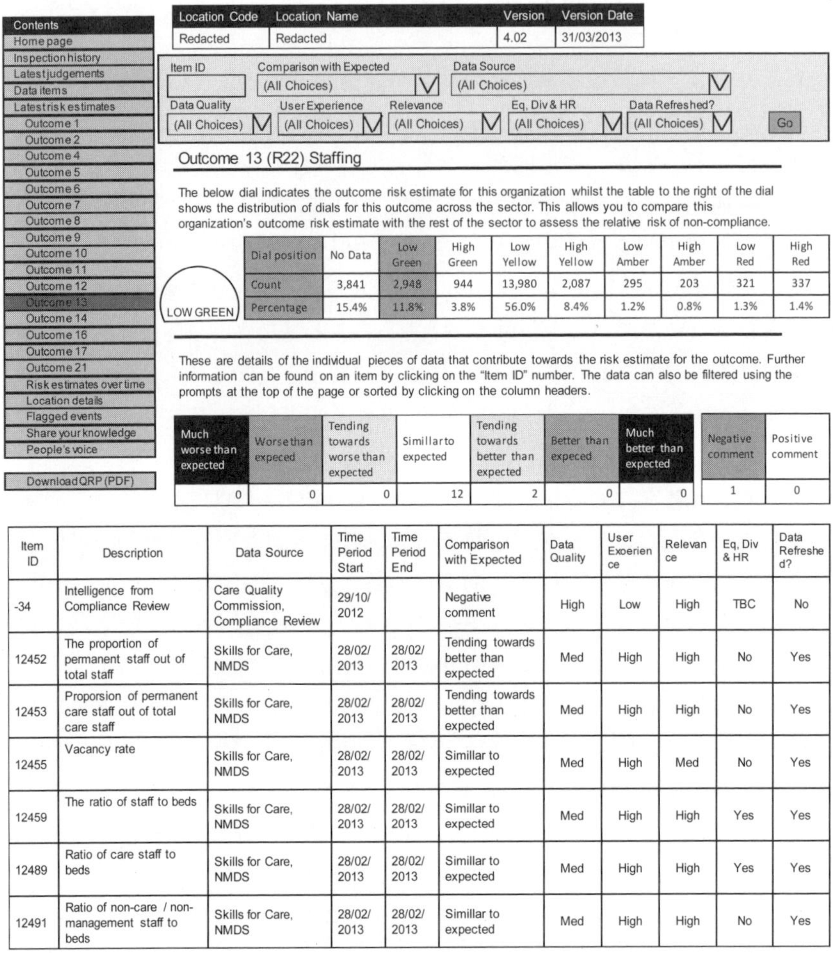

Contents
Home page
Inspection history
Latest judgements
Data items
Latest risk estimates
Outcome 1
Outcome 2
Outcome 4
Outcome 5
Outcome 6
Outcome 7
Outcome 8
Outcome 9
Outcome 10
Outcome 11
Outcome 12
Outcome 13
Outcome 14
Outcome 16
Outcome 17
Outcome 21
Risk estimates over time
Location details
Flagged events
Share your knowledge
People's voice

Download QRP (PDF)

Location Code	Location Name	Version	Version Date
Redacted	Redacted	4.02	31/03/2013

Item ID　Comparison with Expected (All Choices)　Data Source (All Choices)
Data Quality (All Choices)　User Experience (All Choices)　Relevance (All Choices)　Eq, Div & HR (All Choices)　Data Refreshed? (All Choices)　Go

Outcome 13 (R22) Staffing

The below dial indicates the outcome risk estimate for this organization whilst the table to the right of the dial shows the distribution of dials for this outcome across the sector. This allows you to compare this organization's outcome risk estimate with the rest of the sector to assess the relative risk of non-compliance.

LOW GREEN

Dial position	No Data	Low Green	High Green	Low Yellow	High Yellow	Low Amber	High Amber	Low Red	High Red
Count	3,841	2,948	944	13,980	2,087	295	203	321	337
Percentage	15.4%	11.8%	3.8%	56.0%	8.4%	1.2%	0.8%	1.3%	1.4%

These are details of the individual pieces of data that contribute towards the risk estimate for the outcome. Further information can be found on an item by clicking on the "Item ID" number. The data can also be filtered using the prompts at the top of the page or sorted by clicking on the column headers.

Much worse than expected	Worse than exceped	Tending towards worse than expected	Simillar to expected	Tending towards better than expected	Better than exceped	Much better than expected	Negative comment	Positive comment
0	0	0	12	2	0	0	1	0

Item ID	Description	Data Source	Time Period Start	Time Period End	Comparison with Expected	Data Quality	User Exoerience	Relevance	Eq, Div & HR	Data Refreshed?
-34	Intelligence from Compliance Review	Care Quality Commission, Compliance Review	29/10/2012		Negative comment	High	Low	High	TBC	No
12452	The proportion of permanent staff out of total staff	Skills for Care, NMDS	28/02/2013	28/02/2013	Tending towards better than expected	Med	High	High	No	Yes
12453	Proporsion of permanent care staff out of total care staff	Skills for Care, NMDS	28/02/2013	28/02/2013	Tending towards better than expected	Med	High	High	No	Yes
12455	Vacancy rate	Skills for Care, NMDS	28/02/2013	28/02/2013	Simillar to expected	Med	High	Med	No	Yes
12459	The ratio of staff to beds	Skills for Care, NMDS	28/02/2013	28/02/2013	Simillar to expected	Med	High	High	Yes	Yes
12489	Ratio of care staff to beds	Skills for Care, NMDS	28/02/2013	28/02/2013	Simillar to expected	Med	High	High	Yes	Yes
12491	Ratio of non-care / non-management staff to beds	Skills for Care, NMDS	28/02/2013	28/02/2013	Simillar to expected	Med	High	High	No	Yes

図 7.1　イングランドにおける基準 13 に対する質とリスクのプロファイル（QRP）の例（ケアの質委員会：CQC（2011））

最も機密性の高い情報とは質的データであり、ケア事業者、或いは（無作為抽出ではない）特定の個人のどちらかに関するデータである。個人単位のデータ収集制度の導入については議論が重ねられているが、政策的方向性としては、従来、積極的ではなかったそのような変化を導くことが示された。データの限界がある中で、例え豊富なデータのある医療において一部の基準が他の基準に比べて法令違反の摘発に有効であるとしても、現在のリスク対応体制では、すべての基準について法令違反を確実に見抜くことにはなりそうもない（Bardsley *et al.*,（2009））。しかしながら、継続審査（と質とリスクのプロファイル（QRP））がそれ以前の制度ほど法令違反のリスクを予測できないことに疑いの余地はなく、これらの手法のうちのどちらかの予測可能性の高さを決定することを明らかにする研究なしには、いかなる結論を導出することも不可能である。

7.5.3　法令遵守の判定　Judging compliance

基準と「成果」の対象は幅広く特定されるため、監査で法令遵守状況について審査を行う場合には、監査官は弾力的にその内容を適用することができる。ただし、ケアの質委員会（CQC）では判定に一貫性があり、明確な根拠に基づくことを保証するために「判定の枠組み（judgement framework）」という表題の資料で指導を行っており、そこでは監査官による根拠の判定に係る規則と基準が規定されている（ケアの質委員会：CQC（2012））。また、ケアの質委員会（CQC）のウェブサイトでは、監査官が法令を遵守するケア事業者の「成果」とみなす内容に、ケア事業者が沿うための支援内容を事例紹介によって示している。法令違反に対するそれぞれのシナリオを閲覧することはできないため、事例研究では詳細に記すが、その利用は自発的であり、法令の解釈には余地が残されている。ケアの質委員会（CQC）では、意思決定における裁量とは法令違反の判定が適切であることを保証し、ケア事業者が一部の法令違反を緩和するために「合理的に実行可能な」すべてのことを行ったかどうかを考慮することを保証することが重要であるとしている。しかしながら、標準化されたデータの不足と地域の監査チームによる判定結果を組み合わせる中で裁量を利かすことは難しく、判定の一貫性についてこれまで疑義が生じてきた（Cutler and Waine（2003）, 議会下院医療部会：House of Commons Health Committee（2011a））。判定の一貫性を実証する研究がまったくないことは「判定の枠組み」の中で明らかにされており、だからこそ、この手法は成功したのである。

基準に対する法令違反の各判定では関連する影響度が分類されており、それはサービス利用者に対する把握可能な影響について「判定の枠組み」に従って決定される。影響度の分類には、軽度（minor）、中等度（moderate）、重度（major）の3段階がある。軽度（minor）の影響に留まると判定される法令違反は「重大ではない（not significant）」、「早急に解決可能である（could be resolved quickly）」とされる。中等度（moderate）の影響と判定される法令違反は、利用者の健康、安全、幸福に「重大な影響がある（significant effect）」、「早急に解決が必要な可能性がある（may need to be resolved quickly）」とされる。重度（major）の影響と判定される法令違反は、利用者の健康、安全、幸福に「深刻な現状、或いは長期にわたる影響がある（serious current or long-term impact）」、「早急に解決が必要である（need to be resolved quickly）」とされる（ケアの質委員会：CQC（2012））。これらの分類は、監査官が即応的規制を決定する際に用いられる（7.6節参照）。

7.5.4　ケア事業者間での法令遵守の状況　Compliance among providers

最新の基準に対する法令遵守状況を示す資料は、2010年10月から2011年7月までに「再審査（reviews）」となったものに限られており、それらの事例の92%が監査を完了している。この期間、ケアの質委員会（CQC）では非公的な活動により軽度（minor）の関心が持たれる事例と、各法令違反事項の疑いがある事例を決定するために、一部異なる手続きも採っている。ほとんどの事例は一時的に不十分であった事例で、サービスは即時、基準に適応させることとなったと言われている。利用される手法に違いがあり、これらの再審査の多くは早急に対応すればよいとされたため、悪質な法令違反が起こる可能性は高いものの、これらのデータは一般的な法令遵守の水準を維持するには有益である。表7.3は、非ナーシングホーム施設における基準ごとの法令遵守の割合が70%以上であり、軽度（minor）の関心が持たれる事例を含めると85%以上の高さになっていることを示している。例外は基準4の利用者のケアと幸福感であった。ナーシングホームにおける基準ごとの法令遵守の割合は、看護ケアなしのケアホームでの法令遵守の割合よりも相対的に低い数字であった。軽度（minor）の関心が持たれる事例を含めると、ナーシングホームの約73%が基準4を満たしていると判断され、基準9の服薬管理についてはナーシングホームの79%が法令を遵守しているという結果であった。一般に、厳密に監査の関心度の比較を行うと、重度（major）よりも中等度（moderate）と判定される方が、より強い関心があることを示しているといえる。法令遵守で最も高い割合は基準17の意見と苦情の取り扱いの項目に見られた。これとは対照的に、公正取引委員会による最近の調査（the Office of Fair Trading (2011)）において、この問題に関する重大な不適切事項が指摘された。それは、ケアホームの39%が居住者との契約に関する苦情への対応方法、或いは入居期間や身体の状況の伝達に関する苦情への対応方法についてまったく情報を提供しておらず、ケアホームの41%は苦情の受付方法について掲示をすることも、その他の情報を伝達することもしていないと報告されたことである。この事実によって近年の改善を後押しすることになったのか、それとも監査の結果に基づく監査官による苦情の対応方法の公表資料が配布されたのかはわからない。

在宅ケア事業者に関する法令遵守状況のデータは、表7.4に示されている。法令遵守の割合はケアホームのそれよりも総じて良好であり、70%を超える在宅ケア事業者がすべての基準を満たしている。ケアホームと同様に、法令遵守で最も低い割合であった基準は、基準4の利用者のケアと幸福感と、基準9の服薬管理であった。法令遵守の割合は、軽度(minor)の関心が持たれる事例を含めるとかなり高く、基準16のリスク、健康、幸福感、安全の管理を除き、すべての基準で90%を超えている。

表 7.3 イングランドにおけるケアホームの法令遵守状況に関するケアの質委員会（CQC）の評価結果（ホームの種類別・基準別）2010 年 10 月～ 2011 年 3 月 [a]

基準	基準への対応 Compliant		重大な関心 Major concerns		中等度の関心 Moderate concerns		軽度の関心 Minor concerns		評価対象数 Number of reviews [b]	
	看護ケアあり	看護ケアなし	看護ケアあり	看護ケアなし	看護ケアあり	看護ケアなし	看護ケアあり	看護ケアなし	看護ケアあり	看護ケアなし
1. サービス利用者の尊重と関与	70%	85%	3%	1%	7%	5%	20%	9%	591	1,170
2. ケアと治療への承諾	73%	83%	2%	0.8%	9%	4%	16%	12%	495	1,050
4. 利用者のケアと幸福感	51%	68%	10%	5%	17%	11%	22%	16%	799	1,401
5. 必要な栄養の摂取	71%	84%	4%	2%	10%	5%	15%	9%	599	1,139
7. サービス利用者の安全管理	72%	77%	6%	4%	10%	8%	13%	11%	648	1,277
8. 衛生管理と感染症管理	70%	72%	4%	3%	10%	8%	16%	17%	566	1,115
9. 服薬管理	61%	72%	8%	3%	13%	9%	18%	16%	636	1,202
10. 建造物の安全と維持管理	69%	73%	3%	3%	10%	9%	17%	15%	577	1,155
11. 設備の安全、利用可能性、維持管理	85%	89%	3%	1%	5%	3%	7%	7%	507	1,033
16. リスク、健康、幸福感、安全の管理	69%	78%	4%	2%	10%	6%	17%	14%	599	1,193 316
17. 利用者からの意見と苦情の取り扱い	89%	91%	1%	0.2%	3%	2%	7%	6%	495	1,020

出典：ケアの質委員会：CQC (2011b)より作成

備考：(a) 一部のケアホームは「看護ケアあり」と「看護ケアなし」の双方に登録されている可能性があるため、重複して報告されている。これらのデータにはすべての成人用ケアホームが含まれる。(b) 評価対象数は必ずしもすべての基準を対象に評価をしていないため、その対象数は各基準において同一数ではない。

表 7.4　イングランドにおける在宅ケア事業者の法令遵守状況に関するケアの質委員会（CQC）の評価結果（基準別）2010 年 10 月～ 2011 年 3 月 a

基準	基準への対応 Compliant	重大な関心 Major concerns	中等度の関心 Moderate concerns	軽度の関心 Minor concerns	評価対象数 Number of reviews[b]
1. サービス利用者の尊重と関与	90%	1%	3%	6%	298
2. ケアと治療への承諾	87%	0.4%	4%	9%	274
4. 利用者のケアと幸福感	73%	3%	7%	17%	344
5. 必要な栄養の摂取	92%	0%	2%	6%	255
7. サービス利用者の安全管理	83%	3%	5%	9%	333
8. 衛生管理と感染症管理	86%	0%	5%	9%	264
9. 服薬管理	75%	2%	9%	15%	295
10. 建造物の安全と維持管理	97%	0.5%	1%	2%	222
11. 設備の安全、利用可能性、維持管理	94%	0.4%	2%	4%	253
16. リスク、健康、幸福感、安全の管理	78%	2%	6%	15%	320
17. 利用者からの意見と苦情の取り扱い	90%	0.4%	3%	7%	284

出典：ケアの質委員会：CQC (2011b)より作成

備考：(a)これらのデータにはすべての成人へのケアを行う在宅ケア事業者が含まれる。

(b)評価対象数は必ずしもすべての基準を対象に評価をしていないため、その対象数は各基準において同一数ではない。

7.6　制裁と措置の行使の仕組み
Sanctions and enforcement mechanisms

ケアの質委員会（CQC）の手法はその都度、制裁を課すため、事態の深刻さに合わせて対応を選択することができる「即応的規制」と考えることができる（Braithwaite（2002））。法令違反の程度が軽度（minor）、中等度（moderate）、重度（major）のいずれかに判定された結果によって制裁措置の内容は異なる。その内容には「法令遵守の指導」から「通知による警告」まであり、最終的には「刑事および司法による対応」となる。「法令遵守の指導」では公的措置を行使するのではなく、ケア事業者に対して具体的な法令遵守の方法を示す報告書の提出を求めており、その後、ケアの質委員会（CQC）が改善状況を監視する。これとは対照的に、「通知による警告」は措置の行使の第一段階となる。「刑事および司法による対応」では罰金、ケア事業者状況の変更・取り消し、登録停止、登録解除の方法がある。ケアの質委員会（CQC）は、ケア事業者が運営の継続を希望する場合には再登録が必要となる、登録解除の場合を除き、これらの個々の状況に対するケア事業者の対応を監視する。ケアの質委員会（CQC）が有害事象、或いは法令違反の原因となる人物、規定された違反通知、警告、法令違反に対する告発を行う場合には刑事訴訟の措置が採られる。「刑事、司法による対応」は他の措置と同時に採られる場合があり、罰金は1事案に対して£300～£50,000（44,400円～7,400,000円（148円/£換算））を科すことができる（ケアの質委員会：CQC（2010j））。ケア事業者の改善や対応が不十分である場合には、ケアの質委員会（CQC）はその措置をさらに強めることになる。

ケアの質委員会（CQC）は2010年10月から2011年3月に671件の法令遵守の指導、156件の通知による警告を行った。このうち7件でケアの質委員会（CQC）は新規利用者の受け入れ禁止のような、ケア事業者、或いはケア事業所の届け出状況の変更を課している。また、ケアの質委員会（CQC）が登録解除を行った事案も10件であった。さらに同時期にケアの質委員会（CQC）は在宅ケア事業者1社、ケアホーム1施設を刑事告発したが、この2つの事例は無届けで運営されていたものであった。

7.7　ケア事業者の質と安全に関する情報公開
Public reporting of provider quality and safety

ケアの質委員会（CQC）では公益のためにウェブ上でケア事業者に関する情報を公開している。ケア事業者に関する情報は、オンライン上のケアの案内が中心となっており、サービスの種類、サービスの専門性、ケア事業者の場所と名称を検索することができる。検索ではケア事業者の一覧表も得られる。個々のケア事業者については、サービス、一部制限の生ずる状況、予定された監査或いは即応的監査の進捗状況、法令遵守の状況或いは法令遵守の指導の有無に関する情報を含め、監査項目ごとの成果に対する監査結果が示されている。また、監査結果の報告は、詳細に公表されているケア事業者の紹介ページからも閲覧可能である。ただし、質とリスクのプロファイル（QRP）からの詳細情報は公表されていない。オンライン上での案内では、それ以前の制度で可能であった質による検索ができず、当時は星「★」で表される質の指標によって検索が可能であった。現在の制度では、ケア事業者が基準を満たしているか否かを特定するという点でサービスの適切性の保証を重視しているため、質に関する限定的な情報も提供している。それ以前の制度ではケア事業者を4段階で格付けし、少なくとも理論的には基準を満たすケア事業者の特定化を行ってきたため、質の格付け制度は質に関するより有益な情報を提供していた。質の格付け制度に対しては一部批判があり、それは、最良と評価されたケア事業者は3年に1度、一部の重要な監査のみ受けることで認可を更新されたため、更新の迅速化に伴う制度の形骸化が懸念されたのであった。さらに、行われている監査方法が一貫性のある格付け評価となっていないと指摘する声も聞かれた（ケアの質委員会：CQC（2010b）, Pitt（2010b））。それにもかかわらず、検索では利用者に対するケアの成果と、居住系のケアホームを評価する質の格付け制度との間に一部で相関関係を示す根拠が見つかったというのである（Netten *et al.*,（2010））。

質の格付け制度の目的の1つは、賢明な選択と市場の効率性を促進させるために、サービス料金の支払者（利用者と地域保健当局（Local Authority（LA））に対してサービスの質に関する情報を提供することであった。サービスを選択するために質の格付け制度を一般に利用可能とするには複数の理由がある。地域保健当局はケアの提供を委託するために利用し、一部の事例ではケア事業者に対する報酬体系の決定を行うために利用するのである（介護監査委員会：CSCI（2009b））。また近年の調査において、関係者の79%が監査報告書の存在を知っており、関係者の約4分の3がケアホームの選択に際して報告書を利用していることが明らかになった（Darton（2011））。しかし、現在までのところ、情報提供が利用者の選択権の改善や質の改善につながったことを示す研究はない。また、質の格付け制度は投資家や貸金業者、ファンド、機関投資家、不動産会社に利用されたという根拠に乏しい話もある（Laing and Buisson（2011））。このため、特に新たな制度の施行を前にして、この質の格付け制度の導入を取りやめた部門周辺では不安が高まっている（Pittn（2010a）、Dunning（2011）、Laing and Buisson（2011））。

消費者選択を支援する質の情報提供に関する議論は現在、様々な業界で進められており、「旅行アドバイザー（Trip Advisor）」のような情報提供のあり方について担当省は関心を示している。近年、「良質なケアの案内（The Good Care Guide）」と題する新しいウェブサイトが立ち上げられ、そこではケアホーム居住者や在宅ケアサービス利用者が、利用するケア事業者のケアの質や職員配置、施設、衛生状態、費用対効果について評価することができる。最適介護機構（The Social Care Institute for Excellence：SCIE）でも「良質なケアを求めて（Find Me Good Care）」と題する新しいウェブサイトを開設しており、そこでは（登録、未登録にかかわらず）すべての介護事業者を対象に「旅行アドバイザー」のような形式で、ケアの質委員会（CQC）による法令遵守状況に関する情報とサービス利用者の視点と同様にケア事業者からの情報を統合する予定になっている。

7.8　政策としての挑戦的な取り組み　Political challenges

イングランドにおける医療と介護に関する規制は、特に難しい政治情勢のために簡単な事業とはなっていない。独立機関としてケアの質委員会（CQC）の果たす役割は大きく、価値のあるものにもかかわらず、資源を現場のサービスによりよく支出する過程で非効率となったり、官僚的な対応を取ったりすることもある。効率性の改善のために頻繁に行われる体制の再編制は、極端な制度の破壊をもたらし、それによって規制制度はほぼ一貫して流動的なものとなってきた。いま必要とされることは、むしろ安定性を確保する期間そのものなのである。しかし2010年5月に誕生した新政権が、ケアの質委員会（CQC）の傘下に患者を代表とする医療監視機関（Health Watch）の再構築を表明した（保健省：Department of Health（2010a））ように、今後も様々な変化が起こるだろう。

リスクに基づく手法は、高い効率性を求めた結果、この数年の間で長期療養ケアに対する規制の特徴となった。しかしながら、様々な取り組みを継続しながら発展させてきた制度によって、望ましくない行動や法令違反の行動が見られているというのが実態である。ケアの質委員会（CQC）が医療介護法（HSCA 2008）の下で新たな手法を発展させた際、監査の利用の目標は、法令違反の摘発方法の確立であった。2006 年から 2007 年に介護監査委員会によって導入された際、監査対象数は 47,341 件から 26,676 件まで 44％も減り、その後も減少が続いた（表 7.5 参照）。しかし、時より発覚して批判にさらされる近年の医療と介護に関する不祥事では、不正を阻止することができない責任主体であるケアの質委員会（CQC）がその度に開かれたが（Brindle（2011）、Pitt（2011）、Which（2011））、そこでは政策担当者に対して、限界のある監査事業における判断について再評価するよう促したのである。リスクに基づく手法そのものは質の評価については貢献したものの、不祥事の摘発については部門に対する「甘い」規制を普及させ、規制当局に完全な監査事業を行う「政策的権限」を与えてしまったことになり、この手法がケアの質委員会（CQC）の監査によって生み出された政策的毒物となったともいえる（Black and Baldwin（2010））。

しかしながら、さらなる完全な監査体制の構築には莫大な資源が必要となる。2011 年にケアの質委員会（CQC）は、法令遵守状況の監視の支援のために保健省（DH）へ 10％の予算増額を要求し、可決された（議会下院医療部会：House of Commons Health Committee（2011b））。現在、ケアの質委員会（CQC）は、監査の必要のある部門への監査を重点的に行うために予算を投入している。それでも結局のところ、厳しい財政事情による予算制限、或いは規制制度とケアの質委員会（CQC）の規制権限の拡大に関連する公的支出への理解が、持続可能な監査事業に負の影響を与える可能性は高い。

表 7.5　イングランドにおける成人介護ケア（ASC）事業者に対するケアの質委員会（CQC）の監査、或いは評価実施数（2002 ～ 2011 年[a]）

規制機関	NCSC	NCSC	CSCI	CSCI	CSCI
期間	2002-2003	2003-2004	2004-2005	2005-2006	2006-2007
監査或いは評価実施数	41,434	46,768	48,062	47,341	26,676
規制機関	CSCI [b]	CSCI	CQC	CQC [c]	
期間	2007-2008	2008-2009	2009-2010	2010-2011	
監査或いは評価実施数	19,059	15,072	11,477	6,481 [d]	

NCSC：the National Care Standards Commission（国立ケア基準機構）
CSCI：the Commission for Social Care Inspection（介護監査委員会）
CQC：the Care Quality Commission（ケアの質委員会）
出典：介護監査委員会：CSCI（2009a）、ケアの質委員会（CQC）より提供されたデータ（2011 年 5 月）より作成
備考：(a) 成人対象のすべてのケアホームおよび在宅ケア事業者への監査、2007 年より前は小児へのサービスに対する監査を含む
(b) 監査数の減少は、2007 年 4 月 1 日から児童に対するサービスへの監査を Ofsted（教育機関の監査機関）へ移管したためである
(c) 評価の少なくとも 93％は当該期間での訪問調査が含まれているが、2010 年 10 月に監査から評価へ手法が変更されている
(d) 表中の数字は評価の計上方法が変更されているために、この他に報告された数字と一致しない可能性がある

7.9　規制範囲の限界　Limitations to the scope of regulations

規制はあらゆる種類の長期療養ケアの提供に適用されるわけではない。デイケアや食事サービス、設備サービス、在宅生活者への支援を提供する様々な低度のケアサービスは、規制の対象外となっている（ケアの質委員会：CQC（2010h））。これらのサービスに対する法的な監視はいっさいなく、そこでは利用者が公的給付を受ける（そして地域保健当局が利用者に代わってサービスを購入する）か、或いは、デイケアではよくあることだが、地域保健当局が給付を通じてサービス料金を支払う際に質の監視を一部行っているようである。具体的には第一に、地域保健当局は利用者との契約内容を監視し、一部の当局ではこの過程で監査を行い、質に関するデータの収集を行っている可能性がある。第二に、保健省（DH）は、地域保健当局に対して保健省（DH）がその費

用を支出し、特定のケアの質に関する情報の収集を義務付けているが、それは一義的には、成人介護ケアの成果の枠組み（the Adult Social Care Outcomes Framework：ASCOF）において公的説明責任を果たすことが目的となっている（保健省：Department of Health（2011））。しかしながら、これは全額自己負担でケアを受ける者に対する規制対象外のサービスの場合はいかなる監視も義務付けられないため、潜在的に公的給付を受ける者よりも、全額自己負担でケアを受ける者を弱い立場に置くこととなったのである。

また、利用者個人の直接支払いによって提供されるケアを拡大するという政策的方針もケアの質委員会（CQC）に対する問題として挙げられている。直接支払いでケアを受ける場合のように、個人で看護ケアや身の回りの世話を複合的に受け、看護師や身の回りの世話をする者（介護従事者）が提供するケアについてケア事業者や雇用主から管理や指示を受けずにケアが行われる場所では、看護師や介護従事者の登録義務が免除されている。看護師とソーシャルワーカーは専門職団体において登録が義務付けられる一方で、現在、介護従事者の団体やそれらに対する規制機関は存在しない。一部の直接支払いでケアを受ける者は登録ケア事業者から在宅ケアサービスを購入しているものの、そのサービスの多くは未登録の介護従事者や直接支払いを受ける者から購入されており、その対象は近親者や配偶者、知り合いであることが多い。未登録の問題は、全額自己負担でケアを受ける者と直接支払いを受ける者の存在を顕在化させ、彼らの立場の弱さを放置することになっている。雇い主である利用者は、その利用に対して非難を受けたり、未登録の介護従事者や直接支払いを受ける者に対して劣悪な労働状況を強いたりする可能性があることが懸念されている。

近年の重要な改革としては、2010年に誕生した新政権（キャメロン政権）が、ケアの質委員会（CQC）に対して日常的な監査の権限と地域保健当局の監督者としての運営状況の監視の権限を行使しないように指導したことである（保健省：Department of Health（2010b））。それは地域保健当局が進捗状況について自己監視を行い、結果を公表することによって行われるべきであるというものである。地域保健当局による規制監視の不十分さと当局の監督業務のあり方については業界関係者の関心も高い（連合王国在宅ケア協会：United Kingdom Homecare Association（2006）、Laing and Buisson（2011））。業界の関心が高いのは、複雑な料金体系となっている国民保健サービス（NHS）の状況とは異なり、介護事業者には価格競争があるためである。地域保健当局は長期療養ケアサービスの最大の支払者であり、決定的な購入力を有するため、地域保健当局はその購入力を、公的受給者に対する価格引き下げ圧力に利用しているものと思われ（Price Waterhouse Coopers（2011））、一部の事例では長期療養ケアへの費用対効果につり合う価格を下回ることさえある（Laing（2008））。自費購入者から公的受給者へ公費が移転し、ケアホームでは公的受給者に追加料金が請求されることが一般的となっていることを示す資料もある（Laing and Buisson（2010））。地域保健当局は、近い将来、中央政府からの補助金の大幅な削減に直面する際に、より一層の費用の削減を求められるため、これが提供されるケアの質や公的受給者が利用可能なケアの場所、特に公的受給者の割合が高いケア事業者に対する市場の安定性といった問題に与える影響に関心が高まっている（Hancock and Hviid（2010）、Price Waterhouse Coopers（2010））。

ケア事業者の経営的将来性に関して適切に監視する機関は存在しておらず、不可欠かつ、継続的なサービス提供の確保を公的に行っていないため、現在、大規模ケア事業者の破綻リスクについては関心が高い。ケア事業者の経営状況に関連する基準は存在するが、登録時点での確認には限界があり、経営的なリスク評価については対象となっていない。さらに、この経営に関する基準には核となるべき基準のうちの1つがなく、そのためにその基準を日常的に監視することができないのである。ケア事業者が経営的に行き詰まり廃業する場合、6か月以内にケアの質委員会（CQC）へ通知する法的要件では、手続きを踏んで市場から退出し、サービスへの支障を最小限にすることを保証するには不十分である。歴史的に、事業の終了にあたっては、地域保健当局によって監視、管理されてきたが、それらは常に市場への影響が限定的な小規模ケアホームであった。連合王国における大規模ケアホーム事業者の近年の解決不能な事案に見る杜撰な対応は、これらの制度が大規模ケア事業者の居住者を保護するには適切ではないことを示すものであった。大規模ケアホーム事業者は、市場においてかなり市場占有率が高いため（2010年時点で4大事業者が25%を占める）（Laing and Buisson（2010））、ケア事業者の深刻な経営不振に対応する制度を構築する必要がある（英国会計検査院：National Audit Office（2011b））。

苦情対応に関する制度についても問題が指摘できる。現在、苦情への対応は地域において調査、解決されているが、それはケア事業者が調査を通じて対応し、苦情の対象者が知ることを保証するための適切な情報提供の責任を負っていることを意味している。ケアの質委員会（CQC）では、利用者が調査を通じて苦情を訴え、対応される権限と支援を受ける環境が構築されるように、ケア事業者に対して義務付けている。しかし、苦情調査に対する規制の不十分さが残される中で地域での解決を重視することは、ケア事業者の苦情の調査能力とケア事業者が苦情の窓口となることが適切ではない可能性が高い環境について、誰も検討していないことを表している。例えば、どこの事業者が過去に不適切な対応について公表しなかったかということは、ケア事業者の誠実さと苦情の調査能力に問題のある可能性がある。また、深刻な苦情の訴えは、サービス利用者の幸福感が妨げられている、或いは匿名の苦情が重要であることを意味する可能性もある。こうした状況では、ケア事業者よりも第三者機関が調査実施主体となる方が望ましいといえる。

7.10　将来の展望と課題　Future prospects and challenges

長期療養ケアに対する規制が直面する最大の課題は、現在の政治的、経済的環境にある。リスクに基づく手法への財源を確保することは、財政事情に鑑みて達成目標となっており、効果的な方法で進められている。しかしながら、データの不足は、適切な機関での財源確保による新たな（理想としては個人単位の）データ収集の必要性を示唆している。近年の不祥事においても監査対象に対する監査実施体制の脆弱性が批判を受けた。それは特に、規制当局が監査において法令違反事象のリスクを予測するための効果的方法となる確かな根拠が不足する場合である。現在、さらに包括的な監査体制が求められているものの、公的支出の削減が続いているため、過去の経験を下に現行制度を改正する必要があるだろう。このため、ケアの質委員会（CQC）は日常的なデータ収集の改善とリスクモデルの試行によって、成人介護ケア（ASC）における法令違反事象の予測精度を改善することが重要である。

規制当局は、従来、ケア事業者の質に関する情報源を持っており、オンライン上の一覧表によって利用者にケアの選択させる支援を行ってきた。現在のオンライン上の一覧表における質に関する情報の不足は、業界における多くのケア事業者にとって解決すべき課題である。新たなウェブサイトでは、ケアの質委員会（CQC）による法令遵守状況の格付け評価を組み合わせたサービス利用者からの「旅行アドバイザー」形式の情報が公開されているが、果たして質の格付け評価に代わる効果的かつ改善するものになることができるのかは興味深いところである。

本章では規制の範囲に限界のある複数の部門を採り上げたが、これには指摘を受ける必要があると理解している。苦情調査における規制当局に内包される不十分さは、苦情が適切かつ的確に調査されることを保証するよう改定する必要がある。家計からの直接支払い制度の継続的な拡大は、希望すれば誰からでもケアの購入を選択するように、購入される規制を受けないケアを増大させるであろう。身の回りの世話をする介護従事者への規制を求める声は高まりを見せており、政府は家族や近親者によって提供される潜在的なケアには慎重に対応する必要があり、実質的に影響を及ぼすことはなさそうである。

本章では、現在の規制当局の手法について、あまりに新しいものであるために複数の視点から評価することはできなかった。重要な問題は、幅広く特定の基準が組み合される中で、監査官の判断力の濃淡によってが監査結果が変わる判定では一貫性がないことである。もう 1 つの重要な問題は、医療と介護に係る「汎用性を持った」規制当局が効果的なモデルを実証するかどうか、或いは、人員配置や制度の専門化に対する不十分さが、様々な部門や組織で規制を弾力的に適用することを保証するように変える必要があるかどうかである。既に、急性期の医療的ケアと成人介護ケア（ASC）とのデータの利用可能性の差によって、継続的な審査の改善を難しくさせたとの指摘がされている。規制手法が固定的なものになれば、他の部門でも同じことが起こる可能性があるだろう。

謝意　Acknowledgements

ケアの質委員会（CQC）における「the Intelligence, Regulatory Development, and Strategic Marketing and Communications divisions」の職員に感謝申し上げる。彼らは情報とコメントの提供を行ってくれた。Ann Netten からは助言と意見を頂戴し、編集者からは本章の推敲において意見を頂戴した。

なお、本章で執筆された規制当局の枠組みは 2012 年時点のものである。

References

Adil, M. (2008). Risk-based regulatory system and its effective use in health and social care. *The Journal of the Royal Society for the Promotion of Health*, 128(4): 196–201.

Bardsley, M., Spiegelhalter, D. J., Blunt, I., Chitnis, X., Roberts, A. and Bharania, S. (2009). Using routine intelligence to target inspection of healthcare providers in England. *Quality and Safety in Healthcare*, 18(3): 189–94.

Barnes, J. (2003). *Inspecting with Lay Assessors: What Value? What Impact?*. London: National Care Standards Commission.

Better Regulation Task Force (2003). *Principles of Good Regulation*. London: Better Regulation Task Force.

Black, J. and Baldwin, R. (2010). Really responsive risk-based regulation. *Law and Policy*, 32(2): 181–214.

Braithwaite, J. (2002). Rewards and regulation. *Journal of Law and Society*, 29(1): 12–26.

Brindle, D. (2011). Regulator to review care system after Winterbourne View abuse scandal. *The Guardian*, 7 June 2011.

Care Quality Commission (2010a). *The Adult Social Care Market and the Quality of Services: Technical Report*. London: CQC.

(2010b). *Analysis of Consultation on Assessments of Quality in 2010/11. Feedback Report*. London: CQC.

(2010c). *Focused on Better Care: Annual Report and Accounts 2009/10*. London: CQC.

(2010d). *Guidance about Compliance: Essential Standards of Quality and Safety*. London: CQC.

(2010e). *A New System of Registration: How to Register under the Health and Social Care Act 2008. Guidance for New Providers*. London: CQC.

(2010f). *A New System of Registration: How We Use Conditions of Registration for New Providers. Guidance for Providers*. London: CQC.

(2010g). *A New System of Registration: Provider Compliance Assessment: Guidance for Providers*. London: CQC.

(2010h). *A New System of Registration: The Scope of Registration*. London: CQC.

(2010i). *A New System of Registration: Using Evidence of Outcomes to Demonstrate Compliance: Guidance for Providers*. London: CQC.

(2010j). *Our Enforcement Policy*. London: CQC.

(2011a). *A New System of Registration: Regulatory Fees for 2011/12. Guidance for Service Providers*. London: CQC.

(2011b). *The State of Healthcare and Adult Social Care in England: An*

Overview of Key Themes in Care in 2010/11. London: CQC.
(2012). *Guidance about Compliance: Judgement Framework and Determining our Regulatory Response*. London: CQC.
Comas-Herrera, A., Wittenberg, R. and Pickard, L. (2010). The long road to universalism? Recent developments in the financing of long-term care in England. *Social Policy and Administration*, 44(4): 375–91.
Commission for Social Care Inspection (CSCI) (2009a). *Annual Report and Accounts 2008–09*. London: TSO.
(2009b). *CSCI Quality Ratings Market Research Report*. London: CSCI.
Cutler, T. and Waine, B. (2003). Advancing public accountability? The social services 'star' ratings. *Public Money and Management*, 23(2): 125–8.
Darton, R. (2011). *Study of care home residents' and relatives' expectations and experiences*. Kent: PSSRU, University of Kent and the Registered Nursing Home Association.
Day, P. and Klein, R. (1987). The regulation of nursing homes: a comparative perspective. *The Milbank Quarterly*, 65(3): 303–47.
Department of Health (2009). *The National Framework for NHS Continuing Healthcare and NHS-Funded Nursing Care*. London: DH.
(2010a). *Liberating the NHS: Report of the Arm's-Length Bodies Review*. London: DH.
(2010b). *A Vision for Adult Social Care: Capable Communities and Active Citizens*. London: DH.
(2011). *Transparency in Outcomes: a Framework for Quality in Adult Social Care. The 2011/12 Adult Social Care Outcomes Framework*. London: DH.
Dunning, J. (2011). Adult care providers face less scrutiny, warns ADASS. *Community Care*, 14 February 2011. Available at: http://www.communitycare.co.uk/Articles/14/02/2011/116284/adult-care-providers-face-less-scrutiny-warns-adass.htm.
Hancock, R. and Hviid., M. (2010). Buyer power and price discrimination: the case of the UK care homes market. *CCP Working Paper 10–17*. Norwich: University of East Anglia.
Hood, C., Scott, C., James, O., Jones, G. and Travers, T. (1999). *Regulation inside Government: Waste-Watchers, Quality Police, Sleaze-Busters*. Oxford University Press.
House of Commons Health Committee (2011a). *Annual Accountability Hearing with the Care Quality Commission. Ninth Report of Session 2010–12. HC 1430*. London: TSO.
(2011b). *Regulatory Bodies: Oral Evidence. Dame Jo Williams DBE and Amanda Sherlock. HC 1203-ii*. London: TSO.

Humphrey, J. (2003). New Labour and the regulatory reform of social care. *Critical Social Policy*, 23(1): 5–24.

Klein, B. (1997). Quality management and quality assurance in Britain and Germany. In A. Evers, R. Haverinen, K. Leichsenring and G. Wistow (eds.), *Developing Quality in Personal Social Services: Concepts, Cases and Comments*. Aldershot: Ashgate, pp. 139–54.

Laing and Buisson (2010). *Care of Elderly People UK Market Survey 2010–2011*. London: Laing and Buisson.

(2011). After the year that CQC has had, how do you see its future role in the sector? *Community Care Market News*, 17(8): 284–5.

Laing, W. (2008). *Calculating a Fair Market Price for Care. A Toolkit for Residential and Nursing Homes*. York: Joseph Rowntree Foundation.

LGO (2010). *The LGO's New Role in the Independent Care Sector*. Coventry: LGO.

National Audit Office (2011a). *The Care Quality Commission: Regulating the Quality and Safety of Health and Adult Social Care. Report by the Comptroller and Auditor General.* HC 1665 Session 2010–2012. London: TCO.

(2011b). *Oversight of User Choice and Provider Competition in Care Markets*. HC 1458 Session 2010–2012. London: TSO.

Netten, A., Beadle-Brown, J., Trukeschitz, B., Towers, A.-M., Welch, E., Forder, J., Smith, J. and Alden, E. (2010). *Measuring the Outcomes of Care Homes: Final Report*. PSSRU Discussion paper 2696/2. Canterbury: PSSRU.

Office for National Statistics (2007). *2006-based Principal Population Projections, England*. London: ONS.

(2011). *2010 Mid Year Population Estimates*. London: ONS.

Office of Fair Trading (2011). *Evaluating the Impact of the 2005 OFT Study into Care Homes for Older People*. London: Office of Fair Trading.

Peace, S. (2003). The development of residential and nursing home care in the UK. In J. Katz and S. Peace (eds.), *End of Life in Care Homes: A Palliative Approach*. Oxford: Open University Press, pp. 15–42.

Pitt, V. (2010a). Anger over CQC decision to end star ratings. *Community Care*, 21 May 2010. Available at: www.community-care.co.uk/Articles/21/05/2010/114557/anger-over-cqc-decision-to-end-star-ratings.htm.

(2010b). Star ratings end for English care providers. *Community Care*, 19 May 2010. Available at: www.communitycare.co.uk/Articles/19/05/2010/114524/Star-ratings-end-for-English-care-providers.htm.

(2011). Four arrested after panorama exposes disability abuse. *Community*

Care, 1 June 2011. Available at: www.communitycare.co.uk/Articles/01/06/2011/116918/four-arrested-after-panorama-exposes-disability-abuse.htm.

Price Waterhouse Coopers (2010). *Fair Care Crisis? An Independent Survey of Social Care Providers for the Elderly*. London: PWC.

(2011). *Understanding Commissioning Behaviours. Commissioning and Competition in the Public Sector*. London: Office of Fair Trading.

Simmill-Binning, C., Clough, R. and Paylor, I. (2007). The use of lay assessors. *British Journal of Social Work*, 37: 1353–70.

Spiegelhalter, D. J., Sherlaw-Johnson, C., Bardsley, M., Blunt, I., Wood, C. and Grigg, O. (2012). Statistical methods for healthcare regulation: Rating, screening and surveillance. *Journal of the Royal Statistical Society A*, 175(1): 1–25.

The Health and Social Care Information Centre (2011). *Community care Statistics 2009–10: Social Services Activity Report, England*. Leeds: The Health and Social Care Information Centre.

United Kingdom Homecare Association (2006). *A Fair Price for Care. A UKHCA Position Statement. Maintaining the Capacity of the Independent Homecare Sector*. London: UKHCA Ltd.

Which? (2011). Care homes investigated. London: *Which?* 19 April 2011. Available at: www.which.co.uk/news/2011/04/care-home-failings-exposed-by-which-investigation-250910/.

Wittenberg, R., Hu, B., Hancock, R., Morciano, M., Comas-Herrera, A., Malley, J. and King, D. (2011). *Projections of Demand for and Costs of Social Care for Older People in England, 2010 to 2030, under Current and Alternative Funding Systems. Report of Research for the Commission on Funding of Care and Support*. PSSRU Discussion Paper 2811/2. London: PSSRU, London School of Economics and Political Science.

Wright, F. (2005). Lay assessors and care home inspections: is there a future? *British Journal of Social Work*, 35: 1093–1106.

第 8 章

オランダにおける高齢者の長期療養ケアの質に対する監視

Quality monitoring of long-term care for older people in The Netherlands

Jos M. G. A. Schols, Dinnus H. M. Frijters,
Ruud G. I. J. M. Kempen and Jan P. H. Hamers

8.1　はじめに　Introduction

本章では、オランダにおける長期療養ケアの質に対する規制構造と監視方法について述べる。第一に、高齢者に対する長期療養ケアについて、その提供体制、一部の基本的なサービスの利用者像、提供されるサービス、長期療養ケア部門への公的資金の投入方法と規定内容を含む、医療制度全体における長期療養ケアの位置づけに関する基本的な情報を述べる。加えて、サービスの質を判定する伝統的な手法に取り組んできたこの 10 年で出現した政策的、政治的問題について焦点を当てる。第二に、長期療養ケア部門そのものに加えて、その利用者の権利に関連する最も近年の法律と規制について概略を述べ、最後に最近の規制制度上で行われるケアの質の測定方法について述べる。これは、ISO9001(質の管理と認証に関する国際的な基準)の基準を満たす統合的な質の制度に沿ったものである。特に注目すべきは、オランダ医療監査機構 (the Dutch Healthcare Inspectorate（Inspectievoor de Gezondheidszorg：IGZ)）とケアの質に対する外部監視というその役割であり、国全体で長期療養ケアに関する質の指標を利用していることである。最後（第三）に、透明性の問題、すなわち、長期療養ケア事業者の運営成果をどのようにして（利用者自身や保険者を含む)一般社会に対して、報告書を通じて公表しているのかに焦点を当てる。この部分では、サービス利用者の役割の高まりについて言及する。本章では、高齢者に対する長期療養ケアに焦点を当てるものの、提供される情報は慢性的なケアを必要とする精神障害に加え、若年者や慢性的に身体的、精神的、精神医学的疾患を有する者に対する長期療養ケアにも適用できる汎用性のあるものとした。

8.2　高齢者に対する長期療養ケア　Long-term care for older people

多くの西側諸国においてそうであるように、オランダの人口統計でも高齢者数の増加が顕著である。現在、オランダでは人口の約16%が65歳以上であるが、けっして欧州連合(EU)において最も高齢化した国ではない。連合王国(the United Kingdom）では人口の16%が65歳以上であるが、スペインでは17%、スウェーデンでは18%、ギリシャでは19%、ドイツでは20%、イタリアでは21%である。アメリカでは65歳以上の人口が13%に留まるのに対して、日本では23%である（OECD（2011））。65歳以上人口の比率は、今後20年であらゆる国々で急速に上昇し、ケアを必要とする病弱で障害を有する高齢者の増加に影響するとも考えられる。

表8.1は、オランダにおける高齢者が利用可能な、最も重要な医療、福祉、居住系サービスを示している。2009年現在、65歳以上の国民の80%を超える者が年に1度はかかりつけ医(GP)に受診し、年間平均で15回受診している。(一般人口では約6%に対して)65歳以上の国民の約23%は緊急入院を経験し、その後、そのほとんどが自宅へ退院している（National Kompas website)。総合病院（general hospitals）には、慢性的な身体的疾患、老年医学的疾患、或いは複雑な障害を有する高齢の患者が長期療養のできる病棟はない。93の総合病院と専門病院の他に、老人病棟は現在、80病院に設置されている。それらは内科医療を提供しているが、主に短期、急性期の老年医学的ケアを提供している。高齢の患者に精神的症状や破壊的行動が見られる場合には、精神疾患専門病院のみがケアを提供している。リハビリテーション診療所は、一義的に若年の患者に対するリハビリテーションを重視しており、高齢の患者については短期かつ集中的なリハビリテーションを行う目的に限って入院となる。

オランダではすべての国民に対して医療費に関する包括的な基礎給付と疾患および障害に係る基礎的費用を3つの法律で保障している。それは、医療保険法（the Health Insurance Act（Zorgverzekeringswet：ZVW))、特別医療費補償法（the Exceptional Medical Expenses Act（Algemene Wet Bijzondere Ziektekosten：AWBZ))、社会支援法（Social Support Act（Wet Maatschappelijke Ondersteuning：WMO))であり、医療制度における法的根拠となっている。高齢者に対する長期療養ケアについては、1968年に抜本的な改革が行われ、公的長期療養ケア保険制度(日本の介護保険制度に相当)が導入

表 8.1　オランダにおける高齢者の医療・福祉・住居

在宅ケアサービス	居住系サービス
◆医療（Healthcare）	大学病院（University hospitals）
かかりつけ医（Family physicians：GPs）	総合病院（General hospitals）
理学療法士（Physiotherapists）	精神疾患専門病院（Psychiatric hospitals）
作業療法士（Occupational therapists）	リハビリテーション診療所（Rehabilitation clinics）
言語療法士（Speech therapists）	
歯科医（Dentists）	居住施設（高齢者住宅）（Residential homes (old people's home)）
在宅ケア（Home care）	
地域精神保健福祉（Community mental healthcare）	ナーシングホーム（Nursing homes）
◆社会福祉（Social and welfare services）	
社会福祉（Social work）	
給食宅配サービス（Meals on wheels）	
警報システム（Alarm systems）	
食事場所の提供（Sitting services）	
身体維持運動（Keep-fit exercises）	
社会的接点の提供（Social meeting points）	
◆住居（Housing）	
通常の住宅（Regular housing）	
改修済み住宅（Regular housing with adaptations）	
サービス付きアパート（Service flats）	

出典：筆者作成

された。特別医療費補償法（AWBZ）に基づくこの保険制度は、高齢者のみならず、慢性的な医療、看護ケアを必要とする者すべてを対象とする。特別医療費補償法（AWBZ）は社会保険料と租税、自己負担によって賄われる（Schäfer *et al.*,(2010)）。この法律では精神障害、身体障害を有する者と慢性的な精神疾患を有する者に対する施設ケアに加え、高齢者に対する在宅ケアと施設ケアも対象としている。特別医療費補償法（AWBZ）では幅広いサービスを包括的に対象としており、施設での身の回りの世話や看護支援、治療、施設での居住が含まれる。公的な家庭内での家事支援も特別医療費補償法（AWBZ）の一部に含まれていたが、2007年に社会福祉関連法である社会支援法(WMO)に移行され、自治体によって運営されている。

特別医療費補償法（AWBZ）制度には、長期療養ケアを受けるべき者すべてが、原則、ケアの受給資格を有する公的保険が含まれている。しかしながら、実際には、オランダ政府は4年で政権が変わる度に医療的ケアと長期療養ケアに関する予算を組んでおり、それは受給資格と利用可能なサービスを限定的に選択させることになる可能性がある。租税を財源とする社会支援法（WMO）では保険制度体系を採用していない。このため、社会福祉サービスの受給資格はその財源に依存している。特に、家庭内での家事支援については地方自治体が（用途指定なしでの）中央政府からの助成金を受け取る。この方法によって、自治体は効率的に家庭内での家事支援を行う財政的な誘因を与えられている。自治体は障害者の権利を保護するためにあらゆる必要な支援を行う義務を負うが、サービス利用者が社会に参画できることを保証する限りにおいて、彼らにとって相応しいと考えられる方法によって弾力的に行っている。地方自治体が負うこの義務は、家事をこなすことが困難な者、特に高齢者にとってはとても有効であるようにみえる(van Houten *et al.*,(2008))。

特別医療費補償法(AWBZ)の下で提供されるケアの一部については、ケア審査センター(Centrum Indicatiestelling Zorg(Centre for Care Assessment：CIZ))と称する独立機関による審査を受けなければならない。ケア審査センター（CIZ）は、現物給付と現金給付の資格を判定するために、独立して客観的、統合的な審査を行う。家事支援に対する審査(社会支援法(WMO))は地方自治体によって行われる。特別医療費補償法（AWBZ）の機能の多くは、潜在的な特別医療費補償法（AWBZ）の利用者が現物給付か現金給付の選択ができるようにすることである。現金給付の追加項目には施設での治療と滞在の利用が含まれていない。現金給付はケアを購入する患者の支払い能力に基づいて設定されている。患者はケア事業者や独立した介護従事者、家族、隣人、友人など、ケア提供者を自由に選択することができる。給付額のほとんどについて、患者はその現金が実際にケアに支払われたことを証明する義務を負う。現物給付を選択する患者は、サービスを提供する事業者に関して何らかの影響力を持つ。このケアを組み、購入する責任は「Zorgkantoren」と称する地域ケア当局(Regional care offices）にあり、その地域ケア当局は様々な長期療養ケアの事業者と契約を締結する。利用者はサービスを利用する際にはこれらの契約事業者から選択することができる。

政府は長期療養ケア制度全体に責任を負う。公的ケア事業者は、数多くの規則や規制、指針の遵守を義務付けられる。特別医療費補償法（AWBZ）の下で公的ケアを提供する事業者は、独立監査委員会（supervisory board）によって監視される。オランダ医療監査機構（IGZ）は、法律で規定されるケアの質のみならず、ほとんどの国の要件に対する遵守状況についても監査を行う。法律では、ケアの質の保証に対する一義的な責任はケア事業者自身にあると定められている。オランダ保健当局（The Dutch Health Authority（Nederlandse-Zorgautoriteit：NZa））は、厚生・スポーツ省（the Ministry of Health, Welfare and Sport）の傘下に設置され、医療的ケアと長期療養ケアにおける監査官として、かつ市場規制当局としての特別な役割を担っている。在宅における看護ケアについては一部規制が緩和されているため、オランダ保健当局（NZa）は競争状態の監視を行い、市場参入に対する登録料の上限を決定するに留まっている。施設ケアでは、いまだに厳しい規制が課せられており、オランダ保健当局（NZa）は施設ケアの登録料を決定し、その登録料を賄うために提供されるケアの明細書を提出させ、ケア事業者がこれらの規定を遵守しているかどうかを監視している。

特別医療費補償法（AWBZ）の対象となる公的長期療養ケアへの総支出は、2009年時点で€230億（3.0兆円（130円/£換算））であり、1998年から2009年の間に2倍を超えて（104%増）増加した。社会支援法（WMO）による支出を含めると、当該期間での増加率は121%とさらに大きなものとなる（オランダ統計局：Statistics Netherland（2011））。前述のように、特別医療費補償法（AWBZ）では高齢者以外の者に対する給付も行っており、2009年現在、精神保健福祉へ€60億（7,800億円（同換算））、精神的・身体的障害のケアへ€50億（6,500億円（同換算））を超える支出を行った。さらに、高齢者に対する看護ケアへ€120億（1兆5,600億円（同換算））を超える支出を行い、そのうち約€30億（3,900億円）は施設外のケア給付として支出した。65歳以上の者に対する1人あたりの長期療養ケア支出は1998年の€3,621（47.1万円（同換算））から2009年には€6,262（81.4万円）に増加した。今後、長期療養ケアに対する支出はさらに増大が予想され、国民の関心の的となっている。

8.2.1　利用可能なサービス　Available services

オランダにおける高齢者の長期療養ケアは、非公的ケア（informal care）、公的在宅ケア(formal care at home)、公的施設ケア(formal institutional care)の3つに分類できる。高齢者への非公的ケアについては欧州中西部ほどの広がりはないものの、いまなお重要な機能を果たしている。ケアを必要とする者に対して2007年現在、計350万人の非公的ケアを行う者がいるとされ、それは総人口約1,600万人の約4分の1に達する。この350万人のうち、約170万人が長期かつ集中的に援助や支援を行っている(de Boer *et al.*, (2009))。非公的ケアを提供する者に対する報酬はいっさいないが、個人の家計からは料金を徴収することができ、専門的ケアも購入することができる。前述のように社会支援法(WMO)の下では、自治体は非公的ケアを行う者へ(例えば情報提供や助言など)の支援に責任を負い、自治体はこれらの事業を実施機関へ直接的、あるいは間接的に公的資金を支出する。さらに、非公的ケアを行う者の負担を軽減するため、例えば、デイケアやナイトケアなどのケアに対しては、特別医療費補償法(AWBZ)から給付を受けることができる。

居宅での公的ケア(公的在宅ケア)については、家事支援と社会福祉サービスを除いて特別医療費補償法(AWBZ)から給付が行われ、2007年以降は社会支援法(WMO)から給付が行われている。特別医療費補償法(AWBZ)の対象となる在宅サービスには、治療、看護ケア、身の回りの世話、支援がある。社会支援法(WMO)では、家事サービス、給食提供サービス、住宅改修、移動が給付の対象となる。保健省(the Ministry of Health)によれば、2007年末時点で22.7万人の高齢者の利用者が特別医療費補償法(AWBZ)から在宅ケアの給付を受けたことが明らかにされている(オランダにおける240万人の高齢者の9.4%に相当)。これには、様々な身体的、認知的問題を抱える65歳以上の利用者も含まれているが、適切な公的ケアと非公的ケアを組み合わせて提供することで誰もが自分の住まいで生活することができる。家事支援を利用する65歳以上の高齢者数は2007年末時点では不明である(OECD(2011))。

オランダでは諸外国に比べて施設ケア(Institutional Care)が大きな役割を果たしている。施設ケアは2009年まで、ナーシングホームで提供される在宅看護ケア(Nursing Home Care)と(いわゆる高齢者ホーム(Old People's Home)、高齢者住宅(Homes for the elderly)と称される)居住系施設で提供される居住系ケア(Residential Care)の主に2つに分類され、どちらも日額の定額給付が行われていた。2009年以降は、10種類のサービスが高齢者施設ケアと慢性疾患患者施設ケアの中で提供されるようになり、重度包括ケア(Severity-of-care

Package (zorgzwaartepakketten：ZZPs)) として定められた。これらの包括ケアは特別医療費補償法（AWBZ）における様々なケア機能の組み み合わせによって提供される。高齢者への長期療養ケアとして、重度包括ケア (ZZPs) は、「要支援 (ZZP1)」から「特定の障害により集中的なケアを要し、介護ケアと看護ケアを特に要する（ZZP8)」、「リハビリテーションを要する（ZZP9)」、「緩和ケアを要する (ZZP10)」まである。ZZP5 から ZZP10 の重度包括ケアではすべてのナーシングホームで利用できるが、ZZP1 から ZZP4 の重度包括ケアはすべてのケア付き住宅で主に提供される。このため、実際の現場では、ナーシングホームとケア付き住宅の発祥に起因する差は残っている。宿泊、食事、清掃などの一部のホテルサービスは施設系ケアとして特別医療費補償法（AWBZ）の給付対象に含まれる。ただし、居住者は所得に応じて利用料を支払わなければならない。この自己負担は、宿泊代と食事代を支払うには十分な所得を有する高齢者に対する方法として考えることができる。

2007 年末現在、164,000 人の高齢の利用者 (65 歳以上人口の 6.8%) [1] が施設ケアを利用し、100,000 人にケア付き住宅が提供され、64,000 人にナーシングホームが提供されている（OECD (2011))。また、計 100,000 床のベッドを持つオランダには約 1,000 戸のケア付き住宅が存在する。これらの居住系施設は、元来、多くの高齢者が安全な生活環境の確保のために、そして他の高齢者との社会的接点を持ち、必要に応じて看護ケアを受ける保証を得るために、持ち家を手放す要望に応えて発展してきた。(平均年齢が 84 歳である）ケア付き住宅の高齢者は、そのほとんどが持ち家から直接入居し、認知機能の低下や身体的障害であることが多いものの、より重い障害があって日常生活動作に多くの支援を必要とするナーシングホーム居住者とは異なり、日常生活動作の一部の機能を発揮することができる。ケア付き住宅で生活する高齢者は、警報装置の完備された共同住宅の小さな一室で生活し、食事は部屋へ配膳されるか、ケア付き住宅内の食堂で提供される。居住者は一部の看護ケアや社会的支援を受けており、ほとんどのケア付き住宅では日常的にレクリエーション活動も提供している。地域における長期療養ケアと同様に、かかりつけ医は居住者に医療的ケアを提供する責任を負う (Schols *et al.*, (2004))。

国内には（主に身体的症状を有する患者用に 27,000 床、認知症のような主

1）65 歳以上の総人口は約 250 万人に達する。

に認知機能の低下を伴う患者用の精神疾患病床が37,000床を合わせて）64,000床を超えるベッドを有する350施設のナーシングホームがある。より複雑で継続的なケアと管理を必要とし、在宅ケアサービス、或いはケア付き住宅でのサービスの範囲を超える高齢者は、ナーシングホームに入所することが多い。毎年、身体的症状を有する新規患者は40,000人、精神的症状を有する新規患者は20,000人が入院する。身体的症状を有する患者の65%は病院からの入所であり、脳卒中（stroke）や骨折（fractures）、運動機能障害（locomotor disorder）、パーキンソン病のような神経疾患（diseases of the central nervous system）を患っている。あらゆる種類の認知症を患う老年精神疾患を有する居住者の53%は、自宅からの入所である（Schols *et al.*,(2004)）。

ナーシングホームは人口動態の影響を受けて発展してきており、医療費を上回る関心が持たれている。特に、病院での在院日数の短縮化が求められるようになったこともあり、高齢の患者の間でナーシングホームは急速に普及した。その結果、ナーシングホームは1968年に公的管轄地域で自主財源によって運営される特別なケア施設として法律に定められることになった。それ以降、ナーシングホームは病院から退院した患者を受け入れる場所から、慢性的な看護ケアのために、医療的ケアと関連するケアが統合された看護ケアが提供され、患者が最適な機能水準へ回復する施設へと発展したのである。初期においては、かかりつけ医（GP）が必要に応じてナーシングホームの看護職員を支援したが、それは依頼があった際にかかりつけ医がナーシングホームを訪問する形でのみ行われた。現在では、「高齢者ケア専門医（the elderly care physician）」（それ以前は「ナーシングホーム専門医（nursing home physician）」と呼ばれた）が職務上、医療専門分野を担うものと認知され、ナーシングホーム・チームには医師と看護師に加えて、理学療法士、作業療法士、言語療法士、栄養士、心理士、ソーシャルワーカー、牧師、レクリエーション療法士が含まれるようになった。そのため、ほとんどの他の先進諸国とは異なり、オランダのナーシングホームでは看護職員のみならず、医療と関連職種の職員、心理社会に精通する職員も配置されている。これはほとんどの患者が求める、集学的かつ継続的長期療養ケアの提供に応えるものである（Schols *et al.*,(2004)）。

今日（こんにち）では、病院のような大規模ナーシングホームの小規模化への動きは、小規模居住系施設と小規模ケアホームの新規建設へと変わりつつあり、そのどちらもほとんどが大手長期療養ケア事業者によるものである。これらの新規施設では、主に認知症を患う居住者と明らかに継続的な施設ケアのニーズのある居住者に対して、個人向けの居室空間を備える自宅のような環境を提供している。そして上述のように、ケアは長期療養ケア事業者が組む集学的なチームによって提供されている(Verbeek *et al.*,(2009), Schols *et al.*,(2004))。

8.2.2 長期療養ケアにおける現在の問題　Current issues in long-term care

質を判定するための伝統的な手法に取り組む長期療養ケアにおいては、この 10 年以上にわたって政策や政治的課題が一部出現してきた。患者に対する医療的ケアの役割はさらに高まっている。これに伴い、ケアサービスの発展は供給に基づく手法から需要に基づく手法へ急速に転換してきている。この観点からすれば、患者の体験はケアの質の包括的評価においてさらに重要になってきたといえる。利用者が必要とするサービスと様々な医療的ケアの中から選ぶことのできるサービスへの需要はより一層高まっている。この発展は、別の傾向によってその適切性がより明確化しており、それは高齢の利用者に対する長期療養ケアと社会福祉サービスに競争原理と他の市場要素を導入したことである。オランダ政府は、ケアの質と同様にケアの効率性を刺激し、需要に基づくケアを提供するために市場原理の導入を図ってきた。患者の視点や長期療養ケア利用者の視点を重視することは、患者主権を重視することでもある。特に後者は増大する医療費の観点からも重要であり、高齢者数の増大が続く国内ではその関心が高まっている。現在の政府は、個人が受ける医療的ケアに関する個人の負担をより重くする制度の導入を検討しており、将来的には間違いなく、医療費の国民負担が現在よりも大きくなることが予想される。この方向性の中で、国民の長期療養ケアサービスの質と成果を求める声は高まるだろう。最後に、長期療養ケアの質の評価の発展については、この 10 年以上にわたりメディアによって暴かれた悪質なケアや虐待といった複数の有害事象を契機に、オランダ医療監査機構(IGZ)によるケアの改善のための幅広い基準の導入に加えて、長期療養ケア制度への積極的な管理が行われるようになっており、それは評価すべきことである(IGZ ウェブサイト参照)。

8.3　長期療養ケア部門における法律と規則
Legislation and regulations in the long-term care sector

長期療養ケアに関連する法律と規制は様々な政策資料、指針、政策的指示の中に組み込まれている。法的要件と関連する政策の実施については、医療機関、或いは長期療養ケア事業者（在宅ケア、或いは施設ケア）の管理者委員会（the Board of Directors of a Health or Long-term Care Organization）が責任を負う。表 8.2 では、（長期療養ケア事業者を含む）医療機関、ケアの提供、サービス利用者の権利、医療専門職の登録と認可に関する最も重要な法令を示している。この法律はケア事業者による居住系サービス、或いは在宅ケアの提供の有無にかかわらず、すべての長期療養ケア事業者に対して適用される（Boot（2010））。

表 8.2　オランダにおける医療および長期療養ケアに係る法律

医療に対する財源を規定する法律	◆医療保険法：The Health Insurance Act（Zorgverzekeringswet：ZVW）2006 年 すべてのオランダ国民は基礎的医療保険への加入が義務付けられる。本法は基礎的給付の対象を規定しており、これらの給付サービスは、各保険者で基礎的給付対象について一律に提供しなければならない。給付対象外の（一部の歯科治療や形成外科治療のような）治療とサービスへの付加給付を受けるために、任意で補完的な保険に加入することができる。国民は基礎的給付を受けるために、リスクに基づく保険料の支払いが義務付けられ、低所得者は免除対象となる。保険料の一部は租税制度によって還付される。本法で給付される費用は疾患の治癒を重視する短期的ケアを対象とする。 ◆特別医療費補償法：The Exceptional Medical Expenses Act（Algemene Wet Bijzondere Ziektekosten：AWBZ）1968 年 本法は、医療保険法（ZVW）の給付対象外の医療費に対する強制保険である。本法では、長期化した入院、障害者に対する長期療養ケア、長期に亘る看護ケア或いはリハビリテーション、ナーシングホーム或いはケア付き住宅での高齢者ケアを対象とする。本法の対象となるケアは、現物給付か自己負担（Personal budget（Persoonsgebonden budget：PBG））の 2 つの方法によって受けることができ、利用者は必要とするいかなるケアも直接購入することができる。医療保険者は特別ケア当局（Special care offices）を通じて本法を遵守する。各地域はケア当局（Care office：Zorgkantoor）を設置し、事業所の使命は、地域において契約するケア事業者に対して、利用者第一主義、効率性、一律性、自由競争という本法の要件を遵守させることにある。ケアと支援は質の高いものでなければならない。各地域に設置されたケア当局（Care office：Zorgkantoor）は、管轄地域においてケア事業者と患者・利用者団体と密接な関係を構築

	するものとする。 ◆社会支援法：The Social Support Act （Wet Maatschappelijke Ondersteuning：WMO）2007 年 本法では、障害者に対するサービスを規定する。その目的は、すべての国民が困難を伴う障害を有する場合でも社会への参加、またその継続を保証することにある。この目標の一部は、すべての者ができる限り自立した生活の継続が可能になることにある。この目的には、家族や隣人、友人、ボランティアによる支援も含まれている。本法は自治体によって実施される。障害者は、車椅子のような補助具や、住宅改修、清掃（家事援助）のような支援についても自治体に申請することができる。また、本法はボランティアやボランティア団体に対しても支援を行う。
長期療養ケアに関する法律（一般）	◆ケア施設認可法：The Care Institutions Accreditation Act （Wet Toelating Zorginstellingen：WTZi）2005 年 （長期療養ケア提供施設を含む）医療施設は、医療保険法（ZVW）、或いは特別医療費補償法（AWBZ）の下でケアを提供する場合、厚生・スポーツ省（the Ministry of Health, Welfare and Sport）から認可および認証を必要とする。本法ではこれらの権限を規定し、良質な施設管理のための規則を定め、利益が配分される時期と利益の中身を規定する。 ◆治療の同意に関する法：The Medical Treatment Agreement Act （Wet op de Geneeskundige Behandelingsovereenkomst：WGBO）1994 年 本法は、患者の権利保護を目的とする法律である。本法では長期療養ケアを含むすべての医療部門における様々な治療の提供について、ケア提供者と患者との合意を規定する。本法における患者の権利とは、知る権利、治療への同意、秘密性、治療中のプライバシー、患者個人の問診票或いはカルテの閲覧・利用を指す。 ◆精神疾患措置入院法：The Psychiatric Compulsory Admissions Act （Wet Bijzondere Opnemingen in Psychiatrische Ziekenhuizen：BOPZ）1994 年 本法では、精神疾患の患者を、精神疾患専門病院や精神障害者施設、老年精神疾患専門ナーシングホームへ入院させる措置を規定する。また本法では、一時的に措置入院となった患者の法的な位置づけも規定している。例えば、ここには（強制的な）治療や身体拘束に関する規則が含まれる。本法の施行に伴い、患者は入院を希望する意思を示せば（希望の基準を満たせば）、自由に入院することができる。あらゆるケースにおいて、留置（detention（In Bewaring Stelling：IBS））、或いは法的強制力（Judicial Authorization（Rechterlijke Machtiging：RM））を伴う場所に入院させることができる。 ◆患者苦情法：The Healthcare Clients Complaint(s) Act （Wet Klachtrecht Cliënten Zorgsector：WKCZ）1995 年 本法の目的は、苦情に関する利用者の選択を提供し、医療の質の改善のために苦情の内容を利用することにある。（長期療養ケア利用者を含む）ケアの各利用者には自身が受ける医療について苦情を訴える権利がある。ケア提供者は苦情処理手続きを定め、苦情処理委員会を設置しなければならない。苦情内容が深刻で、ケア提供者の対応が不適切である場合には、苦情処理委員会によるオランダ医療監査機構（IGZ）への報告が義務付けられる。

	◆医療機関に対する患者参加に係る法：The Participation of Clients in Healthcare Organizations Act (Wet Medezeggenschap Cliënten Zorginstellingen：WMCZ) 1996 年 本法は、(長期療養ケア提供施設を含む) 医療機関に対して、サービス利用者の日常的な関心を把握する利用者委員会（a client council）の設置を義務付けるものである。利用者委員会では、患者にとって重要な問題について医療機関に勧告を行い、重要な (政策) 決定の場合には、医療機関は利用者委員会へ最初に助言を求めなければならない。 ◆データ保護法：The Data Protection Act (Wet Bescherming Persoonsgegevens：WBP) 2001 年 本法は、人に関する情報を収集し、取り扱うあらゆる機関に適用される。本法では情報の収集や保管、第三者への提供・比較・共有といった個人データを取り扱う様々な形態について規定する。
ケアの質に関する法律	◆ケアの質法（医療機関向け）：The Quality of Care Act（for Healthcare Organizations） (Kwaliteitswet Zorginstellingen：KWZ) 1996 年 本法は、すべての医療機関に対して、提供するケアの質に関する基準の遵守を求めるものである。ケアは患者中心のケアで、質が高く、成果について効果的かつ費用対効果的でなければならない。それゆえ、本法では、医療機関に対して、積極的な質の管理の実施とケアの質の状況に関する年次報告書の作成を義務付ける。 ◆医療専門職法：The Healthcare Professional Act (Wet op de Beroepen in de Individuele Gezondheidszorg：BIG) 1993 年 本法は、ケアの質を高め、ケア提供者による不適切、或いは不注意な治療行為から患者を保護することを目的とする。認定教育を受けた専門職のみが特定の登録者としての資格を得る。(医師・薬剤師のような) 資格は名称独占である。さらに、有資格の専門職のみが一定の医療行為の実施を許可される場合がある。本法への登録義務の対象は、医師、看護師、助産師、薬剤師、理学療法士、臨床心理士、心理療法士、歯科医師である。

出典：筆者作成

8.4　長期療養ケアの質に関する制度と認可、質の指標、医療監査の役割 Long-term care quality systems and certification, quality indicators and the role of the Healthcare Inspectorate

8.4.1　長期療養ケアの質　Quality of long-term care

本章では、ISO9001 の質の管理基準と認証に関する統合的な質の管理制度に関して述べる[2)]。さらに、ケアの質に関する外部監視の実施方法について、

2) ISO9001 は、国際的に承認された質の管理体制に関する基準である。

質の指標の測定方法とオランダ医療監査機構 (IGZ) の役割に着目しながら述べる。長期療養ケア施設によって提供されるケアの質は、組織され、管理されることによって得られる成果であり、実際の施設の運営成果も示している。すなわち、ケアの質は施設が利用者の期待とニーズにどのように適切に応えることができるのかを表している。表 8.3 は施設のケアの質の概要を様々な角度から紹介している。

質の改善には、長期療養ケア施設のケアの成果の質（入院と外来）、特に提供されるケアの質を監視し、改善する取り組みが含まれる。これらの活動は 4 つに分類される。

(i) 良好なケアの成果を上げ、質の高いケアを提供するための要件を重視する取り組み：例えば、すべての関連する専門性の利用可能性、医療材料の基準、専門職に対する研修、効果的な調達手続き、建物の維持管理など

(ii) ケア技術の質の改善を目的とした取り組み：指針や基準、手続きの遵守、全職員に対する総合的な「質の手引き書 (quality manual)」の作成、利用者に対する苦情処理手続きの構築

(iii) ケアの評価を目的とした取り組み：利用者・職員の満足度調査

(iv) 監査、或いは認証の規定の形式に基づく外部審査

質の改善を進めるためには、様々な取り組みを継続的に行う必要がある。ケアの質には、専門職側とケア提供機関の双方で数多くの過程に関連する基準と分類がある。ケアの質の管理は標準化、審査、改善の「質のサイクル (quality cycle)」に沿って行われるべきである (Nationale Raad voor de Volksgezondhei：NRV（1990)、Boot（2010))。さらに、質の改善には長期療養ケア提供機関の全職員を対象とすることが義務付けられている。実際に多くの長期療養ケア提供機関の現場にはあらゆる質の改善活動を支援、指導、実施する質の管理者が配置されている。医療機関に対するケアの質法 (KWZ) の下では (表 8.2 参照)、すべての長期療養ケア提供機関がケアの過程、運営成果、ケアの質について、管理者が体系的な方法によって管理が行われる質の管理体制を構築していなければならない (Boot (2010))。

これに加えて、長期療養ケア提供機関は外部機関により認証される質の管理体制の構築が、公的医療保険者の規定する要件となっている。1994 年に

設立された医療の質統一基金（the Foundation for the Harmonization of Quality in Healthcare Sector（Harmonisatie Kwaliteitsbeoordeling in de Zorgsector：HKZ)）は、その最大組織の1つである。医療の質統一基金（HKZ）は患者・消費者連盟とケア事業者、保険者によって設立された組織であり、これらの機関は1990年にライツヘンダム（ハーグ東部）での会議において医療の質統一基金（HKZ）へ組織としての権限を与えることに合意した（Schellekens *et al.*,(2001)）[3)]。医療の質統一基金（HKZ）の目的は、様々な部門における質の審査を同一の方法で行うことによって、患者へのケアと患者の幸福感の質を統一することである。医療の質統一基金（HKZ）は、利害関係者と共に長期療養ケアを含む様々な部門で利用可能な質の基準（認証制度）を開発した。質の各項目に関する基準については表8.3に示される。

長期療養ケア提供機関における質の管理体制の認証に係る監査は、必ず長期療養ケアとその分野に精通する外部の認証機関の筆頭監査官と技術専門官によって行われる。これは監査が適切に実施され、かつケア提供機関の専門職の配置状況を考慮することを保証するものである。提供機関の規模や複雑性によっては、監査には1日から3日要する。質の認証に係る監査はすべての医療機関に対して2つの視点で実施される。

1つは、利用可能で利用しやすい業務構造、指針、手続きを通じてケアとサービスの提供に関する内部的合意内容を調査し、職員の教育と研修に関する事業計画を検討することである。2つめには、監査では（居住者のニーズに沿ったケアがどのように提供されているかといった）合意に基づくサービスの提供と（包括的な方法によって利用者の問題をどのように評価するか、そして褥瘡（じょくそう）や栄養摂取について適切なケアをどのように提供するかといったことに関する研修のような）計画的な職員への教育的活動を検討することである。また、監査ではこれらの分野における日常的な評価をどの程度行うかについても対象となっている。これは、利用者に関する記録簿の標本と管理者たちへの聞き取り調査を通じて行われる。監査が通れば、長期療養ケア提供機関は認証を得て、その名称がこの目的のためにある多くのウェブサイトの1つに掲載される。長期療養ケア提供機関は、最初の認証を受けた後、同一の外部認証機関に

---

3) ライツヘンダム会議は1990年以降、定期的に開催されてきた。この年次会議は、オランダにおける医療機関、患者、保険者に対して、質を保証する基準とその手続きについて合意を得るものである。

表 8.3　オランダにおける長期療養ケア提供機関のケアの質に関する主要項目

	質の一般項目	質の関連項目	質の技術項目
長期療養ケアサービス提供者の質	有効性 効率性	・利用者に対する透明性と公開度 ・利用者への資源投入と利用者参加の可能性 ・外部機関による一定の参加(例：ネットワーク)	・一貫性 ・弾力性 ・安定性
長期療養ケア専門職の質	有効性 効率性	・建設的態度 ・情報提供のための一般的な説明責任と準備 ・利用者に対する慎重で、尊厳のある治療	・専門性 ・職務への相応性
物質的環境の質	有効性 効率性	・有用性と利用者の親しみやすさ	・安全性
ケアの質	有効性 効率性 統合的ケア	・利用可能性 ・利用者重視	・必要に応じた弾力的に変更可能なケア

出典：Nationale Raad voor de Volksgezondhei：NRV（1990）

よって年に一度監査を受け、あらゆるケアとサービスの提供体制について質の管理体制を維持し、改善を行うことを証明しなければならない。認証の更新は3年に一度行われる。最後に、長期療養ケア提供機関を含むすべての医療機関は自機関のケア(の質)とサービス、財務状況に関する年次報告書を作成しなければならない。この報告書は、(表8.3に示される項目を含む)ケアに関する項目と財務状況の双方について指定の様式に従って作成されなければならない。

8.4.2　ケアの質の監視～オランダ医療監査機構（IGZ）の役割
Monitoring quality of care – the role of the Dutch Healthcare Inspectorate

前述の質の認証に係る監査では、すべての長期療養ケア提供機関に対して、適切な質の管理体制の構築の義務化に加え、(ケアの提供やケアの質に関する法律の中で)保健省(the Ministry of Health)が定める要件の遵守状況について、公的政府組織であるオランダ医療監査機構(IGZ)が監査を通じて管理している。オランダ医療監査機構(IGZ)は、長期療養ケア提供機関を含むすべての公的医療機関の監査を行う権限と義務を有している。オランダ医療監査機構(IGZ)では、医療の提供、予防医療、医療サービスの質に対する効果的な強制力の行使を通じて公的医療の促進を図っている。そして医療提供者が「責任ある」ケアのみを提供することを保障するために、担当大臣に助言し、助言や促進、指導、制裁を含む様々な手法を講ずる。オランダ医療監査機構(IGZ)は、入念に専門的、理路整然とした方法によって医療機関におけるケアの質を調査、評価しており、独立機関であるために現在の政策的議論の影響を受けることはない。

オランダ医療監査機構(IGZ)は、保健省(the Ministry of Health)の傘下にあり、本部と複数の地域支部を持ち、国内全域を網羅している。業務はオランダにおけるすべての医療制度を対象とし、領域としては公衆衛生、治療、慢性期ケアと看護ケア、医薬品・医療技術の4つに分けられる。医療制度の監視については(i)段階的な監視(phased supervision)、(ii)事故調査(investigation of incidents)、(iii)規定項目に基づく監視(monitoring based on themes)、(iv)強制力の行使(enforcement measures)という段階的手法を採る。

8.4.2.1　第1段階：段階的な監視　Methods 1: phased supervision

段階的な監視とは、オランダ医療監査機構(IGZ)が責任を持って法律による効果的、効率的な強制力を保証する方法である。第一段階では、オランダ医療監査機構(IGZ)はケアの質に関する最も大きなリスクがどこに生じているかを特定する。第二段階では、監査官の訪問、或いは強制力の行使によって、ケア事業者に対して必要な改善を促す。段階的な監視では、以下の3つの段階を経ることとなっている。

Phase1：「質に関する情報」と「ケア事業者とそのサービスに関する追加情報」の分析により、リスクの特定が規定の監査手続きに沿って行われる。

Phase2：(既定の手続きによる)立ち入り監査、審査、適切な手法の選択

Phase3：管理的、強制的手段を課す、或いは適切な訴訟手続きの開始

オランダ医療監査機構(IGZ)では、施設系ケアなどの一部の部門では、この段階的手法による監視をかなり行っている。

8.4.2.2　ケアの可視化事業
The Zichtbare Zorg（Visible Care）Programme

前述のように段階的な監視では、医療機関、医療提供者に関する他の情報と

同様に、質の指標に基づくリスクの監視のあり方が見直されている。質の指標は、医療サービスの質を測定可能なものとし、かつ透明性を高めさせることを目的としており、医療と福祉のそれぞれの部門で開発された。オランダ医療監査機構（IGZ）は、医療提供者や保険者、患者・障害者・高齢者の代表者と共に医療と福祉のそれぞれの部門で適切な指標の作成に取り組んでいる。表8.4は、長期療養ケア部門で作成された質の指標の概要を示している。

質の指標は一般に利用可能なものとされ、患者による選択を支援する情報を提供している。また、それらは医療提供者に対して、評価のよさから得られる便益を与えたり、サービスの質の改善へ導いたりすることにもなるのである。医療保険者は質の指標を支払いや契約の根拠に利用することができる。オランダ医療監査機構（IGZ）では、質の指標はケアの質に潜むリスクの特定につながるため、「リスクに基づく」監視体制を支えるために質の指標を一部利用している。特定の長期療養ケア提供機関における質の指標の結果を判定し、長期療養ケア部門の全体の結果と比較することによって、オランダ医療監査機構（IGZ）は監査を受ける特定の長期療養ケア提供機関におけるケアの質に潜むリスクについて情報を得ることになり、必要があれば、運営を改善させるために強制力を行使することができる。

保健省（the Ministry of Health）では「ケアの可視化」事業（Visible Care Programme）の結果に基づき、オランダ医療監査機構（IGZ）に対して複数の質の指標による監視を義務付けてきた。そのウェブサイト（www.zichtbarezorg.nl）では、質の指標がすでに利用可能なケア部門と、実施中のその他の部門に関する情報が掲載されている。また、この情報には2007年に開発された長期療養ケアに関する指標も含まれており、それは以下のような内容である。

2007年、長期療養ケア提供機関、保険者、利用者団体、各種医療専門職団体、オランダ医療監査機構（IGZ）、保健省の代表からなる実行委員会（責任あるケア実行委員会（the Steering Group on Responsible Care））は、「適切な長期療養ケア（Appropriate Long-term Care）」と題する報告書を発行した。この報告書の中で、長期療養施設ケア（ナーシングホームとケア付き住宅）と在宅ケアを対象に「責任あるケアのための質の枠組み（Quality Framework for Responsible Care（Kwaliteitskadervoor Verantwoorde Zorg））」が記されている（Steering Group on Responsible Care（2007））。責任あるケア（Responsible Care）とは、ケアの投入と過程の指標によって測定されるものだけではなく、ケアの成果の指標も指している。

指標には2つの分類がある(表8.4参照)。

(1)専門的ケア項目に関する指標(zorginhoudelijke indicatoren)

ケア提供機関には毎年、これらの指標に対する自己評価表の作成が義務付けられる。指標としては、医師・看護師の質と数、予防、身体拘束、利用者のケア依存度、皮膚疾患、褥瘡(じょくそう)、栄養失調、転倒事故、薬剤の副作用、抗精神薬の服用、失禁、抑うつを含む、幅広い項目が対象になっている。これらの項目例から推測できるように、専門的ケア項目はケア提供機関側と患者側の双方において測定される。

(2)利用者の指標(cliëntgebonden indicatoren)

独立機関により、利用者への質に関する質問票を通じて、消費者の質指標(Consumer Quality Index)が測定される。対象となる部門は、身体的健康、精神的健康、社会への参加状況、居住環境となっている(Nivel(2011))。

第一分類のデータ収集は1年に1度行われ、第二分類のデータ収集は2年に1度行われる。指標はケースミックスに関する適切な指標の収集と、(認知症の利用者、リハビリテーションを受ける患者、後天的な脳障害を持つ利用者といった)特定の患者群に関する指標の見直しを含め、常に見直しが行われている。

表8.4　「責任あるケア実行委員会」(the Steering Group on Responsible Care)が開発した長期療養ケアの質の指標の概要

項目と指標	利用者の指標		専門的ケア項目に関する指標			
	消費者の質指標(CQ-Index)質問票に基づく利用者への相談対応		(経営情報に基づく)組織の自己監視状況		(登録情報、カルテ、或いは患者の自己評価に基づく)利用者の自己監視	
	居住系ケア事業者	在宅ケア	居住系ケア事業者	在宅ケア	居住系ケア事業者	在宅ケア
身体的幸福感からみる生活の質(Quality of life Physical well-being)						
看護ケアに対する感想	+	+				
食事に対する感想	+					
居住環境(Living situation)						
清掃状況に対する感想	+					
事業所内の雰囲気	+					

プライバシーに対する感想		＋					
居住環境の安全性に対する感想		＋	＋				
参加（Participation）							
日中の活動に対する感想		＋	＋				
自主性に対する感想		＋	＋				
精神的幸福感（Mental well-being）							
精神的幸福感に対する感想		＋	＋				
ケア提供者の質（Quality of caregivers）							
専門職に対する感想		＋	＋				
職員個人の治療・態度に対する感想		＋	＋				
ケア提供者への信頼性に対する感想			＋				
ケア事業者の質（Quality of care organization）							
利用者のケアプランに対する感想		＋	＋				
意見の聞き取りに対する感想		＋	＋				
与えられる情報に対する感想		＋	＋				
電話の利用可能性に対する感想			＋				
複合的ケアに対する感想			＋				
専門職の利用可能性に対する感想		＋	＋				
専門看護師の利用可能性				＋			
ベテラン医師の利用可能性				＋			
特定の医行為の技術に対する感想				＋	＋		
ケアの質と安全性（Quality and safety of care）							
ケアのリスク評価						＋	＋
皮膚の障害（罹患率）						＋	
栄養状態	栄養失調のリスク（発症率）					＋	
	栄養失調（発症率）					＋	
転倒事故（件数）						＋	＋
薬剤に関連する事故（件数）						＋	
抗精神薬の服用（率）						＋	
抑うつの兆候（発症率）						＋	
失禁（発生率）						＋	＋
失禁の診断（頻度）						＋	
問題行動（発生率）						＋	
処置、或いは身体拘束を制限する自由	率					＋	
	申請					＋	
	効果の評価					＋	
	削減					＋	

身体拘束の削減方針		＋
温度管理	＋	
停電時の緊急設備	＋	

出典：Nivel（2011）

長期療養ケアの質の成果を測定する目的は、4つの変数に沿ってその質の改善を図ることにある。

・ケア提供機関に対して、相対的なケアの質の高さを伝えること。ケア提供機関はどのように成果を出しているかを見るため、そしてよりよい成果を出すことができる適切な方法で改善に向けた取り組みを行い、目標としていくために、自機関のケアの質の測定結果を知り、各地の同様の施設の結果と比較して評価することができる。
・保険者に伝え、長期療養ケアに対する支払い時には保険者に選択させることができるようにすること。近い将来、医療保険者は、費用対効果が高く、質の高いケアを提供する長期療養ケア提供機関からサービスを購入する方針とするところが増えると考えられる。質の指標に関するデータは、今後、競争的なケア提供者間での実質的な質の評価と比較に有用となるだろう。
・オランダ医療監査機構（IGZ）に伝えること。オランダ医療監査機構（IGZ）では、専門職団体とその関係者によって開発される質の基準（自己規制）を監視活動のために採用する。
・長期療養ケア利用者に伝え、利用者が選択できるようにすること。

現在までのところ、長期療養ケアの成果の詳細を公表することは影響が大きく、その結果、ケアの提供機関は実質的なサービスの改善を図り、質の改善問題の関係者と意思疎通を図りたいと感ずるようにさせる効果もあると考えることはできる。保険者の中には、ケア事業者の予算に関する年に1度の交渉の中で、医療機関に誘因を与える質の指標のデータを利用するところが増えている。オランダ医療監査機構（IGZ）は、毎年、長期療養ケア部門全体におけるケアの質の概要を示しており、翌年に継続的監視が必要となる項目についても通知している。他方で、長期療養ケアのサービス利用者、患者、代表者が、公表される質の指標を利用しているのは事実である。前述のように、利用者に選択させることを支援する機能は、間違いなく将来的に拡大することであろう。

8.4.2.3　第2段階：事故調査　Methods 2: Investigation of incidents

事故、不満の高まる状況、継続的な不十分さに関する報告は、オランダ医療監査機構（IGZ）による監視とその強制力によって重要な機能を果たしている。一部の報告の中には、オランダ医療監査機構（IGZ）に対して即時、強制力の行使を勧告する場合もある。すべての報告がケアの質に関する重要な情報源となっているのである。オランダ医療監査機構（IGZ）に対して構造的であれ、現状であれ、ケアの質に深刻な不十分さや、やや深刻な不十分さが報告された場合には、オランダ医療監査機構（IGZ）が対応することになる。オランダ医療監査機構（IGZ）は、医療制度における様々な部門でのケアの質に関する意見を裏付ける結果を用いて、受け取った報告のすべてを分析する。また、立ち入り監査の際にさらにその報告内容を調査することもある。オランダ医療監査機構（IGZ）は有効性と効率性を維持するために、報告内容について必ずしもすべてを調査するわけではない。多くの事例では、医療機関に対して内部調査の指示や報告書の提出を求めるが、オランダ医療監査機構（IGZ）は質に関して一定の状況への改善と徹底した内部調査を課す。

8.4.2.4　第3段階：規定項目に基づく監視
Methods 3: Monitoring based on themes

オランダ医療監査機構（IGZ）は、段階的な監視と事故調査の段階に加え、施設内での薬剤処方や医師の利用可能性、特定のケアサービスの利用可能性、特定の規制に対する遵守状況などの項目について、様々な長期療養ケア提供機関の監視を随時行っている。

8.4.2.5　第4段階：強制力の行使　Methods 4: Enforcement measures

オランダ医療監査機構（IGZ）は法律、（専門職）基準、指針の遵守を保証するための処分として様々な手段を行使することができる。また改善を促すための助言や勧告を行うこともできる。さらに、適切な方法の指示や制裁を科すこともできる。最も深刻な事例では、オランダ医療監査機構（IGZ）は処分、或いは刑事訴訟の手続きに入ることがある。適切な強制力の行使が行われる場合には、オランダ医療監査機構（IGZ）は以下の項目を考慮する。

- 「5つのD」：不満(dissatisfaction)、不快(discomfort)、疾患(disease)、障害(disability)、死亡(death)(国際的な承認基準)
- リスクの対象者数(例えば、大規模、中規模、小規模)
- 質と安全に係る評価結果からみる組織的、構造的ケアの提供方法(不十分、並み、よい)
- ケア提供者の行動(無知、不適格、法令違反)

監視活動と強制力の行使は、一般的には信頼に基づいて行われる。オランダ医療監査機構(IGZ)では、ケア提供者には可能な限り最善の習慣の中で義務を果たす意識があることを前提としている。しかしながら、この信頼は質と安全に関する基準を満たすことを保証するオランダ医療監査機構(IGZ)の義務を欠くことを意味するものではない。オランダ医療監査機構(IGZ)は一方ではケア提供者への信頼、他方では監視と監査という適切なバランス感を常に追及している。オランダ医療監査機構(IGZ)による規定の訪問を受けるすべての医療機関は、通常、監査訪問に関連する(特定の)改善活動報告のための研修を受講する。毎年、病院では約5～10か所、長期療養ケア提供機関では約10～15か所が制裁措置を受け、厳重な監視下で運営することになっている。制裁措置を受けた場合、オランダ医療監査機構(IGZ)のウェブサイトに公表される。ただし、制裁の結果、長期療養ケア提供機関の閉鎖に至ることはほとんどない。

8.5　長期療養ケア提供機関の運営の成果の利用者や社会に対する透明性～報告内容の公表

Transparency of the performance of long-term care organizations for clients and society – public reporting

長期療養ケア提供機関には、自機関の運営成果について、その関係者や特に利用者に対して透明性を高めなければならないと考えるところが増えている。この10年以上にわたる社会的変化や政策的変化は、長期療養ケア提供機関に対して、利用者中心のケアを提供し、これまで以上に利用者のニーズや嗜好に応える結果をもたらした。将来的なケアの提供に関する複数の提言においても、ケアの構造や過程の中心にケア提供者を据えるのではなく患者を据えることが示されてきた(Herzlinger(2004)、Mead and Bower(2000))。それによって、利用者のニーズと期待は、現在の需要に基づく手法が進む中で、役割、事業、運営方法、組織構造、連携の徹底した見直しが出発点になると見られている。結果として、高齢者に対するケアの提供は、ケア提供機関への圧力要因である効率性や費用抑制をまったく犠牲にすることのない、需要に基づくものとなってきているのである（Bohmer (2005)）。ただ、需要に基づくケア制度の発展を支えるためには、追加項目の選択、多様性、利用者との交流、提供するケアの統合と調整の４項目を同時に考慮すべきである（De Blok *et al.*,(2009)）。追加項目の選択の利用範囲を拡大することによって、利用者は自身の特定の状況に最適なケアとサービスの組み合わせを見つけることができる可能性が高くなる。さらに言えば、追加項目の選択は利用者が望む方法で提供されるすべての組み合わせを用意するべきであろう。様々な形態でケアとサービスの組み合わせをさせることは、様々なニーズを持つ利用者に最終的に提供される多様性を生むことにつながる。また、利用者とケア提供者との交流はケアのニーズに基づく助言によってケアの過程が刺激され、調整されるべきであり、その結果、提供されるケアは利用者に相応しいものに調整することができる。最後に、多くの長期療養ケア提供機関とその中の部署でさえも自律的で分離的な構造と過程の中で運営されているのに対して、需要に基づくケアの提供によって、ケアの提供機関は利用者の多様な需要に配慮し、統合的な流れの中で利用者に対応することにつながるだろう。

これらの要因を踏まえ、2008年以降、利用者は長期療養ケア提供機関について３つの方法で関連情報を入手することができるようになった。それは、(a)オランダ医療監査機構（IGZ）によって公表される情報、(b)長期療養ケア提供機関自身によって公表される情報、(c) 独立した公的ウェブサイトに公表される情報、である。

8.5.1　オランダ医療監査機構（IGZ）によって公表される情報
Information provided by the Healthcare Inspectorate

オランダ医療監査機構（IGZ）によって作成される長期療養ケア提供機関に関するすべての報告内容は、実際には、国家情報公開法（the national Freedom Information Act（Wet Openbaarheid van Bestuur：WOB））に従って公表される。このため、報告内容は情報を求めるいかなる人も閲覧することができる。特定の医療機関に関する報告内容については情報公開に関する法的な義務はないが、オランダ医療監査機構（IGZ）は通常、「積極的な情報公開」の方針に沿って対応する。これは、オランダ医療監査機構（IGZ）が医療機関に関する情報の問い合わせにすぐに対応することを意味するが、監査が完了するとすぐにウェブサイト（www.igz.nl）に監査報告書が掲載される。この政策は、2008 年 7 月以降、採用されており、多くの部門における医療機関に関する監査報告書にも適用されている。各報告書は、3 年間、オランダ医療監査機構（IGZ）のウェブサイトに掲載される。オランダ医療監査機構（IGZ）は医療機関に関する監査報告書の公表理由を 3 つ挙げている。1 つは、報告書の公表がオランダ医療監査機構（IGZ）の規制活動の透明性に寄与するからである。オランダ医療監査機構（IGZ）はケアの質に関する結果を導く規制の手法と手続きについて明確な情報提供を望んでいるのである。2 つめには、報告書の公表がすべての医療機関に対して、ケアの質に注意を払うように促し、改善させる可能性に加えて、現在の運営を見直す動機になるからである。3 つめには、報告書の公表が患者や医療保険者、その他の利害関係者に情報を周知することになるからである。すなわち、ケアの質に関するよい情報は利用者や利害関係者の選択における支援となり、特に現在、競争原理が医療部門と長期療養ケア部門に導入されたことは重要なことである。

8.5.2　長期療養ケア提供機関自身によって公表される情報
Information published by long-term care providers

長期療養ケア提供機関（在宅ケア機関に加えて施設系ケア）も 2 つの方法で利害関係者に対する透明性を提供している。1 つめには、長期療養ケア提供機関は、毎年問題となっている提供されたケアとサービスの生産性と質に加え、経営状況についても年に 1 度、報告書の公表が義務付けられている。2 つめには、ほとんどの長期療養ケア提供機関は自機関のウェブサイトを持ち、利用者中心の情報として様々な冊子も提供している。具体的には、建物、組織体系、場所、自施設が提供するサービスやケアモデル、ケアとサービスの利用可能性、医療専門職と長期療養ケアの利用可能性、利用者の中心的役割とその重要性、サービスやケアモデルの質、革新的取り組み、その他の情報といったものである。

8.5.3 独立した公的ウェブサイトに公表される情報
Information published on an independent national website

長期療養ケア提供機関の情報は当然、自機関から提供されているため、現在の利用者はその質の成果に関する客観的な情報を評価することもできる。長期療養ケア提供機関に関する特定の質の情報は、公的ウェブサイト「よりよい選択のために（choose better）」を通じてあらゆる利用者が利用可能である（Du Moulin *et al.*, (2010)、Meijers *et al.*, (2009)）。このウェブサイトには、疾患と治療に関する情報が含まれており、医療保険適用の観点から特定の治療の方法と回復に関する適切な患者の情報が提供されている。そして、必要となる可能性のある専門職と医療機関をどこで見つけるかについて情報を与え、ケア提供機関と専門職のサービスと質も比較することができるのである（表 8.4 参照）。このため、この公的ウェブサイトによって、利用者が必要とし、求めるケアとサービスに関して適切な選択をさせ、より利用者中心のケアに向けた相応しいケアを提供させるように、利用者を支援、案内することができるのである。

8.6 まとめ Summary

本章では、一部の新しい法律や政策、そして政策課題に沿ってこの 10 年の取り組みを示してきた。長期療養ケアの質を判断する手法は、劇的かつ革新的な発展を遂げてきた。現在、医療機関と長期療養ケア提供機関、そして専門職は、それらの質の成果がもはや任意に対応すべき課題ではないという事実を当然のように認識するようになった。利害関係者の中には、特に長期療養ケア利用者に対する対応に改善の余地がある者がいるとしても、ほとんどの医療機関と長期療養ケア提供機関、専門職は、長期療養ケア提供機関の質の成果に関する情報をより公表させるように努めてきた。

近い将来、長期療養ケア利用者の役割と彼らが与える影響は、（将来の）利用者のニーズと期待に応えるように取り組む各長期療養ケア提供機関に対するその内容の明確化によって、さらに重要なものとなるだろう。オランダ国内では、いまだに現在のケアの質の測定方法が完全なものであるか、これまで適切な方法が採られてきたかについて議論がなされている。さらに改善するか否かについても議論が続けられている。この点において、ケアの質に関する今後の研究がこれらの問いに答えを出すかもしれない。実際のところ、適切な長期療養ケアとは「利用者権限を有する利用者」と「所属機関で適切な方法で促され、高度な資格を持って継続的な学習を行う専門職」との間で尊重し合う相互交流の結果となるべきである。よって真の挑戦的取り組みとは、1つは、質のよいケアとサービスを求める、脆弱で障害を持つ長期療養ケアの利用者に権限を与えることに成功する方法であり、もう1つは医療専門職同様に、長期療養ケア提供機関にも規制機関の強制力によってのみ行動させるのではなく、ケアの質を継続的に改善する自発性と志を残させることを保証する方法であるといえる。

References

Bohmer, R. M. J. (2005). Medicine's service challenge: blending custom and standard care. *Healthcare Management Review*, 30(4): 322–30.

Boot, J. M. D. (2010). *Organisatie van de gezondheidszorg* [Organization of Healthcare]. Assen: Koninklijke van Gorcum BV.

De Blok, C., Meijboom, B., Luijkx, K. and Schols, J. M. G. A. (2009). Demand-based provision of housing, welfare and care services to elderly clients: from policy to daily practice through Operations Management. *Healthcare Analysis*, 17(1): 68–84.

De Boer, A., Broese van Groenou, M. and Timmermans, J. (eds.) (2009). *Mantelzorg, een overzicht van de steun van en aan mantelzorgers in 2007* [Informal Care, an Overview of the Support from and to Informal Carers in 2007]. The Hague: SPC.

Du Moulin, M. F. M. T., van Haastregt, J. C. M. and Hamers, J. P. H. (2010). Monitoring quality of care in nursing homes and making information available for the general public: state of the art. *Patient Education and Counseling*, 78(3): 288–96.

Herzlinger, R. E. (2004). *Consumer-Driven Healthcare. Implications for Providers, Payers and Policy Makers*. San Francisco: Jossey-Bass.

Mead, N. and Bower, P. (2000). Patient-centeredness: a conceptual framework and review of the empirical literature. *Social Science and Medicine*, 51(7) October: 1087–110.

Meijers, J. M., Halfens, R. J., van Bokhorst-de van der Schueren, M. A., Dassen, T. and Schols, J. M. G. A. (2009). Malnutrition in Dutch healthcare: prevalence, prevention, treatment, and quality indicators. *Nutrition*, 25(5): 512–19.

Mot, E., Aouragh, A., de Groot, M. and Mannaerts, H. (2010). The Dutch system of long-term care. ENEPRI Research Report no. 90. Contribution to WP1 of ANCIEN Project. (Previously published as CPB Document no. 204, March 2010. The Hague: CPB Netherlands Bureau for Economic Policy Analysis.) Available at www.ancien-longtermcare.eu/sites/default/files/LTCSYSteminThe per cent20Netehrlands_RR90.pdf.

Nivel (Netherlands Institute for Health Services Research) (2011). Consumer Quality Index. Available at: www.nivel.nl/en/search/apachesolr_search/CQ?filters=language per cent3Aen (accessed 28 June 2012).

NRV (1990). *Discussienotabegrippenkader kwaliteit van instellingen* [Discussion paper on the concepts of quality in institutions]. The Hague: Nationale Raad voor de Volksgezondhei.

OECD (2011). *OECD Health Data: Health status, OECD Health Statistics* (database). Paris: OECD.

Schäfer, W., Kroneman, M., Boerma, W., van den Berg, M., Westert, G., Devillé, W. and van Ginneken, E. (2010). The Netherlands: Health system review. *Health Systems in Transition*, 12(1): 1–229.

Schellekens, W. M. L. C. M., van Beek, C. C. and van Everdingen, J. J. E. (2001). *Kwaliteitsmanagement in de gezondheidszorg* [Quality Management in Healthcare]. Houten: Bohn, Stafleu Van Loghum.

Schols, J. M. G. A., Crebolder, H. F. J. M. and van Weel, C. (2004). Nursing home and nursing home physician: the Dutch experience. *JAMDA*, 5(3): 207–12.

Statistics Netherlands (2011). Sharp increase in ABWZ costs. Available at: www.cbs.nl/en-GB/menu/themas/overheid-politiek/publicaties/artikelen/archief/2010/2010-3169-wm.htm?Languageswitch=on.

Steering Group on Responsible Care (2007). *Kwaliteits Kader voor Verantwoorde Zorg* [Quality Framework for Responsible Care]. Available at: www.zichtbarezorg.nl/page/Verpleging-verzorging-en-thuiszorg/Documenten.

van Houten, G., Tuynman, M. and Gilsing, R. (2008). *De invoering van de Wmo: gemeentelijk beleid in 2007, Eerste tussenrapportage* WMO *evaluatie* [The Introduction of the WMO: Municipal Policy in 2007; First Intermediate Report of WMO Evaluation]. The Hague: SCP.

Verbeek, H., van Rossum, E., Zwakhalen, S. M., Kempen, G. I. and Hamers, J. P. (2009). Small, homelike care environments for older people with dementia: a literature review. *International Psychogeriatrics*, 21(2): 252–64.

Websites

Healthcare Inspectorate, www.igz.nl/english/.
National Kompas, www.nationaalkompas.nl/algemeen/menu-rechts/english/.
Nivel (Netherlands Institute for Health Services Research), www.nivel.nl/en/.

第 9 章

スペインにおける長期療養ケアに対する規制構造 ~サービス構造と質の保証体制にみるカタルーニャ州の事例

The regulatory structure of Spanish long-term care: the case of Catalonia's services structures and quality assurance systems

Sergio Ariño Blasco, Meritxell Solé, Gloria Rubert,
José M. Sanjuan and Joan Gil

9.1 はじめに Introduction

20 世紀半ば以降、西側諸国における急速な人口高齢化と今日まで発生してきた大規模な社会的、疫学的転換は、支援を必要とする高齢者[1)]に対する新たな考え方の枠組み (Lee (2011)) とその時々の医療制度改革における新たな政策の方向性をもたらしている。具体的には、サービスの利用のしやすさの重要性、ケアの質を提示する必要性、介護制度の財政的持続可能性を保障する必要性である (EU 理事会：Council of the European Union (2003)、Huber *et al*., (2011))。西側諸国における支援を必要とする高齢者は、歴史的に社会的価値の変化の影響を受けながら段階的に様々なモデルに沿ったケアを受けてきた (Parkin (2003)、Shahar (1997)、Hirshbein (2001))。世界で高齢者数の増加が急速に始まった 20 世紀半ば以降、福祉国家はより特定の医療福祉政策の設計が求められてきた。欧州では、第 1 回高齢者問題世界会議 (the First World Assembly on Ageing) (ウィーン：1982 年) の開催後、この国際的な推奨に対応する政策担当者によって高齢化社会への取り組みとして特定の行動計画への道を切り開くこととなった。

こうした流れの中で、長期療養ケアサービスは、公的なケア提供者 (医療福祉サービスの専門職) と非公的なケア提供者 (家族や友人、隣人) によって行われてきたことを理解しなければならず、支援を必要とする人々に対して、自立度、自主性、社会参画、自己実現、尊厳を可能な限り高い水準で満たしなが

1) 国連では、支援を必要とする高齢者の比率が 2050 年までには 2 倍に、2100 年までには 3 倍になるとする一方で、世界の人口は現在の約 70 億人から 2050 年には 93 億人に増加し、2100 年には 101 億人に増加すると推計している。

ら、個人の嗜好に沿って可能な限り最善の生活の質（QOL）の提供を目的とするものでなければならない（WHO and Milbank Memorial Fund（2000））。長期療養ケアとは、支援の必要度によって常に拘束されるものであり、公的なケアであれ非公的なケアであれ、また、医療専門職によってケアが提供されようが福祉専門職によって提供されようが、最高の質のケアであると定義される。スペインでは高齢者は支援を必要とする最大の年齢層であることはよく指摘されるが（例えば、支援を必要とする者全体 2,141,404 人のうち、65 歳以上の年齢層は 68％に相当する 1,462,292 人に上る）、支援の必要性は明らかに高齢者特有のものではない。このため、本章では非公的なケアよりもむしろ、高齢者と公的長期療養ケアサービスに着目することにする（Huber.,（2011）、Rodriguez Cabrero（1999））。

スペインにおける長期療養ケアの規制構造をよく知るためには、地域における政治的な枠組みを考える必要がある。1978 年にスペイン憲法が発布されて以来、スペインでは医療政策と介護政策に完全な責任を負う 17 の自治州（後に「地域（regions）」とする）に権限を委譲する議会制度を採用し、憲法上は国王によって統治されてきた。自治州は、医療機関と介護事業者の指導、認証、認可に責任を負い、医療サービスと福祉サービスに対する規制と改善の業務権限が与えられている。歴史的に、法制度と規制当局を地域へ移行させる手続きは段階的に行われ、1981 年に始まり、2002 に終了した。この 20 年間、医療と福祉に係る事業では、中央政府と 17 の自治州との政策に重複する部分があった。結果として、公的資金の投入に関する合意を得るのは困難となったが、長い時間を要したのは、現在のスペインの政治体制[2)]における複雑さが要因の 1 つになっている（García Armesto *et al.*,（2010））。

しかし、カタルーニャ州の場合は異なる。カタルーニャ州では 1981 年までに医療政策と福祉政策の双方について、ほぼ同時期に先駆的な改革を行うことによって権限の委譲が完了したのである。1986 年には、病弱な高齢者、慢性疾患の患者、終末期を迎える患者に対する長期療養ケアを重視する「これか

2）権限の委譲は連続的に行われ、異なる速度で進められる 2 つの段階があった。スペインの人口の 3 分の 2 に相当する 7 つの自治州は、他の自治州よりも 8 年から 20 年早く完全な立法権限を付与された。2001 年になってはじめて自治州の医療制度への財源の共同負担が決まり、その 2 年後の 2003 年には、自治州政府間における医療の公平性と効率性の格差を是正するために、医療の質の確保法（the National Health System Cohesion and Quality Act）が可決された。

らの人生を過ごすために（Giving life to years'（Vida als Anys））」事業を開始した(CarSalut(2003))。カタルーニャ州がこの分野において地域の先駆けとなり、追って他の自治州がそれを参考としたことで、スペイン全体の医療と介護のサービスモデルの発展に影響を与えることになった（スペインで初めての老年学（gerontology）の国家計画のような、国が主導する考え方を提供し、医療政策と福祉政策の基準となるものが 1991 年に設置された（Instituto Nacional de Servicios Sociales(1993)））。

スペインにおける医療モデルと介護モデルは完全には統合されていないが、本章では医療と介護の観点から公的長期療養ケアサービスについて述べることに理解を得たい。また、スペインでは在宅ケアサービスがいまだ発展を遂げたとはいえない状況にあるため、在宅ケアよりも施設系ケアを重視している。例えば、2008 年 1 月に 65 歳以上の高齢者に対する介護サービスに占める在宅ケアサービスの平均給付率は 4.7%であった(Daíz Martín(2009))。しかし、この数字はわずか 2.7%であった 2002 年以降、実質的に 2 倍になった。スペインにおける在宅ケアへの公的支出は GDP の 0.2%と推計されており、OECD 諸国の中では 2004 年時点で最も低い割合となっている（WHO Regional Office for Europe（2008））。スペインにおける長期療養ケアの患者に対する医療的ケアには、一次医療的ケア (Primary Care)、精神保健的ケア (Mental Healthcare)、病院医療的ケア（Hospital Care)、(衰弱した高齢者や慢性疾患、終末期を迎える患者に対する)介護的ケア(Social and Healthcare)があり、病院、診療所、在宅において公的、非公的ケア提供者によってサービスを受けることができる。国内には、長期療養ケアを受ける患者が利用可能な慢性期ケアのベッドが 14,113 床ある (2010 年現在)。彼らは介護サービスとして、在宅ケア（介助支援、身の回りの世話、給食サービス、遠隔診療)、デイケア(連携、ケア付き住宅、ケア事業所)、居住系ケア (高齢者向けケア付き住宅 (Care Home for the elderly)、高齢者向け軽度介護施設（Sheltered Housing)、里親支援事業、ナーシングホーム）を利用することができる。居住系ケアでは 5,490 施設にベッドが 329,311 床あり（2010 年現在)、スペインの高齢者人口の 4.4%に相当する (表 9.1 参照)。

長期療養ケア施設に関しては、医療と介護の双方の提供網で施設がある。スペインにおけるこのような施設類型は、場合によっては混乱を生じさせることもあり得る。例えば、ケア付き住宅 (Residential Home) という用語は、医療

表 9.1　スペインとカタルーニャ州における社会人口統計表と長期療養ケアサービスの一部関連指標

	スペイン	カタルーニャ州
面積	505,986 km^2	32,113 km^2
総人口	47,150,819 人	7,535,251 人
人口密度(km^2 あたり)	93 人／km^2	234 人／km^2
65 歳以上人口	8,092,853 人	1,265,442 人
65 歳以上人口比率	17.2%	17%
65 歳以上の単身世帯割合	20%	22%
平均寿命(男女平均)	81.5 歳	81.8 歳
病院数	792 病院	213 病院
ベッド数	161,040 床	33,793 床
高度看護施設(Skilled Nursing Facility)ベッド数	14,113 床 [a]	8,991 床 [b]
ケア付き住宅(Residential Home)ベッド数	329,311 床	56,084 床
ケア付き住宅割合(対 65 歳以上人口)	4.4%	4.9%
65 歳以上の在宅ケア受給者数	358,078 人	57,034 人
65 歳以上の在宅ケア受給者割合	4.7%	4.8%

出典：国立統計局（Instituto Nacional de Estadística：INE）(2011)、Abellán Garacía and Esparza Catalán (2011)より筆者作成

備考：a)老年医学的、長期療養を必要とする慢性疾患のベッド数

b)高度看護施設(Skilled Nursing Facility)のベッド数

施設と看護ケアを提供しない介護施設の双方を指す。このため、本章では介護部門の居住系施設として「ナーシングホーム(Nursing Home)」、「ケア付き住宅(Residential Home)」、「高齢者住宅(Home for the aged)」という用語を用い、医療部門で提供されるケア施設を「長期療養ケア高度看護施設(Skilled Nursing Facility for Long-term Care)」という用語を用いている。これは、スペインのあらゆる地域に適用されるものである。

9.2　長期療養ケアにおける新たな枠組み
The new Spanish framework for long-term care

スペインにおいて長期療養ケアサービスとその関連する政策にとって分岐点となったのは、2006 年に 12 月 14 日に要支援者ケア・自立推進法（the

Promotion of Personal Autonomy and Care for Dependent Persons Act 2006）とその関連法が可決されたことであった。この法律はケアの支援と自立を制度化したもの（Spanish System for Autonomy and Dependent Care Assistance（Sistema para la Autonomía y Atención a la Dependencia：SAAD））であり、要支援の者に支援を受ける資格を与え、教育、医療、社会保障の便益に次ぐ、スペインにおける厚生指標の 4 番目の柱となるものである（Abellán-García and Hidalgo-Checa（2011）、Observatorio Estatal de la Discapacidad（2010）、Ministerio de Sanidad y Consumo（2003）、Jefatura del Estado（2006））。この制度は公的と民間の双方のサービスと事業所を統合する、公的利用の社会網として設計されている。地方政府はケア支援・自立制度（SAAD）において長期療養ケアサービスの提供と管理に関する権限を一義的に有することから、2006 年に制定された要支援者ケア・自立推進法では、緊密な連携を可能にさせる「ケア支援・自立制度（SAAD）の自治州間協議会（SAAD Inter-Territorial Council：CISAAD）」も設置された[3)]。

要支援者については、2007 年 1 月以降、身の回りの世話を対象とする、現金給付か現物給付の選択的な受給資格が与えられた。受給資格はスペイン国民としての登録[4)]、資産状況と要支援の程度によって決定される。申請者は、要支援者を 0 から 100 段階まで分類する全国共通の要支援審査制度を採用する自治州の審査手続きに従い、要支援の程度を中度（moderate）、高度（severe）、重度（major）のいずれかであることの説明を受け、これらの 3 段階のそれぞれに対してさらに 2 段階の依存度（Grade I and Grade II）に分類され、対象者の自立度と要支援度が決定される。個人の要支援状況は一度、審査を受けると、それぞれのケアプランが作成され、現金給付か現物給付に対する追加項目が検討される。図 9.1 では審査過程の概要図が示されている。

要支援者ケア・自立推進法の第 15 条では、給付対象となるサービスの一覧が詳細に規定されている。その項目には、介助支援・家事支援・身の回りの世

3）連邦政府の制度への後追い行動は、医療制度と同様にケア支援・自立制度（SAAD）においても見られる。ケア支援・自立制度の自治州間協議会（CISAAD）は、中央政府の福祉サービス担当大臣と 17 の自治州の福祉サービス担当大臣によって構成される。第 8 条では、これらの大臣の所轄と権限の範囲が規定されている。

4）申請前にスペイン国内に 5 年以上居住する要支援のスペイン国民と選考基準を満たすスペイン国民に該当しない者は、スペインにおける外国人の自由と権利、社会的統合に関する法律の恩恵を受けることができる。

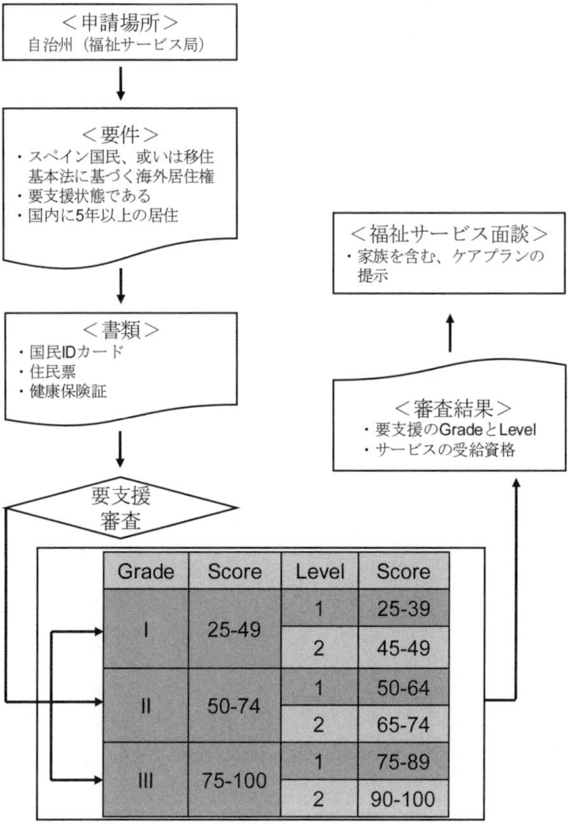

図 9.1　スペインにおける要支援審査の流れ

出典：スペイン老年医学・老年学社会事業団の資料より作成

話、通所施設(日中)、通所施設(夜間)、居住系ケア、遠隔診療、予防事業・個人相談の 6 つのサービスが含まれている。州政府や州機関、公的事業所、公的認可事業所が加盟する公的施設の社会網においてもこれらのサービスは提供される。経済的支援については、要支援者の要支援の程度、経済状況に応じてサービス提供量を調整し、3 つの方法によって提供することができる。それは、①ケア支援・自立制度(SAAD)対象外のサービス購入に対する現金給付、②家族など非専門職のケア提供者に対する現金給付、③要支援者による専門職ケア提供者或いは補助者の雇用に対する現金給付、である（要支援者ケア・自立推進法(第17条～第19条)。

介護に係る法律上の権限は州政府に完全に委譲されているため、州政府は介護に係る財源の計画、調整、配分を行わなければならず、事業者登録、監査、評価といったことの管理に伴う費用を徴収しなければならない。従って、中央政府の責任は要支援者に対する現金給付と最低限度生活の保障に限られており、それは要支援者ケア・自立推進法の第7条で規定されている。ケア支援・自立制度の自治州間協議会(CISAAD)に参加する中央政府と州政府の代表者は、中央政府の責任性に準ずる第2段階での国民に対する保護について合意している。これにより、州境においても各州政府による幅広い給付が可能となっている。そして地方自治体においてもその地域内の住民に対して付加給付を行うことができる。

9.2.1　質：主たる内容　Quality: the core

ケアの質はケア支援・自立制度（SAAD）における主要な問題となっている。要支援者ケア・自立推進法の第2章では、まさに、ケア支援・自立制度(SAAD)を通じた給付において効果的で質の高い基準の構築を果たすことを宣言しており、第35章では、ケア支援・自立制度の自治州間協議会（CISAAD）での合意の下に作成される各種サービス一覧表への掲載のために質の基準は設けられたと記されている。さらに居住系施設では、質の管理体制と利用者参加の促進を含め、自施設とその運営に関する内部規制を実施することになる。要支援者ケア・自立推進法では、必要とされるサービスに関する質の指標について一般的な基準を示すと同時に、認可や専門職の配置、監査のそれぞれの手続きにおいて、どのような質を保証する手法が用いられるべきかについても提言している。要支援者ケア・自立推進法は事業所の認可やサービスの認可、事業者の認可に関して、垂直的かつ懲罰的な監査と管理に基づく「管理型」から、統合的かつ参加型の包括的な質の管理に基づく「質重視型」へとサービス提供のあり方を転換させることを目的としている。この新しい手法は、おそらく現在も理論的な枠組みとなり続けており、カタルーニャ州政府による「福祉サービスの質に関する事業（Social Services Quality Programme 2010)」の中で明確に提唱されている。この「質重視型」のサービスを確立するために、サービス事業者は外部評価を受ける前に、国際標準化機構によるISO9001やEFQM（欧州品質管理財団)のような質の評価基準制度からの指示に沿って最初に質の評価(自己評価）を行う。この手法では制度に係るすべての関係者に協力的な統率力が重要となる（Fundación Edad and Vida（2008）, Departament de Benestar Social I Familia（2010））。

ケア支援・自立制度の自治州間協議会（CISAAD）は、州政府がケアの質に係る問題を決定する権限（要支援者ケア・自立推進法 第16条）を弱めることなく、質の基準や安全基準、質の標準値作成（ベンチマーキング）と質の指標の継続的な改善、最適な診療モデル、質の基準の改良と併せて、事業所の認可と質の事業に関する質の保証の枠組みに合意している。例えば、ケア支援・自立制度の自治州間協議会（CISAAD）の2008年の合意[5]では、有資格職員や医療材料、医療機器、カルテのような分類で、ナーシングホームが満たすべき全国一律の最低限の質の基準が設けられた（表9.2参照）。そして2009年の合意[6]では、非公的なケア提供者の専門性と知識の認証に関する最低基準がさらに設けられた。この合意では非公的なケア提供者が受講すべき研修が原則、義務化された。しかしこれと同時に、これらの最低基準の設置に関する合意は制度の普及と診療の標準化を目的としているにもかかわらず、ケア提供者の監査と基準に満たない者に対する制裁措置に関する権限は各自治州に置かれているのである。

ケア支援・自立制度（SAAD）では、公的ケア事業者と民間ケア事業者の双方を認可しているが、要支援者ケア・自立推進法では事業者の経営主体別に規制

表9.2　スペインにおけるナーシングホーム居住者1人あたり職員配置比率
（2008年現在の州政府の平均値と2011年現在の要支援Grade別の法定比率）

	平均値	要支援 Grade ll	要支援 Grade lll
要支援高齢者用住宅	0.41	0.45	0.47
高齢者用通所施設（日中・夜間）	0.23	0.23	0.24
身体障害者用住宅	0.57	0.61	0.64
知的障害者用住宅	0.52	0.60	0.63
身体障害者用通所施設（日中・夜間）	0.28	0.29	0.30
知的障害者用通所施設（日中・夜間）	0.29	0.30	0.32

出典：Ministerio de Educación Política Socialy Deporte（2008）
備考：労働契約の種類別にすべての労働者に対して収集した契約に記載される名目労働時間の比率を計算し、常勤換算で求めた。

5）2008年9月2日の決議参照（Official State Gazette-BOE no.303, 2008年12月17日）
6）2009年11月4日の決議参照（Official State Gazette-BOE no.286, 2009年11月27日）

機関は設置されておらず、公的或いは民間のケア事業者とサービスに対するケアの質の要件は、公的機関によって提供されるものと同等となるべきであると指摘されている。

9.2.2　用語に関する記述　A note on terminology

監査（inspection）、評価（evaluation）、認可（accreditation）といった用語は様々な文脈の中で用いられるため、本章では 17 の州共通の資料「Fundación Edad and Vida 2008」の定義に倣い、用いている。通所施設、在宅ケアサービス、ナーシングホームなどの各サービスに対する指導と認可の手続きは、特別なサービスに対する手続きと同様に行われている。ほとんどの州政府では、福祉サービス管理局による指導が義務付けられ、そこで自治体としての資格に加えて運営のためのサービス登録の資格を得る。スペインでは、「Authorization」「Accreditation」「Certification」という用語について以下のように定義して用いる。

・指導（Authorization）：事業所が利用者に対する適切なケアを保証するために必要な環境を満たすように政府が取る行動。

・認可（Accreditation）：認可を受けたサービスと事業所が法律で定められる質が最低限に等しい、或いはそれを上回ることを政府が保証する行動。政府には公的、或いは民間のケア事業者に最低基準を満たすように義務付ける。

・認証（Certification）：第三者機関によってサービスの生産、或いはサービスそのものが規定の要件を満たすことを証明すること。

9.3　カタルーニャ州における質に関する取り組み
The quality approach in Catalonia

カタルーニャ州では、要支援者ケア・自立推進法よりもはるか以前の 1980 年代に、高齢者向けの高度看護施設とナーシングホームに対する質の基準の設置と指導に関する一般項目の審査についての基本的な規則が定められた。具体的には、医療部門の高度看護施設と福祉サービス部門のナーシングホームとサービスについて1987年の数か月内にそれぞれ規制された（カタルーニャ州保健省（the Catalan Ministry of Health）により医療部門の高度看護施設については1987年8月4日、福祉サービス部門のナーシングホームについては1987年7月15日に規制された）。

9.3.1　監査　Inspection

福祉サービス部門のナーシングホームについては、指導（authorization）、認可(accreditation)、評価(evaluation)に加えて、法律においてカタルーニャ州社会福祉局（the Catalan Social Services Department）による任意で抜き打ちの監査が年に1度義務付けられている。1996年11月27日に施行された「Act 16 / 1996 of 27 November」では、監査官による監査と社会福祉局による監視活動が規定されている。本法では通常、以下の手続きが採られると明記されている。①監査は職務権限として行われること。②監査は定期的に行われ、居住系ケア施設の場合には最低年に1度行われること。③監査官は施設に自由に立ち入ることが保障され、事前告知なしでの立ち入り監査の権限を有すること。④監査官は事業所が現在の規制を満たしていることを確認するために必要ないかなる情報についても制限なく入手できること。

9.3.2　評価　Evaluation

カタルーニャ州における外部評価による認可手続きは、一連の質の指標が居住系ケアサービスの評価に利用された1998年に始められた。この事業を委託されたのは、「アヴェディス・ドナベディアン財団（the Avedis Donabedian Foundation）」であり、この財団は高齢者向けナーシングホームの継続的な改善計画の作成に評価の高い機関であった。その後、2010年には質の指標の改訂版がデイセンター(通所介護事業所)とナーシングホームの双方の現場に導入された(図9.2参照)。

医療部門の施設に対する外部評価による認可は、質の指標の開発と共に1992年から1993年にかけて始められた。1996年には、医療部門において患者ケアを重視し、（褥瘡（じょくそう）や転倒、栄養失調、虐待、侵襲、自殺企図、薬物中毒、せん妄といった）基礎的な安全水準の改善を図る新たな指標として合意を得るために、これらの指標は改正された。その要素は質の指標が改正された2006年にも残されたが、評価者らは新たな測定方法に基づく指標の追加作業を開

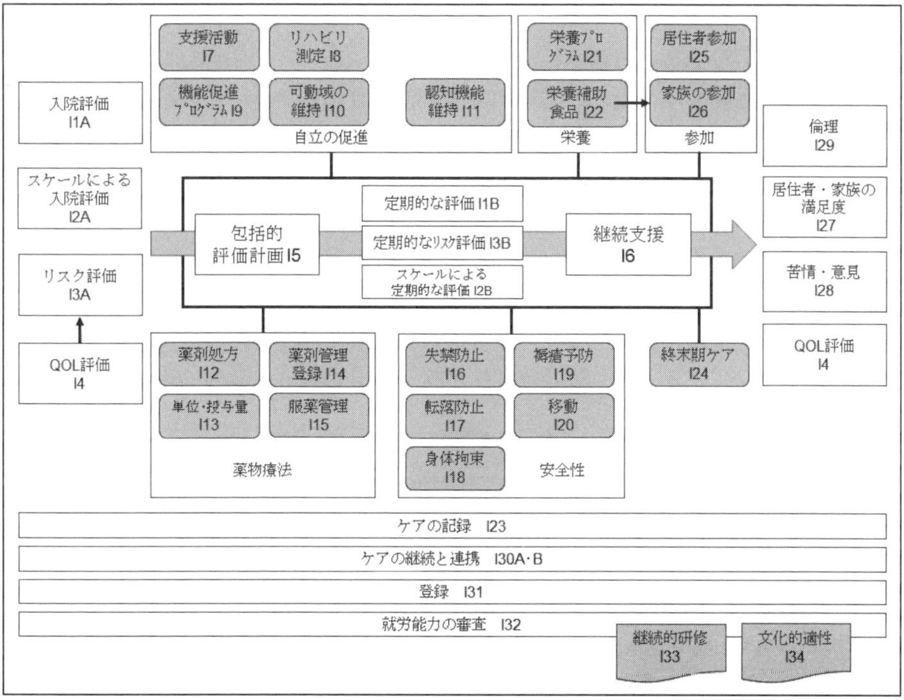

図 9.2　カタルーニャ州のナーシングホームに関する質の指標と項目（2010 年）

出典：the Generalitat de Catalunya Departament de Benestar Social からの資料に基づく質の評価に関する指標を筆者が作成

始した。医療部門における最近の外部評価は 2007 年に完了し、全指標における成果の平均達成度は 48.8％であった（Fundacio Avedis Donabedian and Pla Director Sociosanitari（2007）, Hilarion *et al.*,（2009））。

9.4　カタルーニャ州における消費者の視点：これまでの経緯
The customer's perspective in Catalonia: a chronological overview

カタルーニャ州医療サービス（the Catalan Health Service：Servei Catalá de la Salut or CatSalut）は分権的で参加型であると特徴づけられ、消費者と利用者の代表者が協力して地域共同体との連携を深めるという基本的な考え方にある。1994 年に「利用者支援チーム（Client Support Unit）」が様々な地域で発足し、その2年後には初期医療と病院医療における患者満足度調査が行われた。調査では利用のしやすさ、情報、施設の快適さは低いスコアであったが、サービスに関する最も重要な視点として専門職従事者に対する評価が行われた。調査はそれ以前の苦情対応方法を見直し、前向きで先を見据えた取り組みとして、地域医療連携を改善する目的で1990年代末まで行われた。その終わりには、カタルーニャ州保健省（the Catalan Ministry of Health）がカタルーニャ州医療サービスに対して公的医療におけるサービスの質の保証を目的とした「国民支援局(the Citizen Support Division)」の設置を行った。

カタルーニャ州医療サービスは患者に身近な存在になるために（医療と福祉の提供のような）サービスの統合の促進と（州政府から地方自治体への）分権化を進めていたが、そのような状況にあって情報は医療制度全体と医療機関にとって重要な管理方法としての役割を果たすことになる。例えば、満足度調査事業（the Satisfaction Survey Programme（PLAENSA））は、患者の要望を伝えることによってカタルーニャ州の医療部門の改善を促すための評価手法と意思決定手法を確立したのである（CatSalut（2007）、Generalitat de Catalunya Department de Salut y CatSalut（2010b））。満足度調査事業では、利用のしやすさ、情報、専門職の配置、快適さ、ケアの連携、ケアの連続性、人間関係、精神的ケア、支援のような観点から考えられた30項目（一部は医療的ケアに関する質問であり、その他は長期療養ケアに関する特定の質問）の質問票を用いている。

医療部門に関しては、高度看護施設における長期療養ケア施設調査が2003年、2007年、2010年に行われ、結果の一部が表9.3に示されている。2010年の調査において、総合満足度スコア（0 ～ 10）は8.24±1.47、信頼度（利用者がその事業所の利用を継続したいと回答する割合）は91.7%であった（Generalitat de Catalunya Department de Salut y CatSalut（2012））。

カタルーニャ州政府によって行われた医療機関における患者満足度調査と並行して、1990年代中頃には福祉サービス事業者が、事業所の運営のあり方にデータを反映させるために、高齢者ケア付き住宅とナーシングホームの居住者参加型の制度（調査票の作成、委員会の設置、審議会の設置）が導入された。このうち、2001年にナーシングホーム80施設の利用者である平均年齢81.8（± 8.2）歳の高齢者1,910名に28項目の満足度調査を実施したことは注目に値する。その結果、これらの利用者の46.5%が事業者に対して「平均を上回

表 9.3　カタルーニャ州の高度看護施設に対する居住者満足度調査の結果

調査項目	選択肢	2003 年	2007 年	2010 年
医療サービスの利用のしやすさ	完全である	8.7%	5.9%	6.8%
	とてもよい	35.9%	23.9%	22.5%
	よい	35.1%	51.7%	54.0%
	適切である	14.1%	13.9%	12.9%
	悪い	6.2%	4.6%	3.8%
		100.0%	100.0%	100.0%
専門職の配置	常に満足である	44.0%	44.8%	40.7%
	ほとんど満足である	23.3%	17.8%	28.6%
	時おり満足である	22.7%	28.5%	24.8%
	必ずしも満足でない	7.7%	6.8%	4.6%
	まったく満足でない	2.3%	2.1%	1.3%
		100.0%	100.0%	100.0%
総合満足度（0 ～ 10）		8.3	8.2	8.2
信頼度		78.40%	83.10%	91.70%
回答数		2,050	2,193	2,322

出典：Generalitat de Catalunya Department de Salut y CatSalut（2012）

る（above average)」と回答した一方で、これらの利用者の 30%が事業者に対して「素晴らしい（excellent)」と全体的に満足していることがわかった（Saura *et al*.,(2001))。興味深いことに、構造、提供されるケアの質、組織運営に関する項目は非常に良好な結果であったために、介護従事者との関係性、個人の排除、積極的な参加活動については注意を受けるに留まったのである。この独立した調査は、カタルーニャ州政府が長期療養ケア部門で質の保証事業を立ち上げ（居住系ホームにおける長期療養ケアの質の指標の作成）によって一連の動きを加速させるのに奏功した。特別なニーズを持つ者すべてのデータ収集事業はこうした動きの一部となっているのである。カタルーニャ州福祉サービス協会（the Catalan Social Services Institute）では生活の質（QOL）に関する項目を含めた特定の手法を開発し（Verdugo Alonso *et al*.,（2008))、それが身体障害や知的障害、感覚障害、精神的健康問題、虐待問題を抱える利用者と高齢者に有効であることが実証された。現在、この手法はカタルーニャ州福祉サービス戦略事業 2010 ～ 2013 年（the Catalonian Social Services Strategic Programme 2010-

2013)において、個人のケアプランの作成に際して推奨されている。

9.5　急性期病院とナーシングホームの連携網

The nursing home and the acute care hospital network

スペイン国民保健制度（the Spanish National Health System：SNHS）は全国民を対象とする給付を特徴としている。制度はほとんど一般税によって賄われており、65歳未満の者に対する薬剤処方を除いてケアの提供時点での自己負担はない。スペイン国民保健制度(SNHS)の構造は分権的であり、医療サービス計画と提供、法的権限は2002年末に各自治州に委譲された。本章の9.1で述べたように、この権限委譲によって17の各自治州は地域保健省を設置し、各地域保健省は州内の医療機関と医療サービスの提供に指導・監督権限を持つことになった。スペイン国民保健制度(SNHS)のもう1つの特徴は、ほとんどの地方自治体で患者の初期対応にあたり、医療制度のゲートキーパーの役割を担う一般医（General Practitioners：GP）の制度である。これらの一般医（GPs）は一次医療として患者に対応するか、或いは患者が臨床上の複雑性を伴う状態である場合に専門的ケアを患者に紹介する。

長期療養ケア利用者への医療的ケアは、地域と（急性期ケア病院、高度看護施設、ナーシングホームのような）施設で提供される。在宅ケア利用者への医療的ケアについては、臨床的手法と福祉的手法を利用しながら、リスクに直面する人々を積極的に特定することが標準的な事業となっている。在宅ケア事業では、リスクに直面する人々を積極的に探索することを計画している。病院と一次医療との連携を図る連絡係の看護師の存在も制度上の特徴として一般的であり、連絡係の看護師は意思疎通を深め、継続的なケアを強化するための支援を行う。慢性かつ複雑性を伴う患者を担当する専門看護師によって考案された事故症例の管理戦略は、この目的を達成するためにさらに高度化が進められている。

各ナーシングホームの居住者は、一律に医療保険の給付対象となっている。一般医（GP）の担当患者の一覧には自宅で生活する者に加え、福祉サービス対象の公的、或いは民間のナーシングホームの居住者も含まれている。しかし、医療的ケアを受ける高度看護施設に入所する患者には二次医療、或いは特別なケアの一部を適用しない制度となっているために、ナーシングホームの居住者と同じように医療保険の給付対象とならないことは注目に値する。このため、福祉部門にあるナーシングホームで長期療養ケアを受ける高齢者は同一地域で当該地域の一次医療を担う、かかりつけ医を主治医とすることができる。しかし、一次医療施設における日常の診療の負担が大きいため、多くのナーシングホームは毎日、或いは指定日、週に1回の訪問診療といった様々な方法による追加的な医療給付を求めている（Fundación Edad y Vida y Applus (2011)、Col･legi Oficial de Metges de Barcelina (2002)）。他方で一部の事例では、高齢居住者の医療的ケアニーズが必ずしも適切に対応されておらず、往診依頼があっても即応できない状況が起きている。さらに、臨床上、複雑性を伴う患者の問題は次第に拡大し、一般医（GP）の時間外の緊急往診が医療制度における新たな挑戦的取り組みとなってきている。

全体としての数値を示すことはできないものの、高度看護施設の長期療養ケアの患者から得られたデータによると、急性期病院でのケアから転換している入院医療費は約16％に上ると推定されている。肺炎（DRGコード541）は、急性期病院への入院の中では最も一般的な疾患であり、病院での死亡率が死亡症例の33.6％と最も高いこともわかっている[7)]。欧州西部の病院では、冬季に病床が患者で混雑する危機的状況が発生することがある。毎年、メディア報道では、あからさまにぞんざいに扱われる人々が呼び出しを待っている様子や、病態が不安定であることを伝えられる様子の映像が危機的状況の事例として流されている。こうした状況で最もよく見られる患者像は慢性期の患者である。すなわち、「ベッド・ブロッカーズ(the bed blockers)」、或いは「フリークエント・フライヤーズ（the frequent flyers)」と称される、病弱な高齢者や重度な併存症や障害を有する者であり、彼らの多くは居住系ケア施設やナーシングホームから入院しているのである。そのため、現在、病院への入院を選択肢として提示できるケア水準とは、在宅ケア制度における病院サービスを指すのか、老年医学や緩和ケアチームの活用のような専門職ケアサービスを指すのか、(特にこれらの慢性的状態にある患者にとって)極めて重要になってくると考えられる。

慢性期の患者の早期発見を図る政策目標は、資源の最適化に有用となるだろう。ナーシングホームから危機的状況に瀕する病院へ入院する患者の流れを管理するために、即応する医療チームや在宅での病院サービス、ナーシングホー

7）公的な高度ナーシングホーム情報管理機構（Skilled Nursing Homes Repository Unit）からの非公表データによる。

ム居住者に対する入院サービスに相当する老年医学的診療を推進していくか、或いは解決方法の一つの選択肢とするか、様々な取り組みが行われているところである。しかし残念なことに、現在、カタルーニャ州の医療制度が直面する深刻な財政上の問題は、そのような主体的取り組みの発展の障害となっている。

9.6　公表　Public reporting

この数十年間、ほとんどの先進諸国における医療制度では、ケアの質の保証と成果の評価の必要性を認識させられてきた。アメリカ合衆国（Berwick (2002)）と北欧諸国が先駆けて構築したケアの質の評価と結果の公表の文化は、スペインのような国々へも影響を与えてきた。カタルーニャ州保健省執行委員会（the Executive Council of the Catalan Ministry of Health）では、2008年にアウトカムセンター（the Outcomes Centre（Central de Resultats）2010）の設置を承認した。これは質の改善と結果の公表を制度上で定めたスペインで初めての主体的な取り組みであると考えられる。アウトカムセンターでは、（長期療養ケアを提供する病院を含む）カタルーニャ州の全病院を対象とする1つのデータベースで管理された医療データを公表している。医療データには、診断、診療内容、患者と医療機関の特性といった医療的ケアの情報が含まれている。アウトカムセンターの主たる目標は、制度上の比較と協力によってケアの提供能力を示し、自治体から政府へ、そして専門職から医療機関へ組織全体に対してケアの改善を促進させることである。

アウトカムセンターでは、諸外国や国際機関によって従来、規定されてきた概念的な枠組みと組み合わせた質の指標を利用している。その枠組みには、経済協力開発機構（OECD）、医療の質指標プロジェクト（the Healthcare Quality Indicators Project：HCQI）、欧州共同体における質の指標（the European Community Health Indicators：ECHI）、そしてスペイン国民保健制度（SNHS）における重要な指標が含まれている（Helfrich (2005)）。指標の中には、社会人口統計的要素、生活環境、医療提供体制、資源、サービス利用、質、経済的持続可能性、法人の社会的責任といった項目も含まれる。これらの質の指標には様々な特徴があり、その他の指標がカタルーニャ州に関する「指標一覧」のような全体的な情報を与えることを目的とするのに対して、一部の指標は（医療機関やケア領域、病理といった）ケア提供者間の競争を促進させる成果指標となっている。しかし、潜在的に医療機関における長期療養ケア病床に関する指標は不足している。長期療養ケアの質に関しては、利用のしやすさと技術的な質（脳血管障害と大腿骨骨折の治療の成果）、効率性（在院日数）、そして（すべての医療機関に対して通常行われる）利用者満足度指標という 3 つの分野しか存在しない（表 9.4 参照）。非常に興味深いことに、透明性や説明責任はケアの提供に関する結果の公表で期待が高まっているにもかかわらず、アウトカムセンターによって回収された公的病院に関するデータは、一般的な項目についても特定の項目についても病院種別や地域別で集計され、現時点では医療機関を特定することができない。この報告結果の公表に対する抵抗は、ケア提供者が否定的な評判となる不安によるものかもしれない。本章の執筆時点では、政府は機密性を保証できる標準値（ベンチマーキング）作成のために、長期療養ケア施設に対するこの成果の評価制度を拡大させる計画を進めている（2013 年春に提言された）。実はこの取り組みは急性期病院では試行的に行われている。各ケア提供者は特殊なソフトウェアを用いて、「質の指標の監視の規格化（Modules for Monitoring Quality Indicators（Moduls per al Seguiment d' Indicadors de Qualitat））」のウェブサイトにアクセスすることができ、そこでは標準値と比較された様々な成果の指標の概要が記録されている。この技術は、アメリカ合衆国の医療調査・質管理機構（the Agency for Healthcare Research and Quality：AHRQ）からの入院

表 9.4　カタルーニャ州のアウトカムセンターのデータセットにおける
長期療養ケアに関する質の指標

	質の指標	項目
ES 04	日常生活動作の一部に制限を伴う 65 歳以上の人口割合	健康状態
ES 05	高度障害を有する者の発症率	健康状態
QU 01	高度看護施設（SNF）に紹介される心臓血管障害を起こした患者	技術的な質
QU 03	高度看護施設から在宅ケアへ退院した、心臓血管障害を起こした 65 歳以上の患者数	技術的な質
QU 04	高度看護施設から在宅ケアへ退院した、大腿骨頚部骨折を起こした 65 歳以上の患者数	技術的な質
QU 29	高度看護施設における平均在院日数	効率性
US 16	医療機関と福祉施設への入院率	資源の利用
US 17	医療と福祉に係る問題解決の割合	資源の利用
US 18	医療資源と福祉資源に対する紹介率	資源の利用
US 19	医療資源と福祉資源の利用率	資源の利用

出典：Central de Resultats（2010）

患者の質の指標に基づいて導入されている。

カタルーニャ州における地域医療は、「比較と協力によるケア提供能力（competence by comparison and collaboration）」を規定することによって、医療機関での連携が進んでいる。高度看護施設における医療的ケアと福祉的ケアの質に関する結果が公表されたのは2010年11月になってからであり、それはバルセロナ医療自治州主催の第8回ベンチマーキング・サミット（the Vlll Benchimarking Summit）の中で初めて行われた（Generalitat de Catalunya Department de Salut and CatSalut（2010a））。この時には中期療養ケア病床（Mid-term Care Beds）を有する施設だけが対象となった。カタルーニャ州の管理当局は（事前に自発的な参加意思を尋ねられた）35施設の成果の結果を公表したのである。公表された項目は、利用のしやすさ（accessibility：3指標）、効率性（effectiveness：7指標）、費用対効果（cost-efficiency：4指標）であった。格付け順位は様々な医療機関から得られた数値を用いて決められ、その結果は匿名の公表とはならなかった（図9.3参照）。

福祉サービス部門におけるナーシングホームが、実際に外部機関による質の評価事業に取り組み始めたのは1998年であり、福祉サービスにおける様々な取り組みとその発展の評価を定義する目的で質を採り上げたのであった。質の改善を重視するこの手法は新カタルーニャ州福祉サービス法（the new Catalan Social Services Act）の中で明文化され、サービスの質は地域に対する保証と同様に継続的なサービスの改善に不可欠な手段であると記載されている。加えて、「サービスの質」に関する戦略的方向性の中で「カタルーニャ州における福祉サービスの質に関する政策課題2010 ～ 2013年（the 2010-2013 Quality Agenda for Social Services in Catalonia）」として、定期的に公表される結果を地域で利用可能にさせ、カタルーニャ州の福祉サービスに対する地域の知識と認知度を定期的に調査することによって、福祉サービス網の透明性を高める必要性が指摘されている。しかし現在までのところ、外部機関による評価結果は公表されておらず、今後、さらなる進展が必要である。一般に結果の公表の本来の目的は、長期療養ケア提供機関のケアの質とそれらの機関に対する患者の満足度について、信頼性の高いデータを入手することであると言われるかもしれない。大きな進展はこの2つに見られるものの、現在までのところ、これらに関する決定は利用者によってではなく、規制当局によって行われており、その情報は一切、提供されていない状況にある。これは、スペインにおけるサービスの

Puntuacions globals per dimensió. Totes les unitats2

CENTRE	Accessibillitat				Efectivitat								Cost				
	AC 01	AC 02	AC 03	Punt. final	EC 04	EC 05	EC 06	EC 07	EC 08	EC 09	EC 10	Punt. final	CE 01	CE 02	CE 03	CE 04	Punt. final
ALBADA CENTRE SOCIOSANITARI	5	4	5	9	2	1	3	1	3	1	4	4	4	5	2	1	6
ANTIC H. ST JAUME I STA MAGDALENA	5	5	1	7	5	5	1	2	2	5	2	6	5	5	4	2	8
CENTRE SOCIOSANITARI DE L'HOSPITALET	4	5	5	9	3	2	4	2	5	4	3	7	5	4	3	3	8
CENTRE SOCIOSANITARI EL CARME	3	1	4	5	4	2	1	1	5	3	1	5	2	2	2	4	5
CENTRE SOCIOSANITARI PALAU	3	2	1	4	1	4	3	2	1	2	3	5	1	3	4	3	6
CENTRE VALLPARADIS	1	1	3	3	3	2	5	1	1	5	1	5	1	1	1	1	2
CLINICA FIGAROLA PERA	1	3	2	4	5	4	5	5	2	5	5	9	2	1	5	2	5
CLINICA NOSTRA SENYORA DE GUADALUPE	2	2	5	6	5	3	5	4	5	4	5	9	1	2	3	4	5
CLINICA SECRETARI COLOMA	4	4	1	6	1	1	1	1	1	3	3	3	5	2	1	5	7
CONSORCI SANITARI DE TERRASSA	3	3	2	5	4	3	3	3	3	3	3	6	3	4	1	3	6
CSS DOLORS ALEU	1	1	3	3	1	3	5	5	4	1	2	6	2	1	5	5	7
CSS VILAFRANCA RICARD FORTUNY	5	3	2	7	4	5	4	5	3	4	2	8	4	5	4	3	8
FUNDACIÓ SOCIOSANITARIA BCN-H, DURAN I REYNALS	1	1	3	3	3	3	4	3	3	5	4	7	1	1	3	1	3
HOSPITAL GENERAL DE GRANOLLERS	5	5	4	9	2	1	1	4	5	2	5	6	5	5	2	2	7
HOSPITAL SANT ANTONI ABAT	4	5	1	7	5	5	2	4	1	2	1	6	4	3	5	5	9
PARC DE SALUT MAR	3	4	4	7	2	4	2	3	4	3	1	5	3	3	5	5	8
PARC SANITARI PERE VIRGILI	2	3	3	5	1	1	3	3	2	1	5	5	3	3	1	4	6
SAGRAT COR, SERVEIS SALUT MENTAL	2	2	5	6	3	5	2	5	4	1	4	7	3	4	3	1	6

CatSalut. Servei Català de la Salut

図 9.3　カタルーニャ州における中期療養ケア病床を有する高度看護施設の運営状況に関する公表から抜粋（2010 年 11 月現在）

出典：Catalan Ministry of Health（http://catsalut.gencat.cat/ca/inici/index.html）

提供、特に健康と教育のような分野における重要な分野横断的課題であると考えられる。

9.7　結論　Conclusions

スペインにおける長期療養ケアは、長年にわたって圧倒的に非公的ケアに依存してきたが、社会的、人口統計的、疫学的変化とケアに対する認知が基本的枠組みの再考を求めることにつながったのである。長期療養ケアが質と効率性を求める現代社会にサービスの提供を望むのであれば、さらに挑戦的取り組みが必要になるだろう。スペインでは、30 年前に長期療養ケアサービスを改善させるための政策と規制を計画し始めた。この事業計画は複雑性を伴うもので、実行するために生ずる変化は非常に大きいものとなった。それは具体的には、17の自治州への分権、そして医療サービスと福祉サービスの管理と財政に関する自治州政府への段階的な権限の委譲であった。しかしそれは長期療養ケアと国全体が望む統合的ケアモデルとの重複と乖離が拡大する中で進められた。スペインではわずか5年前の2006年に（社会的厚生の第4の柱である）要支援に関する新法が施行され、すべての自治州に対して制度の骨子の中に質に関する基礎的枠組みの構築を定めた。

医療サービスと福祉サービスの統合事業における調整に割かれたこれまでの労力の成果は限定的なものに留まった。しかしながら、（国民の役割を含め）様々な利害関係者がいる中で、密接な関係を構築する必要性に賛同することには明らかな問題があり、また医療政策と福祉政策の中で最新のICT資源をどこに重点的に投入すべきかにも議論がある。例えば、居住系の急性期ケア網については近年、関心が高まっている。しかしこれは、混雑によって提供しきれないサービスや満床が続く急性期病床と社会的入院、不要で重複するサービスと非効率なサービスといった状況で、いまだ統合的ケアが不十分であるがゆえに阻害される病弱な高齢者へのケアの質に関心に集まったために起きている現象である。精緻なデータは適切な分析を行うためには極めて重要なものであり、医療と福祉の管理当局間や施設間で相互にデータ分析を可能にすることは、ケアの改善のための重要な要素となる。しかしながら、膨大な情報が既に利用できるにもかかわらず、結果の公表について積極的な姿勢はいまだに見られない。サービス提供者は、いまだに低い数値や格付け評価が下位となることで評判を落とすことに怯えており、これが進展の阻害要因となってきた。政府当局は、地域団体やサービス提供者の代表者と共に長期療養ケア制度が透明性を確保し、標準値作成（ベンチマーキング）と質の改善を促すことができるように、今後、質の結果に関する公表に合意を得なければならないだろう。

References

Abellán García, A. and Esparza Catalán, C. (2011). Un perfil de las personas mayores en España, 2011. Indicadores estadísticos básicos [A profile of elderly people in Spain, 2011. Basic statistical indicators]. *Informes Portal Mayores*, 127.

Abellán-García, A. and Hidalgo-Checa, R. (2011). Definiciones de discapacidad en España. *Informes Portal Mayores*, 109. Available at: http://www.espaciomayores.es/InterPresent1/groups/imserso/documents/binario/pm-definiciones-01.pdf.

Berwick, D. M. (2002). A user's manual for the IOM's 'Quality Chasm' report. *Health Affairs (Millwood)*, 21: 80–90.

CatSalut (2003). *L'atenció socioanitària a Catalunya vida als anys*. Barcelona: Generalitat de Catalunya Departament de Sanitat i Seguretat Social.

(2007). *Pla d'enquestes de sateisfacció d'assegurats del Catsalut per línea de servei*. Barcelona: Atenció Sociosanitaria.

Central de Resultats (2010). Primer informe de la Central de Resultats. Available at: www20.gencat.cat/docs/canalsalut/Minisite/ObservatoriSalut/ossc_Central_resultats/Informes/Fitxers_estatics/Central_resultats_primerinforme_2010.pdf.

Col·legi Oficial de Metges de Barcelona (2002). *Com prestar una assitènmcia de qualitat a persones que estan en residències geriàtriques. Quaderns de la bona praxis*. Barcelona: Col·legi Oficial de Metges de Barcelona.

Council of the European Union (2003). Joint report by the Commission and the Council on supporting national strategies for the future of healthcare and care for the elderly. Available at: http://ec.europa.eu/employment_social/soc-prot/healthcare/elderly_en.pdf.

Departament de Benestar Social i Familia (2010). *Pla de Qualitiat dels Serveis Socials de Catalunya* [Catalonian Social Services Quality Programme]. Barcelona: Generalitat de Catalunya, Departament de Benestar Social i Familia.

Díaz Martín, R. (2009). *Las Personas Mayores en España. Datos Estadísticos Estatales y por Comunidades Autónomas. Informe 2008*, Madrid: GRAFO, S.A.

Fundacio Avedis Donabedian and Pla Director Sociosanitari (2007). *3ª Avaluació d'Indicadors de Qualitat Dispositius Sociosanitaris* [Third Report on Evaluation of Quality Indicators in Social and Health Care Settings]. Barcelona: Departament de Salut Pla Director Sociosanitari.

Fundación Edad y Vida (2008). *Calidad y acreditación para entidades prestadoras de servicios de atención a las personas mayores en situación de dependencia*. Madrid: Fundación Edad y Vida.

Fundación Edad y Vida y Applus (2011). *Calidad y acreditación para entidades prestadoras de servicios de atención a las personas mayores en situación de dependencia*. Madrid, Fundación Edad y Vida.

García Armesto, S., Abadía Taira, B., Durán, A. and Bernal Delgado, E. (2010). Sistemas Sanitarios en Transición. España: Análisis del Sistema Sanitario 2010 (resumen y conclusiones). *Health Systems in Transition*, 12(4): 1–240.

Generalitat de Catalunya Departament de Salut i CatSalut (2010a) Presentació dels resultats de benchmarking en atenció sociosanitaria. Caixa Forum Barcelona: CatSalut. Available at: www10.gencat.cat/catsalut/rsb/arxius/presentacio_benchmarking_sociosanitari_RSB_2009.pdf.

(2010b). *La veu de la ciutadania*. Barcelona: Departament de Salut.

(2012). *The Voice of Citizens. How the Perception of Citizens Is Linked to the Improvement in Health Services and the Catalan Health System.* Barcelona: Catalan Ministry of Health, Catalan Health Service.

Helfrich, E. (2005). Staffing levels for long-term care. *Cmaj*, 173, 467–8.

Hilarion, P., Suñol, R., Groene, O., Vallejo, P., Herrera, E. and Saura, R. M. (2009). Making performance indicators work: the experience of using consensus indicators for external assessment of health and social services at regional level in Spain. *Health Policy*, 90(1): 94–103.

Hirshbein, L. D. (2001). William Osler and the Fixed Period: Conflicting Medical and Popular Ideas About Old Age. *Archives of Internal Medicine*, 161: 2074–8.

Huber, M., Hennessy, P., Izumi, J., Kim, W. and Lundsgaard, J. (2011). *The OECD Health Project. Long-Term Care for Older People*. Paris: Organization for Economic Co-operation and Development.

INE (Instituto Nacional de Estadística) (2011). *Spain in Figures, 2010*. Madrid: INE.

Instituto Nacional de Servicios Sociales (1993). *Plan Gerontológico Nacional*. Madrid.

Jefatura del Estado (2006). Ley 39/2006, de 14 de diciembre, de Promoción de la Autonomía Personal y Atención a las personas en situación de dependencia [Law 39/2006, 14th December on Promotion of Personal Autonomy and Care for Dependent Persons]. *Boletin Oficial del Estado*, 299: 44142–56.

Lee, R. (2011). The Outlook for Population Growth. *Science*, 333: 569–73.

Ministerio de Educación Política Social y Deporte (2008). Resolución de 2 de Diciembre de 2008. Crietrios comunes de acreditación para garantizar la calidad de los centros y servicios del SAAD [Resolution on common criteria for accreditation and quality assurance of SAAD's centres and services]. *Boletin Oficial del Estado*, 3.

Ministerio de Sanidad y Consumo (2003). Real Decreto de 10 de octubre, por el que se establecen las bases generales sobre autorización de centros, servicios y establecimientos sanitarios. *Boletin oficial del Estado*, 23: 37,893–902.

Observatorio Estatal de la Discapacidad (2010). *El desarrollo y aplicación de la ley de promoción de la autonomía personal y atención a las personas en situación de dependencia*. Olivenza: Informe Olivenza.

Parkin, T. (2003). *Old Age in the Roman World: a Cultural and Social History*, Baltimore: The Johns Hopkins University Press.

Rodriguez Cabrero, G. (1999). *La protección social de la dependencia*, Madrid: Ministerio de Trabajo y Asuntos Sociales (IMSERSO).

Saura, R., Suñol, R., Gil-Origuen, A. and Casals, I. (2001). Estudio de satisfacción en las residencias de personas mayores. *Revista de Calidad Asistencial*, 16: 519–60.

Shahar, S. (1997). *Growing Old in the Middle Ages*. London: Routledge.

Verdugo Alonso, M., Arias Martinez, B. L. G. S. and Schalock, R. (2008). *Escala GENCAT. Manual l'Escala GENCAT de Qualitat de Vida*, Barcelona: Generalitat de Catalunya. Institut Català d'Assisència i Serveis Socials.

WHO and Milbank Memorial Fund (2000). Towards an international consensus on policy for long-term care of the ageing. Available at: http://www.milbank.org/uploads/documents/000712oms.pdf.

WHO Regional Office for Europe (2008). Home care in Europe. Copenhagen: WHO. Available at: http://www.euro.who.int/__data/assets/pdf_file/0005/96467/E91884.pdf.

Part 4

データ測定と結果の公表に基づく長期療養ケアの質に関する制度
Long-term care quality systems based on data measurement and public reporting

長期療養ケアに対する質の規制は、自ら主張することができない、或いは選択する必要のあるサービスに関する十分な知識を持たない社会構成員の保護の必要性に根差した政府の機能である。監査制度に基づく規制は、サービスの提供を許可された者を管理し、質の基準を満たさない者を処罰することによって維持されている。この数十年間、一部の者は、ケア提供者が満たし、維持するケアの質の水準に関する情報提供の制度化によって医療分野へ「市場原理」を導入すべきであると主張してきた。この情報は長期療養ケアサービスの利用者と支払者が利用可能なものでなければならない。長期療養ケアの質の向上のために市場原理を導入する上で重要となるのは、すべての事業者が確実で迅速に採用できる体系的な質の測定方法を用いることである。この問題において諸外国では、それぞれこのモデルに完全に移行するか、或いは、様々な長期療養ケア事業者についてケア利用者の満足度を比較できるようにさせながら利用者に対するケアの成果の測定を戦略として位置づけるかのどちらかの方法を採っている。これらの国々の一部では、高度に構造化し、規制的な監査に基づく制度を採用する一方で、本書で採り上げるその他の国々とは一線を画す、質の測定制度とその結果の公表に向けた動きが見られる。

アメリカ合衆国は、各州で様々な資格基準を早期に導入した規制制度の模範事例となる。政府は現在、閲覧するすべての者に対してインターネット上で、ナーシングホームと在宅ケア機関に関する利用者への日常的なケアの測定結果を公表している。すべてのケア利用者に関する一般的な臨床データの利用は、1990年代以降、公的ケア事業者の場合に義務付けられ、これらのデータの利用によってケア事業者を特定の項目に関する質の測定を可能にさせた。また、これらのデータは監査の実施手法にも影響を与えており、年に1回行われる監査の測定方法とその結果が連邦政府によって公表されている。長期療養ケアにおけるアメリカ合衆国の取り組み方は、質に対する規制に関して高度に分権的手法を採用するその他の国々よりも非常に指導的なものであり、中央主導型の規制当局と政策方針の事例となる。

カナダにおける長期療養ケアは州（Provinces）の責任において行われているが、この10年以上、州のほとんどが長期療養ケアの利用者の満足度調査と規制に基づくケアの成果の測定を行うという一般的な手法を採っている。多くの州の規制においてケアの利用者が一般的な手法で評価することを義務付けるように修正されてきており、その際、これらのデータが質の指標を構築するために利用された。この質の指標の構築にあたっては、地域で行われる監査手続きを周知する手段としてというよりもむしろ、ケア事業者の質を継続的に改善することを目的に労力が注がれたため、現時点では、質の指標に関する結果の公表は目的とはされていない。

ニュージーランドでは、数年前に地域保健当局からの出資を受けて運営される地域の在宅ケア機関に対して、日常的な運営におけるこれらの評価データを継続的に収集する責任を課した上で、在宅ケアサービスを受ける個人のニーズを評価する手法を法律で規定した。これらのデータは個人のケアプランの様式化の基礎を築くと同時に、中央政府の担当官と医療政策の分析者に対して、利用者のニーズに合わない問題と質の問題をレヴェルごとに根拠を与えることによって地域保健当局のケアの適切性の比較を可能にさせた。この問題についてケア事業者を特定する形で公表はしないものの、政府の担当官のみがその時点での情報を利用できるとしても地域間で比較可能な報告内容を利用できることに変わりはない。ニュージーランドでは最近になって共通のデータに基づく評価の対象をナーシングホームにも義務付けた。このため、同一の手続きが段階的に実施され、最終的に完了することが予定されており、質に関する報告書の配布が行われるだろう。

フィンランドは本パートにおいては異質な国である。それというのも、政府機関と非政府機関の双方が様式化されたナーシングホーム居住者の評価を自発的に採用する特徴を持つためである。その他の国々とは対照的な、自発的な行動に基づく制度では、国全体でのケア事業者間の比較を困難にさせる。しかしながら、データに基づく質の改善事業への着手に際して、公表された報告書のデータを利用するよりもむしろ、日常的な評価を利用し、質の指標の結果の共有を自発的に行い、そのデータを活用する小規模のナーシングホーム事業所が現れたのである。日常的な評価を用いて質の指標の結果の共有を自発的に行ってきたこの種のケア事業者は他の国々でも見られたが、フィンランドの手法はややユニークなものといえる。

第10章

フィンランドにおける長期療養ケアの質に対する監視制度

Monitoring the quality of long-term care in Finland

Harriet Finne-Soveri, Teija Hammar, Anja Noro,
Sari Anttila and Päivi Voutilainen

10.1 はじめに Setting the context

フィンランド憲法では、その530万人の自国内居住者に対して、適切な保健・医療サービス、福祉サービスを社会が保障し、国民の健康増進に努めなければならないことを規定している。地方分権の結果、高齢者に対する長期療養ケアへの公的支出の責任は、長期療養ケアサービスを実際に提供する336の独立した自治体(municipalities)の肩に重く圧しかかっている[1]。これらの自治体は、要支援高齢者に対する長期療養ケアサービスの提供に関する法律によって自治体自身がサービスを提供するか、営利か非営利のケア事業者から様々なサービスを購入するかのどちらかを選択することが定められている。歴史的には、自治体自身がサービスを提供する方法を選択する傾向が強かった。

国の厚生統計白書(the Statistical Yearbook on Social Welfare and Healthcare)(国家厚生局：National Institute for Health and Welfare (2010))によると、居住系施設における長期療養ケアの総日数[2]の87%は公的施設におけるものであり、非営利民間施設におけるものが10%、営利民間施設におけるものはわずか3%である。これとは対照的に、一般に「高齢者向け軽度介護施設(Sheltered Housing)」、或いは「サービス・ハウス(Service House)」と呼ばれる高齢者向け軽度介護施設に関しては、公的ケア事業者により提供される長期療養ケアの日数は全体の42%に留まり、民間非営利施設は32%、民間営利施設は26%となっている。「ヘルス・センター (Health Centres)」という呼称で知られる

1) 自治体はこの他に小中等学校教育の提供とそれに対する公的支出について責任を負う。
2) 長期療養ケアの日数には、ケア付き住宅(Residential Homes)で公的長期療養ケアサービスを受ける者と90日以上のケアサービス利用者のすべてが含まれる。

慢性期ケアの病院はその95%が公的病院である。なお、在宅ケアについては直近の統計は利用できない。これらのすべての施設類型において自治体はケアの監視業務に責任を負うが、別の機関による補完的業務支援も行われている。具体的には「Valvira」と称される国家厚生監査局（the National Supervisory Authority for Welfare and Health）が6つの地域の州監督機関（Regional State Administrative Agecies：AVI）と協同で全国的な監査業務の役割を担っている。

全国一律で行われる質の管理と改善に係る事業は、長期療養ケア事業者に対して法律では規定されていないものの、自治体と国家厚生監査局（Valvira）と州監督機関（AVI）という三者のトロイカ体制によって慢性疾患や要支援の高齢者を含む国民に質の高い医療と福祉のサービスを保証してきた。ケアとサービスの質の保証を目的とするこの他の重要な法体系としては、医療法（Healthcare Legislation）における1992年に施行された患者の地位と権利法（the Status and Rights of Patients Act（785/1992））、そして2002年に施行された意思決定における患者の積極的な役割を重視する介護法（Social Care Legislation（812/2002））における利用者への権利提供に関する合意がある。特に、介護法における利用者への権利提供に関する合意の重要性は、長期療養ケア施設、或いは同様に福祉サービスが主となる施設ではより高まっている。さらに、高齢者に対する質の高いケアの提供の促進を目的とする政策は、精神保健、薬物中毒、障害者ケア、患者の支払いなど、その他の問題について規定する法律の中にも盛り込まれている。これらの法律の目的は、年齢にかかわらず、ケアとサービスの利用者の権利と相応のサービスを保証することにある。自治体が長期療養ケアサービスの提供にあたり幅の広い裁量権を有していても、自治体には国家厚生監査局（Valvira）、或いは州監督機関（AVI）によって規定されるこの法律と一部の指針を遵守する義務があるのである。

従来、フィンランドにおける政策は、厚生省（the Ministry of Health and Social Affairs）が発する情報と勧告を経て、高齢者に対するケアとサービスの改善を行ってきた。しかし2000年以降、制裁のない勧告では高齢者ケアへの適切な投資を自治体に勧める手段としてはあまりに効果が弱いことを示す事例が増えてきた。例えば、厚生省が発する公的な勧告（Box10.1参照）がなされても、75歳以上の高齢者に対する在宅ケアへの公的給付割合は厚生省が推奨する13 ~ 14%には達しなかった。また、非公的ケアを受ける利用者に対する利用可能な支援の水準についても、推奨される5 ~ 6%の給付割合には届かなかったのである(図10.1参照)。

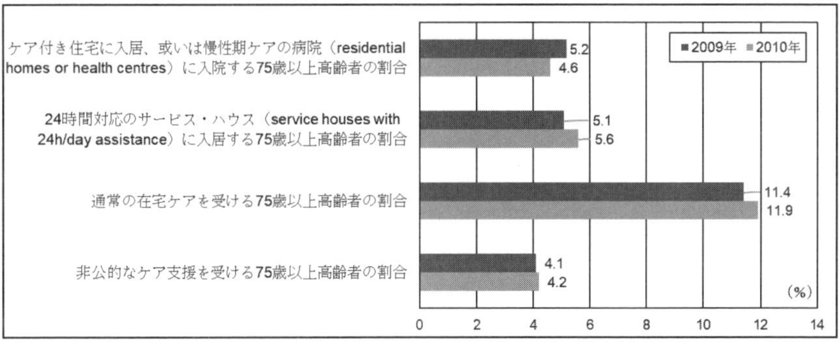

図10.1　フィンランドにおける長期療養ケアサービスの提供（2009年・2010年）

出典：National Institute for Health and Welfare (2011)

Box10.1　フィンランド政府による75歳以上高齢者に対する長期療養ケア給付割合目標(ケアの種類別)

- 在宅生活率(他の年齢層で同種のサービスを受ける者比)：91 ～ 92%
- 非公的ケアの支援を受ける在宅生活率：5 ～ 6%
- 公的[3)]在宅ケアを受ける在宅生活率：13 ～ 14%
- 24時間対応のサービス・ハウス入居率：5 ～ 6%
- ケア付き住宅の入居率、或いは慢性期ケア病院の入院率：3%

出典：Ministry of Social Affairs and Health and Association of Finnish Local and Regional Authorities (2008)

備考：ケアの種類ごとに目標とする給付割合には、様々な対象者が受けたサービスの重複分が含まれている。例えば、他の年齢層で同類のサービスを受ける在宅生活者には、公的在宅ケアも受けている可能性があり、公的在宅ケアを受ける在宅生活者には非公的ケアの支援を受けている可能性もある。

3) 公的在宅ケアとは「最低週に1回の訪問を受けていること」と国家厚生局(National Institute for Health and Welfare)が定義している。

高齢者に対する長期療養ケアサービスの維持と改善を自治体が歓迎していることへの懸念とこれらのサービスの持続可能性への懸念は、新たな法案の提出を促すこととなった。2011 年春に行われた国の選挙期間中、法案の草案が関係者によるコメントによって明らかにされた。さらに、法案については以下の3 点を中心にメディアで幅広く議論された。

- 一定以上の年齢の者に長期療養ケアとサービスを受ける権利は存在するべきか？
- もしその権利があるならば、法律上、その年齢は 75 歳、或いは 80 歳に規定すべきか？
- 長期療養ケア施設の人員配置比率に関して、法律上、最低基準を規定すべきか？

本章の執筆時点で草案については議論が続けられている。現政権は草案の骨子を変更する可能性があり、改正案が提出された場合には議会の承認が必要となる。

最後に、特に長期療養ケアの質の保証と監視を行う国の倫理委員会が設置されていることを記しておく。これは、医療福祉倫理審査委員会（the National Advisory Board on Social Welfare and Healthcare Ethics：ETENE）という組織で、医療部門における倫理的問題を議論し、勧告を行うことを目的として 1998 年に設立された。設立当初の目標は、医療と福祉に係る諸問題について議論、意見をし、医療専門職と介護専門職間で議論される諸問題について公開討論会のような場で倫理的観点を加えた意見をすることであった。医療福祉倫理審査委員会（ETENE）で検討された数々の問題の中には「患者の自立と放置（2003 年）」、「亡くなった者へのケア（2010 年）」、「医療と介護における新たな技術の利用（2010 年）」、「精神的健康（2010 年）」といった問題がある。現在、医療福祉倫理審査委員会（ETENE）では透明性と、倫理的に持続可能なケアとサービスの実践を推進している。

本章ではこの後、フィンランドにおける高齢者に対する長期療養ケアに係る組織、財源、規制に関して記述し、地域と施設の双方で運営される質の改善の仕組みに関しても記述する。特に本章では居住系ケア部門に集中して記述する。公的在宅ケアに対する国家的な質の監視事業は、RAI という手法を用いる自治体に委任されてきたが、2010 年現在、規制活動はいまだにごく一部で行われるに留まり、ほぼ行われていないに等しい状況にある。

10.2　長期療養ケアの提供とその財源
Delivery and financing of long-term care

10.2.1　提供されるサービスの種類　Types of services delivered

長期療養ケアは、24 時間対応の有無にかかわらず、高齢者の居宅で提供されるか、サービス・ハウス（高齢者向け軽度介護施設（Sheltered Housing））、施設で提供されるという 2 つの選択肢がある。(1) ケア付き住宅（Residential Homes）：現在改正の審議が進められている社会法（Social Legislation）で定められるナーシングホーム。(2) 慢性期ケア病院：2011 年 5 月に改正された医療法（Health Legislation）で定められるヘルス・センター。在宅ケアが提供される場合、ケアには介助支援（home help）[4] から身の回りの世話（personal tasks）[5] に至るまで、さらには看護ケア（nursing care）[6] や医療的ケア（medical care）[7] のあらゆる種類の支援が含まれる。しかしながら、現在の法体系では、社会法で定められる介助支援と医療法で定められる医療的ケアが分けられていない。自治体には独立性が認められているため、ケアとサービスをどのように組み合わせるかについて、それぞれの町や地域では地域の法律の下、独自の方法で利用者の住まいへの包括的なサービス提供を行ってきた。サービス・ハウス（高齢者向け軽度介護施設）では、24 時間対応のケアと支援が必要な場合には、常に自施設の基準で人員配置を行っている。そのようなケアには、在宅ケアと同様の多様なサービスが含まれる。これとは対照的に、24 時間対応のサービスを提供しないサービス・ハウス（高齢者向け軽度介護施設）では、自施設の基準で人員配置を行うか、公的、非公的在宅ケアサービスに一部、業務を委託してい

---

4) 介助支援とは、手段的日常生活動作（Instrumental Activities of Daily Living：IADL）への支援を指す。具体的には、買い物、交通機関の利用、掃除、洗濯、料理、臥床、テーブルを拭くことなどである。

5) 身の回りの世話とは、日常生活動作（Activities of Daily Living）への支援を指す。具体的には、食事、起居動作、移動、衣服の着脱、排泄、清拭、入浴などである。

6) 看護ケアとは、看護師資格を有する者による療養上の世話を指す。具体的には、カテーテルの交換、傷の処置、点滴を受けるなどである。

7) 医療的ケアとは、医師および、或いは看護師による業務を指す。具体的には、診断或いは処方、服薬管理のような業務に看護ケアを加えたものである。

る。在宅サービスの種類の組み合わせを図示するものは現在、利用することができない。

国の統計によると 2009 年現在、ヘルス・センター（慢性期ケア病院）には 9,809 人が入院し、（看護）ケア付き住宅には 17,118 人が生活し、24 時間対応のサービス・ハウス（高齢者向け軽度介護施設）には 25,684 人が生活している。また、同じく 2009 年現在、24 時間対応ではないサービス・ハウス（高齢者向け軽度介護施設）には 14,000 人の高齢者が生活している。約 89,000 人が自宅で在宅ケアを受けており、その大多数が 65 歳以上の高齢者であった。2000 年以降、75 歳以上人口の約 90％は自宅で生活しているが、他方でサービス・ハウス（高齢者向け軽度介護施設）の総ベッド数は着実に増加している。在宅ケアサービスについては、主に公的自治体が直接提供してきた。民間ケア事業者はほとんどなく、それらのケア事業者は利用者へのサービス提供について公的自治体とほとんど契約を結んでいない。

長期療養ケア施設とサービスの提供体制は、最近見直しが行われた。2008 年に厚生省は自治体に対して、高齢者が可能な限り自宅で安全に生活する機会を持つことを推奨する方針を発表した。この方針に従い、各地域当局は目標数とする 75 歳以上の高齢者への長期療養ケアと相応のサービスを計画することになったが、その概要は Box10.1 に記されている。施設ケアの提供水準の引き下げを目的とするこの方針は概ね自治体に歓迎された。この結果、ヘルス・センター（慢性期ケア病院）とケア付き住宅のベッド数は急速に縮小した。しかしそれと同時に、メディアで行われる議論を通してナーシングホームの適切なベッド数に関する高齢者の関心が高まった。

10.2.2　財源の負担　Funding

2009 年現在、75 歳以上の高齢者の 24％は何らかの種類の補助金か現物給付、扶助、国税或いは地方税による減免措置を受けている。ほとんどの地域当局では長期療養ケアの受給について、特に 24 時間対応のサービスの利用の場合には厳格な要件を規定している。さらに、受給要件は部門と所管当局を超えて様々な内容が定められている。ケアの提供について自治体に独立性が認められているため、実際の長期療養ケアに係る 1 日あたりの費用は町や地域によってばらつきがある。結果として、同等のケアニーズを持つ高齢のケア利用者によって支払われる費用の総額は、地域（居宅）であるか、サービス・ハウス（高齢者向け軽度介護施設）であるか、ナーシングホームであるかという利用者の居住場所によって異なり、336 の独立した自治体の責任はそこに生ずることになる。

長期療養ケアの財源の負担については、地域密着型ケア（Community Care）と施設ケア（Institutional Care）の 2 つに分けられる。地域密着型ケアでは、24 時間対応の有無にかかわらず、サービス・ハウス（高齢者向け軽度介護施設）におけるケアのすべてに加え、居宅で提供されるケアのすべてが対象となる。施設ケアでは、ケア付き住宅とヘルス・センター（慢性期ケア病院）における長期療養ケア病床が対象となる。地域密着型ケアの費用は理論的にはケア利用者と州が負担し、施設ケアの費用はケア利用者と自治体が負担している。このため、長期療養ケアは利用者に無料で提供されるものではない。ほとんどの自治体ではケア利用者の所得に応じて自己負担額を調整する支払い体系を採ってきた。加えて、「自己負担額上限制度（payment ceiling system）」があり、追加的にサービスが提供されても自己負担額を追加請求せず、支払い上限額が設定されている。この上限額の設定によって、ケア利用者に対する適切、或いは最低限度の自己負担額制度は維持されている。こうした対応策はあるものの、多くの高齢者の経済状況はケアとサービスの実費を賄うところには届いていない。そのため、2 つの追加措置が利用可能となっている。

(1) 居宅、或いはサービス・ハウス（高齢者向け軽度介護施設）に居住する場合：国民健康保険（the National Insurance Institution）から長期療養ケアの費用の様々な給付を受けることができる。自治体も付加給付を承諾することはあるが、あくまで追加的措置である。ケア利用者は医療的ケアや給食、処方薬、基礎的サービス、入所（入院）においてそれぞれに支払いを行うため、付加給付は必要となることが多い。

(2) （資格要件を満たした上で）施設へ入所する場合：給付対象となるケアの実費は所得の 85％を限度に支払う。通常、施設ケアは、医療サービス、薬剤処方、給食、衣服の着脱、清掃、身の回りの世話、入所（入院）といったものは給付が包括化される。

制度上、(1)の追加措置では一義的にケア利用者によって負担される。実際に、ケア利用者は所得に応じてケアの給付割合は下がる。真の費用負担のほとんどは（州税で賄われる）国民健康保険（the National Insurance Institution）を所管する州（states）と（地方税で賄われる）自治体（municipalities）とに分けられる。(2)の追加措置ではその費用負担がケア利用者と（州ではなく）自治体に分けられる。このため、ほとんどの自治体は、重度のケアニーズを持つ利用者や低所得の利用者が (2) の追加的措置で最貧困層のために最低数か月の所得が保障されることからこの措置を希望するのに対して、(1)の追加的措置を推奨してきた。

このように、長期療養ケアの提供は自治体の裁量とすることを法律で定め、自治体にケアとサービスを組み合わせて提供させる一方で、自治体に対する比較と評価の手段はほとんど持たない状況にある。また、サービス・ハウス（高齢者向け軽度介護施設）が普及し、施設ベッド数が削減されることによって、自治体がその支出内容を管理することができると、国民健康保険は厳しい立場に置かれることにもなる。また、国内の高齢者は、地域によって自己負担額や利用可能な長期療養ケアサービスに格差が生ずる状況になってきている。

10.3　公的規制の仕組み　Official regulatory mechanisms

国家厚生監査局（the National Supervisory Authority for Welfare and Health：Valvira）は、厚生省（the Ministry of Health and Social Affairs）の傘下で直接的に運営される中央監査機関である。国家厚生監査局（Valvira）は、資格認証、監査、運営状況監査のような一義的な規制業務を担う。また、国家厚生監査局（Valvira）は 6 つの地域の州監督機関（AVI）の管理も行っている。2010 年 1 月 1 日に導入された制度改革では、6 つの地域間での長期療養ケアサービスにおける地域連携と同質の保証・推進が目的とされた。医療と介護における国家厚生監査局（Valvira）と州監督機関（AVI）との連携強化は法律で規定されており、そこには事業間の監査業務と監視業務が含まれている。国家厚生監査局（Valvira）のその他の重要な役割の 1 つは、指定医療専門職機関として活動する権利を（申請を受けて）承認することである。6 つの地域の州の管理機関は、自治体によって提供されるサービスを含め、すべての長期療養ケアを管理し、監査し、監視する義務を負う。これらの義務には、医療安全と環境申請の許可、消防救急サービスとその体制整備も含まれている。各州監督機関（AVI）は所管地域について責任を負う。

自治体は、民間ケア事業者の場合は地域の州監督機関（AVI）への認可申請が必要となるのとは異なり、新規に公的ナーシングホーム、或いはサービス・ハウス（高齢者向け軽度介護施設）を建設する場合、（州監督機関（AVI）による外部認可を受けずに）独自に決定することができる。これによって、新規施設の認可と登録について、自治体の（公的）ケア事業者に対する自主認証制度と、民間ケア事業者に対する州監督機関（AVI）（民間介護事業者監査法：Supervision of Private and Social Care Providers Act 1996）という並行する制度を効果的に採っているのである。民間福祉サービスの監査の管理に係る法律に関しては、（民間ケア事業者の場合）申請者は、申請者氏名、事業所名、詳細な契約情報、詳細なケアとサービスの計画内容、予定されるベッド数と利用者数、ケアに責任を負う専門職に関する詳細な情報を届け出なければならない。ここには専門性、教育、職務経験、施設において携わる業務が含まれる。さらに、全職員の職員数と学歴も届け出なければならない。この他に届け出が義務付けられる情報には、施設の開設予定日、利用者および患者の居住地記録、責任者となる登録管理者名を含む利用者登録に関する主要な詳細情報が含まれる。管理者登録に関する情報と、サービスの適切性、質、安全性についても届け出が義務付けられる。州監督機関（AVI）は、当該施設が 24 時間対応の施設として計画されている場合にはケアの提供が開始される前に行われる個室の監査に責任を負う[8)]。監査には（前述の）申請書に記載されたあらゆる角度からの要件が含まれており、監査に合格すれば、施設に開設の許可が下りる。自治体当局は、自治体所有の施設同様に、当局が契約するすべてのケア事業者を監督し、監査を行う責任を負う。現在の目的は自己規制の強化を促すことにあり、ケア事業者は自施設のケアそのものに対しても監査を行うため、自治体が実質的に介入する必要はなくなるのである。ケア利用者から苦情が発生した場合には、州監督機関（AVI）と自治体当局が連携し、地域によって異なるケアの現場に対して協同で監査を行う。

州監督機関（AVI）は、ケア事業者が公的事業者であれ、民間事業者であれ、在宅ケアを含む、あらゆる長期療養ケアサービスの提供について、監査と監視の役割をまず担う。十分な対応力を持つわけではないが、2010 年では州監督機関（AVI）は公的ケア施設と民間ケア施設（ナーシングホーム、サービス・ハウス（高齢者向け軽度介護施設）、ヘルス・センター（慢性期ケア病院））の約

---

8) 24 時間対応ではない施設に対する州監督機関（AVI）の監査は、質の管理手続きによって常に実施までに時間がかかるが、苦情発生のような監査の契機になるような場合にはすぐに行われる。

5%に現場での監査を実施した。監査は利用者や家族、或いは関係者からの苦情を受けたケア施設に対して手続きに沿って実施される。ケアの利用者に対しては、地域オンブズマンの支援によって苦情を訴える方法が案内される。監査では、一般的な構造化された調査様式を採るというよりも、苦情が発生した問題そのものを重視している。例えば、薬剤処方に関する苦情であれば、処方内容について調査を行い、人員配置に関する苦情であれば、人員配置比率や職員の技能水準が監査される。また、不適切なケアが発見されれば、ケア過程が監査される。通常、ケア事業者は、まず州監督機関（AVI）に対して（一部の事例では国家厚生監査局（Valvira）に対して）発生した問題に関するあらゆる記録の収集と報告書の提出を規定期間内に行うこととなる。自治体は、サービスの購入先である自治体所有の公的長期療養ケア施設やその他のケア事業者を監督することに一義的な責任を負うが、国家厚生監査局（Valvira）と州監督機関（AVI）にもこれらの施設へ事前通告なしでの監査が許可されている。国家厚生監査局（Valvira）と州監督機関（AVI）によって公表された統計によると、2010年に介護部門において事前通告なしの監査決定がなされた比率は高く、その22%が高齢者ケアについて行われ、これらの半数以上でさらなる手続きが採られたことがわかっている。国家厚生監査局（Valvira）は2010年時点で医療部門における苦情の約4分の1について施設への事前通告なしの監査以降の手続きを採った。なお、長期療養ケアにおける高齢者に関連した監査の決定割合については利用可能な統計がない状況にある。

現在、進められている新たな規制制度では、これまでの監査手続きの一部をさらに構造化、様式化した枠組みへ転換する方針となっている。監査手続きの見直しと新たな制度構築のために、フィンランドにおける長期療養ケアの全1,500施設を対象とした初めての全国調査が2009年に国家厚生監査局（Valvira）によって実施された。このインターネットを介した施設単位での包括的な聞き取り調査には、職員配置数や職員のケア技術から患者のカルテや設備に至るまでの幅広い質問項目が含まれた。加えて、（ケア過程に関連する）ケアの質には、居住者の栄養状態、リハビリテーション、日常的なケアの内容、処方回数の調査についても対象となった。この調査報告書（国家厚生監査局：Valvira（2010））によれば、24時間対応のナーシングホームとサービス・ハウス（高齢者向け軽度介護施設）1,237施設（全体の82%）が分析対象となり、そのうちの190施設（15%）はすべてのケアの質の基準を満たしていないことがわかった。この基準を満たさなかった施設は、そのほとんどが公的ケア事業者であった。基準を満たさなかったすべての施設に対しては、その後、さらに詳細な継続監査が行われた。

基準を満たさない施設の主な内容は以下のとおりであった。

(1) 厚生省が推奨する人員配置基準を下回り、熟練度の高い職員の比率が著しく低いか、或いは職員が適切な資格を有していなかった。

(2) インターネット調査において、職員に関する質問への回答が空欄のままであった。

(3) ケアプランに誤りがあり、施設の医師が 6 か月間、処方の見直しを行っていなかった。

(4) 2 項目以上の質に関する問題があった。

基準を満たさなかった施設のほとんどが公的ケア事業者であったことに鑑みると、監査機関による監視によって、民間の営利・非営利ケア事業者には人員配置基準や熟練職員の比率に関する基準を遵守させる効果があったと考えられる。反対に 2009 年以前は、公的ケア事業者は制度上、（苦情の申し立てがない限りは）これらの監査機関による監視を受けてこなかったため、公的ケア事業者は厚生省の推奨する人員配置基準の遵守について任意の項目となっていた。こうした経緯を踏まえ、国家厚生局（the National Institute for Health and Welfare：THL）によって行われた大規模調査によれば、2008 年から 2010 年までのサービス・ハウス（高齢者向け軽度介護施設）とナーシングホーム 134 施設の中で、公的ケア事業者は人員配置比率が総じて低いために、民間の非営利ケア事業者や営利ケア事業者よりも料金が安かったことがわかっている。ただし、ケースミックスに対応するケアの質については、この調査の対象となったすべての施設においてまったく同等であった（Sinervo *et al.*,(2010)）。

10.4　質の管理と改善　Quality management and improvement

フィンランドでは質の改善事業に関する法律上の規定がなく、長期療養ケアの提供を行うのは独立した自治体であったこともあり、長期療養ケア施設の運営成果を比較することは困難であるか、ほとんど不可能であった。しかしながら、RAI（居住者評価ツール：Resident Assessment Instrument）による標準値作成（ベンチマーキング）事業が始まった2000年以降は、詳細なデータによってそのような比較ができるようになった。1990年代後半、MDS（最小データセット：the Minimum Data Set）という呼称でも知られるRAIに関心が集まった。RAIはアメリカ合衆国において開発された手法で、ナーシングホームでの質の監視に用いることができる、法律で定められた長期療養ケアの居住者評価方法である。この手法は、1980年代中頃にケアの成果の改善のためのケア過程の改善によってケアプランの作成を進めること、それはすなわち、専門職によるケアの質を高めることを目的として長期療養ケア施設のために構築されたものであった(Hawes *et al.*,(1997))。その後、同種の手法であるinterRAIへ改良され、国際的な非営利研究財団が設立され、interRAIの著作権が発生した。さらに在宅ケア、地域密着型ケア、急性期ケア、精神保健、緩和ケア、知的障害者に対する評価手法[9)]が開発され、この10年間で完全に適合性のある新たな手法へと改良された。この第4世代型の評価手法は、社会的支援を必要とする者へのケアを改善するために設計されている。また、新たな評価手法には、利用者による主観的な感想と利用者が受けるケアに対する考え方、利用者の生活の質(QOL)を評価する包括的な内容も含まれている。

現在、基礎的なRAIの手法の各項目には、利用者の手引書に沿って利用者のニーズと体力を評価するための包括的な質問票が含まれている。質問票の変数からは多数の極めて有効なスケールが導出されている。他には、認知機能障害（Morris *et al.*,（1994））、基本日常生活動作（Basic Activities of Daily Living）と手段的日常生活動作（Instrumental Activities of Daily Living：IADL）（Morris *et al.*,(1999))、抑うつ(Burrows *et al.*,(2000))、BMI(Body-mass Index)と疼痛(Fries *et al.*,（2001))、そして、健康状態の変化、致命的疾患とその兆候と症状(Changes in Health, End-stage disease and Symptoms and Signs：CHESS)(Hirdes *et al.*,(2003))が含まれている。この評価体系特有の項目は、ケアプランの作成過程の一部に必要となる臨床評価プロトコル（Clinical Assessment Protocols：CAPS)、支払制度のための資源利用群（Resource Utilization Groups：RUGs）(Fries *et al.*,（1994))、施設や病棟、個室間の比較による標準値作成（ベンチマーキング）のために構築された質の指標（Quality Indicators：QIs）（Zimmerman and Karon（1995）、

9) www.interRAI.org 参照

Hirdes *et al.*,(2004))である。

フィンランドにおけるRAIの利用は、長期療養ケア施設が開設された2000年に始まった。アメリカ合衆国とは異なり、RAIの利用は自発的な取り組みから始まった。「STAKES」という名称で知られる機関で、現在の国家厚生局（THL）の前身にあたる機関が、標準値作成（ベンチマーキング）を通じて専門職によるケアの改善に関心を持つ長期療養ケア施設に対して試行的な事業に取り組んだのであった。参加したすべての施設とSTAKES・国家厚生局（THL）は、以下の項目に合意した。

(1) 有効性を保証するために、RAIの質問項目は変更してはならない。

(2) 各看護師は評価制度を利用するための研修を受けなければならない。

(3) 個室に居住する(或いは地域で在宅ケアを受ける)各利用者・居住者を評価しなればならない。評価は年に最低2回以上行う。

(4) ソフトウェアは評価とケアプランの作成の際に用いなければならず、評価後にスケールと利用者による評価プロトコルを看護師が即時に利用できることを保証しなければならない。サービス提供者は自身でソフトウェアを開発するか、或いは市販のソフトウェアを購入することができる。

(5) STAKES・国家厚生局（THL）へ複製データを毎年3月31日と9月30日に送付しなければならない。

(6) STAKES・国家厚生局（THL）はデータ配信の2か月以内に、各施設に対してExcelファイル形式で個室単位の標準値作成（ベンチマーキング）報告書の提供を行うこと。各施設に返される情報には、年齢、性別、教育水準、在院日数のような社会人口統計学的なデータの度数、平均値が含まれる。また、標準値作成（ベンチマーキング）報告書には、鎮痛薬なしでの疼痛、終末期の予後、BMI、問題行動のような一部の臨床的に重要な変数に加えて、認知機能、日常生活動作（ADL）、ケースミックス指標、抑うつといった主要なinterRAIスケールでの度数や平均値も含まれる。さらに1990年代にZimmerman and Karon(1995)によって開発された質の指標22項目と有害事象となる質の指標5項目の追加が行われた。これらの質の指標には、事故・外傷、精神保健と行動、臨床的ケア、認知機能、排泄、感染症、栄養状態、機能状態、向精神薬、生活の質（QOL）、スキンケアといった項目が含まれる。これらのデータに基づいて、施設内の個室についてケアの成果を他の同様の高齢者をケアする個室、さらには全国平均値と比較することが可能となる。

(7) STAKES・国家厚生局（THL）は、年に2回、インターネット上での標準値作成（ベンチマーキング）を目的とする特殊ソフト「Cognos Power Play Cube」を改定し、RAIを利用するケア事業者が利用できるようにすること。参加事業者は、Excel形式の報告書で返されるこのソフトの内容をすべて閲覧することができ、比較のために国内の他のあらゆる個室のデータを抽出することもできる。この手法は、参加事業者がそのネットワークを強化し、最良のケアの実践から学ぶために構築された。

(8) STAKES・国家厚生局（THL）は、看護師やほかの医療専門職、介護専門職がケアの質を比較し、ケアの改善について議論するために年に2回、全国的なセミナーを開催すること。

国家厚生局（THL）は、ケアプランの作成と質の改善を目的としてRAIによる評価の利用を行うために、施設からは2000年以降、在宅ケア機関からは2003年以降、年に2回、interRAIのデータを収集してきた。精神保健に係るRAI事業は2006年に始まり、急性期ケアに係るRAI事業は2009年に始まった。さらに、知的障害と緩和ケアを監視する手法への関心が高まっている。新たに組織された国家厚生局（THL）は1年に1度、ほとんど中止されることなく集会が開かれ、2000年に参加したすべての施設で、有資格制やケアの統合、地方議員との連携のような先進的な取り組みを進める地域でRAIの利用が拡大している。

現在、interRAIの利用は無料で提供され、自発的に行われている。医療と介護の登録従事者の公的な登録機関として国家厚生局（THL）は、RAIの試験的段階で合意する同一の要件の下、ケア事業者と契約している。2009年以降、地方自治体の一部で包括的なサービス計画や長期療養ケア施設に対する支払制度の設計といった項目がinterRAIに追加された。さらに、「成果に応じて支払う（pay by performance）」という新たな取り組みが現在、議論されているところである。

2000年以降、interRAIの利用は安定的に増加してきており（図10.2、図10.3参照）、2012年には全自治体の23%が事業に参加した。図10.3が示すように、2009年以降は在宅ケアの評価への関心がナーシングホームの評価への関心をわずかに上回っているが、在宅ケアもナーシングホームも利用のその水準はほとんど変わらない。長期療養ケア施設と在宅ケア機関では、どちらも専門職によるケアの質を監視し、改善する自己監査手法が推奨されている。interRAI の手法は、国家厚生局（THL）によって返される報告書の結果を通じて評価を行う望ましい機会を与えたといえる。

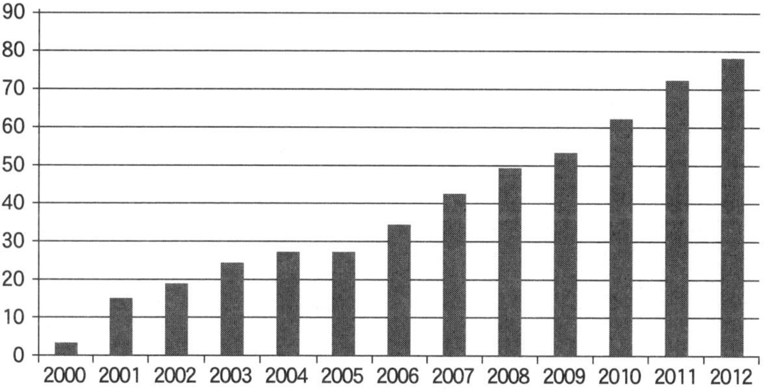

図 10.2　interRAI を利用する自治体数（2000 ～ 2012 年）
出典：国家厚生局（the National Institute for Health and Welfare）2012 年

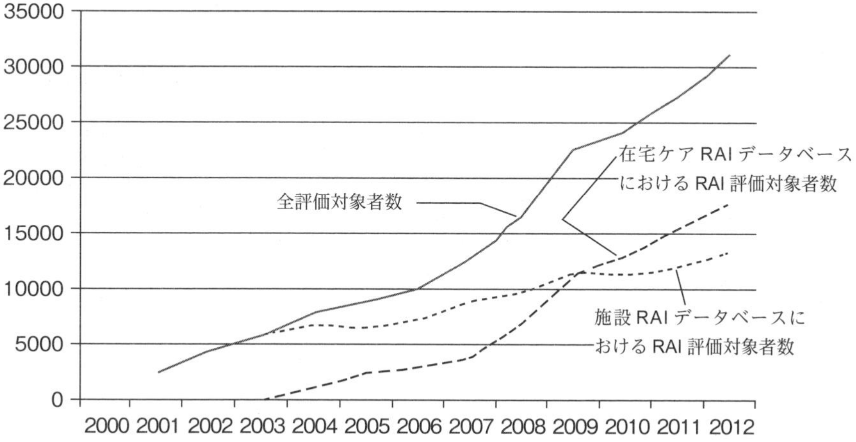

図 10.3　フィンランドにおける長期療養ケアに関する高齢者評価数（年 2 回）
出典：国家厚生局（the National Institute for Health and Welfare）2012 年
備考：RAI は 2000 年に始められたものであるため、その年の数値は計測されていない

成果の標準値（ベンチマーキング）作成の可能性は、劇的なケアの標準化への改善によって大きく高まったといえる。それは特に、ナーシングホームにおける向精神薬の服用の根拠となっている。2000 年時点でナーシングホーム居住者の 38%が日常的に睡眠薬を服用していたが、2010 年には 16%を下回るようになった（Finne-Soveri *et al.*, (2010)）。2010 年のデータには、2000 年のデータには含まれていない松果体から分泌されるホルモンを規制する概日（がいじつ）リズム（※一般的には体内時計のこと）、すなわち、メラトニンの服用を含んでおり、2011 年の睡眠薬の服用の半分以上がそうである（国家厚生局：THL（2012））。在宅ケアのデータでは、図 10.4 に示されるように、2006 年以降は同様の傾向が見られ、在宅でもサービス・ハウス（高齢者向け軽度介護施設）でも長期療養ケアにおける睡眠薬の服用は徐々に減少している。また、ナーシングホームにおける向精神薬の服用についても同様の傾向が見られ、10 年間で 42%から 26%へと減少した（Finne-Soveri *et al.*, (2010)）。在宅ケアにおける同様の変化は 5 年間で 18%から 16%へとわずか 2%に留まっていた。サービス・ハウス（高齢者向け軽度介護施設）については 26%で変化はなかった（国家厚生局：THL（2012））。最近 10 年間でナーシングホームにおいてこの他の部門で実質的な改善が必要となった項目としては、日常生活動作（ADL）の晩期損失における看護リハビ

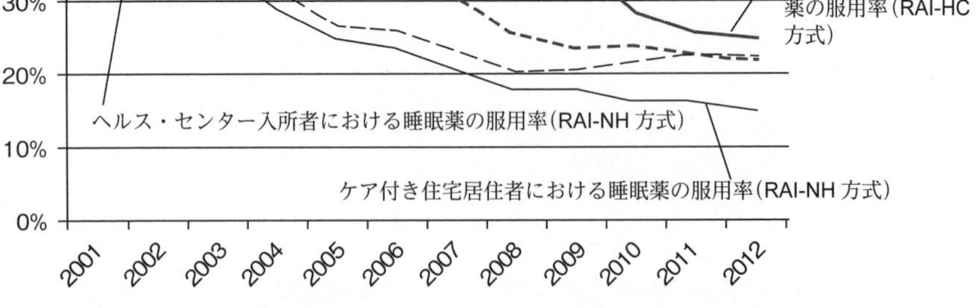

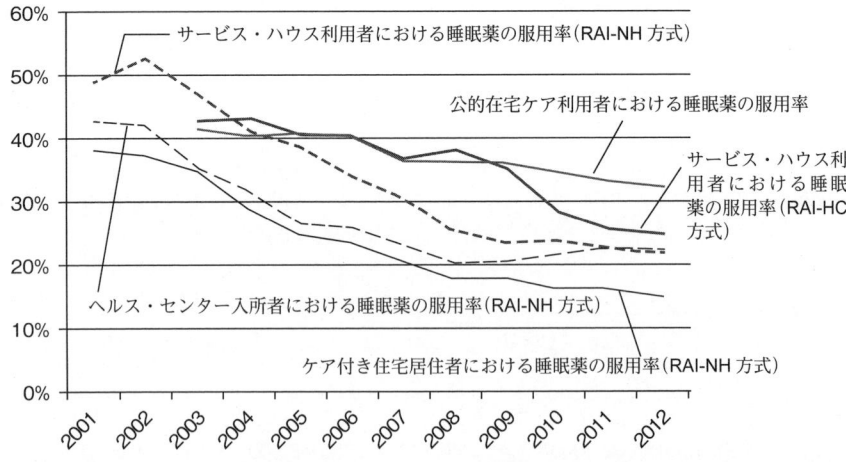

図 10.4　フィンランドの長期療養ケアにおける睡眠薬の利用状況(2001～2012 年)
出典：国家厚生局(the National Institute for Health and Welfare)2012 年

リテーションの不足（36%から 16%へ低下）、排泄計画の不十分さ（73%から 43%へ減少）、活動の不足（66%から 49%へ低下）であった。しかし、9 剤以上の薬剤処方を受ける居住者数は 32%から 42%へと増加した（Finne-Soveri *et al.*,(2010)）。この広範囲にわたる多剤投与の増加の背景には、ナーシングホームにおけるアルツハイマー治療薬の服用が増加したことと、その居住者に対して禁忌でなければ、各居住者に対してビタミン D 剤とカルシウム剤の投与を政府が推奨したためである（国家厚生局：THL（2012））。この他の質に関する部門については、徐々に改善したか、或いはまったく改善されなかった。改善が不十分である原因が、ケアの提供における構造的変化によるものであるか、適切な人員配置基準を満たしていないことによるものであるか、質の低い看護ケアによるものであるか、経営管理能力によるものであるかについては調査中である。

長期療養ケアにおける様々な RAI のデータ利用の目的には、長期療養ケア利用者の意思決定の支援が含まれている。全国の RAI の登録者は、サービスの質の可視化を図るために承諾したケア事業者と共に RAI のデータを利用してきた。厚生省は、国家厚生監査局（Valvira）と国家厚生局（THL）と連携し、アメリカ合衆国のナーシングホームと対比する共同ウェブサイトを試験的に立ち上げた[10)]。このウェブサイトでは、ケア事業者に関する情報と一部の指標の平均値がサービスの利用を検討する者たちのために公表されている[11)]。施設系ケアの受給資格の決定は自治体の権限となっているため、RAI を利用するケア事業者はなく、利用者のための情報はいまだにばらばらになっている。しかし、将来的に長期療養ケア市場における競争は激しくなる可能性があり、ケアの質に関する公的データの提供によって、評判を上げる誘因が新規ケア事業者の参入を促すことになる可能性がある。質の管理と改善に関するこの他の手法は散在的に用いられている。一部のサービス・ハウス（高齢者向け軽度介護施設）では ISO（国際標準化機構）の認証（www.iso.org）を受けてきたが、interRAI の手法を超えるような長期療養ケアの質に関する公的な統計は存在しない。

10）www.medicare.gov/NursingHomeCompare/ 参照
11）www.thl.fi/fi_FI/web/fi/hankesivu?id=22204 参照

10.5　まとめと議論　Summary and discussion

高齢者の居宅と施設における専門職による長期療養ケアに対する規制制度と質の改善は、現在、運用基準と制度体系に関して抜本的な見直しが進められている。利用者満足度調査によって以前よりも良くなっているという利用者の声が聞かれており、高齢者に対する利用者中心のケアは、それに賛同する人々の提案によって構築されている。結果として、interRAI の評価手法によるケアプランの作成への関心は高まるであろう。こうした変化が見られるのは、長期療養ケア施設と在宅ケアにおける質の改善を果たすために interRAI という評価手法の利用への自発的な関心を支える複数の理由があるかもしれない。

第 1 に、各長期療養ケア従事者は、RAI による標準値作成（ベンチマーキング）が現場に導入される以前には、質の改善への圧力の高まりに対してそれぞれに対応してきたことである。専門職に対する研修は病院の看護師を対象にしており、緩和ケアは主にがん患者に対するケアとして検討された。interRAI という評価手法は、当初は標準化された方法によって利用者のニーズを特定し、居室での個別のケアの成果を追跡調査する目的で開発された。看護師は、利用者が多様な症状を呈し、3 年以内に亡くなったとしても、自身がよいケアを実践していたことを最終的に実証することができた。さらに、成功したケアの実践と特に定型化したケアから生ずる有益な変化は、よい評判や経営的な誘因、報酬として見返りを得ることができたのである。

第 2 に、ケア事業者は interRAI という評価手法と標準値作成（ベンチマーキング）報告書の利用によって、指導力を発揮し、ケアの管理を行いやすくなったことである。支払制度のための資源利用群（Resource Utilization Groups：RUGs）とケースミックス指標は、ケアの負担を測定するスケールとして RAI に組み込まれている。指標の値が高ければ高いほど、より高度な技術を持つ職員が必要となる。すなわち、通常の指導力の問題を人的資源の不足の問題から切り分けることが容易になったのである。さらに、標準値作成（ベンチマーキング）報告書は、どのような技術がそれぞれの居室で必要とされているかを明確に示したのである。

第 3 に、民間ケア事業者が、歴史的に公的サービスの対象とされてきた領域に参入したことである。高齢者が長期療養ケアに係るあらゆる費用を負担する資産を持ち合わせていることは稀である。すべてのケア事業者にとって、最も大切な顧客は高齢者へのサービスを購入する自治体である。結果的に、既存のケア事業者も新規のケア事業者も、長期療養ケア市場における競争に生き残るために「個々の（オーダーメイド）ケースで対応する（make one's case）」ニーズが高まっていることを感じてきた。全国的な標準値作成（ベンチマーキング）の図はよいケアを複数の項目を示すことに大いに役立つことになった。高度な地方分権体制を敷く中で、フィンランドにおける政府も自治体も、RAI という評価手法が利用可能となるまでは、全国的な質の基準がない状況に、ケアの質の対策についてはまったく手の打ちようがなかった。標準値作成（ベンチマーキング）が行われるまでは、ケアの購入と支払いはほぼ費用に基づいて行われ、質を考慮しないことに対する批判の声は強かったのである。

第 4 に、いまでもなお自発的な参加となっていることが、RAI の枠組みに参加しない者への圧力効果を与えたことである。地方の議員がケアの質に関して問い合わせる機会は増加している。長期療養ケア施設に対して国家厚生監査局（Valvira）によるインターネット調査が行われる中で、RAI の利用者はケアの質に関する長期療養ケアサービスの精鋭たちである可能性があるとの指摘も公で議論された。もしこれが実際に（専門的な分析はいまだ行われてはいないが）まったくそうであるとするならば、より多くのケア事業者に対して参加への圧力が高まることであろう。

第 5 に、州全体で、RAI のような標準的評価手法の利用を通じて獲得された登録者から、少なくともケアの質の高さを周知できるという便益を得ることができることである。加えて、フィンランドでは現在、ケアとサービスの全体が見直され、法律が改正されているが、そのデータが政策決定において用いられたのであった。

このようなことから、RAI という評価手法の自発的な利用と、interRAI という評価手法の標準化によって得られた便益は、その実現にどれほどの不便さと費用が生じようともそれを超えるものとなりそうである。これに対する最も適切な説明は、自治体で利用される幅広い対応力の中に見ることができる。国家厚生監査局（Valvira）と国家厚生局（THL）との連携の問題に関しては、国家厚生監査局（Valvira）が長期療養ケアに関する国の規制と監査体制を敷く役割を果たす一方で、国家厚生局（THL）は公的登録機関で、かつ質の改善を監視する役割を果たしている。これらの事業を支援するために、個々の施設に関する情報は共有しないものの、ケアの質における潜在的な問題を特定する RAI のデータベースから平均値を分析し，一定の傾向を見出してきた。当然、国家厚生監査局（Valvira）と国家厚生局（THL）も RAI のデータベースの利用によって全国的な傾向を把握する必要がある。国家厚生監査局（Valvira）と国家厚生局（THL）の2つの公的組織の連携は継続するものと見られ、施設と自治体からの許可を得て、ケア過程を監査する国家厚生監査局（Valvira）と州監督機関（AVI）によってデータの利用対象部門が拡大される可能性もあるだろう。これらのすべての公的機関は、将来的にその手法がケア事業者に良好な成果を獲得させるための選択であるとしても、ケア事業者による自己監査の支援を行い、内発的で継続的な質の改善手法を発展させることになるだろう。重要なことは、継続的にデータ収集が行われる中で登録事業者とその電子記録情報が、個別のケアへの影響を与える(オンラインでの)追跡調査の実施機会を作り出していることである。全国的な登録者の情報は、国全体、国家間、少なくとも interRAI の評価手法が幅広く利用される国内での標準値作成（ベンチマーキング）の機会を与えることになるのである。

References

Burrows, A.B., Morris, J.N., Simon, S.E., Hirdes, J.P. and Phillips, C.D. (2000). Development of an MDS-based Depression Rating Scale for use in nursing homes. *Age and Ageing*, 29: 165–72.

Finne-Soveri, H., Hammar, T. and Noro, A. (2010). Measuring quality of long-term institutional care in Finland. *Eurohealth*, 16(2): 8–10.

Fries, B.E., Schneider, D.P., Foley, W.J., Gavazzi, M., Burke, R. and Cornelius, E. (1994). Refining a case-mix measure for nursing homes: Resource Utilization Groups (RUG-III). *Medical care*, 32(7): 668–85.

Fries, B.E., Simon, S.E., Morris, J.N., Flodstrom, C. and Bookstein, F.L. (2001). Pain in US nursing homes: validating a pain scale for the minimum data set. *The Gerontologist*, 1(2): 173–9.

Hawes, C., Morris, J., Phillips, C.D., Fries, B.E., Murphy, K. and Mor, V. (1997). Development of the Nursing Home Resident Assessment Instrument in the USA. *Age and Ageing*, 26(2): 19–25.

Hirdes, J.P., Fries, B.E., Morris, J.N., Ikegami, N., Zimmerman, D., Dalby, D.M., Aliaga, P., Hammer, S. and Jones, R. (2004). Home care quality indicators (HCQIs) based on the MDS-HC. *Gerontologist*, 44(5): 665–79.

Hirdes, J.P., Frijters, D.H. and Teare, G.F. (2003). The MDS-CHESS Scale: A new measure to predict mortality in institutionalized older people.

Journal of the American Geriatric Society, 51: 96–100.

Ministry of Social Affairs and Health and Association of Finnish Local and Regional Authorities. (2008) *National Framework for High Quality Services for Older People*. Ministry of Social Affairs and Health, publication no. 5: 1–54.

Morris, J. N., Fries, B. E., Mehr, D. R., Hawes, C., Phillips, C. D. and Mor, V. (1994). MDS Cognitive Performance Scale. *Journal of Gerontology: Medical Sciences*, 49A(4): M174–82.

Morris, J. N., Fries, B. E. and Morris, S. A. (1999). Scaling ADLs within the MDS. *Journal of Gerontology: Medical Sciences*, 54A(11): M546–M553.

National Institute for Health and Welfare (2010). *Statistical Yearbook on Social Welfare and Healthcare 2010*. Helsinki: NIHW.

(2011). *Statistical Yearbook on Social Welfare and Healthcare 2011*. Helsinki: NIHW.

(2012). National RAI-database. THL. Available at: www.thl.fi.

Sinervo, T., Noro, A., Tynkkynen, L.-K., Sulander, J., Taimio, H., Finne-Soveri, H., Lilja, R. and Syrjä, V. (2010). *Yksityinen vai kunnallinen palveluasuminen? Kustannukset, asiakasrakenne, hoidon laatu ja henkilöstön hyvinvointi* [Sheltered Housing – Private or Municipal? Costs, Clientele Structure, Quality of Care, and the Well-Being of Personnel]. Helsinki: National Institute for Health and Welfare (THL).

Valvira (2010). *Vanhusten ympärivuorokautisen sosiaalihuollon palvelut. Toimintayksiköihin tehdyn kyselyn tulokset ja valvonnan jatkotoimenpiteet* [Twenty-four-hour-a-day Services for Older People in Nursing Homes and Service Houses. Results of a Survey and Further Actions]. Helsinki: Selvityksiä.

Zimmerman, D. R. and Karon, S. L. (1995). Developing and testing of nursing home quality indicators. *Healthcare Financing Review*, 16: 107–28.

第11章 アメリカ合衆国における長期療養ケアに対する規制
Regulation of long-term care in United States

David Stevenson and Jeffrey Bramsonl

11.1 はじめに Introduction

ナーシングホームケアと長期療養ケアのサービス市場は、アメリカ合衆国経済において最も厳しく規制された部門の1つである。長期療養ケアに対する規制はケア提供者の供給を管理し、サービス価格を規制するような副次的な結末をもたらすと考えられているが、これらの規則の大半はサービスの質と適切性を保証するために設計されている。規制の存在に対する様々な理論はあるが、一般的に規制は、消費者が質の低いケアを評価、監視することのできない市場機能不全が一部に生ずるために存在すると説明される。このため、政府による規制は、質の基準を発展させ、それらの基準が実態に合うものであるかを評価し、実態に合わない場合には改善させることによって、一律に消費者を支援することができる。加えて、規制の基準は看護施設の市場競争力や政策的影響力、病気や高齢で病弱な居住者の関係者に影響を与える。

同じような影響は他産業における規制でも言えるが、アメリカ合衆国における長期療養ケアサービスに対する莫大な公的資金の投入は、広範囲にわたる政府の介入をさらに正当化するものとなっている。政府それ自体は長期療養ケア施設をほとんど所有していないが、連邦政府と州政府はこれらの施設において提供されるサービスの一義的な支払者となっている。メディケア（Medicare）は高齢者とその他の社会的扶助を受ける者に対する医療保険給付を行う連邦政府の事業であるが、そこでは（急性期病院の退院後の）亜急性期のナーシングホームケア、在宅ケア（home health）、リハビリテーションを中心に支払いが行われる。一定の階層に対する資産調査に基づく社会保険事業はメディケイド（Medicaid）によって行われており、まず連邦政府による規制と公的資金の投入が行われ、個人の状況ごとに管理される。メディケイドは、アメリカ合衆国において長期療養ケアの中心となる慢性期のナーシングホームケアを含む、長期療養ケアサービスと支援に対する一義的な支払者となっている。

アメリカ合衆国における長期療養ケアサービスに対する政府の規制は、一般の公的ケア事業者と民間ケア事業者の双方からの政治的圧力の影響を一部で受けている。時より報道されるナーシングホームでのケアの質に関する不祥事や問題の発覚のたびに、行政部門のアメリカ合衆国議会と規制当局に対する規則の厳格化への見直しが繰り返し求められてきた。これと同時に、各州政府に対する長期療養ケア業界の政治的圧力の強さを反映して、一部の規制はより政治的な目的に応えている形になっている（例えば、ニーズ調査事業に対する州政府の認可がこれにあたり、この事業では市場で強力なライバルとなる可能性のある施設に対して市場参入規制を課すことによって既存の施設を保護している）。現在の制度は、長期療養ケアに対する規制の背景にある究極的な動機が何であろうとも、連邦政府と州政府との相互の複雑な連携の中で、ナーシングホームとその他の一部のケア事業者の質を管理し、監視する自発的な規則を持つ、包括的な規制体系となっている。連邦法の多くは、2010 年に施行された患者保護および医療費軽減法（the Patient Protection and Affordable Care Act of 2010：PPACA）を含め、長期療養ケアサービスの利用と費用の管理を目的としている。それでもなお、現在の規制体系は、本章で着目する質の保証を第一に重視している。

長期療養ケアに対する規制は質の管理それ自体が目標ではあるが、2 つの関連する機能も与えている。1 つは、その後の質の基準に対する違法行為を防止する機能であり、政府は個別の違法行為を特定し、追及することはできないため、代わって事前告知のない監査と質の低下の防止のために厳しい罰則に頼らざるを得ない。2 つめには、これらのサービスが安全に利用され、質の保証制度が業界に対する国民の信頼を維持するために重要であることを周知する機能である。

本章では、アメリカ合衆国における長期療養ケアサービス市場について、歴史的な規制の発展過程に沿って述べることから始める。現在の質の管理体系に関する解説は (1) 参入基準、(2) 法令遵守状況の監視と違反に対する強制力、(3) 質の公表と質の改善のためのその他の市場原理的手法、の 3 つに分けて行うこととする。その他の長期療養ケアサービスに対する規制についての説明に移る前に、まず初めにこの部門における規制に焦点を当て、その規制に関連する文献を紹介しながら、ナーシングホームでのケアに対する規制に着目する。そして、長期療養ケアに対する規制の現状と将来について簡単に述べることとする。

11.2　アメリカ合衆国における長期療養ケアのサービス需要 Demand for long-term care services in the United States

アメリカ合衆国には日常生活動作（Activities of Daily Living：ADL）、或いは手段的日常生活動作（Instrumental Activities of Daily Living：IADL）に支障をきたす者が約 1,000 万人おり、その約 3 分の 2 が高齢者である（Tumlinson *et al*., (2007)）。地域に居住する長期療養ケアを必要とする者の 83％は、家族や友人から無償のケア支援を受けている（O'Brien（2005））。（地域かナーシングホームにおいて）支払いを伴う支援サービスを求める者のほとんどは、潜在的な多額の費用に対して無保険の状態にある。一般に、民間医療保険は長期療養ケアを給付対象としておらず、高齢者の中でその費用が給付対象となる特別な長期療養ケア保険に加入する者はほとんどいない（Stevenson *et al*., (2010)）。その代わりに、国民のほとんどは、長期療養ケアサービスへの支払いのための複数の公的事業のうちの 1 つを頼りにしている。それが連邦政府の運営するメディケア事業である。メディケアでは 65 歳を超える者のほとんどすべてと 65 歳未満の障害者を対象とする急性期ケアを中心とする社会保険事業として、亜急性期ケアへの給付を行っている。亜急性期の機能回復を目的としたサービスは、長期療養に対する支援サービスとは分けられているものの、2009 年には 500 億ドル（5.6 兆円（112 円 /$ 換算））以上の支出となっており（MedPac (2010)）、ナーシングホームや在宅ケア事業者にとって特に重要なサービスとなっている。アメリカ合衆国における長期療養に対する支援サービスの第一の財源はメディケイド事業であり、これは連邦政府と州政府の共同で公的負担と管理を行う公的事業である。メディケイドは、所得と資産の要件を満たす（高齢で、目が不自由で、障害を有する者を含む）特定の階層の個人に対して、資産調査に基づく医療サービス給付を行う事業である。メディケイドにおける長期療養ケアへの支出は 2009 年に約 1,250 億ドル（14.0 兆円（112 円 /$ 換算））となっており、これは国全体の長期療養ケア支出の約 62％を占めている（National

Health Policy Forum：NHPF(2011))。

長期療養ケア市場に対する公的資金の投入は、歴史的にナーシングホーム部門で行われてきた。1965 年のメディケアとメディケイドの導入以来、連邦政府と州政府は、政策的要因と現実的要因もあり、地域密着型ケアを飛び越えてナーシングホームを重視する政策を採ったため、長期療養ケアサービスの提供について「施設偏重型(institutional bias)である」と批判されて続けてきた(Kane *et al*., (1998))。現在、国内にはナーシングホームが約 16,500 施設、ベッドは 160 万床ある (Harrington *et al*., (2010))。ほとんどのナーシングホームが公的管理事業から実質的な支援を受けるにもかかわらず、アメリカ合衆国では事業者の約 3 分の 2 が営利事業者、すなわち、民間事業者によって運営されている。加えて、全ナーシングホームの半数以上が(系列のような)多施設運営を行っており、ナーシングホームの 13%を超える施設が病院によって運営されている。アメリカ合衆国において、この 20 年間で日常生活動作 (ADL) に支援を必要とする高齢者と政府による経済的支援を必要とする高齢者は、在宅ケアサービスと地域密着型ケアサービスを幅広く利用することができるようになった。ナーシングホーム部門では、提供されるサービスと対象者は一部重複するものの、生活支援施設(Assisted Living Facilities)のような、在宅ケアサービスと地域密着型ケアサービスに対する監視体制の構築が進められている。

以下の議論のように、アメリカ合衆国において連邦政府と州政府は、まず、州のメディケイド事業の中で長期療養ケアサービスに関する公的資金の投入、提供、規制について協働している。連邦政府は幅広い指針、法的要件の特定化、州政府が利用可能な追加的サービスの範囲を規定している。州政府がこれらの指針に沿って運営することを前提に、連邦政府はメディケイドへの基礎的な支出について州政府へ (州の 1 人あたり所得に応じて) 費用の 50%から 83%を償還することが法律によって規定されている。州政府は残った費用に対する給付に加えて、連邦政府の指針に沿って受給資格、要件、給付額に関する規則を定めている。また、州政府はケア事業者と支払契約を結び、事業者に対する監視活動の義務化を含め、事業の日常的な管理を行っている。

11.3 長期療養ケアに対する規制の歴史的発展
Historical development of long-term care regulation

アメリカ合衆国における長期療養ケアに対する規制の歴史には、主に 3 つの時代区分がある。すなわち、(1) メディケアとメディケイドが導入された 1965 年より前の規制不十分な時期、(2) 1965 年から 1987 年までの質の管理に対する未調整の試行期、(3) 1987 年に長期療養ケアに対する質の規制を見直した包括予算調停法（the Omnibus Budget Reconciliation Act of 1987：OBRA'87）施行後の時期である[1)]。2010 年の患者保護および医療費軽減法（the Patient Protection and Affordable Care Act of 2010：PPACA）では、根拠に基づく技術とさらに複雑な質の監視を重視する第 4 期に突入する可能性があるが、そのような基本的枠組みの転換が起こるならば、それを規定する法律の施行とその結果が出ているはずだが、現時点でそれは明らかとはなっていない。

11.3.1 メディケアとメディケイドが導入された 1965 年より前の時期
Pre-1965

1965 年にメディケアとメディケイドが導入されるより前、連邦政府による医療保険、或いは医療的ケアへの直接的な公的資金の投入は（軍人恩給を除き）ほとんど行われず、州政府と地方政府は精神疾患専門病院や政府所有の（Poorhouses 或いは Workhouse のような）生活困窮者施設といった一部の施設に対してのみ支援サービスの提供を行った。その代わりに、長期療養ケアに対する公的支援は、長期療養ケア施設の建設と利用を支援する様々な事業を通じて、一義的には長期療養ケアサービスと支援を受ける高齢者と障害者への（例えば、高齢者支援事業（the Old Age Assistance Programme）を通じて）社会福祉サービスの形態で行われた。連邦政府はこの間、特に長期療養ケア施設に対して厳格な規則を定めておらず、質の管理については、ほとんど個々の州政府と自治体によって試行的に取り組まれるに留まった。このため、これらの規則では質の低い施設に対する厳しい障壁となる厳格さを示すことも、規制を遵守できない質の低い施設群の排除を進めることについても十分な成果は挙げられな

---

1) この歴史区分については、さらに複数の文献で詳細が述べられている（Mendelson（1974)、Vladeck and Twentieth Century Fund（1980)、Institute of Medicine（1986)、Binstock *et al.*,（2010))。

かった。

その結果、適切なケアの質を保証することは、メディケアとメディケイドが導入されるまでの数十年間、連邦政府と州政府の政策担当者にとって継続的な取り組みとなったのである。例えば、1950 年代中頃には、慢性疾患委員会（the Commission on Chronic Illness）と複数の州政府、州政府議会のすべてにおいて、ケアの質に関する問題が報告された（Institute of Medicine（1986））。端的にいえば、その後、アメリカ合衆国公衆衛生局（Us Public Health Service）は、ナーシングホームの 44％が消防基準と医療基準を満たさなかったことを報告し、ナーシングホームの調査と監査を適切に行う州政府はほとんどなかったと結論付けたのである。こうした流れの中で、アメリカ合衆国議会は 1960 年、現在のメディケイド事業の先駆けとなった法案（「カー・ミルズ法（Kerr Mills' legislation）」として知られる高齢者医療支援法（the Medical Assistance for the Aged Law））を可決し、長期療養ケア部門における政府の関与が拡大することになった。高齢者医療支援法（カー・ミルズ法）は、州政府が低所得の高齢者に対して提供される医療費の支払いを行うことを定めるものであった。この事業は、法案の発起人が構想していた国全体への影響はなかったものの、ある推計では、高齢者医療支援法（カー・ミルズ法）は、議会がその後、メディケアとメディケイドの導入の流れの中で再びこの問題を取り上げた 1965 年までに、全ナーシングホーム居住者の約半数に対して支援を行ったと報告している（Vladeck and Twentieth Century Fund（1980））。

11.3.2　質の管理に対する未調整の試行期（1965 ~ 1987 年）1965-1987

1965 年までナーシングホームでのケアを管理する連邦政府の基準はなかったものの、連邦政府はこのケアへの公的資金の投入に関して重要な役割を果たしていた。連邦政府は、連邦政府から補助金を受けていた州政府に対してナーシングホームの認可事業の実施を義務付け、連邦政府の資金で建設されたナーシングホームには特定の基準の遵守が義務付けられた。しかしながら、これらの要件はそれほど効果的なものではなく、州政府の認可事業にはその基準の厳格性と実行性に大きなばらつきがあった。メディケアとメディケイドでは、事業への参加に際してケア事業者が支払いを受けるために特定の基準を満たすことが義務付けられ、一律に基準を課すことが基準の厳格性と実行性のばらつきを解消する契機となったのである。ただし、この転換では監視を行うことは含まれていなかった。

1965年にメディケアとメディケイドが導入された当初は、ほとんどの施設が事業で構想されていたケアの基準を満たさなかったために、ナーシングホームの認可やこの他の質の管理に関する要件の厳格さはほとんど影響を与えることにはならなかった。連邦政府の政策担当者は、形骸化した認可の保証を避けると同時に、連邦政府からの補助金の喪失を恐れるケア事業者と州政府から集中的な圧力を受けたことからこの実態を黙認した。例えば、メディケアにおいて政策担当者は「実態を伴う法令遵守」の分類化を行い、ケア事業者が完全な法令遵守に向けて取り組んでいる場合には当該施設の事業への参加を許可した。メディケイドにおいては、連邦政府がメディケアとメディケイドにおけるナーシングホームの基準を調整する提案を行い、州政府に対して問題を不可避的に差し戻したため、一律のケアの基準の作成に遅れが生じた。メディケアとメディケイドのこの動きに対して、ケアの基準と強制力を持つ制度は、従来の制度に比べてそれほど合理的な差はないのではないかと感ずるケア事業者もいた(Moss and Halamandaris(1977))。

ナーシングホームに対する基準と強制力の強化については複数の取り組みが行われてきたものの、結果としてこの20年間、その進捗は緩徐であった。これは長期療養ケア業界の劇的な成長がもたらした大きな問題であり、そのほとんどは政府からの拡大する費用に基づく償還制度によって扇動されたものであった。この間、概ね、実質的な民間営利施設の成長が、いろいろな意味でアメリカ合衆国のナーシングホーム業界の近代化をもたらし、より規模が大きく、医療的ケアを重視する施設が業界の標準的な形態となってきている。例えば、1963年から1968年までにナーシングホームのベッド数は568,560床から836,554床へと47%増加し、施設数は16,701施設から19,141施設へと15%増加した(Department of Health, Education and Welfare(1972))。

11.3.3　包括予算調停法（OBRA'87）が施行された1987年以降
1987-Present

1970年代から1980年代までに、長期療養ケア業界で質に関する問題が発覚するという重要な出来事があった。契機となった2つの出来事が長期療養ケア事業者に対する既存の要件を見直すように議会を動かしたのである。その1つめの出来事は、メディケアとメディケイドの規則には、連邦政府は連邦政府からの補助金を受ける施設が法的要件を満たし、質の高い医療的ケアと患者ケアの提供を保証する管理的義務を負うことが意図として含まれている、と連邦裁判所が判決を下したことである（Smith v. Heckler（1984））。2 つめには、1980 年代前半に基準の改革への試みが頓挫したことを受け、議会が非政府組織であるアメリカ医学研究所（Institute of Medicine：IOM）に対してナーシングホームの質に関する独立した研究を実施し、改革の必要性に関する推奨内容の作成を委託したことである。1986 年に発行されたアメリカ医学研究所（IOM）の報告書「ナーシングホームにおけるケアの質の改善に向けて（Improving the Quality of Care in Nursing Homes）」では、幅広い質の問題に関する詳細な報告が示され、抜本的かつ包括的な長期療養ケアに対する規制が推奨された（Institute of Medicine（1986））。これと同時に、アメリカ合衆国議会の監査機関であるアメリカ会計検査院（Government Accountability Office：GAO）が、その「メディケアとメディケイド：必要とされるナーシングホームの要件に対するより強い強制力の行使について（Medicare and Medicaid: stronger enforcement of nursing home requirements needed）」と題する報告書の中で、全ナーシングホームの 3 分の 1 が既存の連邦政府の規定する質の基準を満たしていなかったことを明らかにした（Government Accountability Office（1987））。

これらの出来事とそれに関連する幅広い利用者の支持があって議会は法案を可決した。具体的には包括予算調停法（OBRA’87）の一部として、ナーシングホーム改革法（Nursing Home Reform Act）を可決したのである [2)]。包括予算調停法（OBRA’87）は長期療養ケア施設の責任を大幅に見直し、現在でも包括予算調停法（OBRA’87）は法律に基づき政府機関が交付する管理規制に沿った長期療養ケア施設要件の根拠法となっている。これらの要件の中身については、本章の最後の節で述べる。多くの優先事項が包括予算調停法（OBRA’87）によって見直される一方で、最も高度で重要な変更は、居住者重視の基準とケアの成果に基づく基準の設置に向けた転換であった。初めて定められた新たな規制は、ケアの質、患者の権利、患者による報告に基づく生活の質（QOL）、満足度を重視するものであった（これらの基準の詳細は以下に示される）。また包括予算調停法（OBRA’87）では、ナーシングホーム事業者がメディケアとメディケイドの報酬を受けるために患者の参加状況も項目に含まれた。こうした理由に

2）アメリカ合衆国における長期療養ケアの専門職たちは、改革法そのものではなく、関連法である包括予算調停法（OBRA’87）を参照している。

よって、包括予算調停法（OBRA'87）は近代のナーシングホームに対する規制の礎（いしずえ）となっているといえる。

11.3.4　現在の動向　Current trends

包括予算調停法（OBRA'87）は現在でもナーシングホームに対する規制を管理する根拠法であるが、ナーシングホームの監視のあり方をさらに見直す可能性のある流動的な状況となっている。全国一律に義務付けられた結果の公表のような市場競争に基づく手法は、規制と監視のみを行うものとは対照的に、連邦政府の監視的機能を明確にし、安定的に根付いてきた。それにもかかわらず、世論の圧倒的多数は、質の高いケアを保証するためにはナーシングホームに対するさらなる規制が必要であると信じており（Furrow *et al*.,(2008)）、多くの長期療養ケアの研究者と政策関係者もその見解を共有しているのである（Mor *et al*.,(2010)）。

近年可決された医療改革法（Health Reform Law：ACA）では、連邦政府と長期療養ケア施設に対して、根拠に基づく医療と情報共有を重視するように求めている。しかしながら、医療改革法（ACA）に準ずる規制はいまなお論争があることから、本章では直接的に関連する箇所を除き、これらの詳細には触れないこととする。また、以下に記すように、ナーシングホームを運営していない長期療養ケア事業者に対する規制の枠組みでは、居宅や生活支援施設のような居住系ケア施設でのケアに公的資金が投入されているにもかかわらず、規定がないままとなっている。

11.4　ナーシングホーム事業者に対する要件
Requirements for nursing home providers

11.4.1　事業者の責任　Delineation of responsibility

質の低いナーシングホーム事業者は、(1) 質の低い施設にケアの提供をさせない認可要件を満たすこと、(2) サービスに対する国からの償還の受ける施設として満たすべき質の水準であること、という2つの基準のうちのどちらかを満たさなければ市場への参入ができない。これらの2つの機能は基礎的な要件に関連するものではあるものの、アメリカ合衆国では州政府がナーシングホーム施設の認可に責任を持つ場合と、連邦政府がメディケアとメディケイドによって提供されるサービスへの償還内容を決定する責任を持つ場合にはっきりと分かれる。図 11.1 では、長期療養ケアに対する規制における連邦政府と州政府との複雑な相互関係を本章で記される様々な機関との関係性を含めて模式図化したものである。

州政府の認可要件は、歴史的にはほとんどの施設が排除されることはなかった。認可の取り消しは、患者の安全とケアの質の基準に関する極めて重大な違法行為がある場合の抜本的な改善策であると考えられる。その代わり、厳格な規制は連邦政府の定める参加条件の中にあり（Furrow *et al.*,(2008)）、それが一義的に包括予算調停法（OBRA' 87）で規定されているのである。

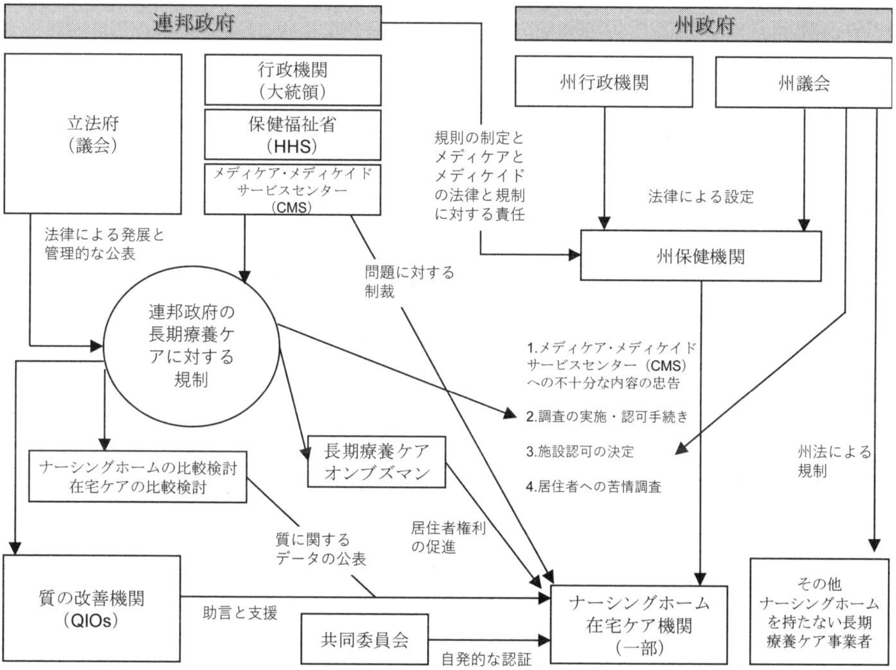

図 11.1　アメリカ合衆国における長期療養ケアに対する規制に含まれる様々な機関の模式図
出典：筆者作成

11.4.2　連邦メディケア・メディケイドサービスセンターへの参加要件
Federal CMS requirements of participation

11.4.2.1　規制要件　Regulatory requirements

包括予算調停法（OBRA'87）ではすべてのナーシングホームにおける質の改善が計画されたが、議会ではメディケアとメディケイドの受給者に提供されたサービスへの支払いを受けるナーシングホームに対してのみ認可要件を課すことを選択した。ナーシングホームでのほとんどの受給対象者への一義的な支払者は、メディケア・メディケイドサービスセンター（the Centers for Medicare and Medicaid Services：CMS）であり、保健福祉省（Department of Health and Human Services：HHS）の傘下に位置づけられる機関である。全認可施設の約95%はメディケア・メディケイドサービスセンター（CMS）の認可も受けており、連邦政府の定める規則の遵守が義務付けられている。

包括予算調停法（OBRA'87）への参加要件は極めて厳格である。メディケア・メディケイドサービスセンター（CMS）は連邦規則（the Code of Federal Regulations：CFR）第42巻に記載され、第483条において、看護師の配置基準から歯科サービスまでのあらゆるものが義務として規定されている。長期療養ケアに対する規制を専門とする研究者で弁護士のマーシャル・カップ（Marshall Kapp）は、これらの数百に及ぶ規制を最も重要な規制としている（Kapp(2000): 712）：

【連邦規則第42巻第483条10項(e)(1)】居住者のプライバシーの保証、施設の決定権の保証、治療の決定権の保証、身の回りの世話内容の決定権の保証、訪問の決定権の保証、手紙や電話による意思疎通の決定権の保証、他者との面会の決定権の保証

【同第483条10項(e)(2)】個人情報およびカルテの機密性の維持

【同第483条10項(k)】施設利用の保証、居住者の選択に基づく個人への訪問の権利保証

【同第483条10項(b)】入院期間の告知の権利に関する文書発行義務

【同第483条13項(a)】身体拘束の適切な実施の保証と向精神薬の適切な処方の保証

【同第483条10項(c)】施設内で管理されている居住者の資産の保護

【同第483条12項(a)】転院・退院の権利の保証と関連事項の文書通知

【同第 483 条 15 項(g)】看護ケアと介護ケアの対象者に対する最低人員配置基準
【同第 483 条 20 項（d)】包括的な居住者評価とそれに基づいて作成されるケアプラン
【同第 483 条 20 項(m)】入院が予想される者すべてに関する病態の事前把握
【同第 483 条 20 項（f)】特定の看護サービスを必要としない場合、精神疾患或いは精神遅滞の者の入院の禁止

11.4.2.2　最小データセット　Minimum Data Set (MDS)

質の保証の観点から最も重要な包括予算調停法（OBRA'87）が定める要件は、最小データセット（Minimum Data Set：MDS）について法律で規定されることである。MDS は、標準化された RAI（居住者評価ツール：Resident Assessment Instrument）形式で収集された情報データベースであり、既存の居宅のすべての居住者に関するケアプランと質の成果を監視している。MDS それ自体ではいかなるケアの成果の標準値作成（ベンチマーキング）もできないが、これらのデータの収集と報告を要件とすることには幅広い意義がある。第 1 に、MDS において明らかにされた様々なケア過程でカテーテルの使用や身体拘束の実施の減少、高度な医学的指示の増加を含め、顕著な改善が見られたことである（Rantz *et al*., (1999)）。第 2 に、居住者の健康状態の一部に、転倒や褥瘡（じょくそう）、栄養失調といった質の低いナーシングホームでのケアに見られる居住者の状態が減るなど、実質的な改善が見られたことである (Kapp (2000))。最後 (第 3) に、RAI は居住者とケア事業者との間で、ケアプランの作成や質に対する不安、終末期に係る意思についてより包括的な話し合いを行うきっかけとなったことである。

2010 年に施行された医療改革法（ACA）には、メディケア・メディケイドサービスセンター（CMS）事業の参加要件である既存の包括予算調停法（OBRA'87）の要件のすべてに加え、新たな要件が追加されている。最も注目すべきことは、新たな法律には、複雑な経営主体や運営構造の中でケアに対する説明責任を明確化するためにナーシングホームの経営主体に関する透明性と情報公開が含まれており、それについては以下で詳細に述べる（Furrow *et al*., (2010)）。

11.4.3　州政府によるメディケア・メディケイドサービスセンター（CMS）に対する規制の実施
State implementation of CMS regulations

参加要件は連邦政府が規定した包括予算調停法（OBRA'87）の要件とメディケア・メディケイドサービスセンター（CMS）の規制によって規定されているものの、これらの基準の遵守に関する政策的な事業は州政府の責任とされている。この責任の所在の分裂は、連邦政府と州政府の協力を図ることなく煩雑な手続きを増やすこととなり、州政府機関に二重の説明責任を負わせる不快な位置づけをすることになるため、潜在的な問題として懸念された。連邦政府による一元的な手法は効率的ではあるが、その緩慢さが当面の間、現在の枠組みを保護している可能性もある（Walshe（2001））。

各州は包括予算調停法（OBRA'87）の下で、規制監視を管理し、長期療養ケア施設における医療水準を維持し、ナーシングホームにおける個々の患者のニーズを日常的に調査し、議会とメディケア・メディケイドサービスセンター（CMS）により規定された法律を遵守させるための州政府機関の設置が義務付けられている（Smith v. Heckler（1984））。州政府にはこれらの機関をどのように設置し、管理するかの決定について裁量権があるが、州政府間で共通する内容については法律で規定されている。例えば、州政府は調査、認可手続きにおいて連邦政府の規定する様式を用いて、連邦政府の監査手続きに従うことが義務付けられている。

メディケア・メディケイドサービスセンター（CMS）では、通常、公的報酬の償還の受給資格については州政府の決定に委ねている。しかしながら、1965年に導入されたメディケアとメディケイドの規則では、場合によっては、連邦政府による州政府の決定の見直しと決定の破棄も認められている。「遡及的（look behind）」規定と呼ばれるこの特権によって、これらの連邦政府による事業を最終的に管理しているのは、少なくとも公的には連邦政府であることを保証しているのである。

11.4.4　州政府の基準　State standards

ナーシングホームに対する規制に関して州政府の最も重要な役割は、表向きには連邦政府の基準を遵守させることであるが、一方で長期療養ケアに対する規制の厳格化を望む州政府は様々な規制を課している。例えば、多くの州政府では、連邦政府の指針よりも厳格な人員配置基準を定めている（Harrington and Millman（2001））。またほとんどの州政府では、ニーズに対応しきれていない新規施設に対してニーズに対応することを規定し、ナーシングホーム事業（と一部その他の長期療養ケア事業）に参入するためのニーズに基づく認可要件（certificate-of-need（CON）requirement）を規定している。しかしながら、過度に市場競争を制限する可能性もある中で、そうした取り組みに対しては様々な議論がある（National Conference of State Legislatures（2011））。

11.4.5　質の管理に向けた自発的な取り組み　Voluntary quality control

連邦政府と州政府による規制は、前述の通り、ナーシングホームに対する法定要件を含むものの、多くのナーシングホームでは追加的に自発的な監視を行っている。これらの自発的な取り組みを行う組織は、医療施設認定合同機構（Joint Commission）からの認証を受ける。重要なことは、この医療施設認定合同機構による認証は病院やその他の施設を公的なものと認め、機構がナーシングホームに対して自発的な取り組みを厳格に継続していることである。現在までのところ、こうした自発的な認証が顕著な質の改善の結果をもたらしたことを示す決定的な根拠はなく、機構がナーシングホームの「認証」を行う現在の制度に代わるものが構築される見込みもない。

アメリカ合衆国における多くのナーシングホームも質の保証や改善に向けた取り組みを行っている。例えば、全ナーシングホームの約半数が連邦政府の支援する「優れた取り組みの推進事業（Advancing Excellence campaign）」に参加しており、この事業ではケア事業者、支持者、政策担当者で契約が結ばれ、質の改善を自己決定的目標としてそれに向けて取り組むナーシングホームを支援する計画となっている。同様に、連邦政府による質の改善機関（the federal Quality Improvement Organization：QIO）事業（以下、参照）が規制の手続きで認められているものよりも助言を与える方法でケア事業者と共に行われている。質の管理の面では、ナーシングホーム事業者、特に大規模事業者は、有害事象の調査を行う内部的な質の保証事業や、居住者に提供されるサービスが医学的適切性を有するものであるかを評価する調査活用事業に参加する可能性が高まっている（Kapp（2000））。

11.5　法令遵守状況の監視と強制力行使の方法
Monitoring compliance and enforcement mechanisms

11.5.1　調査・認可・法令遵守状況の調査手続き
Survey / certification and compliant investigation process

11.5.1.1　調査と認可　Surveys and certification

連邦規則（第42巻）に従い、第483条では州の調査機関がメディケア（高度看護施設(Skilled Nursing Facilities)）サービス、或いはメディケイド(看護施設(Nursing Facilities)）サービスに償還を請求するすべてのナーシングホームの監査を行うことになっている。これらの監査は9か月から15か月ごとに行われ、施設への事前告知はない。このため、ナーシングホームが質に関する違法行為について気を抜かないようにさせる抜き打ち的要素を持っている。州の調査機関は、施設が「法令遵守の認証」を受けるか、或いは一部に法令違反のような不適切事項を証明書によって通告するかを決定する。問題が発覚すれば、各不適切事項が17部門のうちの1部門に分類され、その項目の範囲と深刻度によって評価される(深刻度が増すにつれて「A」から「L」のランクに評価される)。監査後、最終的な認証は、高度看護施設については地域のメディケア・メディケイドサービスセンター(CMS)へ、看護施設については州政府のメディケイド事業所へ伝えられる（the Centers for Medicare and Medicaid Services (2011a))。ナーシングホームのほとんどすべてがメディケアとメディケイドの双方の事業でケアを提供しているが、双方の認可要件を満たすことが義務付けられている。

近年の連邦政府の保健福祉省（Department of Health and Human Services：HHS）の監査機関（the Federal HHS Office of the Inspector General：OIG）の分析によれば、全ナーシングホームの約92%が2007年に少なくとも1度は不適切事項を指摘されていた。この割合は近年、変わらないものの、1998年の81%からは増加している。1施設あたりの不適切事項の平均は2007年で7件であり、営利施設と関連施設を持つ施設の方が非営利施設と関連施設を持たない施設に比べて高かった。2007年時点で不適切事項の内容として最も多かったのは、ケアの質（74%の施設がこの項目で指摘された)、居住者による評価(同58%)、生活の質(同43%)、肥満指導(同43%)に関連する項目であった。ナーシングホームが受けたほとんどの不適切事項に居住者にとって緊急性を伴う危険となるもの、或いは実際に有害事象となるものは含まれていなかった。重要なことは、不適切事項の指摘を受けた施設の割合には州によってばらつきがあり(76 ~ 100%)、1施設あたりの件数割合についてもばらつきがあった(2.5 ~ 14.4%)ことである(the Federal HHS Office of the Inspector General (2008))。

11.5.1.2　苦情処理　Complaints

ナーシングホーム居住者が有害事象に遭う場合、或いは施設のケアの質に不満を感ずる場合、居住者には州の規制機関に公式に苦情を訴える資格が与えられており、その後、苦情内容を調査することになる。近年の医療改革法(health reform law：ACA)では、州の規制機関に対してウェブサイト上に定型化された苦情の書き込み欄を用意し、苦情の解決手続きの提示を義務付けることで、居住者に苦情の処理手続きをわかりやすく示すように規定している(Furrow *et al.*,(2010))。

利用者の苦情に関するデータは、最近でこそ変化が見られるものの、従来は不適切事項に関するデータよりも幅広く利用されてはこなかった。2007年時点では、ナーシングホームに対して寄せられた苦情は37,153件に上り、そのうち14,394件(39%)が公表された。苦情処理においては監査の実施に加えて、有用な補完的データを提供するものの、施設の約80%は苦情内容を一切公表しなかった(2007年)。不適切事項に関するデータと同様に、利用者の苦情件数の割合は州によって大きなばらつきが見られた。例えば、2002年の苦情に関するデータの分析によれば、苦情調査に対して公表されたデータの割合は38%から66%とばらつきが大きく、(居住者100人あたりの)年間の苦情件数割合は0.6%から16.5%となっていた(Stevenson(2006))。

11.5.2　行使可能な制裁措置　Available sanctions

11.5.2.1　メディケア・メディケイドサービスセンター(CMS)による措置 CMS remedies

包括予算調停法(OBRA'87)が施行される前は、法令違反の施設に対する行使可能な唯一の制裁措置は、メディケアとメディケイドからの償還の受給資格を停止することであった。この極端な措置は特に悪質な違法行為の阻止を期待できるものの、メディケア・メディケイドサービスセンター(CMS)により稀に行われる過重な手段である。受給資格停止の措置は居住者を頻繁に、或いは緊急に危険にさらす施設に対して適用可能であるが、1987年以降、この他の措置の適用が可能となったため、受給資格停止措置の妥当性は大きく失われることとなった。包括予算調停法（OBRA'87）の施行後は、メディケア・メディケイドサービスセンター（CMS）が、違反を犯す施設に対してより幅広い適用可能な制裁を実施するようになった。不適切事項の発見に際して、州政府は（メディケア・メディケイドサービスセンター（CMS）の立場で）、連邦規則（CFR）第42巻第488条404項に従って、発生する実際の有害事象の内容、潜在的な有害事象の程度、不適切事項との関連性、施設の違法行為の前科の情報を元に違法行為の深刻度を分類する。不適切事項の指摘に対する措置は、この規制において明確に規定されている。

【第1分類】計画の修正指示、施設内サービス研修の州政府による監視指示
【第2分類】新規入院費支払い拒否と民事制裁金（後者は1999年に追加）
【第3分類】民事制裁追徴金、一時的な経営権への介入（財産保全管理）、
メディケアとメディケイド事業との契約停止

施設よりもむしろ、運営主体単位で行われるもう1つの適用可能な措置は、ケアの質に関する企業倫理協定（Corporate Integrity Agreement：CIA）を締結し、メディケアとメディケイド事業から排除しない代わりに、追加的な要件に同意することになる特定のケアの質の問題を抱えるナーシングホーム事業者に義務付けられるメディケア・メディケイドサービスセンター（CMS）と契約を結ぶことである。企業倫理協定（CIA）は通常、3年から5年間継続するものであり、近年はメディケア・メディケイドサービスセンター（CMS）によっても利用されるようになり、これらの契約がケアの質の構造・過程・成果の改善に決定的に有効であることの根拠となっている（the Federal HHS Office of the Inspector General（2009））。

一方で、業界環境の変化に伴い法制化されたとはいえ、これらの追加項目があるにもかかわらず、連邦政府が制裁を科すにあたって過大な配慮を行ってきたことが調査によって明らかとなった。2006年、連邦政府の保健福祉省の監査機関（OIG）は、メディケア・メディケイドサービスセンター（CMS）が制裁対象となる完全に法令違反を犯した施設の半数以上に対して、メディケアとメディケイド事業への参加停止を見送っていたことを明らかにした。同様に、メディケア・メディケイドサービスセンター（CMS）では、そのような措置を

課した事例の 28%について、管理上の慎重さと事務的な誤りにより、行われるべき新規入院費の支払い拒否の措置を課すことができなかったという（the Federal HHS Office of the Inspector General（2006b））。

11.5.2.2　選択的制裁　Alternative sanctions

制裁措置についてメディケア・メディケイドサービスセンター（CMS）に制限はなく、1990 年代後半以降、裁判所には発覚した特定の違法行為を犯したナーシングホームに対して業務停止を命ずる権限がある（Stevenson and Studdert（2003））。居住者は不法行為により損害を与えた施設に対して個人の権利を行使することができる。不法行為の一部には法律を遵守していると思える伝統的な臨床行為の中での不法行為のような契約違反を行った事例もある。不法行為に対する責任は、一般に質の高いケアの提供への誘因を高めると考えられるが、そのような責任とケアの質との関係の真偽については様々な議論がある。不正請求では、質の高いケア付き住宅にも質の低い施設にもかなり影響を与えていることが既に明らかにされている（Studdert *et al.*,（2011））。その他に、請求に関する責任は施設が提供するケアの質になんら影響を与えていないとする調査結果もある（www.ncbi.nim.nih.gov.pubmed/23552438 参照）。

前述のような法律とは別に、連邦政府はアメリカ合衆国法典（United States Code：U.S.C.）第 31 巻 3729 条～ 3733 条の連邦不正請求法（the Federal False Claims Act）のような法令違反や詐欺行為に関する施設の責任を問うこともできる。この法律では、実際には提供されていないサービス、或いは基礎的なケアの基準を満たしていない質の低いサービスのどちらかをメディケア・メディケイドサービスセンター（CMS）へ請求し、政府に対する詐欺行為を行った医療機関に厳しい制裁を科すことになっている。この法律はナーシングホームのケアの質を監視するために稀に適用されることがあるが、最も悪質な違法行為に対する追加的な安全装置としての役割を果たしている。

11.5.3　挑戦的取り組み　Challenges

ナーシングホームの法令遵守状況の監視と強制力の行使は、特に国全体として見ると適切に実施されているわけではなく、国内でも様々な状況にある。このため、メディケア・メディケイドサービスセンター（CMS）と州の機関は数多くの挑戦的取り組みを行うものの失敗を繰り返している。その一部の内容についてここで採り上げる。

11.5.3.1　一貫性のない、内容の不十分な調査手続き
Survey process is inconsistent and too lenient

調査・認可手続きの理想は、州によって決定的な内容に関するばらつきが生じないことである。連邦政府の規制制度の管理は、公平性と効率性の観点から一貫性を持ったものとなるべきである。それにもかかわらず、依然として州によるばらつきは大きく、不適切事項を指摘された州内の施設数を見てもばらつきは大きいため、不適切事項の指摘と状況の深刻さなどから違法行為の適用範囲を明確にする必要がある。このばらつきの一部は、州による施設属性の差異で説明されているものの、そのほとんどは単に同じ規制がどのように適用されるか一貫性がないためであることがわかっている。現在の規制制度では、様々な解釈をする余地がかなり残されており、連邦政府当局による分類がされない状況にあって、その成果は統一性に欠けている（Mirrer and Mor（2006））。表11.1は州による複数の不適切事項と苦情に関する統計のばらつきを示しており、調査の実施状況にも大きなばらつきが見られることがわかる。

メディケア・メディケイドサービスセンター（CMS）には数多くの規制と適用可能な制裁措置があるにもかかわらず、州の監査官による看護施設に対する調査と認可が極めて緩慢であったことが複数の研究によって明らかにされており、既存の基準に対する強制力は十分な機能を果たせているとはいえない。例えば、アメリカ会計検査院（Government Accountability Office：GAO）はナーシングホームの質に関する2003年の報告書の中で、この点について調査手法が稚拙で記録が不十分であるために十分な調査ができていないこと、多くの調査官が不適切事項の深刻度を評価する経験が不足していること、多くの州で調査官の報告結果について二重確認作業を行っていないこと、調査の実施が予測可能であるためにほとんどのナーシングホームは調査が行われる直前に最も問題のある不適切事項に対応するか隠蔽することができることが問題であると結論付けた（Government Accountability Office（2003））。この他の研究でも、調査と強制力行使の過程は現在の質の関心に沿ったものとなるように抜本的な見直しが必要であると指摘されており、同様の結論となっている（Government Accountability Office（2007, 2009））。

表 11.1　アメリカ合衆国のナーシングホームにおける不適切事項と苦情処理に関する州のばらつき

	低い群	高い群	全国平均
不適切事項[1]			
1 施設あたり不適切事項の件数(平均)	4.30 (RI)	22.00 (DC)	9.96
居住者に有害であるか、危険を伴うと指摘を受けた施設の割合	8.17% (FL)	49.37% (ID)	24.67%
基準に達しないケアの質であると指摘を受けた施設の割合	0.00% (DC, DE)	27.95% (OK)	7.34%
ケアの質に関する違反の指摘を受けた施設の割合	2.50% (NH)	84.21% (DC)	35.50%
看護師配置の不足の指摘を受けた施設の割合	0.00% (7 州)	12.17% (KS)	2.84%
苦　　情[2]			
居住者 100 人あたり苦情件数(年間)	0.6 (SD)	16.5 (WA)	4.2
苦情内容の公開比率	8.0% (RI)	65.5% (CT)	37.9%
調査日数(平均)	7 (PA)	98 (MN)	43

出典：1：Harrington *et al*., (2010)：87–116(不適切事項のすべての統計は 2009 年時点の数値)
　　　2：Stevenson (2006)：355–356(苦情のすべての統計は 1998 ～ 2002 年の数値)

備考：RI：ロードアイランド州、DC：ワシントン D.C.、FL：フロリダ州、ID：アイダホ州、DE：デラウェア州、OK：オクラホマ州、NH：ニューハンプシャー州、KS：カンザス州、SD：サウスダコタ州、WA：ワシントン州、CT：コネチカット州、PA：ペンシルベニア州、MN：ミネソタ州

包括予算調停法(OBRA' 87)で得られた成果の 1 つは、1965 年以降に施行された規制手続きの手法を超える手法を重視したことであった。その患者重視(patient-focused)、成果重視（outcome-oriented）の手法は、ナーシングホームの質をより直接的に評価する手法であるものの、これらの手法はその決定には障害も伴うため、調査による効果を潜在的に減退させる可能性がある（Stoil (1994))。連邦政府はその限界の一部に対応するために、質の指標調査(Quality Indicator Survey：QIS）事業と称する実証実験事業を 5 つの州で立ち上げた。この事業は、最も深刻な不適切事項を対象とし、正確性を高め、州の監査当局の有用性と効率性を改善し、最終的にナーシングホームの質を高めるための監査手法の採用を目的とした。全国的な事業参加は継続されているものの（現在 19 州が質の指標調査(QIS)を実施)、現在までのところ、評価結果は取りまとめられていない。メディケア・メディケイドサービスセンター（CMS）によ

る2007年の調査では、質の指標調査（QIS）は従来の調査よりもけっして正確ではなく、記録の改善、或いは監査当局による監査の実施速度と効率性の改善には失敗したことが明らかとなった（the Centers for Medicare and Medicaid Services(2007)）。他方で、質の指標調査(QIS)で明らかとされた不適切事項の件数は、特に従来、指摘されてこなかった部門について顕著に増加した。

11.5.3.2　一貫性がなく、不十分な内容の苦情処理手続き Complaint process is inconsistent and too lenient

苦情の調査については、質の基準の調査と同様の問題を抱えている。連邦政府の保健福祉省の監査機関（OIG）が2006年に苦情の調査過程を審査したところ、州の機関は最も深刻な指摘を受けた不適切事項の多くの調査に失敗し、苦情を受けた後の対応が杜撰で、メディケア・メディケイドサービスセンター(CMS)による調査が不十分であったことがわかった(the Federal HHS Office of the Inspector General（2006a））。これらの報告結果は、メディケア・メディケイドサービスセンター（CMS）の発行する報告書へ比較的早い段階で掲載された（Zimmerman *et al.*,（2003））。報告書ではアメリカ合衆国における質の保証に対する将来的な取り組みとして、規制の厳格性のみならず、その規制の実施状況と強制力の行使のあり方についても重視すべきであると指摘されている。

11.5.3.3　進展を阻害する問題　Adversarial process prevents progress

現在の政策的な流れの中で、州の監査当局の一義的に果たす役割は、違法行為を摘発し、違法行為を犯したナーシングホーム施設に対して制裁措置を命ずることであるが、それは複数の結果をもたらしている。1つは、ナーシングホームは質全体の改善よりも、指摘や制裁措置を受ける可能性の高い不適切事項の改善を図るために、かなりの時間と資源を投ずるようになったことである。2つめには、監査官の持つ専門性は政策的な役割のためだけに投じられ、最良のケアの実践、或いは質の改善に向けて導入可能な情報の提供を制限するようになったため、監査官の持つ専門性が活かされない可能性が生じたことである。3つめには、州の機関とメディケア・メディケイドサービスセンター（CMS）が長期療養ケア施設に対して制裁を科す際、罰金は一般的に政府自身によって支払われるが、その資金はすでに質に関する問題を抱えるナーシングホームの患者ケアの対価から投入されてしまうことである(Miller and Mor(2006))。規制の過程が機能的となることを阻害する必要はなく、この先十年においては、ナーシングホームに対する政府の助言的役割がさらに拡大する可能性は高い。後述するように、まさに質の改善機関（QIO）による事業は、規制当局とケア事業者との協力を進めるための継続的な取り組みであるといえる。患者ケアの対価である資金を吸い取る形となっている問題についても、近年の医療改革法（ACA）による取り組みが始まっており、メディケア・メディケイドサービスセンター（CMS）は特別に認められた居住者の便益のためにはナーシングホームが支払った罰金を返却することが規定された。

11.5.4　質の監視と改善に関する選択的手法
Alternate methods of quality monitoring and improvement

ナーシングホームの質の改善のための政府の手法として、前述のような従来の調査、認可、苦情処理に関する方法論に限界があるというわけではなかった。新たな補完的な方法は質の管理を目的として用いられたものであり、そのごく一部について、ここで述べる。

11.5.4.1　質の改善機関（QIO）による事業
Quality Improvement Organization（QIO）Programme

メディケアの質の改善機関（QIO）事業では、メディケア・メディケイドサービスセンター（CMS）と様々な医療機関との連携の橋渡しを行うために、営利、非営利の契約機関を活用している。ケア利用の管理と不適切なケア事業者の特定を重視するにあたり、質の改善機関（QIO）事業ではこの 10 年間、医療機関の意思決定の支援や医療の成果の測定、ケアの質の改善のための技術的支援の提供に向けて取り組んできた。また、急性期ケア施設から、ナーシングホームや在宅ケア事業者を含む、幅広いケア事業者にも事業の拡大を図ってきた。質の改善機関（QIO）は当初、ナーシングホームに関する結果が公表される中で、利用者に対して施設への理解を支援し、質に関する情報を利用できるようにさせること、メディケア受給者の立場に立って苦情の発生に即応すること、そして臨床指標に基づくケアの成果の改善をナーシングホームに直接的に働きかけることを方針とし、それらの多くはその都度、公表された。

質の改善機関（QIO）は公的規制当局として業務許容量に限界があるため、ナーシングホームに対して助言的手法で介入しているところもある。質の改善機関（QIO）は、一般的に臨床的内容に関する改善を重視し、施設に対しても個々の職員に対しても業務支援を行いながらナーシングホームにおける医師を含む臨床現場の職員と共に業務に臨む。例えば、質の改善機関（QIO）は最良のケアを紹介する研修内容を広く告知し、現場への訪問を通じて個々のナーシングホームを支援することがある。質の改善機関（QIO）事業に参加するケア事業者は自発的な取り組みでありながら、連邦政府や州政府の規制構造には含まれない重要な役割を提供しており、そのほとんどについてメディケア・メディケイドサービスセンター（CMS）では質に関連する内容や、それに対応する可能性としての役割に期待してきたのである（the Federal HHS Office of the Inspector General（2006a））。それにもかかわらず、質の改善機関（QIO）事業には、特に様々な投資に関連する内容についてまったく知られていないのである。

11.5.4.2　長期療養ケアオンブズマン事業
Long-term Care Ombudsman Programme

長期療養ケアオンブズマン事業は、1965 年の老人基本法（the 1965 Older American Act：アメリカ合衆国法典（USCA 第 42 巻 3027 条））において規定され、連邦高齢化対策局（the Federal Administration on Aging）によって州の機関内に設置されており、ナーシングホームにおける質の保証に関して特別な規制機関として重要な役割を果たしている。長期療養ケアオンブズマン事業は法的な権限はないが、州のオンブズマンは居住者の権利を監視し、促進することと、ナーシングホーム居住者から訴えられる苦情の調査と解決を図ることに責任を有している[3)]。また、長期療養ケアのオンブズマンは、ナーシングホームに最良のケアの実践を周知することと、政府が関心を強めるナーシングホームの質の問題に介入する公的機関であることを通知することによって、政府と施設との間の仲介者にもなっている（Kapp（2000））。その影響を定量化する精確な研究はないが、長期療養ケアオンブズマン事業の導入は、特に政府の資源の最適な投資という観点から、全体として正の効果をもたらしてきた。

3）これらの苦情調査と苦情処理は、州の規制当局によって指示される法的に義務付けられた苦情処理制度とは分離されており、居住者を保護し、支援するために不可欠なもう 1 つの目と耳の機能を果たしている。

11.6　質の管理のための市場原理的手法の導入
Market-based approaches to quality control

前述のように現在の規制手法に限界がある中で、一部の者からは、ナーシングホームでのケアの質には疑わしいところがあるが少なくとも改革後の規制によって便益を得ることができているのかという疑問の声があった（Kapp (2000), Walshe (2001)）。さらに、アメリカ合衆国の第一線の 2 名の長期療養ケア研究者による論文において「長期療養ケアにおける質の改善に関する現在の規制手法は、質や効果、価値に関して利用者に情報提供を行うことを重視する市場原理的手法へ転換すべきである」と提言された（Kane and Kane (2001)）。その手法は 2 つの関連する理論に基づいている。

（1）十分な情報が与えられていれば、ナーシングホーム居住者とその支援者は（利用者として）予算の中で最も質の高いケア事業者を選択する。

（2）正しい誘因が与えられていれば、ナーシングホーム事業者は（提供者として）利潤を増やすために競争し、質を改善する。

11.6.1　公表　Public reporting

質に関する情報公開は、この 10 年間、急性期ケア部門において質の改善に向けた戦略事業として十分に行われてきた。これらの取り組みの複合的な結果を示す調査があるにもかかわらず、質の測定結果の公表は、現在、ナーシングホームにおける質の改善に向けた戦略的事業として行われている。

利用者に対して選択肢を提示し、質におけるケア事業者の競争を促進させるように事業は計画されているが、ナーシングホームの質に関する公表が行われたのは、連邦政府による指示を受けてナーシングホームの比較（Nursing Home Compare：NHC）サイトが開設された 1998 年のことであり、さらに連邦政府による指示でナーシングホームの質に関する取り組み（Nursing Home Quality Initiative：NHQI）が 2002 年に始められ、広く知られるようになった。連邦政府は、これらの取り組みの中でメディケアとメディケイドからの償還を受けるすべてのナーシングホームの質に関する情報を公表している。

11.6.1.1　ナーシングホームの比較への取り組み　Nursing Home Compare

ナーシングホームの比較（NHC）には、当初、施設の属性、居住者の属性、州の監査報告に関する情報が含まれていた。(不正確さを含む)不十分な調査測定でも、各施設のケアの質の評価についてナーシングホームの比較（NHC）の利用を目的とする個人にとっては、おそらく比較を行うための最も可視的な方法で提供されることになった。前述のように、ナーシングホームの比較(NHC)への取り組みは、初めに2001年に試験的事業が開始され、2002年には全国的な事業の開始へと進められ、その後、ナーシングホームの質に関する取り組み(NHQI)の導入によって強化された。特に、ナーシングホームの質に関する取り組み(NHQI)には、短期、および長期のナーシングホーム居住者に対する(前述のような)MDSの評価に基づく測定結果の報告内容が追加された。

連邦政府はナーシングホームの比較（NHC）サイトの見直しを継続してきており、5つ星格付け評価制度の追加によって最もわかりやすい見直しを行った。この5つ星格付け評価制度では、ケア事業者が（全体と同様に複数の項目ごとに作成された）複合的な指標によって示される運営成果に基づき、格付け評価を受けることになる。また、ナーシングホームの比較（NHC）では、施設に対

表11.2　アメリカ合衆国のナーシングホームの比較（Nursing Home Compare：NHC）サイトで公表された利用可能な情報

5つ星格付け評価制度	
全体	5つ星によるナーシングホームの総合的な格付け評価
医療監査	直近の医療監査結果と医療に係る不適切事項件数の情報
ナーシングホーム職員配置	1日あたり居住者あたりの看護時間数、居住者数
質の測定	質の測定項目(短期日数群と長期日数群)
その他の質の指標	
防火安全監査	防火体制、防火監査、防火調査、不適切事項に関する情報
罰則、および支払い拒否	ナーシングホームに対する民事制裁金請求件数と支払い拒否件数
苦情、および有害事象	被害を受けた居住者数と有害事象の深刻度に関する情報を含む、ナーシングホームに対する居住者からの苦情に対する説明と対応内容
ナーシングホームの属性	
事業参加	メディケアとメディケイド、メディケアかメディケイド
認可病床	施設ベッド数
経営主体	営利組織、非営利組織、政府所有のいずれか
ケアの継続性	終の棲家であることを保証しているか
高齢者施設	段階的なケアの提供の水準
居住者と家族の接点	利用者の属性別に施設へ寄せられた意見が利用可能か
病院における位置づけ	病院と連携しているか

出典：Medicare.gov (2011)

する苦情や不適切事項、制裁措置の執行に関する情報も追加された。表 11.2 では、ナーシングホームの比較（NHC）サイトで利用可能な質に関する指標の一覧と簡単な説明が示されている。

近年、可決された医療改革法（ACA）では、ナーシングホームの質について経営者の役割を見直し（Stevenson and Grabowski（2008））、すべてのナーシングホームに対して実質的な経営に関わる者に加え、当該施設の管理者、経営者に関する詳細な情報の開示を規定することによってナーシングホームに対する透明性の要件を高めた。連邦政府の情報公開への取り組みを経て、すべての州のほぼ半数が、ナーシングホームに関する同様の情報を公開する別のウェブサイトを開設するようになっている（Castle and Lowe（2005））。

11.6.1.2　挑戦的取り組みと現在までの進捗状況
Challenges and evidence to date

医療の質に関する情報公開は、報告書の形式や内容がどうであろうとも重要な関係者らの行動を指導し、整えることにつながる。政策担当者はこれらが成果を挙げるために、公表への取り組みを承諾しなければならない。具体的には政策担当者がまず、情報の有効性を信頼し、情報を利用する際には情報を利用可能な状態にあり、理解しやすい形で、利用できなければならない。ただし、ケア事業者の行動を変える効果を得るような利用者の反応を生むことに対しては、特定の要因が間違いなく障害となる。障害となる要因としては、ナーシングホーム居住者に共通して見られる認知機能の低下、ナーシングホームでのケアそのものを目標にすることの不確実性、ナーシングホームの転院・転所決定でよく見られる緊急の依頼が挙げられる。アメリカ合衆国では入院・入所する者の約 70％が病院からの転院・転所であり、それらの者はすべて亜急性期のリハビリテーションのためにナーシングホームへ入院・入所する者である（Brown（2011））。

ナーシングホームの比較（NHC）への取り組みに対する利用者の反応については、ナーシングホームの質に関する取り組み（NHQI）後に、ナーシングホームの比較（NHC）サイトの認知度は少なくともウェブサイトの閲覧数と無料電話相談件数から判断して大きく高まった（the Federal HHS Office of the Inspector General（2004））。近年のナーシングホームの比較（NHC）への取り組みに関する調査研究によると、ナーシングホーム利用者の 31％が施設の選択に際してインターネットを利用し、12％はナーシングホームの比較（NHC）サイトを利用して特定の施設を検索していることがわかった（Castle（2009））。別の研究では、ナーシングホームの比較（NHC）への取り組みは、結果の公表によって患者が選択した指標を理解する効果があったことから、リスクの高い患者と質の高い施設を結びつけるようになったと結論付けている（Werner *et al*.,（2011））。これらのデータが示すことは、質に関する情報を誰でも検索できることを意味するものではないが、利用者の選択を促す上で結果の公表が実質的な役割を提案していることである。しかしながら、質の指標に潜む要因が利用者にとって重要な質の基準と一致しているかどうかは明確になっていない。ナーシングホームの評価については何度も測定が行われ、様々な議論があるにもかかわらず、（患者満足度や生活の質（QOL）のような）居住者中心の評価はナーシングホームの比較（NHC）の対象となっておらず、質の指標は臨床過程に基づく測定を重視する傾向が強い（Miller and Mor（2006））。ナーシングホームの質の測定には様々な側面がある（Mor *et al*.,（2003））中で、居住者中心の評価指標が欠落することによって、対象施設が利用者個人にとって最適であるかを正確に決めることを妨げる可能性があり、そのため、公表の初期の目的を阻むことにもなる（Mor（2005））。ケア内容を検索する個人のニーズと関心は、一般の居住者とは異なる可能性があるが、結果の公表内容はナーシングホーム施設内で提供されるサービスが多岐にわたるため、さらに複雑なものになる。例えば、ナーシングホームで短期リハビリテーションのみを必要とする者は、様々なケアを必要とするため、同一施設の長期療養の支援サービスを必要とする者とは異なる情報が必要となる。現在までのところ、これらの様々な目的に応える利用可能な質に関する情報はほとんど利用できない。

ケアの質に関する結果の公表を行うナーシングホームへの影響は、一般にはプラスマイナスゼロから、わずかに正の効果が見られる程度である。複数の研究によれば、ほとんどのナーシングホームが報告書類を調査し、多くの施設で問題のある質に対応するためにこの情報を積極的に利用している（Mukamel *et al*.,（2007））。同様に、ナーシングホームの比較（NHC）の公表の直後に、特に疼痛管理や身体拘束の実施といった特定の質に関する項目で改善が見られた（Konetzka *et al*.,（2010））。この他の研究では、現在までのところ、はっきりとした結果ではないが、居住者へのケアの成果の公表による影響を調査する様々な方法論的手法が採られてきた（Mukamel *et al*.,（2008）、Werner *et al*.,（2009）、

Grabowski and Town(2011))。

11.6.2　ケアの成果報酬　Pay-for-performance

ケアミックス症例への対応や定額支払いのようなナーシングホームへの支払いに関して進展が見られたことは、ナーシングホーム事業者への支払いの効率性が改善されたことであった。それにもかかわらず、アメリカ合衆国におけるほとんどの支払制度は、質の高いケアの提供へ誘因を与えることはほとんどない仕組みとなっている。そのため、一部の者が「ケアに対する成果報酬(pay-for-performance：P4P)」という呼称で知られるケアへの成果と支払額を結びつけるナーシングホームの報酬体系の選択を提案した。その取り組みでは、ケア事業者が、例えば、特定の目標を下回る褥瘡（じょくそう）の発生率のような質の高い成果に対する加算、或いは、時間の経過とともに取り組まれた質の改善に対する加算を期待することができる。基本的な動機はどちらの方法においても変わらないが、質の改善に対する加算については、質の低い施設と中程度の施設に対して潜在的に誘因(報酬)を与える効果がある。

一部の州のメディケイドでは、既にメディケイドが認可する看護施設(Nursing Facilities：NFs)に対する報酬において、成果に基づく償還を始めた。さらに、メディケア・メディケイドサービスセンター (CMS) は、メディケイドが認可する高度看護施設 (Skilled Nursing Facilities：SNFs) に対する成果報酬の採用を厳格に決定するために、2009 年、3 つの州で成果報酬導入後の状況調査を行う「ナーシングホームの価値に基づく支払事業 (the Nursing Home Value Based Purchasing：NHVBP)」の開始を指示した(Konetzka *et al.*,(2010))。

アメリカ合衆国におけるケアに対する成果報酬(P4P)の効果は、まだ明らかになっていない。既にケアに対する成果報酬(P4P)を導入した州でも、標準化された手法がまだ存在しないために、その効果は様々である (Arling (2009))。加えて、医療機関における成果に基づく償還制度は一部で成功しているものの、長期療養ケア施設におけるケアに対する成果報酬(P4P)は、概して成功しているかわかっていない。ケアに対する成果報酬(P4P)に対する州の手法について一部の調査は楽観的であり (Cooke *et al.*, (2010))、手法の成果を完全に肯定する唯一の実証研究としては、1980 年代からサンディエゴとカルフォルニアで行われた研究がある。その研究では、長期療養ケア施設への成果報酬は、退院率と居住者の機能的状態に正の効果を与えたとしている (Briesacher *et al.*,

(2009))。しかしその間、慎重に計画し、監督しなければ、ケアに対する成果報酬(P4P)は実質的に負の結果をもたらす可能性がある懸念が広がり始めている。リスクに対応する方法が不十分であれば、ケア事業者はクリーム・スキミングと呼ばれる、より健康な者、リスクの低い患者のみを選択しようとするだろう(Konetzka *et al.*,(2010))。同様に、一定の質の指標のみが成果報酬の決定に利用されれば、ケア事業者は他の項目を犠牲にして対象となる項目の質の改善をしたがる可能性もある。要するに、ケアに対する成果報酬(P4P)は、質の保証を目標とする経営的な補償に結びつけられやすい一方で、基準すれすれの行為やその他の居住者に対する有害な不正行為を惹起させることにもなるのである。

11.7　ナーシングホーム以外の長期療養ケアに対する規制
Non-nursing home long-term care regulations

アメリカ合衆国における長期療養ケアサービスに対する規制と学術的な関心の対象はこれまでナーシングホームにあったが、近年、在宅ケアサービスと地域密着型ケアサービス（Home- and community-based services：HCBS）についても重要性が増してきた（Kaye *et al.*, (2010)）。ここにはメディケア事業でリハビリテーションを提供する在宅での医療的ケア提供機関も含まれており、そうした機関には、メディケアにおいてリハビリテーションを提供する施設や、生活支援施設(assisted-living facilities：ALFs)のようなナーシングホームの代替機能を持つ居住系施設、成人対象のデイケアのような地域密着型居住系ケア施設、公的在宅ケアや身の回りの世話のような地域密着型ケアサービスを提供する施設が該当する。これらの亜急性期ケアや長期療養ケアサービスに対する公的資金の投入については、一部で重要な部分での違いはあるものの、ナーシングホームでのケアと類似性がある。メディケアでは、リハビリテーション施設、在宅ケア機関、その他の施設から提供される亜急性期ケアサービスに対する支払いを行っている。他方、メディケイドでは、州が提供していれば、在宅ケアサービスや地域密着型ケアサービス、身の回りの世話をする者のような、長期療養ケアと慢性的な長期療養ケアサービスに対する支払いを行っている。重要なことは、長期療養ケア部門の費用はほとんどが民間保険による支払いが中心となっており、現在までのところ、公的資金を投入する政府は生活支援施設（ALFs）に対する支払いをほとんど行っていないことである（Stevenson and Grabowski(2010)）。

公的資金が投入される制度とサービス対象者には一部で重複があるにもかかわらず、包括予算調停法（OBRA'87）の規制は、ナーシングホームを持たないケア事業者にはほとんど影響を与えなかった。在宅ケアサービスはメディケア・メディケイドサービスセンター（CMS）による認可を受け、州政府により事業資格を与えられるものであるが、概ね、州法、或いは、労働安全衛生法（Occupational Safety and Health Act）のような、関連のない連邦法により管理されている。成人対象のデイケアや生活支援施設（ALFs）のような長期療養ケアのこの他の複数の分野については、州法によって厳格に規制されているが、州によってばらつきが大きく、連邦政府による監視はほとんど受けていない（Miller and Mor(2006)）。

11.7.1　資格要件　Licensure requirements

メディケア・メディケイドサービスセンター（CMS）の償還を受ける資格のある在宅ケア機関に対する規制は、メディケア・メディケイドサービスセンター（CMS）が要件を規定し、様々な州でそれらを管理するという点においてナーシングホームへの規制との類似性が見られる。しかし、これらの在宅ケア機関に対する規則は、ナーシングホームに対する規則よりかなり厳格であり、ケアの質よりも費用と利用のしやすさを重視してきた（Institute of Medicine (2001)）。加えて、ナーシングホームを持たない在宅ケア機関は、非営利法人である医療施設認定合同機構（Joint Commission）による認証を受けていれば、メディケア・メディケイドサービスセンター（CMS）の規定を満たしているものとみなされる。この寛容さは、メディケア・メディケイドサービスセンター（CMS）の規定する要件の重要性が軽んじる可能性があり、認証が甘すぎれば、悪影響を及ぼす可能性がある（Institute of Medicine(2001)）。

ナーシングホームを持たない居住系ケア施設に対する参加要件は州法に基づいている。そのため、これらの規制はどのようにケア事業者の分類を定義するか、どのようなサービスを提供している可能性があるのか、資格要件による違いを含め、本質的にかなりのばらつきがある。また、支払者および規制当局として、政府の介入の程度には州によってかなりのばらつきがある。一部の州では生活支援施設（ALFs）で提供できるサービスの種類を明確に規定しており、その他の州では居住者のニーズに応じてケア事業者に弾力的に対応している(Mollica *et al.*,(2008))。

償還を受ける資格のある在宅ケア機関と、その他の在宅ケアサービスと地域密着型サービス(HCBS)に対する監視は、通常、州によって行われているため、これもばらつきが大きい。これらのサービスは、特別なメディケイドの在宅ケアサービスと地域密着型サービス(HCBS)権利放棄事業に沿って規定されている（the Centers for Medicare and Medicaid Services（2011b))。しかし、サービスが在宅ケア機関を通じて提供される場合には連邦政府の要件が適用される。

11.7.2　法令遵守と強制力の行使　Enforcement and compliance

ナーシングホームと同様に、その他の長期療養ケア事業者は州の機関によって監視され、必要があると判断されれば、州、或いはメディケア・メディケイドサービスセンター（CMS）によって制裁措置が科される場合がある。しかしながら、連邦政府も州政府も従来、強制力の行使については消極的であった。メディケア・メディケイドサービスセンター（CMS）が質の低いケアを提供する施設に対して制裁を科すことは稀であり、州政府も資格を持たない施設の特定化や法令違反に対する強制力の行使には積極的な役割を果たしてこなかった(Institute of Medicine（2001))。このため、アメリカ医学研究所（IOM）もアメリカ会計検査院（Government Accountability Office：GAO）も十分に機能を果たせていない政府の監視状況に対応するための大幅な州の基準の設置拡大を求めた規制制度は厳格さを欠くものとなっている(Institute of Medicine(2001))。

これらの長期療養ケア事業者は、ナーシングホームの法令遵守を求める規制にほとんど免疫ができてしまうものの、それは政策と事業の一部についても同様である。ナーシングホームは最小データセット（MDS）を利用しなければならないことに留まるが、在宅ケア機関は患者のケアプランの作成方法を改善し、機能的にはMDSに類似する評価・成果データセット（the Outcome and Assessment Information Set：OASIS）の開発を進めなければならない。また、前述の通り、メディケアの長期療養ケアオンブズマン制度は患者への支援を推進し、最良のケアの実践に関する情報を普及させるために、メディケア事業への参加事業者を含むすべてのナーシングホームを持たない長期療養ケア施設で利用されている。

11.7.3　市場原理的手法　Market approaches

市場原理に基づく手法は、初期においては在宅医療機関に対して、その後はナーシングホームの外部でも役割を果たしている。在宅医療の比較（the Home Health Compare：HHC）への取り組みでは、前述のナーシングホームの比較(NHC)への取り組みと同様に、全国のすべての認可在宅医療機関に関する詳細な質の情報を提供している。在宅医療の比較(HHC)への取り組みでは、5 つ星の格付け評価制度は利用してはいないものの、日常的な活動の支援や疼痛管理、その他の兆候、創部の処置、褥瘡予防のスコア、有害事象の防止、予定しない入院の防止に関する在宅医療機関の記録の履歴が、数値化された情報となって提供されている。これらの数値は精緻な質の比較ができる州、および全国の平均値と比較される。また、連邦政府も前述のナーシングホームの価値に基づく支払事業 (the Nursing Home Value Based Purchasing：NHVBP) と同様に、事業者への報酬の支払いにあたり、成果報酬の手法で試験的に在宅医療の価値に基づく支払事業(the Home Health Value Based Purchasing)に出資してきた。

11.7.4　ナーシングホームを持たない長期療養ケア事業者に対する規制の有効性

Efficacy of non-nursing home long-term care regulation

ナーシングホーム部門の外にある長期療養ケア施設の質の成果についてはほとんど明らかにされておらず、これらの部門での厳格な規制による潜在的な効果についてはまったく明らかにされていない（Zimmerman *et al.*, (2003)）。この分野に関する情報不足は、どの施設に公表の義務があるのかについてケアの成果の対象が曖昧であることに加え、生活支援施設の居住者に関する標準化された評価データの不足が原因となっている。これらの施設でのケアについては、政府関係者や研究者がこれまでほとんど関心を示していなかったが、今後はより多くの公的資金がこれらの施設に投入されていく可能性がある。近年の長期療養ケアの専門家による調査では、生活支援施設（ALFs）の事業者はそのような公的資金が投入される可能性に強く反対していたにもかかわらず、回答者の 3 分の 2 はナーシングホームに対する要件に沿って、生活支援施設（ALFs）に対するより厳格な規制の採用に賛成することが明らかとなった（Mor *et al.*, (2010)）。

在宅医療機関は、これらの問題の程度はわからないものの、質の低いケアの実例に頭を痛めてきた（Institute of Medicine（2001））。そのため、在宅で提供されるケアの質を評価し、在宅ケアの監視事業を立ち上げる取り組みが行われ始めている。在宅ケアに対する規制当局の甘さが質の低いケアにつながっているという調査結果が一部に見られる一方で、大規模調査によって問題を指摘し、改革の必要な分野を特定し、特に、在宅ケアサービスと地域密着型ケアサービス(HCBS)を中心に利用者選択と弾力的な運用の継続を保証していくことが求められている。

11.8　長期療養ケアの現状とその将来
The current state of long-term care regulation and its future

11.8.1　アメリカ合衆国における現在の長期療養ケアに対する規制手法の成果
Performance of current long-term care regulatory approach in the US

本章で述べた規制体系では、一部の分野は他の分野より明らかによい成果が挙げられているものの、挫折感の残る複雑な結果であった。アメリカ合衆国における長期療養ケアに対する規制は、一定の簡単な分類で見れば、質の改善に成功してきたといえる。例えば、質の管理のための成果に基づき、患者中心の手法を重視する包括予算調停法(OBRA'87)の施行を契機に、脱水症状や褥瘡（じょくそう）の割合は減少し、カテーテルや身体拘束の実施割合も劇的に減少した。患者の権利については、包括予算調停法（OBRA'87）と患者自己決定法（the Patient Self-Determination Act of 1990）の2つの法律において、ケアに関する居住者の自己決定と追加的な助言の拡大によって担保された(Kapp(2000))。

他方で、ナーシングホーム部門において質の問題は依然として残り、規制が決定的に機能不全に陥っていることが示されている（Government Accountability Office (1987, 1998, 1999, 2002), the Federal HHS Office of the Inspector General(1999a, 1999b))。現在の規制制度では、実質的な質の管理のみならず、不適切事項の摘発と公表も行ってきた。アメリカ会計検査院(GAO)は2008年に、（前述の）連邦政府による追跡調査の70%は、過去10年以上にわたり状況の悪化を続け、初期の調査では少なくとも「最小限に留まらない潜在的な」不適切事項を捕捉できていなかったことを報告した（Government Accountability Office(2008))。さらに深刻なことは、この連邦政府による追跡調査の15%で最も深刻な不適切事項が捕捉されておらず、それは実際に有害となっているか、即時的危険を伴うものであったことである。そのような公表に至らなかった問題は、真の質の問題の究明を妨げることにもなっているのである。

11.8.2　規制に係る費用　Costs of regulation

規制体系の有効性は、規制に係る費用においても評価しなければならず、それは非常に費用の嵩む可能性の高いものである。この業界の規制に係る総費用を単一の数値で示すことはできないが、2001 年に行われた調査研究によれば、ナーシングホームの調査と認可手続きに係る年間の費用は $3.82 億（431.66 億円（113 円／ $ 換算））、1 施設あたり $22,000（248.6 万円（同換算））と推計されている（Walshe（2001））。長期療養ケアに対する規制の枠組みにおける質の改善を重視する方針や結果の公表、苦情への追加的対応、規制の強化、市場の拡大、インフレーションといったことに鑑みれば、政府が直接負担する費用は、現在、数十億ドルに達していることは間違いない。

これらの費用の中で最も嵩むのは、ナーシングホームに対して連邦政府と州政府の規定を遵守させるための支出である。これらの費用には、調査の準備、データ加工、苦情内容への対応、法令遵守を促進させるための指標の作成が含まれる。これらの費用の推計は難しいが、近年の調査研究ではナーシングホーム 1 施設における 1 つの不適切事項を指導する限界費用は $3,608（407,704 円（113 円／ $ 換算））であり、ナーシングホームに対する規制の厳格化に伴う 1 標準偏差分の費用が運営費用を 1.1％増加させることが明らかにされた（Mukamel *et al.*,（2011））。この調査研究はこの種の研究としては初めてのものであったが、表では集計データにおける間接費用がかなりのものとなる可能性が示されている（Mor（2011））。

11.8.3　ナーシングホームに対する規制の行方　Future of nursing home regulation

連邦政府はこの 20 年以上にわたり、特にナーシングホームに対して長期療養ケアの質の保証に係る過程を改善するために多くの手続きを踏んできた。現在の制度は、1987 年より前の、不十分で統一性のない規制が大幅に改善された結果といえる。それにもかかわらず、アメリカ合衆国における現在の規制は、包括予算調停法（OBRA’87）によって描かれた、安全で、効果的で、患者中心のナーシングホームを一貫して導くほど厳格なものとはなっていない。一部の研究者と政策担当者は、これらの結果に鑑みて厳しい基準とより効果的な強制力の行使を求めて議論を行ってきた。他の者は、規制制度が効果的でないことから制裁手段を用いることなく簡素化したものに見直すべきであると主張している（Walshe (2001)）。将来的な規制の改正内容を予見することは難しいが、現在の政策的方針や、成果報酬と結果の公表による効果に対する楽観論に鑑みれば、市場原理的手法を重視する方向性は継続されるものと思われる。他の者は、質の保証と質の改善の統合に向けて質の改善機関(QIO)と調査機関が協働し、対象施設の過去の質の状況を考慮して監査の頻度を調整する形で監視の強化や強制力の行使を図ることが将来的な改革の牽引力となると主張している。しかし、長期療養ケアに対する規制が政策的に高度な障害を伴う内容となれば、現在定着している状況を実質的に改革させないことにつながるだろう。

将来的な長期療養ケアに対する規制におけるおそらく最も重要な変化は、どのような長期療養ケアを提供し、評価し、公表するかについて利用者の声をさらに取り込むかどうかであろう。特に、質の測定と質の指標については、受けたケアや生活の質（QOL）、患者満足度における中心的内容が統合され始める可能性がある。もし、この転換が起きれば、アメリカ合衆国における長期療養ケアは、包括予算調停法(OBRA' 87)が目標として描いた、患者中心のケアの方針を実現することができ、現在の障害者の権利やナーシングホーム文化の変化の兆しが具現化することになるかもしれない。

References

Arling, G. (2009). Medicaid nursing pay-for-performance: where do we stand? *The Gerontologist*, 49(5): 587–95.

Binstock, R.H. et al. (1996). *The Future of Long-Term Care: Social and Policy Issues*. Baltimore: The Johns Hopkins University Press.

Briesacher, B. A. et al. (2009). Can pay-for-performance take nursing home care to the next level? *Journal of the American Geriatrics Society*, 56(10): 1,937–9.

Brown: Alpert Medical School (2011). Create custom reports on long-term care. Available at: http://ltcfocus.org/.

Castle, N. G. (2009). The nursing home compare report card: consumers' use and understanding. *Journal of Aging and Social Policy*, 21(2): 187–208.

Castle, N. G. and Lowe, T. J. (2005). Report cards and nursing homes. *The Gerontologist*, 45(1): 48–67.

CMS: Centers for Medicare and Medicaid Services (2006). Report to Congress on the evaluation of the Quality Improvement Organization (QIO) Program for Medicare beneficiaries for fiscal year 2006. Available at: https://www.cms.gov/QualityImprovementOrgs/downloads/2006RtCQIO.pdf.

(2007). Evaluation of the Quality Indicator Survey (QIS). Available at: https://www.cms.gov/CertificationandComplianc/Downloads/QISExecSummary.pdf.

(2011a). Certification and compliance: nursing homes. Available at: https://www.cms.gov/CertificationandComplianc/12_NHs.asp.

(2011b). HCBS waivers – section 1915(c). Available at: http://www.cms.gov/MedicaidStWaivProgDemoPGI/05_HCBSWaivers-Section1915 per cent28c per cent29.asp.

Cooke, V. et al. (2010). Minnesota's nursing facility performance-based incentive payment program: an innovative model for promoting care quality. *The Gerontologist*, 50(4): 556–63.

Furrow, B. R. et al. (2008). *Health Law: Cases, Materials and Problems* (6th edn). St Paul: West.

(2010). *Healthcare Reform Supplement to Health Law: Cases, Materials and Problems*. St Paul: West.

GAO: Government Accountability Office (1987). Medicare and Medicaid: stronger enforcement of nursing home requirements needed. Available at: http://gao.justia.com/department-of-health-and-human-services/1987/7/medicare-and-medicaid-hrd-87-113/HRD-87-113-full-report.pdf.

(1998). California nursing homes: care problems persist despite federal and state oversight. Available at: http://www.gao.gov/archive/1998/he98202.pdf.

(1999). Nursing homes: additional steps needed to strengthen enforcement of federal quality standards. Available at: http://www.gao.gov/archive/1999/he99046.pdf.

(2002). Nursing homes: more can be done to protect residents from abuse. Available at: http://www.gao.gov/new.items/d02312.pdf.

(2003). Prevalence of serious problems, while declining, reinforces importance of enhanced oversight. Available at: http://www.gao.gov/new.items/d03561.pdf.

(2007). Efforts to strengthen federal enforcement have not deterred some homes from repeatedly harming residents. Available at: http://www.gao.gov/new.items/d07241.pdf.

(2008). Nursing homes: federal monitoring surveys demonstrate continued understatement of serious care problems and CMS oversight weaknesses. Available at: http://www.gao.gov/new.items/d08517.pdf.

(2009). Medicare and Medicaid participating facilities: CMS needs to reexamine its approach for funding state oversight of healthcare facilities. Available at: http://www.gao.gov/new.items/d0964.pdf.

Grabowski, D.C. and Town, R.J. (2011). Does information matter? Competition, quality, and the impact of nursing home report cards. *Health Services Research*, 46(6pt1): 1,698–1,719.

Harrington, C. and Millman, M. (2001). *Nursing Home Staffing Standards in State Statutes and Regulations*. San Francisco: Henry J. Kaiser Family Foundation. University of California, San Francisco.

Harrington, C. et al. (2010). *Nursing, Facilities, Staffing, Residents, and Facility Deficiencies, 2004 through 2009*. San Francisco: Department of Social and Behavioral Sciences. University of California, San Francisco.

HEW: Department of Health, Education, and Welfare (1972). In-patient health facilities as reported from the 1967 MFI Survey. Available at: http://www.cdc.gov/nchs/data/series/sr_14/sr14_004.pdf.

IOM: Institute of Medicine (1986). *Improving the Quality of Care in Nursing Homes*. Washington: National Academy Press.

(2001). *Improving the Quality of Long-Term Care*. Washington: National Academy Press.

Kane, R. A., et al. (1998). *The Heart of Long-Term Care*. New York: Oxford University Press.

Kane, R. L. and Kane, R. A. (2001). What older people want from long-term care, and how they can get it. *Health Affairs*, 20(5): 114–27.

Kapp, M. B. (2000). Quality of care and quality of life in nursing facilities: what's regulation got to do with it? *McGeorge Law Review*, 31(3): 707–31.

Kaye, H. S., Harrington, C., and LaPlante, M. P. (2010). Long-term care: who gets it, who provides it, who pays, and how much? *Health Affairs*, 29(1): 11–21.

Konetzka, R. T., et al. (2010). Applying market-based reforms to long-term care. *Health Affairs*, 29(1): 74–80.

Medicare.gov (2011). Nursing Home Compare. Available at: http://www.medicare.gov/nhcompare.

MedPac (2010). *A data book: healthcare spending and the Medicare Program*, pp. 129–53. Available at: http://www.medpac.gov/chapters/Jun10DataBookSec9.pdf.

Mendelson, M. A. (1974). *Tender Loving Greed: How the Incredibly Lucrative Nursing Home 'Industry' is Exploiting America's Old People and Defrauding Us All* (1st edn). New York: Knopf.

Miller, E. A. and Mor, V. (2006). *Out of the Shadows: Envisioning a Brighter Future for Long-Term Care in America*. Chapter 6: Modernizing regulation. Report for the National Commission for Quality Long-Term Care. Providence, Rhode Island: Brown University, Center for Gerontology and Healthcare Research.

Mollica, R., Sims-Kastelein, K., and O'Keefe, J. (2008). Assisted living and residential care policy compendium, 2007 update. Portland: National Academy for State Health Policy. Available at: http://aspe.hhs.gov/daltcp/reports/2007/07alcom.htm.

Mor, V. (2005). Improving the quality of long-term care with better information. *Milbank Quarterly*, 83(3): 333–64.

(2011). Cost of nursing home regulation: building a research agenda. *Medical Care*, 49(6): 525–36.

Mor, V., et al. (2003). The quality of quality measurement in United States nursing homes. *The Gerontologist*, 43(SII): 37–46.

(2010). The taste for regulation in long-term care. *Medical Care Research Review*, 67(4): 38S–64S.

Moss, F. E. and Halamandaris, V. J. (1977). *Too Old, Too Sick, Too Bad: Nursing Homes in America*. Germantown: Aspen Systems Corporation.

Mukamel, D. B., et al. (2007). Nursing homes' response to the Nursing Home Compare report card. *Journals of Gerontology Series B: Psychological Sciences and Social Sciences*, 62B(4): S218–S225.

(2008). Publication of quality report cards and trends in reported quality measures in nursing homes. *Health Services Research*, 43(4): 1,244–62.

(2011). Does state regulation of quality impose costs on nursing homes? *Medical Care*, 49(6): 529–34.

NCSL: National Conference of State Legislatures (2011). Certificate of need: state health laws and programs. Available at: http://www.ncsl.org/

IssuesResearch/Health/CONCertificateofNeedStateLaws/tabid/14373/Default.aspx.

NHPF: National Health Policy Forum (2011). National spending for long-term services and supports (LTSS). Available at: http://www.nhpf.org/library/the-basics/Basics_LongTermServicesSupports_03-15-11.pdf.

O'Brien, E. (2005). *Long-term care: understanding Medicaid's role for the elderly and disabled*. Kaiser Commission on Medicaid and the Uninsured. Available at: http://www.kff.org/medicaid/upload/Long-Term-Care-Understanding-Medicaid-s-Role-for-the-Elderly-and-Disabled-Report.pdf.

OIG: Office of the Inspector General (1999a). Nursing home survey and certification: overall capacity. Available at: http://oig.hhs.gov/oei/reports/oei-02-98-00330.pdf.

(1999b). Quality of care in nursing homes: an overview. Available at: http://oig.hhs.gov/oei/reports/oei-02-99-00060.pdf.

(2004). Inspection results on Nursing Home Compare: completeness and accuracy. Available at: http://oig.hhs.gov/oei/reports/oei-01-03-00130.pdf.

(2006a). Nursing home complaint investigations. Available at: http://oig.hhs.gov/oei/reports/oei-01-04-00340.pdf.

(2006b). Nursing home enforcement: application of mandatory remedies. Available at: http://oig.hhs.gov/oei/reports/oei-06-03-00410.pdf.

(2008). Memorandum report: 'Trends in nursing home deficiencies and complaints'. Available at: http://oig.hhs.gov/oei/reports/oei-02-08-00140.pdf.

(2009). Nursing home corporations under quality of care corporate integrity agreements. Available at: http://oig.hhs.gov/oei/reports/oei-06-06-00570.pdf.

Rantz, M. J., et al. (1999). Minimum data set and resident assessment instrument: can using standardized assessment improve clinical practice and outcomes of care? *Journal of Gerontological Nursing*, 25(6): 35–43.

Smith v. Heckler: *In re the Estate of Michael Patrick Smith v. Heckler*, 747 F.2d 583 (10th Cir. 1984).

Stevenson, D. G. (2006). Nursing home consumer complaints and quality of care – a national view. *Medical Care Research and Review*, 63(3): 347–68.

Stevenson, D. G. and Grabowski, D. C. (2008). Private equity investment and nursing home care: is it a big deal? *Health Affairs*, 27(5): 1,399–408.

(2010). Sizing up the market for sssisted living, *Health Affairs*, 29(1): 35–43.

Stevenson, D. G. and Studdert, D. M. (2003). The rise of nursing home

litigation: findings from a national survey of attorneys. *Health Affairs*, 22(2): 219–29.
Stevenson, D. G. et al. (2010). The complementarity of public and private long-term care coverage. *Health Affairs*, 29(1): 96–101.
Stoil, M. J. (1994). Surveyors stymied by survey criteria, researchers find. *Nursing Homes*, 43(4): 58.
Studdert, D. M. et al. (2011). Relationship between quality of care and negligence litigation in nursing homes. *New England Journal of Medicine*, 364(13): 1,243–50.
Tumlinson, A. et al. (2007). Long term care in America: an introduction. National Commission for Quality Long-Term Care. Available at: http://www.newschool.edu/ltcc/pdf/ltc_america_introduction.pdf.
Vladeck, B. C. and Twentieth Century Fund (1980). *Unloving Care: The Nursing Home Tragedy*. New York: Basic Books.
Walshe, K. (2001). Regulating United States nursing homes: are we learning from experience? *Health Affairs*, 20(6): 128–44.
Werner, R. M., Konetzka, R. T. and Kruse, G. B. (2009). Impact of public reporting on unreported quality of care. *Health Services Research*, 44(2.1): 379–98.
Werner, R. M. et al. (2010). State adoption of nursing home pay-for-performance. *Medical Care Research and Review*, 67(3): 364–77.
(2011). Changes in patient sorting to nursing homes under public reporting: improved patient matching or provider gaming? *Health Services Research*, 46(2): 555–71.
Zimmerman, D. et al. (2003). *Nursing Home Complaint Investigation: Building the Model System*. Baltimore: CMS.
Zimmerman, S. et al. (2005) How good is assisted living? Findings and implications from an outcomes study. *Journals of Gerontology, Series B: Psychological Science Sciences and Social Sciences*, 60(4): S195–S204.

第12章

カナダにおける高齢者向け長期療養ケア ～包括的制度に向けての進展

Long-term care for the elderly in Canada: progress towards an integrated system

John P. Hirdes and Vahe Kehyayan

12.1　はじめに　Introduction

カナダ人に対する病院サービスと医師サービスは、連邦政府と10の州(Provinces)と3つの準州(Territories)でその責任を共有している。しかし、長期療養ケアについては連邦政府に主たる役割はなく、州（Provinces）政府と準州（Territories）政府の支援の下にサービスの提供と公的資金の投入、規制が行われている。このため、「カナダの医療制度」を単一の制度体系として正確に言い表すことはできない。むしろ、医療的ケアと長期療養ケアはサービスの提供、規制、管理の点で国の法律の規定により13の異なる制度によって提供されている(Beland and Shapiro (1994))。これに加え、カナダにおける医療的ケアは公的サービスと民間サービスが組み合わされて提供されており、その支払いに関する負担割合は地域によって異なる。このカナダにおける医療的ケアの寄木細工的な複雑性は、この20年間で「地域(Local)」の医療サービスの管理に関する地域当局の責任制の導入によってさらに高まった。

本章ではカナダ全域の広範な高齢者医療に係る規制構造の概要よりも、国内で最も人口の多い州の実例を示すために、オンタリオ州（the province of Ontario）の実例を示すこととする。また、オンタリオ州は切れ目のない高齢者ケアの点で完全に統合された医療情報制度を構築する州でもあり、医療サービスへの公的資金の投入と公的説明責任、質、臨床行為といったことについて改善の方針を示している。ただし、本章での概説は国内の他の地域とかなり共通しない部分もある、あくまで単一の州（Provinces）の実例を示していることに留意しなければならない。まず本章では、カナダの医療的ケアに影響を与える連邦政府、州(Provinces)政府、地方(Regions)政府の3つの政府に関する解説から始める。残る部分は、オンタリオ州における包括的な高齢者ケアについて、特に採り上げることとする。

12.2　広範囲にわたる医療制度と政府の役割
The wider health system context and the roles of government

カナダ政府は、公衆衛生と保健について国としての責任を負うが、医療サービスは対象となる者（先住民、王立カナダ騎馬警察隊、カナダ軍、連邦刑務所の受刑者）のみに提供される。カナダ政府の役割の大部分は、1984 年の保健法（the 1984 Canada Health Act（CHA））に基づく管理と 2004 年の保健医療交付金（the 2004 Canada Health Transfer）によって州（Provinces）単位で管理される医療サービスの自己負担上限額を規定することである。

連邦政府から州（Provinces）政府、或いは準州（Territories）政府への財源の移転は、保健法（CHA）の要件としてその遵守が義務付けられている（Flood and Choudhry（2004））。保健法（CHA）では、臨床上、必要な病院サービス（※病院での診療を担う医師が病院勤務医とは限らないため、医師サービスと分けられる）と医師サービスの提供を管理する国の基準が規定されているが、在宅ケア、ナーシングホーム、薬剤ケアについては規定されていない。保健法（CHA）には 5 原則が存在し、給付サービスはこれを遵守しなければならない。

（a）運営管理の非営利性（publicly administered）
（b）包括性（comprehensive）：臨床上、必要な病院サービス、医師サービス、歯科サービスのすべての給付を行うこと
（c）普遍性（universal）：すべての国民に等しく給付を行うこと
（d）随伴性（portable）：国民が州を越えて受診する場合にも給付を保証すること
（e）利用可能性（accessible）：上記のサービスを安価で利用可能にすること

長期療養ケアサービスに関する政策と規制は、保健法（CHA）と紐づけされることなく州政府によってのみ行われ、連邦政府にその責任はない。

さらに、州の前首相主導の委員会によって、今後のカナダの医療の方向性を記す連邦政府の報告書が作成され（Romanow（2002））、保健法（CHA）に 6 番目の原則となる公的責任（public accountability）を追加し、法律で規定するサー

ビスの種類に在宅ケアを含めることが提案された。しかし、州政府からの激しい反対に遭い、原則事項の追加も在宅ケアの追加も法制化することはできなかった。一方、複数の州政府では医療の質と安全の監視に責任を持つ機関を立ち上げた。さらに2004年の首席大臣の合意を踏まえ、医療基金の設立に向けた進展として、カナダ医療委員会(the Health Council of Canada：HCC)の設立が法律で定められたことが報告された。

12.2.1　オンタリオ州における医療制度　Ontario healthcare system

医療情報機構(the Canadian Institute for Health Information：CIHI)の医療支出の推計によれば(the Canadian Institute for Health Information(2010))、2010年のオンタリオ州における1人あたり総医療費は、CAN $1,524（137,160円(90円／CAN $換算)）でGDPの約12.2%を占め、国全体よりもわずかに高かった(対GDP比11.4%)。ナーシングホームや居住系ケア施設が対象となる「その他施設」への支出は、国全体の総支出の約10%（個々の州の割合は医療情報機構(CIHI)から未公表)であった。オンタリオ州の総医療支出のうち、公的支出は約3分の2を占めている。公的支出の内訳は、病院サービスは34%、続いて医師サービスは23%、その他の医療は19%、薬剤処方が10%であった(the Canadian Institute for Health Information (2010))。オンタリオ州における民間医療支出額は、歯科医や理学療法士のような医師以外の医療専門職への支出が34%、薬剤処方が33%であった（the Canadian Institute for Health Information（2010))。しかし高齢者への薬剤処方は薬剤給付事業（the Ontario Drug Benefit Program)による公的給付がある。カナダの医療費に占める薬剤費用は、この20年間で最も大きく増加した（Morgan（2004))。オンタリオ州では1人あたり病院医療費が全国平均を下回り、対人口10万人あたり医療専門職数が少ないものの(the Canadian Institute for Health Information(2009a))、国における1人あたり薬剤支出がCAN $308（27,720円（90円／CAN $換算))であるのに対して、オンタリオ州はCAN $346 (31,140円(同換算))と最も高い水準にある(the Canadian Institute for Health Information(2010))。

12.2.2　オンタリオ州における医療財源　Healthcare funding in Ontario

オンタリオ州は、急性期病院への公的資金の投入の仕組みとして1983年にケースミックス群、すなわち、カナダDRG（診断群分類：Diagnosis Related

Groups）の導入によるケースミックス群に基づく支払制度に向けて、医療機関に対する包括的な公的資金の投入方法へ転換した（Ladak（1998））。2002 年までに病院で複合的に継続されるケアに対する支払い方法として、資源利用群（the Resource Utilization Group（RUG- Ⅲ））ごとのケースミックス制度（Fries *et al.*,（1994）, Hirdes *et al.*,（1996））が導入されるようになった。

在宅ケアについては、最近まで地域密着型ケアセンター（Community Care Access Centres：CCACs）に配分される包括予算を通じて公的資金が投入されてきた。ケアマネジャーは全体のケースマネジメントに予算が提示されるものの、サービス提供量に上限はなく、在宅ケア事業者と医療サービスの契約を結ぶことになる。2005 年、医療情報機構（CIHI）と医療介護省（the Ministry of Health and Long Term Care：MoHLTC）は、共同で在宅ケア群（RUG- Ⅲ / HC）のケースミックス制度を構築するための資源利用群の作成を目的とした調査事業に出資した（Poss *et al.*,（2008）。44 万人を超える利用者への州横断的な調査によれば、在宅ケア群（RUG-III / HC）は長期在宅ケアのための適切なケースミックス制度となっていたことが示された。しかしながら、ケースミックスに基づく公的資金の投入はいまだその部門に導入されていない。

オンタリオ州におけるケア付き住宅（Long-term Care Homes）については、アルバータ州居住者分類制度（Alberta Resident Classification System：ARCS）が長期療養ケア部門に導入された 1990 年代初頭以降、ケースミックスに対応する形で支払いを行ってきた（Hirdes（2001））。アルバータ州居住者分類制度（ARCS）は、機能状態、排泄、行動に基づき、初期的な 8 分類を用いる簡便な方法であった。しかし次第に、ケア付き住宅ではアルバータ州居住者分類制度（ARCS）による分類では、すべてのケア付き住宅の居住者が（現場のケアをコード化する際の問題を含め、様々な理由によって）この分類制度の 2 分野のうちの 1 つに分類されるようになっていった。このため、2010 年までにアルバータ州居住者分類制度（ARCS）は、ケア付き住宅でのケースミックス制度として資源利用群に規定されていた RUG- Ⅲの認定が禁止された。

12.2.3　地域包括医療ネットワーク　Local Health Integration Networks

ほとんどの州（Provinces）では、地域（local）単位で医療サービスの管理と監視を行う地域保健当局を設置している。オンタリオ州政府は、2005 年にケアの質を改善する包括的医療制度の構築を目的として 14 の地域包括医療ネットワーク(Local Health Integration Networks：LHINs)を構築し、地域のニーズにより対応するようにした(the Ministry of Health and Long Term Care(2011c))。この地域包括医療ネットワーク（LHINs）の法律上の位置づけと権限は、2006年に施行された地域包括医療制度法（Local Health System Integration Act 2006：LHSIA 2006）に規定されている（Local Health System Integration Act (2006))。

12.2.4　地域包括医療ネットワークの管理と責任の仕組み LHIN governance and accountability mechanisms

個々の地域包括医療ネットワーク（LHIN）は、オンタリオ州政府によって構築された仕組みの中で、指名された委員で構成される委員会によって管理されている。所管省庁と地域包括医療ネットワーク（LHIN）との関係は、MLAA (a Ministry / LHIN Accountability Agreement：MLAA）として知られる責任協定によって管理されている。MLAA での合意では地域包括医療ネットワーク(LHINs)に対して、

(a) 地域の医療制度と地域包括医療ネットワーク(LHINs)に対する運営成果の目的、義務、基準、運営成果の目標、運営成果の測定
(b) 地域の医療制度と地域包括医療ネットワーク(LHINs)に対する運営成果の報告
(c) 地域包括医療ネットワーク(LHINs)が所管省庁から受け取る補助金の支出計画の作成
(d) 地域包括医療ネットワーク(LHINs)に対する運営成果の管理手続きの構築

を義務付けている。MLAAs での合意に加えて、所管省庁と地域包括医療ネットワーク（LHINs）は、運営成果制度と経営責任を重視する MLPA（a Ministry-LHIN Performance Agreement：MLPA）を締結している（Waterloo Wellington LHIN (2010))。MLPA での合意では 14 の運営成果指標と地域包括医療ネットワーク(LHIN)の目標が含まれ、所管省庁と地域包括医療ネットワーク(LHIN)が負う義務が規定されている。

所管省庁が地域包括医療ネットワーク（LHINs）と責任協定を締結したことを受け、個々の地域包括医療ネットワーク（LHIN）でも順次、病院やケア付き住宅、地域密着型ケアセンター（Community Care Access Centres：CCAC)、

地域支援サービス（Community Support Services：CSS）、地域保健センター（Community Health Centres：CHC）、地域精神保健・薬物依存対策（Community Mental Health and Addiction：CMHA）といった医療サービスの提供機関と責任協定を締結した。これらの協定では、地域包括医療ネットワーク（LHINs）が医療サービス提供機関の提供するサービスに対して出資することを可能にしている。これらの協定は「質の高い医療サービスの利用によってオンタリオ州民の健康改善を図り、地域の医療提供体制の中で医療的ケアを調整し、地域単位で医療制度を効果的、効率的に管理する協力的関係」の支援を目的としている（Central East Local Health Integration Network（2010））。

12.2.5　長期療養ケア施設の連携
Long-term care settings across the continuum

高齢者や障害者は、個別の州（Provinces）や準州（Territories）において地域の医療機関や施設などから幅広く切れ目のないケアを受けている。保健法（CHA）には、1960 年代に公的資金が投入されたメディケアの導入以降、医療サービスを提供する、一次医療や病院での医療サービスという基本的なサービス項目が含まれているものの、その後、医療的ケアは切れ目のないケアとしてその範囲は劇的に拡大した。高齢者に提供される多くのサービスを管理する国全体の法的枠組みがないことにより、高齢者に提供される長期療養ケアサービスの性質、集中度、構造は極めて異常な状況に陥っている。しかしオンタリオ州では、その他の州と切れ目のないケアという点において（例えば、ケアマネジメント・モデル、亜急性期ケアの提供、臨床中心の在宅ケアから地域福祉の分離といった）様々な状況で連携している。本章の残りの部分では、オンタリオ州における切れ目のないケアを構成する主たる項目について概説する。

12.3　オンタリオ州における高齢者ケア　Care for the elderly in Ontario

12.3.1　ケア付き住宅　Long-term care homes

ナーシングホームが一義的に含まれる「その他施設」への支出は、カナダの総医療支出の約 10％を占めている。1 人あたり医療費でみると、在宅ケアの費用よりも施設系ケアの費用の方が 4 倍以上多くなっている（the Canadian Institute for Health Information（2007, 2011））。オンタリオ州では、ケア付き住宅への在宅サービスの約3分の2が営利組織（民間企業所有の施設）によって提供され、残りの3分の1が非営利組織（例えば、自治体政府、或いは慈善団体）によって提供されている。個人の住宅を含む営利組織によって運営される住宅は、法人所有の一部の住宅と同様に、家族形態で所有、管理されている。州(Provinces)における約750施設のナーシングホームには75,000床のベッドがあり、このうち65歳以上の高齢者を対象とする施設の割合は1981年には6.7%であったが(Forbes *et al.*, (1987))、2006年には6.3%となった(Hirdes *et al.*,(2011))。

すべてのケア付き住宅は州（Provinces）による規制と監視が義務付けられている。これらの施設は州政府による認可を受ける。医療介護省（the Ministry of Health and Long Term Care：MoHLTC）は、ケア付き住宅サービスのうちの医療的ケアに対して公的給付を行うが、利用者は施設費用に対する自己負担がある。自己負担額は、2010年現在、CAN $50／日（4,500円（90円／CAN $換算））、差額ベッドを利用した場合にはCAN $70／日（6,300円（90円／同換算））である。急性期病院の入院に対して約CAN $997／日（89,730円（90円／同換算））であるのに対して、医療介護省(MoHLTC)によるケア付き住宅サービスへの医療的ケア給付額は総額約CAN $140／日(12,600円(90円／同換算))のうち、約CAN $90／日(8,100円(90円／同換算))であった(Ontario Hospital Association(2010))。

ケア付き住宅では、長期療養(ロングステイ)(期間の規定なし)と短期療養(ショートステイ)(90日未満と予想される期間）の入所施設を提供している。ただし、短期療養(ショートステイ)への公的給付には制限があり、レスパイト(介護の休息)を目的とするベッド利用の自己負担についてはわずかに給付額が引き上げられている。複合的で継続的なケアを提供する病院では患者の57%が退院しているのに対して、ケア付き住宅での療養では居住者の約6%が90日以内に退所するに留まっている(Hirdes *et al.*,(2011))。長期療養ケア施設からの退所者の在所日数の中央値は約155日であり、カナダの他の州の中央値よりもかなり短くなっている。これは少なくとも一部について、他の州(Provinces)、準州(Territories)に比べてオンタリオ州の病院退院率は2倍から3倍は高いと説明できるかもしれない(Hirdes *et al.*, (2011))。オンタリオ州でケア付き住宅からの退所者の約半数が病院へ転院する中で在所日数に差が見られるのは、地域のナーシングホームにおける終末期ケアのあり方の差によるものである可能性がある。ナーシングホームからの退所者の約3

分の 1 が死亡退所となっており、オンタリオ州では退所者のわずか 1%の者だけが在宅復帰を果たしている。

オンタリオ州のナーシングホームに対する臨床評価制度は、最近まで州において法律上の基準が定められてなかった。従来の手法では、カルテ調査は医療介護省(MoHLTC)が雇用する外部職員がアルバータ州居住者分類制度(ARCS)を用いて居住者特性を記録する方法で行われていた(Hirdes(1997))。これらの記録はケースミックス分類に対してのみ用いられ、ケアプランや質の改善への取り組みとしては何ら役割を果たすものではなかった。しかし、他の多くの医療部門で interRAI 方式の評価手法[1]の導入が法律で規定された後 (Bernabei *et al.*, (2009) , Hirdes (2006) , Hirdes *et al.*, (2003))、州 (Provinces) のケア付き住宅の評価基準として RAI 2.0 (居住者評価ツール：Resident Assessment Instrument 2.0) とケアプランへの RAPs (居住者評価プロトコル：Resident Assessment Protocols) が規定された。その目的は、対象者層単位や個人単位でケアの質を改善し、施設単位のナーシングホームの支払制度が導入される情報を提供することであった。これらの施設のすべての居住者は、入所 14 日以内で評価され、その後は 90 日ごとに評価が行われる。評価内容に関するデータは、全国で医療情報機構(CIHI)の継続的ケア報告制度(Continuing Care Reporting System)への報告が義務付けられ、この制度は全国のナーシングホームに関する統計データとして利用されている。RAI 2.0 は、2005 年に初期段階として導入され、2010 年までにすべてのナーシングホームにおいて導入が完了した。

12.3.2　生活支援施設と老人ホーム
Retirement homes and assisted living

老人ホームと (最近さらに発展している) 生活支援施設は、歴史的に地域・社会福祉サービス省 (the Ministry of Community and Social Services) が責任を負ってきた民間で運営される事業体である。老人ホームと生活支援施設に対す

1) interRAI 方式の評価手法は、医学的、精神医学的、環境的観点から利用者の機能について評価をする一般の臨床行為の一部として用いられる、包括的な臨床評価手法である (www.interrai.org)。また、これは介入やサービス、処方内容の遡及的追跡でもある。これらの評価方法は、ケアプランや成果の測定、質の監視、ケースミックスに基づく支払いを含む、多様な関係者による利用の支援となる可能性がある (Hirdes *et al.*, (1999, 2008)、Gray *et al.*, (2009))。

る責任は、2008年に医療介護省（MoHLTC）の権限に移譲されたが、居住者は提供を受けるサービスに対して全額自己負担を強いられるため、ケア付き住宅と同一の規制を義務付けるものではない。老人ホームと生活支援施設の運営事業体は、そのごく一部だけが専門職団体（オンタリオ州退職者センター協会：Ontario Retirement Centres Association（ORCA））に加盟しており、認可要件はなく、医療サービスへの外部監査も行われない。老人ホーム業界の成長は、とりわけケア付き住宅の運営よりも利益率が大きい場合が多いため、かなりのものとなった。

オンタリオ州民は直接、老人ホームへの入所を申請することができ、義務付けられたケアの基準もない。居住資格を持つと考えられる者のケア付き住宅への入居には長期の待機時間が生じたため、老人ホームは、長期療養ケアの公的給付の選択肢として個人で購入する医療サービスの拡張的メニューを提供し始めた。老人ホームと生活支援施設の標準化と法定の評価手法の欠如は、これらの施設における居住者のニーズの決定をかなり困難なものとさせている。しかしながら、これらの住宅では増加する病弱な者たちをほとんど何の監視もなく、公的責任の枠組みもなく、サービスの質の基準もないままに住まわせていたため、これらの施設に対して規制当局は法規制の導入を提案してきた（Ontario Government（2010f））。富裕層を対象とする有料老人ホームでは、ケア付き住宅よりも質の高いケアを提供していると考えられるが、この仮説を検証する根拠はない。反対に、費用の安い老人ホームでは質の低いケアを提供しているのではないかということに世間の関心が高まってきたのである（Toronto Star（2010））。

12.3.3　在宅ケア　Home care

在宅ケアは、地域密着型ケアセンター（Community Care Access Centres：CCACs）として知られる公的機関を通じて提供されている。地域密着型ケアセンター（CCACs）は、ケア付き住宅への入居、在宅サービス、学校サービスを含む地域における医療的ケアサービスの利用拠点の窓口として設立された（Ministry of Health and Long-Term Care（2011a））。地域密着型ケアセンター（CCACs）の権限については2010年に施行されたケア付き住宅法（the Long Term Care Homes Act, 2010）で制度運営の調整役として規定されている。ここに規定される機能は、ケア付き住宅法で規定される基準に基づいて制度運営の調整を行う行政官がケア付き住宅での在宅ケア、転所、給食サービス、入居といった地域支援サービスの給付対象者を決定することにある。

地域包括医療ネットワーク（LHINs）と直接連携するオンタリオ州には、地域の境界に 14 の地域密着型ケアセンター（CCACs）が設置されている。この地域密着型ケアセンター（CCACs）は、医療介護省（MoHLTC）を通じて地域包括医療ネットワーク（LHINs）からの出資を受け、それぞれの部門間責任協定（Multi-Sector Accountability Agreement：MSAA）に基づき、利用者の状況と期間に応じてサービスの提供と受け取った資金に責任を負う（Central East Local Health Integration Network（2010））。また、地域密着型ケアセンター（CCACs）は 2001 年に施行された地域密着型ケア利用事業法（the Community Care Access Corporations Act, 2001）によっても管理されており、この法律によってサービス提供機関として事業者を認可し、法律の制定、管理、責任を規定している（Ontario Government（2010a））。地域密着型ケアセンター（CCACs）を管理するこの他の法律としては、在宅ケア・地域密着型サービス法（Home Care and Community Services Act, 1994）、医療保険法（Health Insurance Act, 1990）、メディケアの将来検討委員会法（Commitment to the Future of Medicare Act）、ケア付き住宅法（the Long Term Care Homes Act, 2010）、オンタリオ州障害者利用法（Accessibility for Ontarians with Disabilities Act, 2005）がある。

地域密着型ケアセンター（CCACs）では在宅ケア利用者の少なくとも 5 つの対象者にケアを提供している。

（a）60 日間のサービス、或いは追加的な維持、ケア支援が見込まれる長期療養者
（b）病院を退院した、特に創傷ケア、静注療法、その他の看護サービスを必要とする亜急性期の短期療養者
（c）短期の理学療法、作業療法を必要とするリハビリテーション利用者
（d）在宅緩和ケア利用者で、その半数が 6 か月以上生存すると見込まれる者
（e）在宅、或いは学校施設でケアを受ける医学的に病弱な小児

ケアマネジャーは、あらゆる種類の利用者のニーズの評価に責任を負っており、競争入札を通じて在宅ケア事業者と（主に看護ケア、リハビリテーション、介助支援といった）サービス契約を結ぶ。事業に成功している在宅ケア事業者は、これらのサービスの提供について地域密着型ケアセンター（CCACs）

と責任協定を締結している。

2009年から2010年時点でオンタリオ州民の約603,000人のうち、約2,940万人が在宅でケア・訪問診療を受けた（Ontario Home Care Association（2011））。その内訳は、介助支援（69%）、看護ケア（26%）、理学療法・作業療法（5%）であった。地域密着型ケアセンター（CCACs）を通じて提供されるケースマネジメントと契約サービスは、すべて医療介護省（MoHLTC）から公的資金が投入されるが、多くのオンタリオ州民は、自費で購入する在宅ケアサービスと共に、各地域密着型ケアセンター（CCAC）による補完的なサービスを受けている。これらの補完的なサービスには、医療専門職によって提供される（看護ケアや理学療法のような）臨床的サービスか、或いは、無資格の個人による支援サービスが含まれる。その費用は「民間保険に加入する被用者からの支払いで賄われるか、（レスパイト（介護の休息）事業のような）公的給付を受けるか、直接自費で賄われるか、或いはそれらが組み合わされる」形となる可能性がある（Ontario Home Care Association（2011））。オンタリオ州に居住する150,000人の個人は「在宅での生活を維持するために年間2,000万回の追加的な在宅ケア・訪問診療を購入している」と推計されている（Ontario Home Care Association（2011））。

主に経済的事情のために在宅ケア機関からサービス提供を受ける者の数は、2005年から2006年に比べて2009年から2010年では約2.8%減少した。しかし、サービスの総単位数は同一期間に14.2%増加しており、今後、サービスを受ける在宅ケア利用者の需要は増加することが見込まれる（Ontario Home Care Association（2011））。ただし、訪問看護や身の回りの支援サービス、家事といったケアは同時期に増加する一方で、理学療法や作業療法、言語療法を含む訪問リハビリテーションは9.1%減少した（Ontario Home Care Association（2011））。

12.3.4　入所と評価手続き　Admission and assessment process

在宅ケア評価制度の基準が2003年に法律で規定されたことを受け、ケアマネジャーはサービスの受給資格とニーズを決定するために6か月ごとに介入し、the RAI-Home Care（RAI-HC）方式（Canadian Home Care Association（2008））による在宅ケア長期利用者の評価を行っている。各地域密着型ケアセンター（CCAC）に設置される調整係の職員は、在宅ケアサービスへの資源配分に加えて、ナーシングホームの設置手続きについても責任を負う。ナーシングホームの施設要件と入所の優先順位を決定にあたっては、RAI-HC 方式（或いは、利用者が病院に入院している場合は RAI-HC 方式の病院版）が利用されている。ケースマネジメントの担当者は老人ホームの入居者を支援するものの、それらの施設の開設に際して審査を行うことは義務付けられていない。前述のように、老人ホームは歴史的に別の省庁によって管理されており、「医療的ケア施設」と見なされていなかった。ナーシングホームの規制対象とならない代替施設として老人ホームが増加する状況は、時間の経過とともにケアの現場に変化をもたらすことになっていくだろう。

ケア付き住宅への入居希望者は、地域に設置されている地域密着型ケアセンター（CCAC）と契約を結ばなければならない。各地域の地域密着型ケアセンター（CCAC）の調整担当者はケア付き住宅法（the Long Term Care Homes Act, 2010：LTCHA）の第 155 条 第 79 項において規定される基準に基づいて、ケア付き住宅への入居資格を決定する。長期療養契約に関する資格要件は、以下の項目となっている（Ontario Government（2010e））。

（1）対象者が 18 歳以上であること

（2）対象者が医療保険法（the Health Insurance Act）で定められる加入者であること

（3）24 時間対応の看護ケアを必要とする者、1 日を通して頻繁に日常生活動作への支援を必要とする者、或いは 1 日を通して頻繁に安全や幸福感を保証するための監視・観察を必要とする者

（4）公的地域密着型ケアサービスを利用できる者とその他の身の回りの世話や支援を受けたり、意思疎通を図ることができたりするが、それらの組み合わせでは自身の要望が満たされない者

（5）必要となるケアがケア付き住宅で対応可能な者

ナーシングホームには入所を申請した居住者を拒否する権利がある。ただし、この拒否権は自由に行使できるものではない。潜在的な問題行動への不安によって潜在的な居住者の拒否が理由となり、問題行動を有する者は長期療養ケア施設への入所が困難となるために、病院での在院日数が長期化する傾向にある。

現在までのところ、短期の亜急性期ケア利用者やリハビリテーション利用者に対する各地域密着型ケアセンター（CCAC）による審査は法律上、規定され

ていない。短期の亜急性期ケア利用者やリハビリテーション利用者が60日を超えるサービスを継続する場合には、RAI-HC方式の審査を受けることになる。しかし2010年、地域密着型ケアセンター（CCACs）はRAI-HC方式でのより包括的な評価で利用者のニーズを決定するために、対面方式ですべての在宅ケア利用者に対する予備的なスクリーニング評価（interRAI Contact Assessment：CA）を州（Provinces）の広域で実施することを開始した。現在までのところ、RAI-HC方式は毎年、約200,000人に対して利用されているが、interRAI Contact Assessmentは年間400,000人を超える申請者に適用されていると推計される。これに加えて、地域密着型ケアセンター（CCACs）は2011年、地域密着型ケアセンター（CCACs）が管理するすべての地域密着型緩和ケアサービスについてinterRAI Palliative Care（interRAI-PC）による審査を開始した（Ontario Association of Community Care Access Centres：OACCAC（2011））。これには居住系ホスピスの入居者に提供される地域密着型ケアセンター（CCACs）の一部のサービスも含まれている。オンタリオ州におけるホスピスでのケアは、致命的な疾患を持ちながら生活をする者とその家族のために寄り添った終末期ケアや支援を提供する地域包括医療ネットワーク（LHINs）が出資し、各地域の慈善団体によって提供されている。ホスピスでのサービスにはレスパイトケア（介護の休息）、制度への一時的な加入、福祉サービス支援、教育、死別後カウンセリングが含まれる。疼痛管理や症候群の管理については、看護、投薬を含めた専門的サービスが地域密着型ケアセンター（CCACs）から利用でき、その給付も行われる。付加給付は慈善家と基金を通じて行われる。一部のホスピス事業は単独で行われ、その他は他のサービス事業者に統合されている。

12.3.5　地域支援機関　Community Support Agencies

オンタリオ州には800を超える地域支援機関（Community Support Agencies）があり、地域密着型ケアセンター（CCACs）が一般的に行う対象者よりも軽度の地域密着型ケア対象者にサービスが提供されている。しかし、それぞれが対象とする対象者層には重複があり、病弱な高齢者が双方からサービスを受けることも少なくない。両機関ともオンタリオ州の医療介護省（MoHLTC）に対して説明責任を負っている。地域支援機関の主たる目的は、高齢者や障害者が自立を維持できるように支援し、居宅と住み慣れた地域での生活を継続することにある（the Ministry of Health and Long-Term Care（2011b））。これらの機関は州政府から一部、或いは完全な公的出資を受けている。提供されるサービスには、専門的サービス、身の回りの世話、家事、給食サービス、地域での移動、脳機能障害サービス、生活支援サービス、高齢者センターでのサービスが含まれている（the Ministry of Health and Long-Term Care（2011b））。個人は照会を踏まえてこれらのサービスを直接利用することができる。

地域支援機関は 2010 年、個人が RAI-HC 方式での審査を受けていなければ、取扱件数の審査基準として、interRAI Community Health Assessment（CHA）を利用することが法律で規定された。これは、複数の地域密着型ケアセンター（CCACs）と地域支援機関との調整や意思疎通が十分でないことが、現在の審査手続きや情報共有に影響しているためである。さらに、臨床的には interRAI-PC 方式を採用する方がより適切であるにもかかわらず、一部のホスピスは現在、地域支援機関となっているために、interRAI-PC 方式よりも interRAI-CHA 方式を利用していると考えられる。

12.3.6　病院を中心とするケア　Hospital-based care

病院でのケアは、1984 年に施行された保健法（the 1984 Canada Health Act（CHA））において規定されている。このため、病院でのケアは幅広い公的政策担当者の管理下にあり、病院におけるサービスのほとんどは患者からの追加的な自己負担がなく、医療介護省（MoHLTC）からの給付対象となっている。しかし、医師から選択的ケア水準（an Alternative Level of Care：ALC）を求められた患者については、病院でケアを受けてもナーシングホームでのサービスの基本料金（CAN $50 ／日（4,500 円（90 円／ CAN $ 換算）））と同等の自己負担額が請求される。医師から選択的ケア水準（ALC）を求められた患者は、もはや急性期ケアが必要ではないが、安全に在宅復帰することができるとは考えられない状態にある。このため、これらの患者はケア付き住宅への入居を待つことが一般的である。医師から選択的ケア水準（ALC）を求められた患者は一般的には高齢であるが、中には自立した生活を送るには限界のある、慢性的な健康状態が複合する障害や精神保健福祉のニーズを持つ者もいる。その他の非公的病院収入には駐車場代や販売店の売り上げのようなわずかな商業的な資源が含まれる。2010 年現在、病院の収入の 86％は医療介護省（MoHLTC）からの公費であり、支出の 68％が報酬の償還と受給者の負担となっている。支出の内訳は、医療機器、医療材料、医薬品、一般用品、その他で概ね等しく分けられている(Ontario Hospital Association(2010))。

国全体での病院への支出については、1975 年には総医療費の約 50%であったが 2010 年には約 25%まで減少した。それにもかかわらず、病院への支出はナーシングホームへの支出の 2.5 倍以上、医師への支出の約 2 倍で推移している（the Canadian Institute for Health Information（2011））。急性期の年齢調整済み入院患者数については、国全体の平均では 7,837 人（対人口 10 万人）であるのに対して、オンタリオ州では 7,160 人と最も低い割合となっている（the Canadian Institute for Health Information（2010））。急性期病院の平均在院日数は、オンタリオ州以外の州の平均は 7.7 日であるのに対して、オンタリオ州では 6.4 日となっている（Ontario Hospital Association（2010））。救急出動の割合については、オンタリオ州では 1997 年には 454 件（対人口 1,000 人）であったが、2009 年には 431 人にまで減少した(Ontario Hospital Association(2010))。

オンタリオ州では単独の施設か急性期病院内の専門病床のどちらかで利用可能な病院の病床区分は 4 つある。病院では 2010 年現在、複合的かつ継続的なケア（Complex Continuing Care：CCC）を提供する病床が 5,798 床、精神病床が 4,335 床、リハビリテーション病床が 2,322 床あるのに対して、急性期病院の稼働病床は 18,355 床ある。1990 年から 2010 年の間で、急性期病床は 45%減少し、複合的かつ継続的なケア（CCC）病床も 50%減少する一方で、リハビリテーション病床は 13%増加し、精神病床も 70%増加した（Ontario Hospital Association(2010))。

12.3.6.1　複合的かつ継続的なケアを提供する病院・施設 Complex Continuing Care Hospitals / Units

複合的かつ継続的なケア（CCC）を提供する病院と施設では、急性期病院でのサービスを必要としないものの、ケア付き住宅へ入居するには臨床的に不安定な、臨床的に複合的かつ病弱な高齢者へのケアを提供している。これらの施設の役割の変化に伴い、複合的かつ継続的なケア(CCC)病床数はこの 20 年で大幅に減少した。1990 年代初頭には、複合的かつ継続的なケア（CCC）を提供する病院と施設のサービスとその対象者層はかなり重複していた。そこで、医療サービス再構築委員会（the Health Services Restructuring Commission：1996 ～ 2000 年）は、州(Provinces)におけるあらゆる医療サービスについて広範囲にわたる調査を行った。その結果、ケア付き住宅への入居を勧める見込みのある軽度なケアを必要とする患者の大多数を、臨床的に複合的なケアとリハビリテーションの対象者とするという複合的かつ継続的なケア（CCC）サービスの新たな方向性が示されたのであった（Hirdes *et al.*,（2003））。また、これらの施設におけるケースミックス症例への配分の比較によって、医療サービス再構築委員会の指示に従い、軽度なケアニーズを持つ患者割合の削減宣言をした。

複合的かつ継続的なケア（CCC）を提供する病院と施設の在院日数は、短期亜急性期ケアに向けて政策的転換が図られた結果、劇的に短縮された（the Canadian Institute for Health Information（2004））。慢性期病院の平均在院日数は 1980 年代初頭には 2 年を超えていたが、2011 年には 90 日となり、その中央値は 29 日となった。複合的かつ継続的なケア（CCC）の入院患者の半数以上が 90 日以内に退院し、その約 3 分の 1 が在宅に復帰している（Hirdes *et al.*,（2011））。

複合的かつ継続的なケア（CCC）を提供する病院と施設については、法律上の見直しの一部として、亜急性期病院の患者に対する報酬の算定要件を反映したケアミックスに基づく支払制度の構築に関心が高まった。オンタリオ州政策計画連携委員会（the Ontario Joint Policy and Planning Committee：JPPC）による広範な調査の結果、資源利用群（RUG- Ⅲ）でのケースミックス制度の導入を支援するために、複合的かつ継続的なケア（CCC）を提供する施設の評価基準として RAI 2.0（Hirdes *et al.*,（1997））が 1996 年に法律で規定された（Fries *et al.*,（1994））。この評価は入院中に、3 か月ごとに実施されるが、遡及的な基礎的情報の収集と整理は退院時に改めて行われる。

RAI 2.0 は元来、臨床現場とケアプランの支援のために設計されているが、複合的かつ継続的なケア（CCC）を提供する施設の評価基準としての RAI 2.0 は、主に財源獲得を目的したケースミックスに対する手法として導入された。州政府の財源規定では、複合的かつ継続的なケア（CCC）のためのケースミックスとして 2002 年まで採用されていた。しかし現在は、資源利用群（RUG- Ⅲ）のケースミックス制度は様々な医療的ケア部門で導入している、州（Provinces）の医療資源配分法（Health Based Allocation Method：HBAM）という支払制度に完全に組み込まれている。

複合的かつ継続的なケア（CCC）を提供する施設へ RAI 2.0 が導入されて約 4 年が経ち、公的責任の拡大を支援するために RAI 2.0 とそれに関連する質の指標（Jones *et al.*,（2010）, Mor *et al.*,（2003））が複合的かつ継続的なケア（CCC）

部門に導入された。病院報告書（Ontario Hospital Association（2003））では、医療情報機構（CIHI）、オンタリオ州病院協会（OHA）、オンタリオ州政策計画連携委員会（JPPC）、医療介護省（MoHLTC）の連携への取り組みが示され、オンタリオ州では運営成果として病院種別ごとの戦略的経営マネジメントシステム（バランススコアカード）の作成を初めて公的に行った。2003年には機能低下や褥瘡、身体拘束の実施といった項目について、複合的かつ継続的なケア（CCC）を提供する病院の質の成果に関する各病院のデータが初めて公表された。その後、「オンタリオ州の医療の質（Health Quality Ontario）報告書」の中で複合的かつ継続的なケア（CCC）を提供する病院・施設とケア付き住宅の双方に関するRAI 2.0の質の指標が公表された（以下参照）。

12.3.6.2　精神病院・施設　Psychiatric Hospitals / Units

オンタリオ州における精神病院と施設では、急性期精神疾患、法医学的精神疾患、長期精神疾患、老年医学的精神疾患を含む、あらゆる年齢層の入院患者に対する精神保健サービスを幅広く提供している。このうち、65歳以上の患者は精神病院全体の約14%を占めるが、高齢者層の入院は、(a) 一般の成人層よりも精神保健のニーズの高い地域での入院、(b) 重度の行動障害の傾向が強いケア付き住宅からの入院、の2つの層に分けられる。精神病院からの退院者数は長期療養からの退院者数としては約1%に留まるが、これは精神病院における老年医学的精神疾患病棟の入院患者を含めての数字である。精神疾患によって地域やケア付き住宅から入院する高齢者にはその在院日数に顕著な差が見られる。一般病院の精神科病棟における一般の成人患者の在院日数の中央値が8日であるのに対して、精神疾患専門病院では24日である（the Canadian Institute for Health Information（2009b））。しかし、高齢患者の在院日数の中央値は、65歳以上の急性期の精神科病棟が約10日であるのに対して、老年医学病棟は35日、長期療養病棟は57日でその差は大きい。ケア付き住宅から精神科病棟に入院した患者のうち、退院者の約75%がナーシングホームへ復帰している（the Canadian Institute for Health Information（2009b））。

オンタリオ州で成人の精神病床に入院した者はすべて、入院時と退院時にRAI-Mental Health（RAI-MH）方式（Hirdes *et al.*,（2001, 2002）、Martin *et al.*,（2009））による評価を受ける。さらに、90日を超える在院日数の患者については3か月に1度、再評価を受ける。RAI-MH方式による評価は、inter RAI、オンタリオ州政策計画連携委員会（JPPC）、医療介護省（MoHLTC）の共同研究事業を通じて、臨床現場と質の監視、ケースミックス分類を支援するために開発された。2005 年には、すべての成人精神科病棟において RAI-MH 方式による評価の利用が法律で規定された。現在までのところ、400,000 件を超える評価が完了した。精神疾患の入院患者に対するケースミックス分類制度は、老年医学的精神疾患を含む精神保健サービスへの公的資金の投入を決定するために医療資源配分法（HBAM）の支払制度に組み込まれるものと思われる。

12.3.6.3　急性期病院　Acute Hospitals

急性期病院では、オンタリオ州で増加する高齢者への総合病院としてのケアを提供している。人口に占める高齢者の割合は 2009 年から 2010 年時点で約 13％であるにもかかわらず、急性期病院からの退院患者に占める高齢者は約 38％であった（the Canadian Institute for Health Information（2011））。高齢者の大多数は、病院を通じて効果的に管理される通常の医療ニーズを有しており、その後、予見可能な方法で在宅へと退院している。しかし、医師から選択的ケア水準（ALC）を求められる患者は患者が病院に集中することで受診を妨げられ、救急部門は混雑すると思い、強い不安を感じた（the Canadian Institute for Health Information（2009c）、Costa and Hirdes（2010））。選択的ケア水準（ALC）の指定は、もはや急性期ケアの必要がないという医師の診断に基づいて行われ、指定を受けた者は病院とは別の施設（典型的にはケア付き住宅）でのケアを求められる。しかしながら、各州（Provinces）共通の信頼できる形で管理される、明確な判断基準は存在していないため、結果として、臨床上の差異というよりも基準によって生じたと考えられる施設間の格差が生じている（Costa and Hirdes（2010））。

医師から選択的ケア水準（ALC）を求められる患者の在院日数の短縮化は、この 5 年間の重要な政策的優先事項であったが、その進展はわずかに留まった。これは、医師から選択的ケア水準（ALC）を求められる患者の間で、ケア付き住宅への入居への待機時間が拡大していることを含め、様々な要因によるものである（Health Quality Ontario（2011））。オンタリオ州では、2007 年、高齢者の自立した生活を支援するための取り組みとして、地域密着型ケアサービスへの CAN $10 億（900 億円（90 円／ CAN $ 換算））の一部を投じ、州（Provinces）の在宅高齢化戦略（Aging at Home Strategy）事業を開始した。しかし事業開始の2年目には、地域密着型ケアサービスへ投入された公的資金の大半が病院の選択的ケア水準（ALC）を求められる患者の在院日数の短縮化を目的とする取り組みへの支援のために再配分された。「在宅第一主義（Home First）」を掲げる期待された取り組みの中には、長期療養ケア拠点の配置を優先的に進め、病院から地域へ患者を復帰させる支援を行うことが含まれている。この種の事業の意図するところは、適切な支援によって人々の在宅復帰の可能性を高め、病院による患者の退院決定の権限を切り離すことにある。州の質に関する報告書では、将来的に医療制度の質の指標として、病院から直接、ケア付き住宅への入居した者の割合を公表するものと思われる。

ナーシングホームへの入所を待つ、選択的ケア水準（ALC）を求められた急性期病院の患者は、地域密着型ケアセンター（CCAC）のケアマネジャーによってRAI-HC方式「病院版」を用いた評価を受ける。しかし現在、その評価は患者の退院先の決定のためだけに用いられ、臨床所見が病院職員によって共有されているわけではなく、また、一般的に評価内容に基づきケアプランが改善されているわけでもない。これは、病院を中心とする病弱な高齢者へのケアの成果を改善する重要な機会が失われている可能性が高いことを意味している。

Costa and Hirdes（2010）は、RAI-HC方式のデータとHospital RAI-HC方式のデータを用いて選択的ケア水準（ALC）を求められた患者と長期の在宅ケア利用者との包括的な比較を行っている。選択的ケア水準（ALC）を求められた患者群は、一般的な在宅ケア利用者群に比べて、機能状態や認知機能、排泄といった項目についてかなりの障害を伴うという。加えて、選択的ケア水準（ALC）を求められた患者群は、抑うつ症状や問題行動を含む、精神保健上の問題を高い割合で発症していることが顕著であると指摘している。

病院から在宅へ移動した者は、包括的評価の必要性とサービス提供対象者としてのニーズの緊急性を判定するために、病院で地域密着型ケアセンター（CCAC）のケアマネジャーによって予備的なスクリーニング評価、すなわちinterRAI Contact Assessment（CA）を受ける。さらに、評価では、RAI-HC方式による評価を受けない可能性のある、より複合的ではないニーズを持つ患者について基礎的な臨床評価を行うことを意図している。予備的なスクリーニング評価、すなわちinterRAI Contact Assessment（CA）の実施は2010年に開始され、ほとんどの地域密着型ケアセンター（CCACs）で2011年に導入が完了した。医療情報機構（CIHI）では、在宅ケア報告制度の1つとして、RAI-

HC 方式の病院版と interRAI Contact Assessment（CA）の双方の管理と結果の報告の役割を追加した。医療情報機構（CIHI）の退院時サマリーのデータベース（Discharge Abstract Database）と国の外来診療報告制度（National Ambulatory Care Reporting System）は、高齢者を含むすべての年齢の患者の急性期病院と救急医療の利用に関する重要な情報源となってきた。しかし interRAI 方式による評価は、この 2 つの制度よりも高齢者の包括的な臨床所見の情報を提供している。さらに言えば、interRAI 方式による評価は急性期病院における初めての評価・スクリーニング制度となっており、その他の部門で用いられるものとも整合している。

12.3.6.4　リハビリテーション　Rehabilitation

リハビリテーションは、公的資金と監視、責任についてそれぞれが様々な機関によって提供されている。理学療法士、作業療法士、言語療法士については、医療専門職の現場を管理する大学に医療専門職機関としての責任がすべて規定されている。リハビリテーション支援は公的な教育や資格認証事業は存在するものの、現在、有資格制にはなっていない。近年、オンタリオ州では運動生理学を専門とする大学が教育内容を規制するために設立されたが、リハビリテーション支援のための類似性を持つ大学は存在しない。

急性期病院、複合的かつ継続的なケア（CCC）を提供する病院、独立系リハビリテーション病院では、理学療法から作業療法、言語療法に至るまで様々な公的サービスを直接提供している。リハビリテーション病床は、オンタリオ州における全病床の約 8%を占める。病院におけるリハビリテーション部門では、主に有資格の療法士が配置されることが多い。病院施設とは対照的に、ケア付き住宅におけるリハビリテーションの利用には、従来、制限がかけられていた。これは、ケア付き住宅よりも病院で提供されるリハビリテーションへの医療サービス再構築委員会（the Health Services Restructuring Commission）の指示に応えるものであった。しかし、ケア付き住宅の入居者には相応のサービスの提供とはなっていなかったリハビリテーションが潜在的にある実態がわかってきている。このため、近年の法律では、ケア付き住宅における回復期ケアの利用の拡大が規定された（Ontario Government（2010c, 2010e））。ケア付き住宅において提供される適切なリハビリテーションの水準は、訪問者数に制限をかけるために地域密着型ケアセンター（CCACs）と契約する外部機関、或いは、外部の営利リハビリテーション事業者によって決定される。ケア付き住宅居住者は平均して週あたり5分未満のリハビリテーションを受け、そのリハビリテーション療法のうち、90%を超えるケアが有資格のリハビリテーション専門職からではなく、補助者によって提供されている(Hirdes *et al.*,(2010, 2011))。

地域密着型ケアサービス施設では、在宅ケア機関が長期の在宅ケア利用者に対する在宅でのリハビリテーションを提供するために、地域密着型ケアセンター（CCACs）と契約していることが多いが、これには受け入れ後の訪問回数が4回までに制限をかけられるのが一般的である。長期の在宅ケア利用者のうち、理学療法、或いは作業療法を受けているのはわずか10%ほどであり、潜在的にリハビリテーションを受ける必要があると考えられる者のうちの約75%は理学療法や作業療法を受けていない（Hirdes *et al.*,（2004)、Dalby *et al.*,(2005))。さらに、オンタリオ州在宅ケア協会によれば(Ontario Home Care Association（2010))、オンタリオ州における公的リハビリテーションの利用は在宅ケア施設において減少しており、地域密着型ケアセンター（CCACs）との契約の下で提供された理学療法は9%低下し、作業療法では25%低下した。医療介護省(MoHLTC)の近年の報告書(Walker(2011))では、高齢者の自立の改善し、急性期病院における選択的ケア水準（ALC）を求められた患者の在院日数の削減を支援する「回復と評価（Assess and Restore)」を目的としたサービスの拡大が掲げられた。しかしながら、現在までのところ、リハビリテーションに対する一貫した手法が採られていないことがサービス拡大の大きな障害となっており、明確な事業の基準とこれらのサービスに対する入院基準の設置の必要性が複数、推奨された。

12.4　医療情報制度と切れ目のないケアに関する公表制度
Health Information Systems and public reporting across the continuum of care

カナダでは、interRAIを用いた家族による評価手法（Hirdes *et al.*,（1999)、Gray *et al.*, (2009)) が、事実上の在宅ケアとナーシングホームに対する全国的な基準となってきた。8つの州(Provinces)と準州(Territories)では在宅ケアとナーシングホームに対してinterRAIを利用し、そのうちの複数の州・準州では(例えば、interRAI-CA方式 interRAI-PC方式のような)他の手法も採用する方向に動いている。その他の州・準州では現在、地域特有の発展的解決法の導入を行っている。カナダの保健当局である保健省（the Federal Department of Health）では現在、イヌイット族とそれ以外の国内の先住民族を含めた全国的に RAI-HC 方式の利用を検討している。オンタリオ州はカナダにおけるその他の地域、国と比較して、最も広範囲で interRAI の利用を行っており、その対象は在宅ケア、ナーシングホーム、複合的かつ継続的なケア（CCC）を提供する病院、精神病院、地域支援サービス、聴覚障害者・視覚障害者対象サービス、地域密着型緩和ケアにまで亘る（Hirdes（2006））。オンタリオ州は、1996 年に複合的かつ継続的なケア（CCC）を提供する病院・施設への the RAI 2.0 の導入を法律で規定したが、それは interRAI を初めて採用した州（Provinces）であった。また、RAI- MH 方式、interRAI-CA 方式を含む、新たな評価手法の開発において interRAI の利用に協力してきた。

オンタリオ州での数々の interRAI の採用における主たる問題は、様々なケア施設における一般的な評価基準に基づき、統合的医療情報制度の意義を周知させることであった。interRAI の手法は、様々なケア施設に対して一般項目、専門用語、評価方法、成果測定、ケアプランの作成を共有させることができるという点でユニークなものであった（Gray *et al.*,（2009））。加えて、様々な関係者に提供する様々な方式の interRAI 方式の評価から得られるデータを利用できるようにしたことが、オンタリオ州の政策担当者にとっても重要な特徴を捉えるという意味で関心の的となった。近年、医療介護省（MoHLTC）の主導によって行われた包括的評価記録データ（an Integrated Assessment Record：IAR）の構築は、通常の臨床記録データとして、複数の interRAI 方式の評価の利活用をさらに保証するものとなる。包括的評価記録データ（IAR）は、義務化された個人に関するすべての評価の記録簿として機能すると予想され、個人の健康状態の経過を知るために医師が利用することもできるようになるだろう。包括的評価記録データ（IAR）は 2013 年に完全運用開始となる見込みである。

国全体では、医療情報機構（CIHI）が居住系ケアと地域密着型の長期療養ケアに関する統計を取りまとめるために、継続的ケア報告制度（the Continuing Care Reporting System：CCRS）（www.cihi.ca/ccrs）と在宅ケア報告制度（Home Care Reporting System：HCRS）（www.cihi.ca/hcrs）において、その一部を interRAI から情報を収集している。さらに、オンタリオ州精神保健報告制度（the Ontario Mental Health Reporting System：OMHRS）（www.cihi.ca/omhrs）

では、オンタリオ州から精神保健の入院データとニューファンドランド島（Newfoundland）から interRAI 地域精神保健データを同様に提供している。医療情報機構（CIHI）では、各病院・施設が全国の指標、州（Provinces）の指標、地域（Regions）の指標との比較を可能にするために基準報告書を作成している。さらに、各病院・施設は、内部的な質の改善への取り組みを進めるために、医療情報機構（CIHI）の電子データを通して施設特定可能なデータを利用することができる。また、医療情報機構（CIHI）では、「分析概要（Analyses in Brief）」という表題で一般に公表される、継続的ケア報告制度（CCRS）、在宅ケア報告制度（HCRS）、オンタリオ州精神保健報告制度（OMHRS）に保存されたデータからの実態報告書も作成している。また、データ提供参加病院・施設は、公的には利用できない、制限付きの施設単位での比較のためのデータベースを一部利用することができる。医療情報機構（CIHI）の報告書は、広範囲なメディアで公表されているため、カナダにおける居住系サービスと地域密着型ケアサービスの質について、公的な関心を高める重要な役割を果たしている。最近の一部の例では、在宅ケアにおいて身の回りの世話をする者や精神科病棟における身体拘束の実施、ナーシングホーム居住者における抑うつ症状に関する報告も含まれている。

現在までのところ、「患者の実体験」や満足度、個人の嗜好を取り扱う全国調査の基準は存在しない。複数の試行的調査研究では取り扱われなかったが、これらの調査で最も取り扱われているものは、個々の州（Provinces）単位か、或いは地域単位での集計に留まっている。例えば、オンタリオ州の地域密着型ケアセンター（CCACs）では 2012 年までにすべての地域で通常の利用者調査を行った。この利用者調査は、共同出資して設立されている外部組織によって行われており、活動的な利用者の年間での標本と病院からの退院者の 3 か月ごとの無作為抽出標本が含まれている。終末期ケアの利用者については、調査対象から除かれているが、死亡者の家族や世話をする者に対する調査への拡大が検討されている。

12.5　在宅ケアと長期療養ケアにおける質の改善

Improving quality of care in home care and long-term care

医療制度の質と責任に関する改善は、少なくともこの 20 年、医療の政策担当者とサービス提供者にとって国家的な優先事項となってきた。オンタリオ州は、臨床データ基準の導入、公表制度の構築、医療専門職との説明責任に関する合意の制度化など、この分野において主導的役割を果たしてきた。質の改善については、州（Provinces）における数多くの利害関係者がそれを優先事項とし、それに取り組む責任があることを理解しており、質の改善のための仕組みは様々である。

12.5.1　ケア付き住宅に対する規制の枠組みと監査制度
Regulatory framework and inspection of long-term care homes

オンタリオ州におけるケア付き住宅居住者の生活の質（QOL）とケアの質に対する一義的な規制の枠組みは、ケア付き住宅法（the Long Term Care Homes Act, 2010：LTCHA）によって定められている（Ontario Government（2010c））。法律の基本原理は、「ケア付き住宅とは、その居住者にとっての住まいであり、そこで生活することになるため、居住者が尊厳を持って、安全に、安心して快適に生活することができる場所でなければならず、身体的ニーズ、精神的ニーズ、社会的ニーズ、宗教的ニーズ、文化的ニーズに適切に沿う場所である」（ケア付き住宅法 第 2 章（LTCHA Section2））。この基本原理は、本法の適用、管理における指針となっている。

ケア付き住宅法（LTCHA）とそこに定められる規制では、居住者を中毒や放置、有害な危険から保護するために以下の項目が測定される。

・権利章典（Bill of Rights）
・不適切な治療或いは有害事象が生じたケア或いは居住者の有害事象のリスク、何者かによる居住者の虐待或いは有害事象のリスクを生じさせた有資格職員か職員による居住者への放置、居住者に有害事象が生じたか有害事象のリスクを生じさせた違法行為に関する報告制度
・苦情調査体制と報告制度

12.5.1.1　ケア、サービス、事業に関する基準
Standards of care, services and programmes

ケア付き住宅法（LTCHA）とその規制では、ドアと階段設備の固定、エレベーターの利用、居住者と職員のための床面積、家具、仕切りカーテン、ベッド手すり、意思疎通、呼び出し対応、電源や照明、空調管理設備を含めた安全と

安心のための施設要件が規定されている。また、特定のサービスとその内容の中には、看護ケア、身の回りの支援サービス、転倒の防止と管理、皮膚・創傷処置、失禁ケア、整腸管理、疼痛管理、問題行動を有する居住者のケアと管理、回復期ケア、レクリエーション活動と社会的活動、栄養管理、水分補給、体重管理、栄養指導と給食サービス、医療サービス、宗教・スピリチュアルな問題のケア、家事や洗濯のような宿泊時のサービス、設備管理、ボランティア活動が含まれている。

12.5.1.2　法令遵守の監査と強制力の行使
Compliance inspection and enforcement

研修を受けた監査官は看護師、栄養士、医療環境専門官として専門職団体に登録されている者であり、ケア付き住宅法（LTCHA）とその規制における要件の遵守を保証するためにケア付き住宅の監査を行っている。監査官は、医療介護省（MoHLTC）による指名を受ける。各ケア付き住宅は任意の日程で年に1回以上の監査を受けなければならない。例えば、閉所予定となっているケア付き住宅のような例外事例では、すべての監査官が事前告知なしに立ち入り調査を行う。

ケア付き住宅への質の監査事業（the Long-Term Care Home Quality Inspection Program：LQIP）ではケア付き住宅の監査によって構造と過程を保証している。この規制体系の下で、監査官は、居住者や家族、職員に対して、様式化された聞き取り調査を行っている。監査官は、どのようなケアが提供されているかを直接、観察し、（RAI 2.0による評価と施設単位での報告を含む）居住者の医療情報の記録簿を精査する。監査手続きでは、ケア、或いは治療に関する特定の視点で法令遵守状況について評価を行うことが義務付けられている。監査手続きの一部の事例には、失禁ケアや整腸管理、転倒防止、最小限の身体拘束、疼痛管理、皮膚・創傷の管理が含まれている。法令違反があった場合はすべて記録に残され、指摘を受けたケア付き住宅に対して通知する。

この際、法令違反の深刻度と適用範囲（例えばケア付き住宅のあらゆる項目について）とケア付き住宅の法令遵守状況の過去の実績が、監査官の判定と介入内容を決定づけることになる。これらの介入には、些細な問題を正すための自発的な対応から強制力を伴う介入まであり、公費の返還・差し押さえ請求や、ケア付き住宅の経営管理や支援を行う専従者として1名以上の指定管理者の配置の要求、ケア付き住宅の運営資格の剥奪命令といった介入がある。

12.5.1.3　苦情調査とその報告
Complaints reporting and investigation

ケア付き住宅法（LTCHA）では、ケア付き住宅に苦情発生時の対応手続きを用意し、利用者がその手続きを閲覧できるように掲示することが規定されている。また、ケア付き住宅には可能な限り 10 開業日以内に苦情を報告し、解決が予想される場合には苦情に対する助言を行うことが義務付けられている。居住者に対する誤った行為や放置を含め、苦情、或いは事故については、即時調査しなければならない。すべての苦情内容が記載された書類は、ケア付き住宅法(LTCHA)が指定した管理者に対して送付されなければならない。

苦情発生時に利用できる手法は、医療介護省（MoHLTC）によって作成された行動指針（Action Line）に複数の記載がある。ケア付き住宅の居住者、家族、雇用者、居住者にサービスを提供するすべての者、或いは公的登録者は、苦情、或いは問題に際して行動指針（Action Line）に沿うことが求められる。居住者に有害事象のリスクを生じさせた、或いは居住者に対する誤った行為や放置、違法行為の指示、管理者や監査官への報告・公表による居住者に対する報復行為といった不適切な対応の情報を指定管理者が受けた場合には、法令遵守の監査官による立ち入り調査を受けることになる。

12.5.2　医療サービスの認可　Accreditation of health services

カナダ国立認定機構（Accreditation Canada）は、政府独立系の公的非営利団体であり、医療サービス事業者でもある（Accreditation Canada (2011)）。カナダ国立認可機構ではカナダにおけるケア事業者の運営状況の評価を行っており、専門家で構成される諮問委員会が設置する国際基準を元に評価を行っている。また、カナダ国立認可機構では、認可基準、認可手続き、患者の安全と質に関する研修サービスも提供している。

認可手続きは対象機関を種類別に定めており、病院、在宅ケア、ケア付き住宅を含む 30 を超える部門に対してそれぞれに基準を設置している。ケア付き住宅については、急性期病院（18%）に倣い 2010 年に認可に際して調査を実施することが一般項目となった（34%）。在宅ケア機関に対しては 2010 年時点で認可の調査実施割合が 9%となった（Accreditation Canada (2010)）。認可対象機関はカナダ国立認可機構の認可を受けることを前提に申請を行う。認可に伴う調査では、医師や看護師、作業療法士、ソーシャルワーカーなどの医療福祉の専門職経験者によって相互評価が行われる。調査で重視されることは、患者の安全とケアの質である。

カナダ国立認可機構の調査官は、組織管理、管理責任者、臨床、リスク管理に関連する国の基準について調査対象機関の運営状況を評価する。調査は常に調査対象機関の規模によって数日かけて行われる。調査対象機関は、調査後に完全な認可を受けることもあるが、一般的には調査官によって条件付きで認可を受ける場合が多い。2010年現在、カナダではすべてのケア提供機関の3%のみが調査を受け、国際的には認可されなかった。

カナダ国立認可機構に加えて、ケア付き住宅では2008年10月以降、リハビリテーション施設認定委員会（the Commission on the Accreditation of Rehabilitation Facilities：CARF）からの認可も受ける場合がある。リハビリテーション施設認可委員会（CARF）による認可は、(1) 施設による自己評価、(2) 外部の第三者による相互評価、の2段階で行われる（CARF International (2011)）。委員会(CARF)では、委員会(CARF)の申請基準に対するケアとサービスの自己評価を一義的に完了させる指導を行い、認可を求めるケア付き住宅のようなケア提供機関を支援している。ケア付き住宅はこの2つの認可手続きにおいて、自己評価に基づき、6か月間、委員会(CARF)の基準に沿うために尽力する。ケア付き住宅が委員会(CARF)の基準に沿って運営されれば、当該住宅は次の段階への準備に入り、相互評価のための外部の同一ケア部門に精通する調査官チームによって認可調査が行われることになる。改善すべき項目があれば、調査官は改善勧告を行う。その場合、ケア付き住宅は特定された実態と基準との乖離への対応策を示すために委員会(CARF)に対して質の改善計画（Quality Improvement Plan：QIP）を提出することが義務付けられている(CARF International (2011))。リハビリテーション施設認可委員会(CARF)による認可内容には、

(1) 完全な遵守に伴う3年間の認可
(2) 多くの基準への適合に伴う1年間の認可
(3) 1年間の認可を行うが1年後に再調査を行う暫定的認可
(4) 提供される医療、健康、或いは安全性へのリスクが生ずる不適切事項に伴う非認可

の 4 項目が含まれている。

12.5.3　専門職団体と質の改善
Professional associations and quality improvement

主要な各医療部門の専門職団体も医療制度における責任と質の改善に重要な役割を果たしている。各専門職団体は医療介護省 (MoHLTC) との調整を行う利害関係者として加入する立場にあり、支援的役割を提供する一方で、これらの専門職団体は医療的ケアの質に影響を与える幅広い活動に従事している。

オンタリオ州のケア付き住宅は、営利事業者を代表するオンタリオ州長期療養ケア協会（the Ontario Long Term Care Association：OLTCA）と、非営利事業者を代表する NPO 法人オンタリオ州高齢者在宅サービス協会（the Ontario Association of Non-profit Homes and Services for Seniors：OANHSS）の 2 つの専門職団体のうちのどちらかに所属するのが一般的である。どちらの協会も州 (Provinces) の作業部会や委員会に積極的に参加しており、主に質の改善を含む年に 1 度の大会も主催に力を入れている。オンタリオ州長期療養ケア協会 (OLTCA) では近年、組織的な質の改善を実現するために、質の改善認証事業 (Quality Improvement Recognition Program) を立ち上げた。

オンタリオ州病院協会（the Ontario Hospital Association：OHA）は、オンタリオ州におけるすべての病院を代表する団体である。オンタリオ州病院協会（OHA）とオンタリオ州医学協会（the Ontario Medical Association）は、担当省庁の政策に影響を与える最も影響力のある団体であった。オンタリオ州病院協会 (OHA) では、加盟病院に対して幅広い研修活動の実施を支援しており、年に 1 度、オンタリオ州最大の医療的ケア会議を主催し、その他の団体と連携しながら幅広い研究活動への支援を行っている。例えば、協会 (OHA) と医療介護省 (MoHLTC) は、病院部門の運営状況を報告するための初めての取り組みとして、2000 年に施設単位での経営戦略マネジメントシステム（バランススコアカード）の提供を目的とする病院報告共同作業（the Hospital Report collaborative）を立ち上げた。近年はオンタリオ州病院協会（OHA）が病院部門と地域密着型ケア部門との協働を推進するために、オンタリオ州地域密着型ケアセンター協会（the Ontario Association of Community Care Access Centres：OACCAC）と戦略的提携を始めた。

オンタリオ州地域密着型ケアセンター協会（OACCAC）は地域密着型ケアセンター（CCACs）を代表する専門職団体である。協会（OACCAC）では、その利害関係者を代表して行う取り組みに加えて、IT サービスとすべての在宅ケア機関に関する情報を提供している。また協会（OACCAC）は、利用者医療及び関連情報制度（the Client Health and Related Information System：CHRIS）を運営しており、これは複数の interRAI 評価のデータと管理データを含む、州（Provinces）の在宅ケア情報制度となっている。協会（OACCAC）は州（Provinces）におけるすべての地域密着型ケアセンター（CCACs）に対して組織内部への支援サービスの決定と IT 基準の設置を行っている。また、協会（OACCAC）は、州（Provinces）における RAI-HC 方式、interRAI-CA 方式、inteRAI-PC 方式の評価データを管理し、地域密着型ケアセンター（CCACs）内での様々な州での評価を実施する権限も有している。さらに、協会（OACCAC）では情報管理の役割の一部として、在宅ケアの質に関する報告書の公表も始めており、一般の利用者の体験の調査方法の構築と調査の実施を主導した。また、年に一度の会議では、協会（OACCAC）はその特に優れた成果の表彰を通じて、ケア提供機関として優れた成果内容の表彰も行っている。

在宅ケア機関と地域支援サービス事業者を代表する団体としては、オンタリオ州在宅ケア協会（Ontario Home Care Association：OHCA）とオンタリオ州地域支援協会（Ontario Community Support Association：OCSA）がある。この 2 つの機関は、新しい制度や質に関連する取り組み、研修事業に関する情報を含む専門職会議を年に 1 回、開催している。オンタリオ州在宅ケア協会（OHCA）の加盟機関は、協会（OHCA）の在宅医療機関基準（the Association' s Standards for Home Healthcare Service Agencies）を遵守しているものと考えられる。加えて、協会（OHCA）の加盟機関は協会（OHCA）の指定様式に沿って協会（OHCA）の基準の遵守状況について年に 1 回、自己評価を行っている。この指定様式は、利用者、習熟と成長、内部業務、経営管理という、サービスに関する 4 項目を測定する、公表予定の戦略的経営マネジメントシステム（バランススコアカード）として機能させることを意図している。

12.5.4　オンタリオ州医療の質機構　Health Quality Ontario

オンタリオ州医療の質機構（Health Quality Ontario：HQO）（Ontario Government（2010d））は、2005 年 9 月 12 日に施行されたメディケアの将

来検討委員会法（Commitment to the Future of Medicare Act）において独立公正な機関として設置され、2010 年に施行された全方位優良ケア法（the Excellent Care for All Act, 2010）においてその規定は後に拡大された（Ontario Government（2010b））。オンタリオ州医療の質機構（HQO）は現在の役割として、3 つの主たる責任を負っている。

（a）医療の人的資源と国民の健康、病院・ケア付き住宅・在宅ケアを含む医療関連施設における医療的ケアの成果といった公的サービスに係る資源の利用を特に重視しながらケアの質を監視し、公表すること

（b）継続的な質の改善に対する支援（例えば、ケア付き住宅に対する質の改善のための研修を行うような居住者重視（the Residents First）への取り組み）

（c）臨床上の診療指針の推奨による根拠を告知するケアの促進と、医療的ケア・医療材料への公的資金の投入

オンタリオ州医療の質機構（HQO）は 2010 年以降、医療制度の運営状況とケア付き住宅、複合的かつ継続的なケア（CCC）を提供する病院、地域密着型ケアセンター（CCACs）における質に関する報告書を公表してきた（Health Quality Ontario（2011））。これらの報告書では、未集計の結果として医療制度全体の運営状況、地域包括医療ネットワーク（LHIN）への財政支出状況、インターネットを通じて検索された可能性のある施設を特定した結果、という少なくとも 3 項目の情報を提供している。オンタリオ州医療の質機構（HQO）の報告書では管理された様々なデータベースを利用しているが、複数の医療部門で規定されている様々な interRAI 方式による評価を通じて収集された臨床データも採用している。オンタリオ州医療の質機構（HQO）が利用する数多くの質の指標と関連するリスクに対応した者たちは、在宅ケアとケア付き住宅に対する interRAI 方式による評価を発展させている（Hirdes *et al.*,（2004）、Mor *et al.*,（2003）、Jones *et al.*,（2010））。報告書には地域単位、施設単位でのばらつきに対してクロスセクションによる分析を加え、医療制度の運営状況の傾向を示す長期的データが含まれている。

ケア付き住宅に関する報告書の公表の導入を契機として、一部の特定の項目に関する報告は任意となった。当初は約 100 施設のケア付き住宅が参加したが、2013 年にはすべてのケア付き住宅に対して報告書の公表が義務付けら

れる見通しである。

12.6　終わりに　Concluding comments

オンタリオ州の医療制度と長期療養ケア制度は、この30年間で高齢者に提供されるケアの質の改善において大きな発展を遂げた。依然として行うべき必要なことは多いものの、重要な革新は数多くの項目において行われてきた。様々な分野にわたる医療情報制度の標準化の実現は、一般には見過ごされてきた病弱な者のニーズに応えているといえる。新たな質の改善と公的責任への取り組みが進められているのは、質とはその根底に根拠と透明性のある公表を伴う、共有される委任のもとにあることを意味している。病院や施設によって異なる伝統的な政策的影響力に基づくのではなく、医療的ケアサービスの利用者のニーズに基づく公平な資源配分を目的とする支払制度こそ、等しく治療を受ける個人の権利と医療制度の維持の観点から重要なのである。最後に、医療的ケアは幅広い臨床行為を重視する独立した機関の集合体というよりも、統合的制度として、機能しなければならないという認識が一般化しつつある。

各州 (Provinces) と準州 (Territories) は管理上、独立しており、他の州・準州とは異なるものの、オンタリオ州における取り組みは他の地域で採用されれば有用である可能性が高い。切れ目のないケアを包括的に評価する制度の導入と包括的評価から得たデータの公表を行ったオンタリオ州の主体的取り組みは、明確なケアの質と責任の改善をもたらす重要な革新的動きであったと言える。中央集権的ではないカナダの医療権限の構造的分権は、単一の州政府では医療に関する国家的基準の設置を行うことができないことを意味している。しかし、カナダではこれまで在宅ケアとナーシングホームに対する評価基準について、けっして国全体での合意を得ようとしてこなかった。そうした姿勢は、今後10年間でケベック州だけがinterRAI方式による評価基準を採用しないと予想されることからも頷ける。interRAI方式による評価の実施の完了に近づくにつれて、州（Provinces）単位での報告を支援するデータ利用に向けて関心は高まっているが、8つの州・準州の比較データの公表内容 (Hirdes *et al.*, (2011)) は、ナーシングホーム部門の現状を最も包括的に示したものとなっている。また、カナダ医療委員会（the Health Council of

Canada：HCC）では 2012 年、全国的な在宅ケアの現状を示すために RAI-HC 方式とその他のデータを用いた結果を公表した。

カナダ・メディケア基金のトミー・ダグラス氏（Tommy Douglas）は「みな、勇気を持て。よりよい業界に変えていくために遅すぎるということはないのだ。」と語った。今日（こんにち）、政策担当者と一般市民は、いかなる優先事項よりも在宅ケアとナーシングホームの質に関する利用可能な根拠を今まで以上に求めている。完全なものはけっしてないが、オンタリオ州の高齢者医療制度は、まさによりよい業界づくりに向けて進展を続けている。

References

Accreditation Canada (2010). Annual report 2010. Available at: www.accreditation.ca/uploadedFiles/Annual per cent20Report per cent202010.pdf. Accessed 5 January 2012.

(2011). Accreditation Canada: driving quality health services. Available at: www.accreditation.ca/. Accessed 29 August 2011.

Beland, F. and Shapiro, E. (1994). Ten provinces in search of long term policy. In V. Marshall and B. McPherson (eds.), *Aging: Canadian Perspectives*. Peterborough, ON: Broadview Press, pp. 245–67.

Bernabei, R., Gray, L., Hirdes, J., Pei, X., Henrard, J. C., Jonsson, P. V., Onder, G., Gambassi, G., Ikegami, N., Ranhoff, A. H., Carpenter, I. G., Harwood, R. H., Fries, B. E., Morris, J. N. and Steel, K. (2009). International gerontology. In J. B. Halter, J. G. Ouslander, M. E. Tinetti, S. Studenski, K. P. High and S. Asthana (eds.), *Hazzard's Geriatric Medicine and Gerontology* (6th edn). New York: McGraw Medical, pp. 69–96.

Canadian Home Care Association (CHCA) (2008). *Portraits of Home Care in Canada*. Toronto: CHCA.

Canadian Institute for Health Information (CIHI) (2004). *Complex Continuing Care in Ontario: Resident Demographics and System Characteristics*. Ottawa: CIHI.

(2007). *Public-Sector Expenditures and Utilization of Home Care Services in Canada: Exploring the Data*. Ottawa: CIHI.

(2009a). *Healthcare in Canada 2009: a Decade in Review*. Ottawa: CIHI.

(2009b). *Analysis in Brief: Exploring Hospital Mental Health Service Use in Ontario, 2007–2008*. Ottawa: CIHI.

(2009c). *Analysis in Brief: Alternate Level of Care in Canada, 2009.* Ottawa: CIHI.

(2010). *National Expenditure Trends, 1975–2010.* Ottawa: CIHI.

(2011). *Healthcare in Canada 2011: a Focus on Seniors and Aging*, Ottawa: CIHI.

CARF International (2011). Commission on Accreditation of Rehabilitation Facilities. Available at: www.carf.org.proxy.lib.uwaterloo.ca/providers.aspx?Content=Content/Accreditation/Opportunities/AS/toc.htm. Accessed 8 August 2011.

Central East Local Health Integration Network. (2010). Multi-Sector Accountability Agreement (MSAAs). Available at: www.centraleastlhin.on.ca.proxy.lib.uwaterloo.ca/report_display.aspx?id=12684. Accessed 26 August 2011.

Costa, A. P. and Hirdes, J. P. (2010). Clinical characteristics and service needs of alternate-level-of-care patients waiting for long-term care in Ontario hospitals. *Healthcare Policy*, 6(1): 32–46.

Dalby, D. M., Hirdes, J. P. and Fries, B. E. (2005). Risk adjustment methods for home care quality indicators (HCQIs) based on the minimum data set for home care. *BMC Health Services Research*, 5(1): 7.

Flood, C. M. and Choudhry, S. (2004). Strengthening the foundations: modernizing the Canada Health Act. In T. McIntosh, P. G. Forest and G. P. Marchildon (eds.), *Romanow Papers: The Governance of Healthcare in Canada*. University of Toronto Press, pp. 312–45.

Forbes, W. F., Jackson, J. A. and Krause, A. S. (1987). *Institutionalization of the Elderly in Canada*. Toronto: Butterworths.

Fries, B. E., Schneider, D. P., Foley, W. J., Gavazzi, M., Burke, R. and Cornelius, E. (1994). Refining a case-mix measure for nursing homes: Resource Utilization Groups (RUG-III). *Medical Care*, 32(7): 668–85.

Gray, L. C., Berg, K., Fries, B. E., Henrard, J. C., Hirdes, J. P., Steel, K. and Morris, J. N. (2009). Sharing clinical information across care settings: the birth of an integrated assessment system. *BMC Health Services Research*, 29(9): 71.

Health Council of Canada (2012). *Seniors in Need: Caregivers in Distress*. Toronto: Health Council of Canada.

Health Quality Ontario (HQO) (2011). *Quality Monitor: 2011 Report on Ontario's Health System*. Toronto: HQO.

Hirdes, J. P. (1997). Development of a cross-walk from the Minimum Data Set 2.0 to the Alberta Classification System. *Healthcare Management Forum*, 10(1): 27–9, 32–4.

(2001). Long term care funding in Canada: a policy mosaic. *Journal of Aging and Social Policy*, 13(2–3): 69–81.

(2006). Addressing the health needs of frail elderly people: Ontario's experience with an integrated health information system. *Age and Ageing*, 35(4): 329–31.

Hirdes, J. P., Botz, C. A., Kozak, J. and Lepp, V. (1996). Identifying an appropriate case-mix measure for chronic care: evidence from an Ontario pilot study. *Healthcare Management Forum*, 9(1): 40–6.

Hirdes, J. P., Fries, B. E., Morris, J. N., Ikegami, N., Zimmerman, D., Dalby, D. M., Aliaga, P., Hammer, S. and Jones, R. (2004). Home Care Quality Indicators (HCQIs) based on the MDS-HC. *The Gerontologist*, 44(5): 665–79.

Hirdes, J. P., Fries, B. E., Morris, J. N., Steel, K., Mor, V., Frijters, D., Jonsson, P., LaBine, S., Schalm, C., Stones, M. J., Teare, G., Smith, T., Marhaba, M. and Perez, E. (1999). Integrated health information systems based on the RAI/MDS series of assessment instruments. *Healthcare Management Forum*, 12(4): 30–40.

Hirdes, J. P., Ljunggren, G., Morris, J. N., Frijters, D. H., Finne Soveri, H., Gray, L., Björkgren, M. and Gilgen, R. (2008). Reliability of the interRAI suite of assessment instruments: a 12-country study of an integrated health information system. *BMC Health Services Research*, 8: 277.

Hirdes, J. P., Marhaba, M., Smith, T. F., Clyburn, L., Mitchell, L., Lemick, R. A., Curtin Telegdi, N., Pérez, E., Prendergast, P., Rabinowitz, T. and Yamauchi, K. (2001). Development of the Resident Assessment Instrument – Mental Health (RAI-MH). *Hospital Quarterly*, 4(2): 44–51.

Hirdes, J. P., Mitchell, L., Maxwell, C. J. and White, N. (2011). Beyond the 'iron lungs of gerontology': using evidence to shape the future of nursing homes in Canada. *Canadian Journal on Aging*, 30(3): 371–90.

Hirdes, J. P., Poss, J. W., Fries, B. E., Smith, T. F., Maxwell, C. J., Wu, C. and Jantzi, M. (2010). *Canadian Staff Time and Resource Intensity Verification (CAN-STRIVE) Project: Validation of the Resource Utilization Groups (RUG-III) and Resource Utilization Groups for Home Care (RUG-III/HC) Case-mix Systems. Final Report to Ontario Ministry of Health and Long Term Care*. Waterloo, ON: University of Waterloo.

Hirdes, J. P., Sinclair, D. G., King, J., McKinley, J. and Tuttle, P. (2003). From anecdotes to evidence: complex continuing care at the dawn of the information age. In B. E. Fries and C. J. Fahey (eds.), *Implementing the Resident Assessment Instrument: Case Studies of Policymaking for Long-Term Care in Eight Countries*, New York: Milbank Memorial Fund. Available at: www.milbank.org/uploads/documents/interRAI/030222interRAI.html#canada. Accessed 21 August 2013.

Hirdes, J. P., Smith, T. F., Rabinowitz, T., Yamauchi, K., Pérez, E., Curtin Telegdi, N., Prendergast, P., Morris, J. N., Ikegami, N., Phillips, C. and Fries, B. E. (2002). The Resident Assessment Instrument-Mental Health (RAI-MH)©: inter-rater reliability and convergent validity. *Journal of Behavioral Health Services and Research*, 29(4): 419–32.

Jones, R. N., Hirdes, J. P., Poss, J. W., Kelly, M., Berg, K., Fries, B. E. and Morris, J. N. (2010). Adjustment of nursing home quality indicators. *BMC Health Services Research*, 10: 96.

Ladak, N. (1998). *Understanding How Ontario Hospitals Are Funded: An Introduction (RD#6–11)*. Toronto: Joint Policy and Planning Committee.

Local Health System Integration Act (2006). Available at: www.search.e-laws.gov.on.ca/en/isysquery/9fccc650-88b5-4de3-9240-934499d67202/1/doc/?search=browseStatutes&context=#hit1. Accessed 26 August 2011.

Martin, L., Hirdes, J. P., Morris, J. N., Montague, P., Rabinowitz, T. and Fries, B. E. (2009). Validating the Mental Health Assessment Protocols (MHAPs) in the Resident Assessment Instrument Mental Health (RAI-MH). *Journal of Psychiatric and Mental Health Nursing*, 7: 646–53.

Ministry of Health and Long-Term Care. (2011a). Community care access centres. Available at: www.health.gov.on.ca/english/public/contact/ccac/ccac_mn.html. Accessed 26 August 2011.

(2011b). Community care access centres: client services policy manual. Available at: www.health.gov.on.ca/english/providers/pub/pub_menus/pub_ccac.html. Accessed 15 August 2011.

(2011c). Local health integration networks. Available at: www.lhins.on.ca/home.aspx?LangType=4105. Accessed 26 August 2011.

Mor, V., Angelelli, J., Gifford, D., Morris, J. and Moore, T. (2003). Benchmarking and quality in residential and nursing homes: lessons from the US. *International Journal of Geriatric Psychiatry*, 18(3): 258–66.

Morgan, S. (2004). Drug spending in Canada: recent trends and cause. *Medical Care*, 42(7): 635–42.

Ontario Association of Community Care Access Centres (OACCAC) (2011). ICCP Palliative Care Impact Assessment Framework. Available at: www.ccac-ont.ca/Upload/on/General/ICCP/ICCP_Impact_Assessment_Framework_Sep2011.pdf. Accessed 27 August 2012.

Ontario Government (2010a). Community Care Access Corporations Act, 2001. Available at: www.search.e-laws.gov.on.ca/en/isysquery/3a091197-663c-438f-bd99-165e9a043d70/2/doc/?search=browseStatutes&context=#hit1. Accessed 26 August 2011.

(2010b). Excellent Care for All Act. Available at: www.search.e-laws.gov.on.ca/en/isysquery/b4d0278e-8c19-48a1-949f-f68939d6e921/1/doc/?

search=browseStatutes&context=#hit1. Accessed 26 August 2011.
(2010c). Long-Term Care Homes Act, 2010, S.O. 2007, Chapter 8. Available at: www.search.e-laws.gov.on.ca/en/isysquery/0da8b45c-c26e-45b3-843b-9e56fc49b55c/2/doc/?search=browseStatutes&context=#hit1. Accessed 26 August 2011.
(2010d). Ontario health quality. Available at: www.ohqc.ca/en/mandate.php. Accessed 14 September 2011.
(2010e). Ontario Regulation 79/10 made Under the Long-Term Care Homes Act, 2007. Available at: www.search.e-laws.gov.on.ca/en/isysquery/2305b97b-92dc-459b-bcd2-73ddf2cd0e64/1/doc/?search=browseStatutes&context=#hit1. Accessed 26 August 2011.
(2010f). The Retirement Homes Act, 2010. Available at: www.seniors.gov.on.ca/en/retirement_homes/index.php. Accessed 27August 2012.
Ontario Home Care Association (OHCA) (2010). Report on the OHCA roundtable on rehabilitation in home care. Available at: www.homecareontario.ca/public/docs/news/2010/november/report-on-the-ohca-roundtable-rehabilitation-in-home-care.pdf. Accessed 10 September 2011.
(2011). Home care in Ontario: facts and figures. Available at: www.homecareontario.ca/public/docs/publications/2011/home-care-facts-and-figures.pdf. Accessed 10 September 2011.
Ontario Hospital Association (OHA) (2003). *Hospital Report: Complex Continuing Care Hospital-Specific Results*, Toronto: OHA.
(2010). Health system facts and figures. Available at: http://www.healthsystemfacts.com/Client/OHA/HSF_LP4W_LND_WebStation.nsf/Index.html?ReadForm. Accessed 10 September 2011.
Poss, J.W., Hirdes, J.P., Fries, B.E., McKillop, I. and Chase, M. (2008). Validation of Resource Utilization Groups Version III for Home Care (RUG-III/HC): evidence from a Canadian home care jurisdiction. *Medical Care*, 46(4): 380–7.
Romanow, R. (2002). *Building on Values: the Future of Healthcare in Canada – Final Report.* Ottawa: Commission on the Future of Healthcare in Canada.
Toronto Star (2010). Seniors at risk in retirement home, investigation reveals. Available at: www.thestar.com/news/investigations/article/869045--seniors-at-risk-in-retirement-home-investigation-reveals. Accessed 27 August 2012.
Walker, D. (2011). Caring for our aging population and addressing alternate level of care. Available at: www.homecareontario.ca/documanager/files/news/report--walker_2011--ontario.pdf. Accessed 27 August 2012.
Waterloo Wellington Local Health Integration Network (2010). Ministry LHIN Performance Agreement (MLPA). Available at: www.waterloo-

wellingtonlhin.on.ca/uploadedFiles/Home_Page/Board_of_Directors/Board_Meeting_Submenu/WWLHIN per cent20MLPA per cent20April per cent2022 per cent202010 per cent20Board per cent20pres per cent20final.pdf. Accessed 26 August 2012.

第13章

ニュージーランドにおける高齢者向け長期療養ケアの質に対する規制

Regulating the quality of long-term aged care in New Zealand※

Brigette Meehan and Nigel Millar

13.1　はじめに　Introduction

ニュージーランドは現時点では高齢化国ではないが、2026年までに推定人口470万人の20%が現在「高齢者」と定義される65歳を超える者となると予測されている。また2051年まで85歳を超える高齢者人口はさらに増加すると予測され、ニュージーランド人の65歳以上の全人口の22%に達するとみられる。2010年の統計によれば、ニュージーランドは人口439万人であり、その多数がパケハ（Pakeha：欧州に祖先を持つニュージーランド人）となっている。直近（2006年）の人口統計によれば、総人口の15%がマオリ（Maori）、9%がアジア系、7%が太平洋諸島系である（OECD（2010））。

ニュージーランドにおける長期療養ケアは、一般の医療制度の中に位置づけられている。国内のすべての永住者にサービスの受給資格が与えられているが、サービス利用には基準があり、一般的には個人の受給資格の審査が行われる。（配偶者や共同生活者と別離した）家族については自己負担を伴わない。公的長期療養ケアには地域支援（Community Support）と高齢者居住系ケア（Aged Residential Care）がある。高齢者に対する地域支援には、着衣や入浴、服薬管理のような身の回りの世話、洗濯や食事の準備のような家事支援、居宅での安全設備支援、介助者支援、レスパイトケア（介護の休息）が含まれる。専門職従事者と様々な療法サービスについても、審査で必要と認定されれば利用可能である。高齢者居住系ケアについては、長期療養ケア病院・老年精神医学専門病院、認知症病棟、療養施設で提供されるケアと定められている。在宅ケアサー

※本章の執筆にあたり、マリア・ウィリアムソン氏（Maria Williamson）に謝意を申し上げる。

ビスは、ほとんどのニュージーランド人が在宅生活の継続を希望することに応える目的で提供されており、まだ高齢者居住系ケアの一部に含められてはいない(Ministry of Health(2002))。

本章ではニュージーランドにおける高齢者に対する長期療養ケアサービスの管理方法について述べる。また、サービスがどのように組まれ、規制され、公的支出が行われ、監査されているかについても述べる。最後に将来的な計画や公的資金の投入に関する情報を記しつつ、ケア提供を改善するための包括的臨床評価制度の導入による高齢者ケアの質の改善に向けた動きについて報告する。

13.2　長期療養ケアサービスの管理
The management of long-term care services

ニュージーランドにおける長期療養ケアは医療制度の中に統合されている。制度全体の管理は一次（primary）医療、二次（secondary）医療、三次（tertiary）医療、公的（public）医療という制度に分かれて行われている。保健省（the Ministry of Health：MoH）は内閣と制度の中に位置づけられ、医療部門と障害部門の政策を策定している。保健省（MoH）は、医療と障害に関する問題について政府への主要な助言者となっており、部門の主導と支援に責任を負っている。制度の日々の運営と支払いの大半は地域保健医療庁（District Health Boards：DHBs）によって管理されている。地域保健医療庁(DHBs)は、ニュージーランド全域における効果的、効率的運営を保証するために地域居住者への医療サービスの計画、管理、提供、支払いを行う。これには、一次医療、病院サービス、高齢者ケアサービス、マオリ・太平洋諸島系を含むその他非公的ケア提供者によって提供されるサービスが含まれる。一次医療協会(Primary Health Organizations：PHOs）は、一般診療を通じて不可欠な一次医療サービスの提供を支援するために地域保健医療庁（DHBs）からの出資を受けている。ニュージーランドにおける高齢者の長期療養ケアへの公的資金の投入と支払いは地域保健医療庁(DHBs)によって管理されており、保健省(MoH)が策定する政策による支援を受けている。

保健省(MoH)では年に一度、地域保健医療庁(DHBs)による政策運営の枠組みを示している。これはすなわち、運営機能と義務的責任を規則・政策・方針によって示しているのである。地域保健医療庁（DHBs）は国の政策運営の枠組みへの合意を表明する国王基金合意（Crown Funding Agreement）に調印している。政策運営の枠組みでは、地域保健医療庁（DHBs）によるサービス提供のあり方として特定のモデルを規定してはいないが、同じようなニーズを持つ高齢者がどこに住んでいても同じようなサービスを受けることができるという方針となっている（Office of the Auditor-General（2011））。

13.3　長期療養ケアサービス：在宅ケアと高齢者向け居住系ケア
Long-term care services; home-based and aged residential care

ニュージーランドには現在、約 586,000 人の 65 歳以上の者がおり、総人口の約 12％を占めている。高齢者のほとんどが支援を受けることなく在宅で生活しており、その数は約 58,000 人で 65 歳以上人口の 10.5％を占めているが、彼らは毎年、審査を受け、支援の必要性があることが判明している（保健省（MoH）の内部調査による推計）。支援を必要とする者の数は年齢と共に増加し、支援サービスの対象は 80 歳を超える高齢者で約 155,000 人に達する。65 歳以上の高齢者人口のうち、約 75,000 人が何らかの在宅サービスを受けており（Office of the Auditor-General（2011））、約 32,000 人の高齢者が、居住系ケア施設 700 施設を終の棲家として生活している（New Zealand Aged Care Association（2011）。

地域保健医療庁（DHBs）では、地域で在宅支援サービス、或いは高齢者向け居住系ケアを提供するために、ほとんどの民間ケア事業者と契約している。契約事業者数と在宅サービス項目数は各地域保健医療庁（DHB）によってばらつきがある。高齢者関連居住系ケア（Aged-Related Residential Care：ARRC）については、地域保健医療庁（DHB）による高齢者向け居住系ケア事業者との契約の中で、サービスの提供に関して国と契約を結ぶことになる。高齢者が在宅サービス或いは居住系ケアの公的給付を受けるためには、まず、ニーズ審査会（Needs Assessment Service）による審査を受けなければならない（Ministry of Health（2011a））。このニーズ審査会は、ニーズ審査・サービス調整機関（Needs Assessment and Service Coordination services：NASCs）と呼ばれる。ニーズ審査は地域保健医療庁（DHB）のサービス提供モデルに沿って行われる。例えば、サービスを提供した地域保健医療庁（DHB）、第三者審査機関、複合的なニーズがある場合には複数のケア事業者が直接行うことがある。複合的なニーズのある利用者のニーズが小さいと判断される場合には、第三者の在宅支援サービス事業者が評価を行うこともある。ニーズが複合的か非複合的かの決定については、本章で後述する新たに標準化されたソフトウェアを通して地域単位、或いは国が監視することもできるようになっている。

13.3.1　在宅サービスと支援の内容　Home-based services and supports

国内の 20 の地域保健医療庁（DHBs）は、ニーズ審査・サービス調整機関(NASCs)、或いは様々な同様のサービス提供機関を通じて、高齢者に対するニーズの審査とサービスの調整を行い、在宅支援サービスの提供と高齢者向け居住系ケアへの認可において重要な役割を果たしている。ニュージーランドには全国展開する大規模ケア事業者から小規模地域ケア事業者まで、高齢者へのサービス提供を行う約 50 の在宅支援サービス事業者がある。地域保健医療庁(DHBs) では、高齢者のニーズ、市場動向、ケア事業者に対する特定の要件に基づいてケア事業者との契約交渉を行う。運営内容とサービスの設定方法は、個々の地域保健医療庁（DHB）によって様々である。契約内容と質の保証に関する取り組み方法は地域事情に応じて対応されるか、すべてのケア事業者と地域保健医療庁(DHBs)が直面する問題に対応する内容が反映される。近年、一部の地域保健医療庁(DHBs)では在宅ケア事業者数を積極的に削減しているが、地域のニーズに対して弾力的な解決方法を採ることができるようになってきていることから、地域保健医療庁(DHBs)が幅広く様々なケアの提供を行ったり、契約する在宅ケア事業者の数を増やしたりすることが認められている（Office of the Auditor General(2011))。

13.3.2　在宅支援サービスへの公的資金の投入
Funding home-based support services

在宅支援サービスへの公的資金の投入については、国王基金合意（Crown Funding Agreement)に基づき、地域保健医療庁(DHBs)に対して行われている。2009 年から 2010 年には 75,000 人の高齢者に対する在宅支援サービスとして約 NZD $2.24 億(179.2 億円(80 円／ NZD $ 換算))が支出されており、920 万時間の支援に相当する公的支出であると推計されている（Office of the Auditor General(2011))。2010 年から 2011 年には、カンタベリー州での 2 つの大規模地震による崩壊の影響を受け、NZD $2.32 億(185.6 億円(同換算))が事前に見積もられたが、それを下回る NZD $2.21 億（176.8 億円（同換算））の実質支出額となった。2011 年から 2012 年の在宅支援サービスに係る総支出額は NZD $2.46 億（196.8 億円（同換算））であった。在宅支援サービスに加えて、公的事業者、民間事業者の双方への支払いもある。在宅サービスへの民間事業者への支払額に関する情報は明らかではないが、相当な額になると考えられ、高齢者数の増加に伴い、これは増加する可能性がある。地域における高齢者支援のための公的資金の投入については、ニュージーランド老齢年金に加えて、その一部が社会保障制度を通じて行われている。

支払い方法については国内でも異なる。地域保健医療庁（DHBs）からケア事業者への支払方法は、各利用者の自己負担か公的給付のどちらかとなる。利用者による自己負担額は各利用者によって異なり、一義的にはニーズに基づくだけでなく、家族や近親者から利用可能な支援水準も考慮された額になる。ごく一部の地域保健医療庁（DHBs）では、ニーズの審査を受けた高齢者に個別のサービス内容を公的負担によって提供するケア事業者に対して支払いを行っている。給付割合は国内でも異なる。そうしたばらつきは歴史的な経緯と、需要やその他の市場原理による地域的な差異によって生じている。地域保健医療庁（DHBs）には革新的な取り組みや利用者の声に応える取り組みといった弾力的な運営が認められる中で、より特徴的で、望まれる地域特有の手法に向けて取り組む地域も現れ始めた（Internal Ministry of Health document: 20110488（2011））。

高齢者がサービスを受ける場合には、その者の所得について地域サービス利用カード（the Community Services Card：CSC）の取得資格を前提に資産調査を受けることになるが、地域サービス利用カード（CSC）は所得水準を下回る者、やむを得ず低所得者の権利を行使する者のみが利用できる。地域保健医療庁（DHBs）では高齢者に無料で提供される在宅支援サービス水準を個別に管理しており、ここ数年は高齢者が地域サービス利用カード（CSC）を保有していない場合には居宅の清掃サービスの提供を中止していた（Ministry of Health（2011a）、Internal Ministry of Health document: 20110488（2011））。認定を受けている場合には、清掃などの家事支援サービスを含む在宅での身の回りの世話はすべて無料で提供される。NZD $50（4,000 円（80 円／ NZD $ 換算））を下回る低費用の設備や住宅改修に対しては給付を受けられないが、高価な設備は長期貸し出しによって提供され、住宅改修費用については資産調査や自己負担額によっては給付を受けることもできる(Ministry of Health(2011b)。

地域保健医療庁(DHBs)はサービスの利用開始について独自に決定する権限を持つため、各地域保健医療庁（DHB）のニーズの審査に基づくサービス提供のモデルに沿って、在宅ケアサービスの提供内容には違いがある(Office of the Auditor General（2011))。居宅で公的支援サービスを受ける資格のない高齢者、或いはニーズ審査を受けた結果、地域保健医療庁（DHB）が公的支援を開始するには至らない高齢者は、民間事業者による在宅支援サービスを任意で利用する。作業療法のような二次医療サービスとそれを提供する医療専門職については、審査を受けたニーズに基づき自由に利用することができる。ほとんどの地域保健医療庁(DHBs)において、この種のサービスには待機利用者が増える傾向にある。一部のサービスについては、特定の地域で民間事業者を通じて利用することができる。

13.3.3　高齢者向け居住系ケアサービス　Aged residential care services

国内では2009年現在、65歳を超える人口の約5.6%が居住系施設で長期療養ケアを受けている。長期療養ケア施設の入所者の年齢は高齢化し、より健康問題を抱えるようになっている一方で、居住系ケアの在所日数は20年前よりも短くなっている（OECD（2010))。居住系ケアとしては4種類が利用可能である。老人ホーム(Rest Home)は、病院でのケアに比べて自立度の高い高齢者のために用意されている。認知症ケアの提供施設としては認知症専門病棟(Specialist Dementia Units）があり、医療的ケアと精神医学的ケアのニーズを持つ高齢者に対する病院水準の専門的な精神医学的ケアを受けることができる。元来、老人ホームでのケアは、自立し、移動可能な状況にある個人の選択肢の1つであった。例えば、1970年代の老人ホームでは、居住者のために居住者の自家用車を駐車するサービスを提供していた。高齢者向け居住系ケアサービスでは、医療サービスよりも福祉サービスを重視し、制度としては社会福祉省(the Department of Social Welfare)によって運営管理が行われていた。老人ホームは自宅の代替施設と考えられてきたため、居住者は公的給付を一部受け、費用相応の支払い額が決められていた。また、所得および資産調査は居宅での生活費用を賄うことのできる者について、居住系ケア施設の費用の継続的な支払いを保証するために行われた。高齢者のための自立した生活様式と共同住宅は1980年代後半にリタイヤメント・ヴィレッジ(Retirement Village）と称するもう1つの居住系施設として台頭したが、それらは民間企業が建設し、別の住まいとして老人ホーム的なケアを選択することのできる資産を保有する、活動的で自立した高齢者のために計画されたのであった。多くの高齢者にとってその魅力的な特徴とは、ヴィレッジ内で長期療養ケアを利用することができることにあり、ヴィレッジの居住者のケアニーズが高まった場合には、彼らの馴染みの地域に留まることができる。当初、民間事業者が提供していたサービス内容は、高齢者のケアニーズが高まるにつれて、居住者の所得と資産によっては公的給付によるサービスに代替されることもある。

高齢者向け居住系ケアを受けながら生活する32,000人の高齢者のうち、居住者の64%が政府による公的給付を受けている。残りの32%は居住系ケアの公的給付を受けていないが、これらの者のほぼ半数は資産調査を受けずに「最大限」サービスを利用しているとみられる。「最大限」サービスを利用している者については、本章で後述する。老人ホーム施設の37%がリタイヤメント・ヴィレッジ内に設置されているが、居場所の内訳については居住者の57%が老人ホーム、31%が民間病院、8%が認知症専門病棟となっている（Grant Thornton New Zealand(2010): 76,8）。

在宅サービスと要介護高齢者への居住系ケアを提供する事業者のほとんどは、民間企業が経営主体となっている。The Grant Thornton Review（2010）によれば、ニュージーランドにおける高齢者向け居住系ケア施設の約3分の2は営利事業者である(p.32)。これらの施設は次第に、宗教団体や福祉団体から売却され、民間企業の関係者が在宅サービス事業者や居住系ケア施設を買収した。Boydら(2009)の研究によれば、1988年から2008年の間に、オークランドの居住系ケア施設居住者の特徴には大きな変化があったという。オークランドでは65歳を超える人口が43%も増加したが、高齢者ケアの総ベッド数はわずか3%しか増加しなかった。老人ホームでは高齢者総人口割合の増加に対して入居者の大幅な減少に見舞われた。85歳を超える高齢者に限れば、老人ホーム生活者の割合は1988年の27%から2008年には16%まで落ち込んだ。同時期に「自立」と認定された老人ホーム居住者の割合は23%から7%まで減少した。高齢者ケア施設の居住者総人口に占める、移動、排泄、認知機能に関して自立した者の割合は劇的に増加した。高度なケアを必要とする者については1998年には高齢者向け居住系ケア人口の36%を占めていたが、2008年には56%まで増加した。これは、政策変更によってもたらされた多くの変化と地域密着型ケアサービスの利用の増加が影響しているものと筆者らはみている。

居住系ケアにおいて、高齢者は自立と生活の質（QOL）を求める居住者中心の環境で生活することをまずは期待すべきである。提供されなければならないサービスには、（トイレやシャワーの利用を含む）宿泊施設、給食サービス、洗濯、看護ケア、移動のために必要となる一般的な設備、身の回りの世話、かかりつけ医（General Practitioner：GP）による訪問診療、薬剤処方、排泄処置、レクリエーション活動、かかりつけ医が指示するあらゆる医療的ケアが含まれる（Ministry of Health（2010b））。

13.3.4　居住系ケアサービスへの公的資金の投入
Funding residential care services

1993年まで高齢者は、政府からの年金受給が終了した13週間後に（ごく一部の個人を除いて）、公的病院において高齢者向け居住系ケアを無料で利用することができた。公的病院に入院することができない病態にある高齢者に対しては、所得審査のみを行うことで一部の民間病院でもケアを提供していた。1993年、障害者支援サービスに対する公的資金の投入が福祉から医療へ転換された。同時に、対象者が病院水準のケアを必要とするために公的施設、或いは民間施設に入所しているかの判定においても、所得および資産調査が行われるようになった。

高齢者が居住系長期療養ケアを利用するために、まず、ケアニーズの審査を受けなければならない。地域保健医療庁（DHB）が契約するケアサービスを提供する居住系ケア施設への入居を希望する場合には、自費負担の高齢者でも審査を受けなければならない。資産が規定の上限額を下回る場合には、その居住者は、居住地の地域保健医療庁（DHB）が支給する居住系ケア給付金（Residential Care Subsidy：RCS）の受給資格を持つことになる。その場合、居住者は施設への入所が可能となり、老齢年金（New Zealand Superannuation[1)]）のほとんどを支払い、さらに居住者が得るその他の所得も支払うことになる。居住系ケア給付金（RCS）は65歳以上の者に適用され、2009年から2010年では、居住系ケア施設でケアを受ける者の83％が公的給付を受給している。受給資格を持たない者については、ケアホームに係る費用の最大額までケアの費

1）ニュージーランドにおける老齢年金は65歳以上の者に一律に支給され、給付率は単身世帯や複数世帯、既婚であるかなどの家計の状況によって様々である。

用を支払うことになる[2]。保有する資産が入所以前の住宅のみである者は、自由金利の居住系ケアローンを組む資格が与えられる。提供される居住系長期療養ケアの費用の約 60％が地域保健医療庁(DHBs)によって支払われる。

居住系長期療養ケアに関する所得・資産調査制度は、今日(こんにち)も継続されている。しかし、政府は不公平と思われる高齢者への資産調査を切り分けるために、2005 年、社会保障法（the Social Security Act, 1964）を改正した。2005 年に施行された、関連する社会保障(居住系長期療養ケア)規制では資産控除が拡大された。2005 年時点で、高齢者は NZD $150,000（1,200 万円（80 円／ NZD $ 換算)）を上回る資産を保有しない限り、老人ホームにおけるケアの費用を全額負担する義務はなかった。これが毎年(7 月 1 日)、NZD $10,000(80 万円(同換算)）ずつ引き上げられ、2011 年 7 月 1 日には資産上限額は NZD $210,000（1,680 万円（同換算))となった。この資産調査は、ケアを受ける者が単身世帯か二人世帯の場合に適用される。二人世帯のうち 1 名のみが高齢者向け居住系ケアの必要性を認定された場合には、住宅と自動車を控除した選択的資産調査が行われる（Ministry of Health（2010b)）。2012 年の予算では、政府はインフレ率を考慮し、毎年 NZD $10,000（80 万円（同換算)）であった引き上げ幅を拡大した。2012 年 7 月 1 日から資産上限額は NZD $213,297(1,706 万円(同換算))となった。

高齢者がケアニーズの基準に沿う場合には、地域保健医療庁（DHB）が契約する老人ホームでのケアに対する高齢者向け居住系ケア事業者の請求額に制限が課せられる。これは、「自己負担上限額(maximum contribution)」と呼ばれる。自己負担上限額は、毎年、各準州（Territorial Local Area：TLA）[3] で設定され、すべての新聞に掲載され、保健省（MoH）のウェブサイトにも掲載されている。このため、受給資格を持つ居住者に対する地域保健医療庁(DHBs)からの支給額は、居住者の自己負担額と老人ホームでのケア料金とでは差が生ずる。このケア水準が必要となると認定されたすべての居住者に対して、それぞれの地域ですべての老人ホームを対象として、老人ホームでのケア料金が請求

2) 1994 年、長期療養ケアに対する週当たり最大支払額が定められ、その額を上回る費用は政府により支給される。

3) 準州は、ニュージーランドにおける第二の地方政府となっており、地域勢力に基づいて設定されている。準州当局では、道路、公園、下水設備、電力、土地利用、資源管理としての区画、その他の地域における諸問題の運営管理を行っている。

される。より高度なケアが必要となる居住者については、公的給付によって病院、老年医学施設、認知症病棟と同等の高度なケアが提供される。地域保健医療庁（DHB）が契約する高度なケアを提供する施設でのケアのニーズがあると認定されたすべての居住者は、公的給付の受給者であるか、全額自己負担の者でホームへの公的給付をはみ出す費用について付加給付（a top-up subsidy）を受けることができる。

ケア事業者は国との契約に基づく高齢者関連居住系ケア（ARRC）において、居住者が追加費用を支払えばサービスを追加することができる。高齢者にとっては居住系ケアの費用が全額自己負担となると認定されるニーズを選択すべきではないが、そうしたニーズを選択すれば、自己負担額に対する制限がなくなり、ケアの提供は法令違反となる。ただし、ニーズの審査基準を満たし自己負担を行う者でも、地域保健医療庁(DHB)が契約するケア施設にいる限りは(地域保健医療庁とケアサービスを契約する老人ホームの料金が）自己負担上限額制度によって保護されることになる(Ministry of Health(2010b))。

13.4　在宅ケアサービスに対する規制
Regulation of home-based care services

13.4.1　在宅支援サービスに対する規制
Regulation of home-based support services

在宅支援サービス（Home-Based Support Services：HBSS）を提供するための要件は、高齢者が長期療養支援サービスを受けることを希望する場合であり、それは保健省(MoH)と全国20か所の地域保健医療庁(DHBs)との間で締結される国王基金合意(Crown Funding Agreement)の中に定められている。各地域保健医療庁（DHB）では、各地域の年次計画の中でこれらの義務をどのように果たしていくかを示している。サービス提供に関する国の法規制はない。さらに言えば、関連する医療専門職は医療従事者資格保証法（the Health Practitioners Competency Assurance Act）において規定されているが、在宅支援サービス従事者については医療従事者資格保証法の中で規制や認可を受けていない。すべての規制は地域保健医療庁（DHB）とケア事業者との契約の中に組み込まれているのである。地域保健医療庁（DHBs）はケア事業者が自発的に設置する基準を遵守するように要求することができ、職員研修の実施などを規定する在宅・地域密着型支援基準（New Zealand Home and Community Support Sector Standards）NZS8158: 2003 をケア事業者は満たすことが期待される。2011 年現在、地域保健医療庁（DHBs）の半数はケア事業者が在宅・地域密着型支援基準を満たすことを契約の要件としている（Office of the Auditor-General(2011)）。

自発的に設置された、在宅・地域密着型支援基準(NZS8158: 2003)では、在宅支援サービス(HBSS)事業者が満たすべき最低要件が規定されている。この基準は在宅ケア事業者や地域密着型サービス事業者によって提供される医療サービスと障害者支援サービスに制限を課している。在宅・地域密着型支援基準(NZS8158: 2003)は 2012 年 4 月 19 日に改正された(NZS8158: 2012)。この改正では、在宅や地域密着型サービス施設で支援を受ける者が、受けているサービスと事業者が満たすべき最低要件に期待する内容が盛り込まれている。改正内容は段階的に導入することとなっており、2013 年 9 月 1 日からは在宅・地域密着型支援基準(NZS8158: 2003)に対する認可が無効になり、2012 年 4 月 19 日に改正された NZS8158: 2012 が現行法での基準となる。在宅ケア事業者団体、ニュージーランド在宅医療協会 (the New Zealand Home Health Association）では、高齢者への在宅支援サービスの提供に関する法律上の基準の設置を進めており、現在、加盟事業者に対しては最低限、在宅・地域密着型支援基準 (NZS8158: 2012) の遵守について認可を得るよう求めている (ニュージーランド在宅医療協会のウェブサイト参照：www.nzhha.org.nz)。

13.4.2　在宅支援サービスに対する規制監視
Regulatory oversight of home-based support services

在宅支援サービス (HBSS) 事業者が地域保健医療庁 (DHBs) と締結する契約内容には、サービス内容、部門・職員に関する基準、質に関する計画、リスク管理、契約内容の報告が必ず含まれている。地域保健医療庁 (DHBs) の監視対象ケア事業者は、運営状況の監視報告を通じて契約事項の遵守に係る監査の可能性を含め、各地域保健医療庁（DHB）との契約を遵守することになる。監査では、職員採用やリスク管理の手続きといった事項についても対象となる場合がある。また、監査や苦情発生の結果、一部の質の改善が必要とされる場合には、ケア事業者と共に各地域保健医療庁(DHB)も対応に当たる。

地域保健医療庁（DHBs）の取り組み内容は様々である。多くの地域保健医療庁(DHBs)は、地域保健医療庁(DHBs)に代わってケア事業者に対する質の監査を行う地域共有サービス機関（Regional Shared Service Agencies：RSSA）の監査業務が完了するよう協力するが、他の地域共有サービス機関（RSSA）では異なる方法を採っている。保健省（MoH）では、より一貫性のある監査を実施するための汎用性の高い手法を開発することによって、地域保健医療庁(DHBs）と地域の監査内容の差をなくしていくための取り組み（International Ministry of Health document: 20110488(2011))を進めている。その1つの目的は、複数の地域保健医療庁(DHBs)と契約するケア事業者に対して、同一或いは同等のサービスに異なる監査要件が課されるような法令遵守の負担を削減し、一貫性のある対応を採ることである。在宅ケア事業者業界が質の監査を受けた経験を踏まえて居住系ケア業界がそれに追従するならば、追って居住系ケア施設の監査結果も公表されることになるだろう。

ケア事業者では、事業者自身による運営状況の評価と改善のための取り組みに加え、地域保健医療庁（DHB）による監査の実施を促進している。ケア事業者は地域保健医療庁(DHBs)からの出資を受け、自己評価方法を集中的に発展させてきた。自己評価では、ケア事業者の運営状況と基準・契約内容の遵守状況について自発的に明らかにすることで、事業者全体の運営状況の監視と潜在的な地域保健医療庁（DHB）による監査回数の削減につながる効果が期待されている(International Ministry of Health document: 20110488(2011))。

13.4.3　高齢者向け居住系ケアサービスに対する規制
Regulation of aged residential care services

老人ホーム、或いは病院水準のケアを提供するすべての公的ケア事業者と民間ケア事業者は、保健省（MoH）によって管理される2001年に施行された医療・障害者サービス(安全)法(the Health and Disability Services(Safety)Act, 2001：HDSS (Safety) Act, 2001）に規定される認可要件を遵守することが義務付けられている。医療・障害者サービス(安全)法(HDSS(Safety)Act, 2001)では、サービスは必要条件ではなく、認可が義務付けられる。しかし、認可を受けたサービスは必要条件を満たしているため、サービスが安全管理の下で提供されていれば、適切性、必要条件の遵守が認可の決定において重要になる。認可が予想される事業者、或いは実際の認可事業者に対する基準は、医療・障害者サービス(安全)法(HDSS(Safety) Act, 2001)の第27章において規定されている。ケア事業者のこの法律の遵守状況に対する監査の詳細は後述する。

サービス項目については、国と締結する高齢者関連居住系ケア（ARRC）の契約に規定されており、サービスの理念、目的、方針、臨床記録について一般的に標準化された形態に沿うこととなっている。各利用者に対する通常の包括的評価の実施とケアプランの作成も義務付けられている。ケア事業者は全国的に標準化された契約内容を遵守しなければならないものの、高齢者向け居住系ケア施設ではサービス市場に弾力的に対応することを認めているため、その内容はかなり異なるものもある。

高齢者関連居住系ケア（ARRC）の契約では、職員比率が高齢者向け居住系ケア施設の居住者のニーズを満たすことが義務付けられている。2001 年に施行された医療・障害者サービス（安全）法（HDSS（Safety）Act, 2001）の認可要件を遵守することは、質の管理制度によって適切な人員配置基準を支援していることを意味している。ケア事業者は、施設における居住者の配置状況が義務付けられるケアについて、ケア技術に対する報酬、職員の適性、職員数について具体的な根拠を有していなければならない。この根拠を得るにあたり、ケア事業者は「利用者のための安全な高齢者ケアと認知症ケアに関する指標（Indicators for Safe Aged-carc and Dementia-care for Consumers）」（Standards New Zealand Handbook 8163（2005））という冊子を利用することができる（Ministry of Health（2010b））。

リタイヤメント・ヴィレッジ協会（the Retirement Village Association：RVA）は、リタイヤメント・ヴィレッジの約 80％が加入する団体であり、リタイヤメント・ヴィレッジ法（the Retirement Village Act（2003））と関連する実践コード（Code of Practice（2008））によって管理されている。リタイヤメント・ヴィレッジ協会（RVA）によれば、加盟する 270 のリタイヤメント・ヴィレッジにおいて、20,000 人以上の高齢者が約 17,800 の住まいとなる居室に入居しているという。リタイヤメント・ヴィレッジ協会（RVA）に加盟するリタイヤメント・ヴィレッジには 3 年に 1 度、立ち入り監査を受けることが義務付けられている（Retirement Village（General）Regulations（2006））。長期療養ケア施設のあるリタイヤメント・ヴィレッジでは、医療サービスと障害者サービスの提供に関する法的要件も遵守しなければならない。これには 2001 年に施行された医療・障害者サービス（安全）法（HDSS（Safety）Act, 2001）で規定される認可と監査も含まれている。高齢者向け居住系ケアの提供が認可されたリタイヤメント・ヴィレッジの1つの興味深い点は、それが病院水準のケア、或いは老人ホーム水準のケアを提供することもできる生活支援施設の発展形態であるという点である。認可手続きは老人ホームに対するものと同様であり、認可居室を利用する居住者は、高齢者向け居住系ケアのニーズが高まり、審査を受けることになり、その段階でケアが提供されるが、それまで施設とは別の場所にある住み慣れた地域で自立して生活できるのである。

13.4.4　居住系ケアサービスに対する規制監視
Regulatory oversight of residential care services

高齢者向け居住系ケア施設の認可にあたっては、サービスが公的給付によるものか、自己負担によるものか、或いはサービスが地域保健医療庁（DHB）との契約に基づくものであるかが審査要件となる。保健省（MoH）の部局の1つである「HealthCERT」では、サービスが医療・障害者サービス（安全）法（HDSS (Safety) Act, 2001）の要件を満たし、利用者に対する安全と合理性の下に提供されることを保証するために、精神保健サービスや外科サービス、病院サービス、老人ホームサービスといった領域のサービスについて認可業務を行っている。また、HealthCERTは指定監査機関（Designates Audit Agencies：DAAs）を設置し、医療サービス提供機関の監査と指定監査機関（DAAs）の運営状況の監視を行っている。ケア事業者の認可に係る管理については、医療・障害者サービス（安全）法（HDSS（Safety）Act, 2001）の第26章から第31章までに定められている。この法律では、認可を受けた運営管理者に対してどのような状況でも法令が遵守されるように義務付けられ、本法による認可が必要な医療サービスを提供する施設では、複数の運営管理者を配置しなければならないと定められている。認可は5年間有効であるが、新規ケア事業者はわずか12か月の有効期間とされるのが一般的で、立ち入り監査も義務付けられている。各認可の有効期間の最後には、すべての基準項目を満たしていれば新たな認可を受けることになり、その場合には有効期間は延長される可能性がある。

2009年、一般監査局（Office of the Auditor-General）は、老人ホームへの監視を強め、そのサービスに対する監査を完了した。ニュージーランドにおける一般監査局の役割は、公的機関が自身の計画に基づいて機能し、その運営成果を挙げる独立性を保証することにある。一般監査局は公的部門における約4,000の公的機関に対して年1回の監査を実施し、さらに一部の部門について詳細な調査を行うこともでき、老人ホームでのサービスについてはこれに該当する。2009 年の一般監査局による最終報告書（Office of the Auditor-General 2009）によれば、一般監査局による老人ホームに対する監査では質の低いケアへのリスクを排除しきれていないと認識していると記されている。監査はある時点での特定の問題について、老人ホームがそのリスクを最小化するような体制、手続きを採っているかのみに特化することができる。監査によって得られる情報は、営業時間中の数日間に限られており、それは老人ホームが数か月かそれ以上の準備を終えた後に実施されたものである。監査には手法として本質的に限界があるだけでなく、一般監査局から委託される指定監査機関（DAAs）による監査は一貫性に欠け、質の低いものとなっている場合があることが明らかにされた（Office of the Auditor-General 2009）。

2010 年、政府は監査対象の高齢者向け居住系ケアに対して、施設への警告を優先せず、「立ち入り」監査を導入するという重要な変更を行い、監査結果を保健省（MoH）のウェブサイトに公表した。立ち入り調査による監査では、不適切なケアの特定化を支援することになっている。苦情内容が深刻である場合には、保健省（MoH）か地域保健医療庁（DHB）、医療・障害監督官（the Health and Disability Commissioner）のいずれかにも報告される。監査はケア事業者の費用負担によって指定監査機関（DAAs）が完了させる。近年の注目すべき点は、より一貫した監査手法を採り入れるように監査手続きが改善されてきたことであった。また、高齢者関連居住系ケア（ARRC）の契約内容の中で、監査で指摘された義務の違反をなぜ高齢者向け居住系ケア事業者は引き起こしたかという事例も紹介されている。高齢者関連居住系ケア（ARRC）の契約に対する深刻な法令違反に対しては、地域保健医療庁（DHB）が一時的な管理者の交代、或いは居住者の移動によって効果的に施設を閉所させる場合がある。2010 年以降、監査報告は保健省（MoH）の部局の 1 つである HealthCERT のウェブサイトに事前予告なしに公表する形で利用できるようになった。

13.4.5　利用者の選択と声　Consumer choice and voice

ニュージーランドにおける在宅でサービスを受ける利用者と居住系ケア施設の高齢者は、少なくとも理論的にはケア事業者の変更を自由に行うことができる。実際には、高齢者は生活を希望する地域でのサービス、或いは施設の利用可能性によってその選択を変えることになる。高齢者による在宅サービス事業者の選択への支援は、通常は審査機関を通じて利用することができ、審査機関はどの事業者が利用可能であるかを助言し、利用者の嗜好に合った支援を行う。居住系ケア事業者の選択に際しては、緊急性やソーシャルワーカーの利用状況、現在のニーズで希望する地域の利用可能なベッド数によって制限を受けることがある。病院や老人ホームの選択に際して、エイジ・コンサーン（Age Concern）のような高齢者の生活改善を目指す団体も高齢者とその家族を支援する場合があり、前述のように、現在、家族は保健省（MoH）の部局の 1 つである HealthCERT のウェブサイトから個々の施設に関する監査報告の概要を利用することができる。

高齢者は居住系ケア施設が提供するサービスによって、居室の広さ、向き、追加サービス、バス・トイレ付居室の利用のような嗜好にあった居室を選択することもできる。ケア事業者は、通常は追加的選択については料金を請求するが、豪華なサービスを受けない選択肢も居住者に提示しなければならず、そのため、標準的な契約の場合よりも多額の支払いを強要されることはない。高齢者に対する長期療養居住系ケアに関する保健省（MoH）の案内では（Ministry of Health（2010b））、「利用者の意向が変わることも別の施設に移動することも問題ない。利用者の入居に関する契約では、どのような内容が利用者の現在の居住場所への要望となるのかを記載することになる。」と記されている（p.8）。しかしながら、この追加項目を希望する高齢者数は把握されていない。2011 年から 2012 年に示された保健省（MoH）の非公式な記録によると、1,447 人の居住者が施設から同種のサービスを提供する施設に移動し、636 施設で居住者が退所している。居住者のこれらの移動に関する理由は不明である。住み慣れた地域に戻ることを選択したかどうかも把握されておらず、特に、高齢者の住宅が居住系ケア施設を終の棲家とするために既に売却された場合についても不明である。

利用者選択の一部として、居住系ケア施設の高齢者にはかかりつけ医（GP）がいる可能性がある。しかし、実際には診察を受けていない場合があり、ほとんどの居住系ケア施設の担当者が特定のかかりつけ医との連携を強めるよう善処している。居住者が自分のかかりつけ医による往診を希望する場合、居住者はこのサービスに対して、老人ホームのケア事業者が定額で施設にサービスを提供するかかりつけ医を持つ場合の料金に追加して料金を支払わなければならないこともある。かかりつけ医は、その居住者が住み慣れた地域で生活している時と同じように、居住者に対する医学的責任を負う。居住者が急性期ケアサービスを利用する場合には制限はない。地域保健医療庁 (DHBs) では、老年看護専門の看護師による訪問ケアや助言の提供など、予定しない入院を減らすための全国的なサービスの発展を進めてきた。この他の取り組みでは、急性期病床への入院のニーズを減らすために、かかりつけ医が計画的介入として病院の病床利用を指示することを認めるといったことも行われている。

高齢者関連居住系ケア (ARRC) の契約では、ケア事業者に対して、施設が提供する長期療養ケアに対する満足度調査を居住者とその家族に行うよう義務付けている。しかし、これらの調査結果は一元的に管理されておらず、その報告内容は利用もできない状況にある。在宅生活者は、エイジ・コンサーン (Age Concern) やグレイ・パワー (Grey Power) のような団体を通じた支援サービスは利用できるが、在宅支援サービスを受ける高齢者の公に発せられる「声 (voice)」はわからない。まだ検討段階ではあるものの、保健省 (MoH) は利用者の満足度調査の計画と管理のための一貫性を持つ、確固たる手法を在宅ケア事業者が採り入れるよう提言している (Internal Ministry of Health document: 20110488 (2011))。ここには、調査手法、調査方法論、指定管理者に関して、ケア事業者と地域保健医療庁 (DHBs) で合意を得ることが含まれている。また、出資者とケア事業者が、様々な部門における問題や満足度に関する具体的な情報を提供する、全国的な満足度調査を再度実施する可能性を探るべきであるとも指摘している。医療専門職やその他のケアに関わる職員の現場の状況を含め、すべての医療関連サービスについては、利用者個人からの苦情も受け付ける医療・障害監督官 (the Health and Disability Commissioner) によって調査を受ける可能性がある。

13.5　将来的な長期療養ケア政策の方向性
Future long-term care policy directions

13.5.1　高齢者向け居住系ケア　Aged residential care

ニュージーランドにおける長期療養ケアは、ここ数年、2 つの公的な全国調査によって精査されてきた。2010 年には高齢者向け居住系ケアサービス調査 (Aged Residential Care Service Review：ARCS Review) が開始され、2011 年には高齢者に対する在宅支援サービスの運営状況に関する監査結果が公表された。高齢者向け居住系ケアサービス調査（ARCS Review）は、グラン・ソートン株式会社（Grant Thornton LTD：経営助言を行う企業）からの支援を受けて結成されたニュージーランド事業チーム（New Zealand Project Team）によって行われ、地域保健医療庁（DHBs）と高齢者向け居住系ケア事業者、保健省（MoH）の代表者を含む運営集団（Steering Group）によって監督され、ニュージーランド高齢者ケア協会（New Zealand Aged Care Association）と 20 地域におけるニュージーランド地域医療委員会（the twenty District Health Boards of New Zealand）による共同出資を受けて行われた。この調査の実施は、利害関係者に対して持続可能な将来のために協力、貢献する機会となった。現在までのところ、実施された国際比較研究としては最も高い参加率を達成している（Grant Thornton New Zealand（2010））。調査では、費用、サービス提供能力、高齢者向け居住系ケアサービスの増加数が審査される。具体的には 2026 年までの需要見通し、ベッド数（78 ～ 110%）と新規・改修・代替施設数の需要増加見通し、運営事業の需要増加（50 ～ 75%）の見通しが報告される。報告書では、将来的な需要に合わせることへの最大の障壁の 1 つは公的サービスを提供するケア事業者への現在の報酬が新規増築や既存施設の建て替えには不十分であることだと指摘している（Grant Thornton New Zealand（2010））。それにもかかわらず一部のケア事業者は、特にリタイヤメント・ヴィレッジにおいて新規施設の建設を継続してきた。報告書では、ケア事業者によって運営状況が異なることが明らかにされたように、経済モデルが変化していることも含め、新しいケアモデルの試行に対する国民意識の高まりに対応する 15 項目に及ぶ推奨項目が示されている。この推奨項目は運営集団（Steering Group）が進展させている統合型事業計画の発展に活かされた。

高齢者向け居住系ケア対象者のケアのニーズは明らかに変わり始めている。居住者は以前よりも高齢化し、自立度は高まっている。85 歳以上の高齢者の増加に伴い、アルツハイマー型認知症のような脳神経疾患の増加も見込まれる（Boyd *et al.*,（2009））。この潜在的な問題に警鐘を鳴らす保健省（MoH）では、近年、地域保健医療庁（DHBs）に対して切れ目のないケアを提供するサービスを重視し、増加する高齢者層とその家族のニーズに応えるために「認知症のクリティカルパス（Dementia Pathway）」の開発を要求した。

13.5.2　在宅ケア　Home-based care

一般監査局（Office of the Auditor-General）では、2011 年、高齢者への在宅支援サービスの運営状況に対する監査を開始した。調査にあたって示された目的は、現在の在宅支援サービスの提供と管理の方法によって、サービスを必要とする者がサービスを利用することができ、適切な質のサービスを受け、制度として現在と将来的な需要に応えることを保証できるか確かめることであった。その結果、一般監査局（Office of the Auditor-General）は「一般に、サービスは適切に提供されていると判断する」と最終的に結論付けた（Office of the Auditor-General（2011）: 3）。報告書では、地域保健医療庁（DHBs）によるニュージーランド積極的高齢化戦略（the New Zealand Positive Ageing Strategy（2001））の実施の進展状況をみると、支援サービスを特に医療サービスと統合することで新たな発展が期待でき（P.15）、それによって（本章で後述する）一貫性のある審査手法の実践につながると記している。そして、一般監査局（Office of the Auditor-General）では効果的、効率的な在宅支援サービスを提供するための支援として 5 つの推奨項目を示した。

一般監査局（Office of the Auditor-General）の報告書は在宅支援サービス部門内での対応数を増やす契機となった。これらの中には、保健省（MoH）がサービスの契約内容に関するばらつきへの不満に気づき、地域保健医療庁（DHBs）と保健省（MoH）が理念やサービスの定義、利用基準、サービスの転換や終了といった、サービスの本質に係る要件を幅広く共通化する事業の開始も含まれた（Internal Ministry of Health document: 20110488（2011））。この提言が採用されることになれば、地域保健医療庁（DHBs）は在宅支援サービス（HBSS）の中心的な内容について全国一律のサービス項目を、一部の地域には追加項目を入れた上で、発展的に整備を進めるだろう。そして地域保健医療庁（DHBs）は現在、行われているケア事業者との料金交渉を継続するだろう。

13.5.3　変化する審査の政策的方向性
Changing policy directives in assessment

国際的な動向と同様に、ニュージーランドでは亡くなるまで在宅生活の継続を選択する高齢者の割合は高まっており、医療サービスはそのための高齢者支援として提供されることになると予想される。「Age in Place」（高齢になっても住み慣れた場所で社会的な関わりを持ちながら活動的に住み続けること）への希望は、将来的にどのように長期療養支援サービスを提供するかが議論されていた約25年前に研究者によって提唱された（Wetherall *et al.*,（2004））。1990年代初頭までのサービスのモデルは、次第にケアを配分し、調整するサービスから在宅サービスを受ける者を評価するサービスへと明確に転換し、発展してきた。また、サービスの連携と在宅サービスについても、疾患や障害を持つ者、活動に制限のある者に対して、治療やリハビリテーションを提供するサービスから転換した。Wetherallら（2004）によれば、こうした政策転換の動機には複雑な要素が含まれているが、そこには「様々な障害者を管理するという社会的モデルは、高齢者の在宅生活を可能な限り継続支援することによって社会的費用の削減につながる」という仮説が含まれていた。

ニーズ審査・サービス調整機関（NASCs）は、この仮説に基づく政策を実施するために設置されたのであった。その含意は、ニーズ審査・サービス調整機関（NASCs）はすべての医療的介入が検討された後、初めてその設置が検討されるようになったのであり、最終的な目標は、高齢者が望む限りにおいて在宅支援を提供することであった。ニーズ審査・サービス調整機関（NASCs）の審査官は、審査官が医療専門職の資格を持ち、利用者の要望とは異なる臨床的所見を有したとしても利用者のニーズに関連した高齢者の「声」を優先するよう促されてきた。しかし一部の公的医療部局では、この方針によって医療専門職の採用を積極的に避けてきた。或いは、指示を受けた場合には専門職分野との関係維持を促さなかった。Wetherallら（2004）は、保健省（MoH）によって計画された審査では、高齢者に対する臨床上の評価を排除し、転倒や認知症のような移動の問題や失禁のような問題を抱える高齢者にとって重要な問題が放置されていると指摘している（Campbell（2004））。Campbellは「適切な臨床評価の手法としての有用性がまったく機能しておらず、『臨床評価の分離的』政策がニュージーランド全域で実施されてしまった。この政策ではいかなる重要な科学的検証も義務付けられていなかったのは問題である。」と指摘している（Campbell（2004）: 2）。

1990年代後半になって、国民の関心は高齢者に対する医療の改善の必要性に移り、特に医療サービスと福祉サービスの統合の不十分さと情報共有に集まっていった（Keeling *et al.*,（2005））。Millar（2000）は、切れ目のないケアが実践されていないことや様々なケアサービスにおいて意思疎通がうまくいっていないこと、利用者情報の漏洩や複製といった問題を踏まえ、高齢者に対する長期療養ケアの質の問題を指摘している。加えて、改善された医療の成果がどのように達成されたかについて高齢者に一切報告がないことも指摘している（Millar（2000））。これらの強い関心に応えるように、主要な政策文書では、「最良の診療（best practice）」とは「高齢者の状態の評価とその結果行われるケアを意味する」ことについて議論を促した。例えば、高齢者医療戦略（the Health of Older People Strategy（2002））において、政策目標として居住系ケアよりも在宅での高齢者支援のために包括的ケアを強化するように地域保健医療庁（DHBs）に対して指示したのである（Ministry of Health（2002））。

13.6　ケアの質に対する監視と規制
Monitoring and regulating quality of care

13.6.1　評価における質の問題　Quality issues in assessment

Keeling ら（2005）が「高齢者に対する医療的ニーズと福祉的ニーズの評価には分離不可能な関係性があり、サービスはこれらのニーズに合わせて計画、提供されるべきである」（P.236）と指摘したことを踏まえ、ニュージーランド指針グループ（the New Zealand Guidelines Group：NZGG）は「福祉」からの評価を重視した支援の提供へ方針の転換を表明した。これは言い換えれば、審査によるニーズとサービスの有効性との整合性を改善するために、高齢者ケアの成果の改善を導くニーズを評価することで「問題となっている高齢者ケアの成果」に関して合意を得ることである（the New Zealand Guidelines Group（2003））。ニュージーランド指針グループ（NZGG）ではケアの成果の測定を行うため、地域や全国的な標準値（ベンチマーキング）作成の取り組みを始め、費用や便益を示す汎用性のある方法を見出すことを期待している。包括的な臨床評価の導入は、指針の中でケアの成果の 1 つとされた。

2004 年、5 つの地域保健医療庁（DHBs）は包括的臨床評価の利用に踏み切り、在宅ケア用の interRAI 方式（MDS-HC）での評価を利用時点での検証を行わず主観的評価で代用する形で行った。しかし、この試行的評価では評価の段取りを含め、職員の技術水準を高めるためにかなりの研修を実施する必要があることがわかった（Weidenbohm *et al.*,（2006））。2007 年にはすべての地域保健医療庁（DHB）の最高経営責任者により、業務改善案が優先事項として合意され、政府は 2008 年から 2009 年までに、関連する研修費用を含め、評価の導入のために地域保健医療庁（DHBs）に対して総額 NZD $1,900（15.2 億円（80 円／NZD $ 換算））の追加資金と運営補助金を投入した。すべての地域保健医療庁（DHBs）は長期療養ケアサービス（在宅支援サービスか高齢者向け居住系ケアサービスのどちらか）の受給資格の決定を支援するために、4 年以内（2012 年 7 月 1 日まで）に在宅ケアのための interRAI 方式の完全導入が見込まれている（Ministry of Health（2010a））。

13.6.2　地域での評価における質への挑戦的取り組み：研修の実施、マオリの受け入れ、ソフトウェア利用

Quality challenges in community assessment; training, Maori acceptance and software

在宅ケアの評価事業では、研修の実施、先住民族マオリの受け入れ、ソフトウェアの利用という主に 3 つの分野を重視している。ニュージーランドにおける新たな政策として、熟練の審査官となるためにはケアの視点の一部となる専門的知識を持っていなければならず、現在、認可審査の現場で採り入れられている（Ministry of Health（2010a））。国の研修サービスは地域保健医療庁（DHBs）によって行われており、専門職の手法が審査官の研修に採り入れられている。質については、法律で年に 1 度のコード検証事業に加え、資格に基づくカリキュラム、標準化された研修内容、関連するイー・ラーニングの実施を通じて全国規模で監視されている。

マオリの関係者は、評価、評価項目、評価手続き、特に非マオリ審査官がマオリの利用者の評価を行う点について、積極的な調査を行ってきた。それらの調査は実施事業の中心的内容として完了し、調査の過程では審査官の能力が決定的に重要であることが指摘された。マオリの利用者の評価に関する研修の枠組みは構築され、マオリの利用者を評価する特別な指針が研修事業の中に組み込まれた。この段階で、interRAI 方式の評価方法がマオリを評価する専門官によって補完されるべきかどうかは明らかではない。今後、更なる研修事業が必要に応じて行われるものと思われる。

ニュージーランドでは、高齢者ケアチームのすべてのメンバーに対して、インターネットを通じて地域の高齢者に対する interRAI 方式の評価と関連するケアプランを全国に提供するソフトウェアの様式を発展させてきた。審査官は、高齢者の居宅での評価中にオンライン、或いはオフラインのノートパソコンに

直接、評価情報を入力するため、データの質は高まることになる。オフラインの場合には、ケアプランの作成が完了し、事業所に戻ってからデータを同期させ、データベースを更新する。高齢者の評価とそのケアプランはケアチームによって閲覧することができ、現在のケアの提供場所から別の場所、或いは別の職員に簡単に転送することもできる。

評価方法を改善し、ソフトウェアの利用を行うことによって、初期段階では地域密着型のケアとケアとの統合の支援、第二段階と第三段階ではケア事業者に関する情報共有の改善と重複したニーズや分断された評価の削減が期待されている。対象を全国としたのは、ニュージーランドのすべての地域保健医療庁（DHBs）とそれに賛同するサービス事業者にソフトウェアを提供することが目的とされたためである。現在までのところ、ソフトウェアは、すべての地域保健医療庁（DHBs）と 38 の在宅ケア事業者、（推定 600 施設のうち）400 施設の高齢者向け居住系ケア施設で利用されている。また、公表を前提とした評価データの全国のデータウェアハウスと地域的、全国的な分析報告を目的とする全国の支援決定システム（Decision Support System：DSS）データウェアハウスも利用することができる。ソフトウェアは国の医療機関識別（ID）番号と統合されており、最も一般的に利用されている二次医療向けソフトウェアの生産と合わせて継続中である。居住系ケア事業者によって利用される主要なソフトウェアシステムとの相互運用性についても積極的な準備が進められている。具体的な取り組みとしては、主要な一次医療向けソフトウェアの生産との統合を支援する方向で進められていくであろう。保存された集計データは研究目的で利用することができ、それは情報管理制度における管理下での利用となる。

13.6.3　高齢者向け居住系ケアの評価における質への課題
Quality issues in aged residential care assessment

一部の地域保健医療庁（DHBs）では高齢者に関連するケアの契約内容を監視する監査の効果に疑問を持ち、更なる質の改善を重視するための監視活動へ転換し始めている（Office of the Auditor-General（2009））。interRAI 方式による評価によって作り出される質の指標（Quality Indicators：QIs）の優位性は、地域保健医療庁（DHBs）とケア事業者団体により認知されてきており、2011 年中頃に、居住系ケアでの包括的臨床評価のための長期療養ケア施設向けの interRAI 評価（the interrail long-term care facility tool：LTCF）を自発的に導入する4年間の国家的事業が始まった。2012年10月には、保健省（MoH）はすべての高齢者向けケア施設に対して2014年6月までに研修への参加を義務付け、2015年6月までに包括的臨床評価の利用を認可要件として義務付けることを通知した。この事業の実施にあたって総額約NZD $1,100万（8.8億円（80円／NZD $換算））の予算を割り当てたが、それは地域保健医療庁（DHBs）から出資されることになり、保健省（MoH）とニュージーランド高齢者ケア協会（the New Zealand Aged Care Association）が共同で管理にあたる。包括的臨床評価の実施については、居住系ケア部門における現在の2つの重要な問題と共に対応することになっている。それは、各居住者に対する質の高いケアの提供と、今後の部門全体におけるケアの質の測定、監視、改善に係る制度の発展である。

質の指標（Quality Indicators：QIs）は、ケアの提供を受けるすべての利用者について集計された統計データに変換可能な指標の作成のために利用される、interRAI方式による評価の構成要素となっている。質の指標（QIs）では個人の特性が定義されているものの、施設や機関ごとに平均値が示される場合や施設ごとに集計される場合には、それは推定されるケアの質が反映された測定結果の概要を示しているに過ぎない。個々の質の指標（QIs）については明確な定義と基準が設定されている。質の指標（QIs）はナーシングホームの運営状況を有意義な視点で捉える強力な根拠となる（Morris *et al.*,(2003)）。Morrisら（2003）は、施設の運営状況に関して完全に調査するためは複数の項目にわたって様々な指標を用いることが重要であると指摘している。しかし質の指標（QIs）は、ケアの質の改善において公的機関によるケアの監視や部門に関する運営状況の公表といった取り組みを通じてケア事業者の運営状況に影響を与えるものであったことを示したといえる（Morris *et al.*,(2003)、Mor（2005））。

居住系ケア施設において包括的臨床評価としてinterRAI方式の評価を用いることには他にも重要な優位性がある。interRAI方式による評価の導入は、居宅からの切れ目のないケアを支援することにつながり、質の評価と救急部門への予定しない入院へのリスクに対する早期警告を発することが、質の監視方法の改善の機会と高齢者向け居住系ケアにおける施設のリスク格付け制度の発展をもたらすことになる。質の指標（QIs）は、評価ソフトウェアから直接、取り出すものであるため、追加データを収集することなく、分析することができるのである。

13.7　終わりに　Conclusion

長期療養ケアは、全国20か所に配置される地域保健医療庁（DHBs）によってニュージーランド国民に対する公的資金の投入とサービスの提供が行われている。地域保健医療庁（DHBs）は、高齢者を含め、対象者のニーズに沿ってサービスが利用可能となることを保証する責任を負っている。保健省（MoH）は様々な方法で地域保健医療庁（DHBs）を支援する政策と規制を行っている。また、地域保健医療庁（DHBs）も保健省（MoH）大臣が年次地域計画（Annual and Regional Plans）に合意し、締結した内容を保証するよう求めており、その計画の中で中央政府が方針のもとに政策を主導的に履行することを保証している。

高齢者向け居住系ケアは、すべてのケア事業者がすべての居住者の受け入れ可能な状況を保証する契約を国と締結した上で提供されるのに対して、在宅支援サービスについては各地域保健医療庁（DHB）が各ケア事業者との契約を通して提供され、サービスの内容や料金が異なる場合がある。高齢者関連居住系ケア（ARRC）の契約については、法律で国との締結が義務付けられ、年に一度、地域保健医療庁（DHBs）の代表者とケア事業者との合意が必要となる。

ニュージーランドにおける大きな変化は、在宅支援サービスの提供を充実させ、高齢者向け居住系ケア施設を終の棲家の選択肢として検討することを前提に、質の評価方法を改善させてきたことであった。ニュージーランドにおけるすべての地域保健医療庁（DHBs）におけるinterRAI方式の評価の採用という、包括的臨床評価制度の導入は、専門職による評価事業の義務化やサービスの質を継続的に保証する専門職従事者による手法、高齢者に対する切れ目のないケアを支援するソフトウェアの導入、評価手続きにおける先住民族の文化的事情への配慮といった、その他の取り組みを推進する原動力にもなった。interRAI方式による評価の観点からの支援を決定することによって、最も大きな便益を得る者に対して提供されるサービスを優先し、高齢者の健康上のリスクを早期に特定し、或いは利用者を早期に受診させることにつながっている。包括的臨床評価の際に得られた集計データは、地域や全国で政策担当者や公的機関へと提供されるだろう。

保健省（MoH）と地域保健医療庁（DHBs）は、近年の一般監査局（Office of the Auditor-General）報告書の内容（Office of the Auditor-General（2011））を踏ま

え、便益を受ける者へのサービス提供として、在宅支援サービス（HBSS）計画の作成を積極的に行っている。加えて、地域に住む高齢者への支援を重視する主体的取り組みとして、「認知症クリティカルパス（Dementia Pathway）」事業と医薬品の適切な服用を支援する地域服薬指導事業（the Community Pharmacy Project）が進行中である。

近年の国民の関心は居住系ケア施設の運営状況とサービス内容に集まっているが、一方で政府は、監査官が国内の高齢者に対して安全なサービスを保証する役割を理解し、質の高い監査を行うことを保証する方針を掲げ、厳しい管理を行った。利用者の家族は、家族が利用することを想定した複数の施設に関する監査報告書を現在、手に入れることができる。2011 年から 2015 年まで国家的事業として行われている、長期療養ケア施設向けの interRAI 評価（the interrail long-term care facility tool：LTCF）の導入については、在宅ケアでの実施と同様の便益をもたらすものと見込まれる。特に、長期療養ケア施設向けの interRAI 評価の導入は、対象となる高齢者のケアプランの作成において看護師を支援し、ニュージーランド全体の施設におけるサービスの質について明示的で比較可能な理解をもたらしてくれるだろう。

References

Boyd, M., Connolly, M., Kerse, N., Foster, S., von Randow, M., Lay-Yee, R., Chelimo, C., Broad, J., Whitehead, N. and Walters-Puttick, S. (2009). *Changes in Aged Care Residents' Characteristics and Dependency in Auckland 1988 to 2008: Findings from OPAL 10/9/8 Older Persons' Ability Level Census*. Auckland: University of Auckland, Faculty of Medical and Health Sciences.

Campbell, J. (2004). Assessment prior to institutional care: time to move past the Support Needs Assessment Form (SNAF). *The New Zealand Medical Journal*, 117(1202) (September): U1072.

Grant Thornton New Zealand (2010). *Aged Residential Care Service Review (ARCS Review) Summary of Findings*. September. Available at: http://nzaca.org.nz/publication/documents/ARSCR.pdf.

Gray, L., Berg, K., Fries, B., Henrard, J., Hirdes, J., Steel, K. and Morris, J. (2009). Sharing clinical information across care settings: the birth of an integrated assessment system. *BMC Health Services Research*, 9: 71.

Internal Ministry of Health document (2011). Health Report 20110488.

Keeling, S., Larkins, B. and Millar, N. (2005). Changing assessment processes in older person's health: some Canterbury Tales. *New Zealand Family Physician*, 32(4): 234–7.

Millar, N. (2000). A model of aged care reform. In A. Bloom (ed.), *Health Reform in Australia and New Zealand*. Melbourne: Oxford University Press, pp. 338–47.

Ministry of Health (2001). *The Health and Disability Services (Safety) (HDSS) Act, 2001*. Wellington. New Zealand.

(2002). *Health of Older People Strategy: Health Sector Action to 2010 to Support Positive Ageing*. April. Available at: www.health.govt.nz/publication/health-older-people-strategy.

(2010a). *Establishment of interRAI Assessments within New Zealand (2008–2010)*. Wellington: Ministry of Health (internal document available on request).

(2010b). *Long-term Residential Care for Older People. What You Need to Know*. Wellington: Ministry of Health.

(2011a). *Needs Assessment and Support Services for Older People. What You Need to Know*. Wellington: Ministry of Health.

(2011b). Equipment for disabled people of all ages. Available at: www.health.govt.nz/publication/equipment-disabled-people-all-ages.

Mor, V. (2005). Improving the quality of long term care with better information. *Milbank Quarterly*, 83(3): 333–64.

Mor, V., Angelelli, J., Jones, R., Roy, J., Moore, T. and Morris, J. (2003). Inter-rater reliability of nursing home quality indicators in the US. *Health Services Research*, 3(20): doi:10.1186/1472–6963–3–20.

Morris, J., Moore, T. and Jones, R. (2003). Validation of Long-Term and Post-Acute Care Quality Indicators. Available at: http://interrai.org/applications/qireport2.pdf.

New Zealand Aged Care Association (2011). The future of aged care. Discussion Paper. 27 September. Wellington: New Zealand Aged Care Association. Available at: www.whocares.org.nz/documents/The per cent20Future per cent20of per cent20Aged per cent20Care per cent2027 per cent20September per cent202011.pdf.

New Zealand Guidelines Group (2003). Assessment processes for older people: an evidence based best practice guideline. Available at: www.nzgg.org.nz/resources/57/Assess_Processes_GL.pdf.

Office of the Auditor-General, New Zealand (2009). Effectiveness of arrangements to check the standard of services provided by rest homes. Available at: www.oag.govt.nz/2009/rest-homes.

(2011). *Performance Audit Report. Home Based Support Services for Older People*. Wellington: Office of the Auditor-General.

Organization for Economic Co-operation and Development (OECD) (2010). New Zealand long term care fact sheet. Available at: www.oecd-ilibrary.org.

Standards New Zealand (2003). Home and community support sector Standard NZS 8158:2003. Available at: www.standards.co.nz/.

(2012). Home and community support sector Standard NZS 8158:2012. Available at: www.standards.co.nz/.

Weidenbohm, K., Parson, M., Dixon, R., Keeling, S., Brant, T. and Kilpatrick, J. (2006). *The Exploration of the interRAI Training Programme Implemented across Five District Health Boards in New Zealand*. Auckland: University of Auckland, Uniservices.

Wetherall, M., Slow, T. and Whiltshire, K. (2004). Risk factors for entry into residential care after a support needs assessment. *Journal of the New Zealand Medical Association*, 117(1202), 24 September: U1075.

Websites

InterRAI: www.interRAI.org.
Ministry of Health: www.health.govt.nz.
New Zealand Home Health Association: www.nzhha.org.nz.
Retirement Villages Association: www.retirementvillages.org.nz.

Part 5

長期療養ケアの質に関する制度と発展途上の規制制度

Long-term care quality systems and developing regulatory systems

本書の事例研究で最後に紹介する２か国は、まだ発展途上にあり、地域当局などが実施する指針に沿って、法律の制定を頻繁に行ってきた。韓国と中国の人口は急速に高齢化しており、公的長期療養ケアに対するニーズが現実的な問題となり、今後、数十年間で劇的に進むことが予想される。韓国では近年、全国一律の長期療養ケアサービスの受給要件が法律で定められたが、この新たな医療的ケアの受給者としてどのような機関がサービスを提供することになるかについては調査中である。中国ではこれまで政府が運営する長期療養ケア施設のみであったが、最近は公的資金の投入による建設と運営によって民間部門の長期療養ケア施設の発展を促す政策が採られるようになった。この政策では、民間部門による投資をさらに加速させるために「緩やかな」規制が方針とされてきた。これらの２か国が今後、数十年間でどのように長期療養ケアに対する質の規制制度を発展させていくかは、急速に高齢化が進む他の発展途上諸国にとっても強い関心を呼ぶところである。

第 14 章

韓国における長期療養ケアの質に対する監視

Quality monitoring of long-term care in the Republic of Korea

Hye-Young Jung, Soong-Nang Jang,
Jae Eun Seok and Soonman Kwon

14.1　はじめに　Introduction

韓国では、出生率の低下と都市部への人口集中と共に急速に産業国家となった結果、人口の高齢化に伴う長期療養ケアサービスへの需要が高まることとなった。家族によって提供される私的なケアは、国内で伝統的に長期療養ケアの人的資源となってきた。しかし、人口に占める高齢者割合の増加、家族構成人数の減少、女性の社会参加の拡大によって政府は長期療養ケアサービスの増加を推進し、対象者への給付のための皆保険事業の導入を推し進めてきた。長期療養ケアサービスの代わりに利用された急性期病院の在院日数が長期化したことによって高齢者への医療支出が増大したため、この問題は国の政策における喫緊の課題に押し上げることとなった。

韓国では 2008 年 7 月、介護保険（Long-Term Care Insurance：LTCI）制度を導入した。介護保険（LTCI）は、主に 65 歳以上の者を対象とし、国民医療保険（the National Health Insurance）から独立した保険制度である。国民医療保険（NHI）と介護保険（LTCI）は独立会計を維持しているものの、双方の事業におけるサービスの管理は間接費用を最小化するために国民医療保険団体（the National Health Insurance Corporation：NHIC）で一括して運営されている。国民医療保険（NHI）ではすべての国民に対する医療的ケアを給付対象としており、対象者は法律によって規定されている。他方、介護保険（LTCI）では公的負担によって長期療養ケアを必要とする韓国のすべての高齢者への給付を目的としている。皆保険制度の施行以前には、長期療養ケアサービスは、政府の福祉事業、或いは富裕層の寄付による高価な民間施設を通じて、非常に限られた貧困者と障害者のみが利用することができた。しかしひとたび事業が開始されると、増加する長期療養ケアサービスの事業者を支援する政策がこの業界の劇的な拡大をもたらした。現在では、高齢者の約6%が介護保険(LTCI)に加入し、約4,000の居住系ケア事業者と約20,000の在宅ケア機関からケアを受けている (the National Health Insurance Corporation (2011) : 15)。これは、10年前よりも約200施設以上少ない公的長期療養ケアサービス施設から、わずか0.4%の高齢者がサービスを受けているという顕著な増加を示している (Cho *et al*., (2004))。しかしながら、それらに対する規制と監視はそれらに比例して発展しておらず、提供されるケアの質への関心が高まりを見せてきた。こうした関心の高まりは、単にケア事業者の供給を増やすことから質の保証を改善することへ政策担当者の問題意識を変えさせる契機となった。

介護保険 (LTCI) 制度の導入は、韓国の長期療養ケア業界を拡大する要因となり、その後行われた規制の基本構造の急速な発展をもたらした。長期療養ケアに対する国の監視制度はいまだ発展途上であるが、近年は加入者へ提供されるケアの質を改善する方向に向かって大きく前進し始めた。本章の目的は、その規制と監視制度を含む、韓国において新たに施行された公的介護制度の導入について述べることである。初めに、介護保険 (LTCI) 制度の導入について述べるが、まず韓国の公的介護制度のために基金を設立したことに焦点を当て、その後、その取り組みによる社会的影響について議論を行う。次節では、介護保険 (LTCI) 制度の導入後の長期療養ケアサービスに関する規制制度と監査制度の詳細について述べることとする。

14.2　介護保険　Long-term care insurance

14.2.1　制度の背景　Background

韓国の人口は伝統的な家族構造に変化が起きてから急速に高齢化している。このため、韓国は長寿化と出生率の急激な低下に伴う「高齢化社会 (Aging Society)」から「高齢社会 (Aged Society)」への急速な転換を経験し始めた。65歳を超える高齢者の人口割合は2010年に10.7%と推計され、2050年までに38.2%に達すると予測されている (Statistics Korea (2010))。韓国の高齢化の構造は、複合的な慢性疾患を抱える高齢者に対する幅広いケアニーズに国家が直面していることを意味している。例えば、高齢者の86%以上が少なくとも1つの慢性疾患を抱えていると診断されており、約24%の高齢者が1項目以上の手段的日常生活動作（IADL）に障害があり、8％を超える高齢者が日常生活動作（ADL）に何らかの障害があることがわかっている（Cho *et al.*,（2004），Chung and Seok（2005））。しかし、韓国の高齢化には、家族構造の変化や女性の社会的役割の変化のような社会の変化により生ずるその他の先進諸国の事情とは異なる特有の性質がある。韓国では、伝統的に成人した子供が私的に親の身の回りの世話を行ってきた。それは高齢者に対する畏敬の念や高齢の両親をケアするといった社会的価値観が韓国文化に深く根差しているためで、それが私的なケア風土に反映されているのである。しかしながら、伝統的な家族構造は次第に高齢者の子供たちとの同居割合の低下という形に変化してきた。それには世帯構成人数の減少や女性の社会参画の拡大を伴う産業化、都市化といった要素も影響した。その結果、韓国における単身高齢者人口は、2000 年から 2010 年に 85％も増加した（Statistics Korea（2010））。また、韓国における高齢者ケアは伝統的に女性家族によって提供されてきた。高齢者ケアの 80％が女性家族によって提供され、具体的には配偶者が最大の責任を果たし、次に実の娘、義理の娘によってケアを提供されてきたのである（Seok（2010））。しかし、核家族化の中で第一に親の身の回りの世話をする者は、義理の娘となるケースが増えてきている。つまり、労働力として女性の社会参画の高まりが親の身の回りの世話をする人的資源の減少をもたらしたといえる。

また、社会の高齢化や家族構造の変化以外の要因も、介護ケアに対するニーズを生み出した。例えば、高齢者の高い入院率に伴う国民医療費の急速な増加に対して、実質自己負担額を加え、介護ケアサービスへのニーズへの対価を支払ってきた。韓国は国民皆保険制度を採用しているにもかかわらず、給付割合は医療費の 6 割を下回っている（自己負担割合が 4 割以上）（Kwon（2007））。高齢者には高い医療的ケアニーズと慢性疾患の罹患率があり、限られた給付に対して慢性疾患を抱える高齢者のために重い財政的負担が生じている。韓国の高齢者は給付に対して可処分所得に制限がある。例えば、2009 年現在、給付の対象者は国民年金計画では高齢者の 27.6％、公的支援を受けるすべての高齢者の 7.5％に留まっている。このため、ほとんどの高齢者は成人した子供からの経済的支援を受けている（Statistics Korea（2010）: 26-27）。

さらに言えば、多くの高齢者は介護ケアサービスを受けるための手段として、急性期病院の病床を利用してきており、そのことが国民医療費の実質的な増大をもたらしたのである。この現象は「社会的入院（social admission）」と呼ばれてきた。この状況は、慢性疾患の高齢者の平均在院日数の長期化と、こうした者たちへの入院医療に投入される国民医療費割合において実例となって表れている。2001 年現在、急性期病院での高齢者の平均在院日数は 17.1 日となっており、国内のすべての病院の平均在院日数より 30%以上も長くなっている(Cho *et al*., (2004))。また、国民医療保険(NHI)における高齢者への支出割合は 1990 年には 9.3%であったが、2009 年には 30.5%にまで増加した(Statistics Korea(2010): 18)。

国民医療保険(NHI)における介護ケアの財政負担と高まる社会的圧力は、政府へこれらのサービスに対する皆保険計画の策定と、高まるニーズのための適切な制度構築への取り組みに向けての弾みとなった。2008 年 7 月 1 日、韓国では介護保険（LTCI）制度を導入したが、これは主に、所得による受給要件なしに 65 歳以上の個人すべてを給付対象とするものであった。介護保険（LTCI）は、国民医療保険（NHI）とは分離され、保険料に基づく加入者本人へ公的資金が投入される保険制度となっている。介護保険（LTCI）制度の目的は、すべての国民から最小限の保険料負担をさせ、所得にかかわらず、介護ケアを必要とするすべての高齢者に給付を行うことである。2011 年現在、韓国の高齢者の約 6%が介護保険（LTCI）の給付対象となっており、3,929 の居住系ケア施設、19,948 の在宅ケア機関が長期療養ケアを提供している（National Health Insurance Corporation(2011): 15)。保険料は 1 人あたり平均 US $4(448 円(112 円／ $ 換算))である。韓国では介護ケアサービスを対象とする民間保険がなく、国民医療保険団体(NHIC)を通じた政府事業が唯一の利用可能な保険となっている。国民医療保険団体(NHIC)は、保険料の徴収、利用者の認定、ケア事業者の監視を含む、介護保険(LTCI)制度運営のすべてに対して責任を負っている。

介護ケア制度の実質的な構築は、前大統領府が強い関心を持つ問題であった。公的介護ケア制度は、2000 年代初頭に、金大中（キム デジュン）大統領と盧武鉉（ノ ムヒョン）大統領時代の大統領府によって提案された。2005 年 7 月に初めての高齢者の介護ケア事業が試行され、2006 年と 2007 年にはさらに 2 つの事業が試行された。国の医療計画に介護保険(LTCI)を追加した法律は、2007 年 4 月に国民議会で可決され、2008 年 7 月に施行された。

介護保険（LTCI）制度の導入以前には、韓国では公的介護ケアサービスを利用できる場所はなく、それに対する規制も最小限であった。介護サービスは政府による福祉事業の一部として貧困者、或いは高額な民間施設でサービス費用を負担できる富裕層のみが利用することができた。このため、政府の事業は、限られた居住系ケアサービスを受ける身体的、精神的障害を持つ高齢者に対するサービスの提供がほとんどであった。2002 年時点で高齢者専門病院はわずか 26 病院、居住系ケア施設は 171 施設しか存在せず、これは 65 歳以上人口（約 360 万人）のわずか 0.3％に対応する数にしかならなかった（Kwon（2007））。

14.2.2　財源　Financing

韓国の介護保険（LTCI）への財源は複数にわたっている。国民医療保険（NHI）加入者保険料によって、介護保険（LTCI）の財源の 60％から 65％を賄っており、政府による公的資金は 20％、利用者の自己負担割合が居住系ケアの利用か在宅サービスかによって 15％から 20％となっている。加入者のうち、低所得高齢者については自己負担が免除されている。自己負担免除の条件は、世帯所得、或いは 2 人世帯所得が月額約 US$900（100,800 円（112 円／＄換算））以下となっている。

14.2.3　受給者　Beneficiaries

介護保険（LTCI）制度の導入後、加入者は急速に増加した（図 14.1）。2011 年現在、318,000 人を超える高齢者が受給資格を持ち、286,000 人以上が介護保険（LTCI）の受給者として（居住系ケア、或いは在宅ケアについて）給付を受けており、それは韓国の高齢者の約 6％に相当する（National Health Insurance Corporation（2011）: 15）。すべての介護（LTCI）の受給者のうち、65.9％が在宅ケアサービス、33.9％が居住系ケア、0.2％が現金給付を受けている。居住系ケアは最も深刻な機能状態の高齢者によって多く利用され、在宅ケアについては中等度の機能状態の高齢者に最も多く利用されている。

14.2.3.1　受給資格　Eligibility

介護ケアサービスを必要とする 65 歳以上のすべての高齢者は、所得水準にかかわらず、介護保険（LTCI）の受給資格を有する。また、介護保険（LTCI）では特定の状態にある 65 歳未満の者に対しても受給資格を与えている。ただしその場合、給付は日常生活動作（ADL）に重度の支障がある高齢者を対象としており、障害のない高齢者に対する給付割合とはかなりの差がある。サービスを受けるためには事前に認定を受ける必要がある。認定は一般医や専門医から

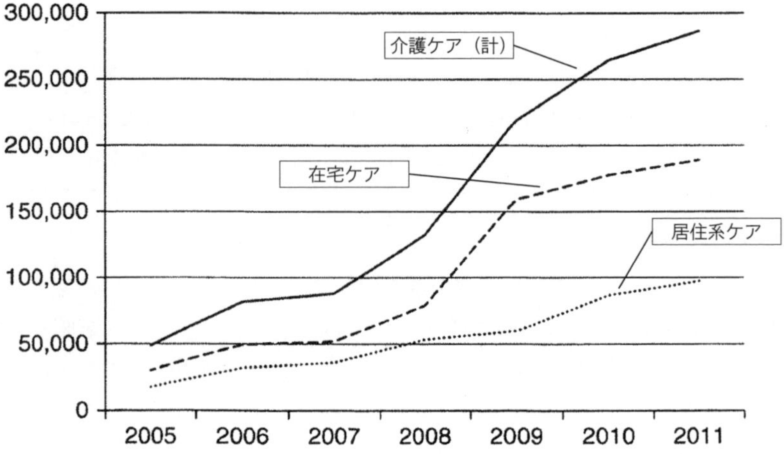

図 14.1　韓国における介護ケア利用者数の推移（2005 ～ 2011 年）

出典：National Health Insurance Corporation (2011)

の指示に従い、利用者の機能状態の審査結果によって判定される。利用者の受給資格と認定評価は身体機能水準に基づき、認定される。Grade1 から Grade3 までの認定評価が介護保険（LTCI）の給付対象として認定され、Grade1 が最も重度の機能的ニーズを表している（表 14.1）。認定では、52 項目にわたる機能の特徴と支援ニーズを評価し、機能状態に対する評価段階の割り当てと最終的な認定の付与を行う認定委員会による審査が行われる。

表 14.1　韓国における介護保険受給資格の認定評価基準

	Grade1（最も重度）	Grade2（重度）	Grade3（中等度）
日常生活動作（ADL）	完全介助 ADL6 以上	部分介助 ADL5 以上	部分介助 ADL3 以上
機能状態	患者は寝たきりで、介助なしに移動不可能	車椅子での日常生活の維持可能	移動時に歩行器を利用
	食事、被服の着脱、トイレのような日常生活動作への完全介助	寝たきりに近い状態	わずかな介助があれば外出可能

出典：Ministry of Health and Welfare (2007)

図 14.2 では認定手続きの詳細を示している。介護保険（LTCI）のニーズの審査は、国民医療保険団体（NHIC）の受給資格認定委員会によって各地域で行われる。機能障害を持つ高齢者が介護保険（LTCI）の受給のために国民医療保険団体（NHIC）の地域機関を通じて申請すると、委員会は介護ケアニーズを評価するために利用者を訪問する。委員会の委員には、国民医療保険団体（NHIC）から派遣された医師、看護師、ソーシャルワーカーが含まれる。その結果に基づき、認定委員会は受給資格要件の決定を行い、介護ケアの認定が下される。認定内容には、受給者の重症度（評価）、サービス受給量、費用が含まれる。

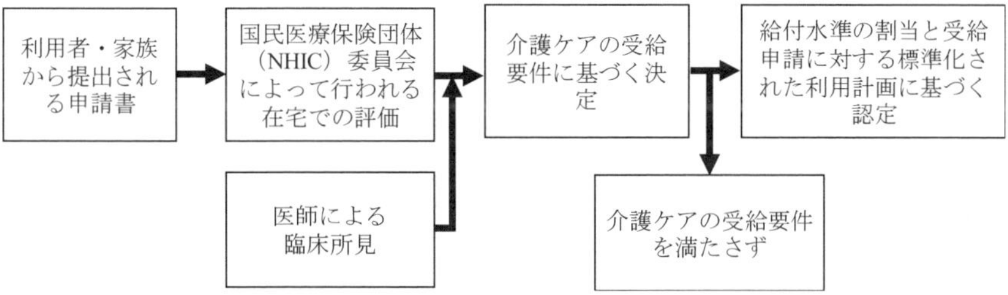

図 14.2　韓国における介護ケアニーズの認定手続き

出典：National Health Insurance Corporation ウェブサイト：
www.longtermcare.or.kr/portal/ longtermcare/sub03_01.jsp.

14.2.3.2　給付内容　Benefits

韓国における介護保険（LTCI）の給付水準は、国の指針で規定する各水準の給付上限額が患者の重症度によって異なる。居住系ケアに対する給付は月額定額となっており、Grade1 の場合、約 US$1,400（156,800 円（112 円／＄換算））である。在宅ケアに対する給付上限額は月額約 US$1,000（112,000 円（同換算））となっている。月額上限額以内であれば、入浴介助や家事支援といった在宅ケアのサービス内容は自由に選択することができる（表 14.2）。給付財源の内訳は、居住系ケアについては 20%ずつ、在宅ケアについては 15%ずつ保険料（加入者と保険者の出資分）から負担される。居住系ケアサービスでの食事や個室については介護保険（LTCI）の給付対象とはなっていない。

近年は、家族で身の回りの世話をする者に対して、特別な現金給付を受けることができるようになった。施設ではなく、住み慣れた場所で生活する利用者と長期療養ケア施設への入居が困難と判定された特定の精神症状を持つ者がそ

表 14.2　韓国における居住系ケアと在宅ケアに対する給付上限額（2011 年）

重症度	Grade1	Grade2	Grade3
居住系ケア給付上限額	148,737.5 円 / 月	137,757.1 円 / 月	126,746.3 円 / 月
在宅ケア給付上限額	114,060.0 円 / 月	97,120.0 円 / 月	84,470.0 円 / 月

出典：National Health Insurance Corporation（2011）
備考：0.10 円 / ウォン換算

の対象となる。ただし、現金給付の要件について政府は厳格な指針を設置している。月額給付上限額は利用者の重症度にかかわらず、月額約 US$140（15,680 円（112 円／ $ 換算））となっている。厳格な給付要件と、現金給付の悪用の潜在性を含む支払い上限額の規定は、公的介護ケア制度の発展と、家族、特に女性のケアの負担軽減の妨げとなる可能性がある（Seok（2010b））。

14.2.4　ケア事業者　Providers

介護保険（LTCI）制度の導入以降、ケア事業者数は急増した（図 14.3）。韓国には 2011 年現在、介護ケアサービスを提供する 3,929 の居住系ケア施設と 19,948 の在宅ケア機関がある。1 施設あたりの平均居住者は約 25 人で、1 在宅ケア機関あたり平均約 20 人の高齢者となっている（National Health Insurance Corporation（2011）：15）。2002 年時点では高齢者のわずか 0.4％（13,907 人）が約 200 施設でサービス提供を受けるに留まっていたことを考えると、介護ケアサービス事業者数とサービス利用者数が急増する現状となっている（Cho *et al.*,（2004）、Kwon（2007））。

介護ケア事業者の大多数（99.5％）は、国民医療保険団体（NHIC）による監督と保険償還を受ける民間ケア事業者である。ケア事業者は介護保険（LTCI）の受給と保険償還を受けるために国の基準を遵守しなければならず、その基準は、提供されるサービスの種類に基づいて法律で規定されている。国民医療保険団体（NHIC）はケア事業者の継続的な監査に責任を負うが、地方政府には介護保険（LTCI）の対象となるケア事業者の初期の認可と運営停止の権限が認められている。ケア事業者の市場参入についてはケア事業者としての基準と要件を満たせば、経営主体や事業所数に制限はない。ケア事業者の認可資格と監査制度の詳細については次節で述べる。

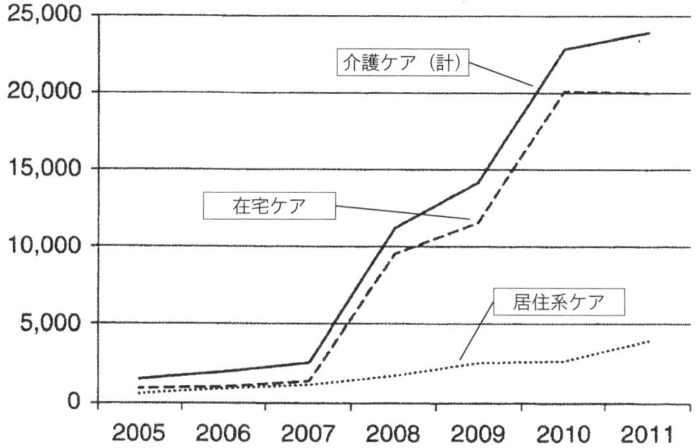

図 14.3　韓国における介護ケア事業者数の推移
出典：National Health Insurance Corporation（2011）

14.2.4.1　介護サービスの種類　Types of services

利用者のニーズに基づく給付として利用可能なサービスには、居住系ケアサービス（Residential Care Services）と在宅ケアサービス（Home Care Services）の 2 つがある。介護保険（LTCI）で提供される介護ケアサービスは、利用者の特定のニーズと嗜好に合わせて弾力的に提供できるように設計されている。

居住系ケアサービスには、10 床以上のベッドを有する認可ナーシングホームと 5 床から 9 床までのベッドを有する認可グループホームがある。居住系ケア施設は、介護ケアのためのサービスを提供する施設と定義され、居室と食堂が設置されている。利用者は居住系ケアと在宅ケアの給付の選択において制限を受けることはないが、居住系ケアサービスでは一般に、不十分な施設構造となっているために重症度の高い高齢者（Grade1 ～ 2）のみの利用が推奨されている。ほとんどの介護ケアのための居住系ケア施設では特別なケアのための居室を持たない。このため、例えば、認知症患者は他の居住者と同一施設でケアを受けることになる。しかし施設では特別なケアを必要とする居住者のための居室を分けて設置していることが多い。特別なケアに対して新たな規定を設置することが現在、政策担当者の中で議論されているが、実現には至っていない。そのため、例えば、特別なケアを必要とする受給者に対しては、ケア事業者に報酬上の加算を行うことが検討されている。現在までのところ、施設は特別なケアを必要とする患者へのケアに対する加算は受けていない状況にある。

在宅ケア機関では、家事支援、入浴、デイケア、ナイトケア、短期療養を含むサービスが提供されている。在宅ケア機関は利用者への日常生活動作の支援を目的としており、認可を受けるケアの支援を中心に提供されている。

14.2.4.2　人員配置　Staffing

居住系ケア施設には、居住者 25 人に対して老年医学看護師 1 人を配置すること、居住者 2.5 人に対して認定看護助手(certified care aide(yoyang bohosa))1 人を配置すること、居住者 40 人に対して理学療法士 1 人とソーシャルワーカー 1 人を配置することを含む、最低人員配置基準が規定されている。老年医学看護師の管理者は、監視、観察、生体反応の確認、投薬に関する責任を負っている。認定看護助手は、入浴、トイレ、食事介助のような居住者への日常的なケアのほとんどを提供する。ソーシャルワーカーは居住者の幸福感や社会的支援に関するニーズへの援助を行う。全職員が常勤職員であることが義務付けられている。

在宅ケアサービスは、認定看護助手によってそのほとんどが提供されている。しかしながら、在宅ケアサービスを提供する認定看護助手には特性がある。認定看護助手の多くは、自身の家族にケアを提供する認可を受け、「家族認定看護助手」となっている者である。ケアを行う者が公的機関での研修を受け、認定看護助手としての認可を受けていれば、家族は在宅ケアサービスをその者から提供されることが許可され、給付を受けることができる。2011 年現在、登録済みのすべての認定看護助手のうち、約 40％が近親者のためにケアを提供している(Ministry of Health and Welfare (20011a))。政府は、認定看護助手による家族へのケアについては、提供されるケアの質の監視の難しさと不正受給の防止のために、高齢者に対するケア時間数に制限を課してきた。家族に対して認定看護助手は、1 日最大 2 時間のみサービスを提供することができ、家族でない者に対して認められるサービス時間の 50％までに制限されている。直近では、認定看護助手によって提供される家族への在宅ケアサービスが 1 日あたり 1 時間のサービス時間へと短縮され、政府による制限は強まった。

人員配置に関しては、登録看護師と看護助手、認定看護助手における役割が重複し、責任が対立していることへの問題が議論されている。さらに、韓国における看護助手に関連する主要な問題の 1 つとして、看護助手の過酷な勤務状況に関心が集まっている。看護助手の労働問題は、仕事の満足度の低下と高い離職率をもたらしている(Cho(2009))。介護ケア従事者に対する認可手続きとその他の要件に関する詳細は、以下の介護ケア従事者の節で述べる。

14.2.4.3　介護報酬体系　Reimbursement

ケア事業者は国民医療保険団体（NHIC）によって保険償還を受けている。受給者が自己負担額を支払った後、ケア事業者は清算のために国民医療保険団体（NHIC）に直接、介護報酬を請求する。居住系ケア事業者に対しては、患者の重症度に応じて設定される 1 日あたりの報酬額が支払われる。在宅ケア機関に対しては、提供される(入浴や家事などの)在宅ケア内容の種類によって基礎給付があり、1 時間ごと或いは 1 訪問ごとの報酬額が支払われる。料金については政府が事業者への保険償還額を一律に規定している。

14.2.4.4　臨床ケア　Clinical Care

介護保険(LTCI)制度は医療的ケアではなく、介護ケア(Custodial Care)に対して報酬を支払うように設計されている。居住系ケア施設と在宅ケア機関は、法律によって医療的ケアサービスの提供を禁止されている。介護保険（LTCI）の受給者は、入院と急性期ケアサービスを含む、国民医療保険(NHI)による保険償還を受ける指定病院から臨床ケア（Clinical Care）を受けていなければならない。居住者が一次医療でのかかりつけ医を持つことができない政策は変更されていないが、病院でケアを受けたい、或いは医師を選択したいという患者の強い要望に応えた 2010 年以降は弾力的な運用が認められるようになった。居住系ケア施設では医師が患者に処置をしたり、薬剤処方を行ったりすることは認められておらず、それらの医師は常勤ではないことが多い。医師は患者の状態を確認し、指定病院に患者を照会するのみである。居住者は病院から薬剤処方を受け、看護助手が看護師の監督の下、居住者に処方する。

国民医療保険（NHI）と介護保険（LTCI）によって給付されるサービスには一部、重複する内容がある。原則、介護保険(LTCI)は日常生活動作(ADL)に基づいて介護ケアのみに対して給付を行い、国民医療保険(NHI)は高齢者の医療的ニーズに対して給付を行うが、その責任については現場で役割が重複することから曖昧である。例えば、国民医療保険(NHI)では在宅での高度看護ケア、或いは認知症患者のための長期療養専門病院のようなサービスに対して給付を行う。興味深いことに、これらのサービスの一部は介護保険（LTCI）でも給付対象となっている。患者は、国民医療保険（NHI）か介護保険（LTCI）のどちらかによるサービスを自由に選択することができるが、給付率と自己負担額はどちらの保険においても同一であり、ほとんどの受給者は長期療養ケアサービスに対しては介護保険（LTCI）を通じてのサービスを選択する。これは、介護保険（LTCI）の給付対象のサービスの料金を含む一部の介護ケアに対しても支払われる。長期療養ケアの専門家と政策担当者が、サービスの分断と特定の種類のケアへの過剰な公的支出により期待とは正反対の結果が生ずる懸念を表明しているにもかかわらず、これらの問題に言及する調査や報告は不足している。

14.3　介護保険（LTCI）給付対象のケア事業者に対する規制と監査制度

Regulatory and inspection system for LTCI providers

国民医療保険団体（NHIC）と地方政府は、介護ケア事業者の質の管理と監視に対して共同で責任を負っている。現在の監視体制は分離されてはいるものの、国民医療保険団体（NHIC）と地方政府のそれぞれが介護ケア事業者に対する質の管理に重要な役割を果たしている。地方政府が認可手続きにおいて必要不可欠な役割を果たし、ケア事業者の運営を停止させる権限を有する一方で、国民医療保険団体（NHIC）は通常の監査と評価を通じて介護ケア事業者の質を管理している。

14.3.1　ケア事業者の認可と市場参入

Provider certification / market entrance

地方政府は介護ケア事業者の認可を承認する。国の基準を満たす居住系ケアサービスと在宅サービスだけがケア事業者として認可を得ることができる。これらの基準は、提供されるサービスの種類とサービス事業者の資格に基づき、国民医療保険団体（NHIC）によって法律で規定されてきた。認可を希望するケア事業者は、施設、人員配置、構造環境に関する一般的な要件を示す地方政府に申請書を提出しなければならない。地方政府の代表者は、提出された書類を審査し、認可を行う。施設の建設や拡張を行う場合にはサービス事業者は地方政府から認可を受ける必要がある。このため、ケアサービスの開始については、国民医療保険団体（NHIC）よりもむしろ地方政府が規定している。なお、認可にあたっては、不正請求を行った場合や特定の基準を満たさない場合、適切な報告なしに経営主体が変更された場合、或いは公的機関からの記録やその他の設備に関する要求を遵守しない場合には、地方政府が認可を取り消すこともできる。ただし、ケア事業者の認可が取り消されるまでには聞き取り調査が行われなければならない。

市場参入に関しては、ケア事業者に制限はなく、要件を満たす限りは、経営主体や施設数が管理されることはない。ケア事業者が人員配置と構造環境に関して国の基準を満たしていれば、介護ケア事業者として認可を受けることができる。営利法人施設と非営利法人施設のすべてが規定の項目で提供されるサービスに対して保険償還を受けることができる。介護ケアの提供を管理するための取り組みは、利用者の需要の高まりに対応する形で限られた権限の下で始められ、それがサービス機関の開設ラッシュをもたらした。こうした流れの中で、政府は民間介護事業者数とベッド数について拡大政策を重視した。近年は適切な場所への事業者の供給に伴い、質の保証が高い優先事項となり、厚生省（Ministry of Health and Welfare）の中心的な関心にもなってきた。

14.3.2　国民医療保険団体（NHIC）による介護ケア事業者の監視活動
Oversight of long-term care providers by NHIC

国民医療保険団体（NHIC）は、責任のある立場の職員への聞き取り調査とケア事業者の記録の監査を通じて、不公平なケアや虐待、深刻な不適切事項を監視する、独立した監査機関となっている。2009 年と 2010 年には、国民医療保険団体（NHIC）は介護ケア事業者に対する「介護ケア評価制度（the long-term care assessment system）」という新たな監視制度を導入した。この新制度は 2009 年に居住系ケアに対しても実施され、在宅ケアについても翌年、実施された。新たな監査制度への参加は、当初は自発的なものであったが、2011 年にはすべてのケア事業者に対する評価が法律上、義務付けられた。

介護ケア事業者の急増は、2009 年以前に発展途上の評価制度の問題と共に、社会の関心を大きく集めることとなり、患者へのケアの成果に基づき質を反映させた適切な評価手法の開発の必要性を社会に気づかせることとなった。2009 年以前の韓国において利用されてきた評価手法は、現在の制度ほど厳格なものではなかった。患者へのケアの成果、或いはケア過程を測定することと、施設の設備構造と管理についてほとんど重視していなかったのである（Jung *et al.*,(2010)）。

国民医療保険団体（NHIC）は評価結果に基づく施設の質を審査している。この審査では、質の管理体制として、成果に応じた支払いと質の公表を行っている。質の高い施設は返金という形での誘因が与えられて、質の低い施設は不利な状況に置かれることとなる。この政策の意図は、ケアの成果に基づく誘因を通じてケア事業者の質を管理することにある。加えて、ケアの成果の順位が上位30%に入るケア事業者と下位10%に入ったケア事業者については、国民医療保険団体（NHIC）のウェブサイトに事業者名が公表される。こうした政策は質の改善に向けた自主的な取り組みに誘因を与え、業界における競争を促進させるものとなっている。

14.3.2.1　監査の段取り　Inspection schedule

通常の監査は個別の施設とサービスの種類ごとに2年に1度、行われる。その後の継続的な定期監査は、監査基準に対して質が低いと判定されたケア事業者と、国民医療保険団体(NHIC)の評価結果に基づき下位10%に入ったケア事業者に対して行われる。監査手続きの一部として、各施設はその後の規定の調査と同様に、再調査に参加しなければならない。

14.3.2.2　監査内容と監査手法　Inspection tools and content

監査手法は、在宅ケア機関についてはサービスの種類によって56項目から98項目までの範囲で測定が行われるのに対して、居住系ケア事業者については合計106項目から成る5分野の測定が行われる(表14.3)。

その5分野とは、①運営（operations)、②安全と環境（environment and safety)、③個別のケアと満足度（satisfaction and personalized care)、④サービスの提供（delivery of services)、⑤ケアサービスの成果（outcomes of care services）である。測定方法はサービスの種類によって異なり、一部、特定のサービスに関する項目が含まれる。各分野における測定例は以下に示す。運営(operations）分野では、常勤職員の会議が開かれているか、職員に対して十分な便益と研修が提供され、利用者の個人情報の機密性が保たれているかといった施設運営管理の問題が尋ねられる。安全と環境(environment and safety)分野

表 14.3　韓国における介護ケアの評価項目と加重スコア＊

分類	居住系ケア (Residential care)		訪問ケア (Home visits)		在宅入浴 (Home bathing)		訪問看護 (Home nursing visits)		デイケア (Day care)		短期療養 (Short-term stay)	
	項目数	加重スコア	項目数	加重スコア	項目数	加重スコア	項目数	加重スコア	項目数	加重スコア	項目数	加重スコア
総スコア	106	100	56	100	56	100	60	100	92	100	98	100
運営	17	18	17	32	17	32	17	30	16	20	16	18
安全と環境	26	23	6	9	9	13	7	11	23	23	25	25
個別のケアと満足度	15	13	11	17	12	19	11	16	13	13	15	14
サービスの提供	43	38	21	39	17	33	24	40	39	42	41	41
ケアサービスの成果	5	8	1	3	1	3	1	3	1	2	1	2

出典：Ministry of Health and Welfare（2011b）
備考：＊スコアは、機関の規模によって階層化されている。

では、施設における衛生管理と空調管理、浴室の手すりの設置と床のすべり止めが適切に処置されているかといった患者の安全と環境に関連する問題が重視される。個別のケアと満足度（satisfaction and personalized care）分野では、居住者中心のケアとなっているかが尋ねられる。例えば、患者の満足度や個別のケア、個人の居住空間と設備、障害となる問題の解決といった内容が含まれる。サービスの提供（delivery of services）分野では、医薬品の調剤と保管、ケア過程における褥瘡（じょくそう）による疼痛や不適切な身体拘束の実施の予防方針が掲げられているかといった内容が含まれる。最後に、ケアサービスの成果（outcomes of care services）分野には、患者へのケアの質の成果の測定が含まれる。ケアの質の成果の測定には、入院後最初の 6 か月間における、褥瘡（じょくそう）による疼痛、転倒、人工瘻ケア、日常生活動作（ADL）の改善のあった居住者の割合が測定される。

各項目の測定は、最大値を 100 ポイントとしたスケールでのスコア数を与えている。なお、他の項目との相対的な重要性に基づき、各項目に加重スコアを割り当てている。ケア事業者の運営成果はケア事業者が獲得した総ポイント数によって評価される。

評価では幅広い質の測定指標を対象としているが、それらのポイント比率の高さは、ケア事業者の運営成果の結果として重視されている。患者へのケアの成果の測定方法を改善するための評価ツールの提供と修正は、質の改善への取り組みに関する継続的な議論の的となっている。

この制度は、利用者や居住者からの直接的なデータではなく、ケア事業者による自己評価によって成り立っている。現場での評価は、国民医療保険団体（NHIC）から派遣される 2 名 1 組のチームによって行われ、居住系ケア施設の場合には 6 時間から 7 時間、地域密着型ケア事業者の場合には 3 時間から 4 時間をかけて行われる。国民医療保険団体（NHIC）から派遣される監査官は、審査手続きについて研修を受けているものの、必ずしも長期療養ケアの専門家ではない。この点については監査の有効性と一貫性に懸念があるところである。

14.3.2.3　**賞罰制度**　Rewards and penalties

国民医療保険団体（NHIC）は、前年の評価において上位 10%以内に入ったケア事業者に対して、規定の報酬の 5%を追加的に支払うことになっている。報奨金はポイントに基づくものではなく、相対順位に基づいて支払われる。これは言い換えれば、特定の基準に関連するスコアではなく、同種のすべてのケア事業者の中での各施設の順位によって報奨金が与えられる誘因となっている。ただし、ケア事業者が管理上の違反がある、或いは国民医療保険団体（NHIC）が報奨金を与えない別の理由があると認定されれば、対象者から除外される。上位 30%のケア事業者は、質の高いケア事業者として国民医療保険団体（NHIC）の長期療養ケアウェブサイトに掲載される（www.longtermcare.go.kr）。上位 30%のケア事業者は、その順位を強調した名称を称える特別のリボンが与えられ、その施設は建物にこれらのリボンの獲得を掲示することができる。また、国民医療保険団体（NHIC）では質の高い長期療養ケア施設の一覧表を地方政府へ提供し、上位 5 施設については自施設に関するプレゼンテーションを行う機会も与えている。このプレゼンテーションによって、対象とされたケア事業者はその運営をさらに拡大させることができると同時に、他のケア事業者に対して質の保証に関する知識を共有させることができる。下位 10%のケア事業者は評価順位の決定に従い、その事業者名の公表とより厳しい監視を通じて不利な立場になる。ただし、そうした質の低い施設や事業者に対する罰金制度は存在しない。

2009 年と 2010 年の評価結果によると、在宅ケア機関のスコアは 15 ポイントから 100 ポイントにまでばらつき、その平均スコアは 81 ポイントをやや超える結果であったのに対して、居住系ケア事業者の平均スコアは約 77 ポイントであった。このスコア結果は在宅ケア機関において評価結果に格差が大きいことを示していた（Ministry of Health and Welfare（2011a））。

14.3.2.4　評価委員会　Evaluation committee

国民医療保険団体（NHIC）の傘下にある介護ケア評価委員会（Long-term care evaluation committee）では年に 1 度、評価内容を検討している。評価委員会は、評価結果からどの情報を公表するか、その情報をどのように公表するかを決定する。また、評価委員会は賞罰対象の水準の決定と、介護ケアの評価において他の重要となる問題の特定化も行う。介護ケア評価委員会は、以下の 6 つの基準に従って国民医療保険団体（NHIC）の理事長が指名する、委員長と 30 名の委員から構成される。

1. 高齢者、消費者、国民を代表する団体を含む非政府系機関が指名する 4 名
2. 介護ケア施設を代表する 4 名

3. 介護ケアに関連する知識と経験を有する学識経験者 1 名
4. 厚生省(Ministry of Health and Welfare)の担当官 1 名
5. 自治体の担当官 1 名
6. 事務局長と国民医療保険団体(NHIC)から追加の担当官 1 名
(事務局長は介護ケア委員会の議長として参加する)

ケア事業者が、提出が義務付けられている報告書、或いは記録を提出しない、或いは不備のある報告書を提出する、或いは評価に非協力的である場合には、介護ケア評価委員会は施設の業務停止を命ずることができる。国民医療保険団体 (NHIC) も一時的な業務停止を科す権限を有するが、ケア事業者を永続的に業務停止させることはできない。国民医療保険団体 (NHIC) がケア事業者の運営を停止させるべきと判断する状況の場合、地方政府が事業認可の剥奪を勧告することもある。

14.3.3　介護ケア従事者に対する規制
Regulation of the long-term care workforce

地方政府は、介護ケア従事者に対する認可と研修事業の監視に責任を負っている。民間施設でも研修事業を行っているものの、政府は認可のために調査を行っている。介護ケア従事者は、老年医学専門看護師 (professional geriatric nurses)、訪問看護助手 (visiting nurse aides)、認定看護助手 (certified nurse aides)の 3 つに分類される。

14.3.3.1　老年医学専門看護師　Geriatric nurses

特定の教育と研修を受けた、専門職看護経験を 3 年以上有する看護師は、老年医学専門看護師 (Professional Geriatric Nurses) として認定される (2003 年に施行された医療法による)。大学や看護専門学校、公衆衛生学校は、厚生省によるこれらの教育事業の教育機関として認可を受けることができる。老年医学専門看護師は、介護ケア施設の担当者としてケアを提供するか、或いは居住系ケア施設の責任看護師として従事することができる。在宅ケア事業所で従事する老年医学専門看護師は、訪問看護サービス、医療的処置の補助、健康相談、口腔ケアに関連するケアを提供することができる。

14.3.3.2　訪問看護助手　Visiting nurse aides

直近 10 年間で臨床経験を 3 年以上有する訪問看護助手（Visiting Nurse Aides）は、訪問看護助手として指定された教育の修了後、介護ケアの看護を提供することができる。老年医学専門看護師と看護助手によって提供される看護サービスには、介護ケアを提供する施設の中ではやや重複するサービスがある。2 つの職業における潜在的な役割の対立は、組織的問題として、時より顕在化している。

14.3.3.3　認定看護助手　Certified care aides

認定看護助手（Certified Care Aides（yoyang bohosa））は、介護ケア施設で従事し、高齢者の日常生活動作（ADL）の支援を行う。認定看護助手は、法律で規定された研修の修了後、1 年に 1 回行われる国家試験に合格し、認可を受けなければならない。犯罪歴のような受験要件を満たさない理由がなければ、国家試験の 60％以上の点数を獲得した者だけが認定看護助手となることが認可される（図 14.4）。新規の認定看護助手には、80 時間の講義、80 時間の技能研修、80 時間の実習の合計 240 時間の教育研修を受けることが義務付けられている。地方政府では、各地域における教育機関数、資源配分、需給比率、看護

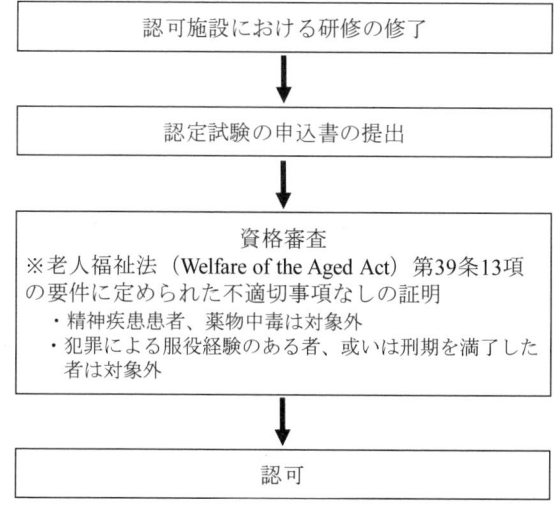

図 14.4　韓国における認定介護従事者の資格認定手続き
出典：筆者作成

助手の要件について決定する。

政府は研修の適切性に関する苦情に対応するために、カリキュラムの質的、量的改善を計画している。最近まで1,400以上の教育機関が約810,000人の認定看護助手の研修を行っている（2010年4月現在）。この数はこれらの従事者の需要に対して超過供給となっていることを示している。このため、2010年4月以降、政府は認可教育機関を管理する法律の改正を含め、様々な手段によって認定看護助手の質を高める試みを始めた。これは韓国で介護保険（LTCI）制度としてのケアが始まった当初は、認可申請を行うすべての教育機関が認可を受けたためである。現在、地方政府は認可決定においてより慎重な姿勢を取るようになっている。

14.3.4　利用者のための情報提供　Information for consumers

利用者は、国民医療保険団体（NHIC）のウェブサイトからケア事業者に関する一般的な情報を入手し、質の高いケア事業者を特定することができる。ここには施設の所在地、規模、その他構造的特徴に関する情報が含まれている。質の高い施設の一覧表は、ウェブサイトから利用することができる（www.longtermcare.go.kr）。ケア事業者が国民医療保険団体（NHIC）の規定する審査を受けた後には、最終報告書が公表され、それを利用することができるため、介護保険（LTCI）の受給者に対してケア事業者の選択を促すことができる。ただし、利用者の声を提供するような特別な取り組みは行われていない。消費者の権利と訴えを保護する政府組織、消費者庁（the Korea Consumer Agency）では、利用者が受けるケアの満足度とケア提供者の提供能力に関心を持っている。現在、患者ごとの苦情データが政府によって収集されているところであるが、施設サービス、在宅サービスの双方で満足度を反映したデータを作成することにはなっていない。このため、現段階では苦情データは質の評価のために利用されてはいない。

14.4　結論と今後の取り組み　Challenges and conclusion

介護保険（LTCI）制度の導入は、韓国における公的介護ケア制度の基礎を構築した。介護ケアサービスを受給する高齢者人口の比率は2002年の0.4%から2011年には6%にまで急増した。介護ケア事業の進展に伴い、ケア事業者数は急速に増加し、介護保険(LTCI)制度の開始以来、225,000 人を超える雇用の創出にもつながった。政府による介護ケア事業は、非公的ケア提供者の負担を軽減し、所得にかかわらず、介護ケアサービスを求めるすべての高齢者への一律のサービス提供を目標とする枠組みを構築したといえる。

制度の導入当初の調査によれば、受給者の大多数がサービスに対する満足を示していた。2009 年の介護ケアサービスに関する調査では、回答者の 90% を超える者が介護保険（LTCI）は家族内の身の回りの世話をする者の精神的負担を軽減し、ケアによる経済的負担が 50% を超えて減少したと回答した(Seok (2010b))。別の調査では、介護保険(LTCI)の受給者の 80% がサービスに満足していると回答した（Kwon *et al*., (2010)）。しかし、介護ケアサービスの利用拡大という介護保険（LTCI）制度の成功にもかかわらず、放置された多くの政策的問題が残されている。地域での利用の問題に加えて、サービスとその監視の分断、政府の目的と利用者の嗜好との不整合は、まだ解決の必要があるといえる。

高齢者に対する医療サービスも分断されている。介護保険（LTCI）制度は介護ケアを利用するために設計されているが、臨床的ケアについては国民医療保険(NHI)が責任を負い、分断された制度の中で公的資金が投入されている。これらの要因は、受給者に提供されるケアに潜在的に負の影響を与えることになる。現在の財源調達の仕組みでは、医療的ケアと介護ケアの 2 つの公的事業間で費用を押し付けあう誘因を生むことになり、ケアの質の改善への取り組みを妨げることになる。さらに言えば、機能的問題や複合的な慢性疾患を抱える高齢者は、一般的に包括的な医療サービスを求めている。これらの者は、サービスの分断によって生ずる数多くの問題に直面することが少なくない。例えば、国民医療保険(NHI)と介護保険(LTCI)との管理的調整の不適切さと、サービス間の円滑な連携の欠如は、医療的ケアと介護ケアの双方のサービスを受ける高齢者を悩ます問題となる。これについては、介護保険（LTCI）の受給者に対して、国民医療保険（NHI）と介護保険（LTCI）を組み合わせ、単一の基金による公的資金の投入を行うことも 1 つの選択肢となるだろう。単一の基金による公的資金の投入ができれば、ケアの有効性と調整を改善する一方で、医療的ケアと介護ケアの 2 つの公的事業間での財政的な衝突の問題を排除することができる可能性がある。現在までのところ、それに反対する報告は示されていない。持続可能な事業運営の時間には限りがある中で、この問題は機が熟し、さらなるデータが利用可能となれば変更される可能性がある。

さらに介護ケア事業者の超過供給は、様々な問題を引き起こすことになった。ケア事業者数は需要に対して超過しており、業者間での介護ケア受給者の囲い込みの動きが激化している。ケア事業者が採る1つの一般的な戦略は、受給者へ自己負担額の引き下げを提示することである。介護ケア事業者の大多数が、小規模で、民間運営主体で、設備への初期投資を最小限にする営利事業者であり、経営的安定性には懸念がある。他方で、政府は、市場原理が質の低いケア事業者と質の高いケア事業者を振り分けるであろうと楽観視している。ケア事業者の超過供給への別の提言としては、小規模グループホームを認知症や特別のケアを必要とする者の専用施設へ転換させる方法もある。介護ケア事業者の超過供給の問題は、質の管理に関わる中心的な政策的議題となってきたものの、ケア事業者の地域格差は、都市部と地方とのサービス利用可能性の格差によるところが大きい (Lee (2010))。特に、在宅ケアとデイケアサービスは大規模都市部に集中している。このため、利用可能性の問題と利用格差の問題は、地方に居住する高齢者に影響を与えることになる。

介護ケアサービスに対する現在の評価は、複数の管理機関の問題を含んでいるため、複雑であり、国民医療保険団体 (NHIC) と地方政府から取り出された単一の評価制度を構築すべきかどうかの議論が続いている。例えば、評価過程における役割として国民医療保険団体 (NHIC) には影響力があるにもかかわらず、国民医療保険団体 (NHIC) には介護ケア施設の認可更新の権限はなく、地方政府だけがケア事業者の運営停止、禁止の権限を有している。加えて、ケア事業者の審査、保険請求、長期療養ケアサービスの管理に関するすべての権限は国民医療保険団体 (NHIC) にあり、そのことが施設の超過状況に関連して医療専門家の間で関心の的となっている。監査に責任を負う機関から認可権を分離させることは理想的とはいえない可能性がある。国民医療保険団体 (NHIC) にケア事業者の認可権を与えれば、監査制度の有効性を高めることが期待できる。しかし、地方政府が自発的に国民医療保険団体 (NHIC) に権限を与える見込みがない状況にあっては、国の政策担当者による介入がこの問題には必要となるだろう。

最近になって、家族による認定看護助手の認可について政策が変更された。政府は2011年6月、家族による認定看護助手に対する保険償還は、月あたり最大20日、1日あたり60分までに制限すると変更したのである。それまでの保険償還では、月あたり最大 30 日、1 日あたり 90 分までとなっていた。家族に対する認定看護助手の数が増加する中での保険償還の引き下げは、受給する家族から厳しい批判にさらされた。当初、政府は現金給付を少額に制限していた。その意図するところは、不正受給への対策に加えて、現金給付によって公的介護ケア業界の発展の阻害要因を排除することにあった。しかしながら、受給者とその家族は、現金給付と併せて家族による認定看護助手の利用を始めたのである。この結果、家族に対するケアの提供を目的として認定看護助手の認可を受ける多くの人々を生み出したのである。多くの家族が認定看護助手によるケアを受けるにつれて、政府が当初、懸念していた不正受給件数は増加した。これらの多くは、適切なケアを受けず、或いは過剰に認定看護助手によるケアの保険償還を請求するものであった。しかし、家族向けの認定看護助手によるケアの受給者は、一部の家族にとっては最適な選択肢にもなっている。特に、認知症で 24 時間ケアを必要とする高齢者、或いは破壊行動を伴う高齢者にとって、介護保険（LTCI）の受給を通じてケアを受けることは勇気が必要であるかもしれない。なぜなら、介護保険（LTCI）の月額給付上限額は約 US$900 ~ US$1,300（100,800 円~ 145,600 円（112 円／ $ 換算））であり、高い自己負担額と家族からのケアを組み合わせることを考えれば、家族向けの認定看護助手によるケアを受給することが一般的であることに何ら不思議はないからである。所得から一部を負担する一方で、安定したケアの必要性のある家族のためには、家族向けの認定看護助手によるケアを受給することが現実的な選択肢となるかもしれない。

韓国における公的介護ケア制度は急速に進化し続けている。政策担当者は一貫して介護ケアのニーズに適応する改善方法を追求している。財政的な持続可能性に関心は集まる中で、政府は日常生活動作（ADL）にほとんど障害のない、機能状態のよい高齢者への介護保険（LTCI）の受給資格の緩和を検討している。特別なケアに対するニーズについては、それを必要とする高齢者に対する報酬を引き上げ、或いは小規模のグループホームから特別なケア施設へ移動といった他の可能な選択肢を検討している。また、ケア事業者を監視する、より厳格な監査制度の必要性に伴い、受給者へのケアの成果に基づく、質を反映する評価手法の開発の重要性も議論されている。

介護ケア市場の成長は早いにもかかわらず、韓国の介護ケア制度は発展途上にある。国の規制と監視制度は見直しと発展を続けており、利用者、ケア事業者、政策担当者の間でもかなりの関心が集まっている。介護ケア事業が導入され、運営されてきた時間量を考えれば、経験はごく一部に過ぎず、評価のために利用できるデータもほとんどない。今後、政策の非有効性やその他の意図しない結果が明らかになってくる可能性もある。しかし、韓国では高齢者による介護ケアサービスの利用がまさに大きく進展しているところである。

References

Cho, C. Y. (2009). Current and challenge of care aides in long term care. *Korean Academy of Care Welfare*, 10: 83–105.

Cho, K. H. et al. (2004). Healthcare for older persons: a country profile – Korea. *Journal of the American Geriatrics Society*, 52(7): 1,199–204.

Chung K. et al. (2005). *Development of Assessment Tool and Unit Cost for Korean Long-Term Care Services*. Seoul: Ministry of Health and Welfare and Korea Institute for Health and Social Affairs.

Chung, K. and Seok, J. (2005). *Development of Korea's Long Term Care Oversight and Inspection System*. Seoul: Korea Institute for Health and Social Affairs.

Jung, H. Y. et al. (2010). A health outcomes approach to evaluating long-term care facilities: lessons from the United States. *Journal of the Korean Geriatrics Society*, 14(2): 61–9.

Kwon, S. (2007). Future of long-term care financing for the elderly in Korea. *Journal of Aging and Social Policy*, 20(1): 119–36.

Kwon, J., Han, E. J., Kang, I. O. (2010). An analysis of the relationship among quality, satisfaction and purchase intention perceived by home help service users. *Journal of the Korean Gerontological Society*, 30(2), 355–68.

Lee, Y. K. (2010). Time series analysis of geographical equity in the long-term care service for the elderly in Korea from 2003 to 2008. *Social Welfare Policy*, 37(2): 201–16.

(2011). Living to one hundred: how to improve elderly long term care. *Health and Welfare Forum*, 195: 28–38.

Ministry of Health and Welfare (2007). *Main Contents of the LTCI for the Elderly*. Seoul: Ministry of Health and Welfare.

(2011a). Korean Long Term Care Law 2011. December.

(2011b). *Manual for Long Term Care Evaluation*. Seoul: Ministry of Health and Welfare.

National Health Insurance Corporation (NHIC) (2011). *Long-Term Care*

Insurance for the Elderly Monthly Statistics Report, May 2011. Seoul: NHIC.

Seok, J. (2010a). Public long-term care insurance for the elderly in Korea: design, characteristics, and tasks. *Social Work in Public Health*, 25(2): 185.

(2010b). *Family and Care: Basic Analysis Report on First Wave (2006–2007) of Korean Longitudinal Study of Aging (KLoSA)*, pp. 129–43. Seoul: The Ministry of Labour.

Statistics Korea (2010). *2010 Korean Elderly Census*. Daejeon: Korean Office of Statistics.

第 15 章

中国における長期療養ケア
～規制監視による市場原理の抑制

Long-term care in China: reining in market forces through regulatory oversight※

Zhanlian Feng, Xinping Guan, Xiaotian Feng,
Chang Liu, Heying Jenny Zhan and Vincent Mor

15.1　はじめに　Introduction

中国における高齢者ケアは伝統的に家族で行われ、儒教思想に基づく親に対する子供の孝行として長きにわたり慣例化されてきた。しかしながら、近年の人口動態の変化や急速な社会経済的変化は、それでも中国の家族が急増する高齢者層をケアできるかという懸念を強めることとなった。この懸念は中国の一人っ子政策によってさらに強まることになるが、一人っ子政策は 30 年以上にわたり、家族の身の回りの世話をする者の負担を重くしてきた。こうした背景を踏まえ、中国では公的長期療養ケアサービス制度が導入され、急速にそのサービスは拡大してきたが、これは政府の政策と民間部門の主導によって引き起こされた流れであった。

本章では、人口高齢化と大規模な社会経済的転換の流れの中で、中国の高齢者ケアへの前例のない挑戦的取り組みについて述べ、その後、中国で発展する長期療養ケア制度の概要について述べることとする。次に、高齢者への公的長期療養ケアサービス制度の設立について述べ、この 10 年を超える期間にこれらのサービスの成長に拍車がかかる中で中国政府によって行われた主な政策的取り組みを概説する。ここには中央政府と地方政府の双方の観点から、現在の規制構造と過程の方針が付記される。最後に、この急速な長期療養ケア部門の成長の中で、情報の基盤構造（インフラ）の構築を通じた規制監視強化の必要性に着目し、まとめとする。

※本章の執筆にあたり、一部、アメリカ国立衛生研究所（the US National Institute of Health）からの承諾を得た(R03TW008142)。

15.2　大混乱に陥る高齢化、社会経済的変化と高齢者ケアへの挑戦的取り組み

Perfect storm: ageing, socioeconomic changes and the elder care challenge

高齢化大国と評される中国は、急速に増加する高齢者ケアにおいて、前例のない挑戦的取り組みを行っている（Flaherty *et al*., (2007)）。中国の直近の人口動態統計によれば、65 歳以上人口は 2010 年までに 1.19 億人に達し、それは総人口の 9%となり、2000 年時点の 7%からの上昇となった（Haub（2011））。現在の見通しでは、中国における 65 歳以上人口は今後 30 年で 2 倍以上になり、2040 年には 22.6%となる一方で、80 歳以上人口の増加はさらに急速となり、現在の 1.4%から 2040 年までに 5.0%となると見られている（Kinsella and He（2009））。中国の人口規模に鑑みれば、これらの割合は世界でも圧倒的な高齢者数となっていくものと考えられ、65 歳以上人口は現在の 1.19 億人から 2040 年までに 3.29 億人へ、80 歳以上人口では現在の 1,900 万人から 2040 年までに 7,300 万人へ増加すると見込まれている。また、高齢者人口層は長寿化も進んでおり、現在 65 歳の中国の高齢者の場合、平均寿命が女性では 16 年、男性では 14 年長くなるものと予想されている（United Nations（2007））。急速な人口の高齢化と継続的な長寿化は、生産年齢人口の縮小も伴い、高齢世代への依存傾向を強める結果をもたらしている（Harwood *et al*., (2004)）。2008 年、中国における高齢世代依存割合（20 歳〜 64 歳の者 100 人あたりの 65 歳以上人口）は約 13 人であったが、2020 年までに 19 人、2040 年までには 40 人に増加するものと見込まれている（Kinsella and He（2009））。

この傾向に追い打ちをかけるのは、伝統的な家族制度による高齢者の社会的安全網が徐々に崩壊する大規模な社会経済的転換である（Flaherty *et al*.,(2007)、Jiang（1995）、Zhan（2002）、Zhang（2007））。過去 20 年から 30 年の間、中国の曖昧な家族計画政策によって、出生率（女性の出産可能年齢期に出生する平均乳児数）は 1970 年の 5.8 人（Banister（1987））から現在の 1.5 人（Population Reference Bureau（2011））へ急速に低下したのであった。その結果、家族規模は縮小し、複数世代の同居世帯は消失してきている（Logan *et al*.,（1998）、Zeng（1986））。中国の都市間では、「4:2:1」の家族構成の台頭に関心が集まってきている。すなわち、4 人の祖父母、共に兄弟なしの 2 人の成人した子供世

帯、1人の孫という家族構成キーワードであり、30年以上影響を与えてきた中国の一人っ子政策の産物である（Flaherty *et al.*,（2007））。その間、歴史的に中国では女性の労働参加率が高まり、その後も上昇し続けている（Lee（1995））。さらに離婚率の増加も伴い、女性の労働参加率は高齢者のために家族の身の回りの世話をする者の利用可能性をより一層、制限することになったのである（Zhan（2002））。

中国における都市化と産業化の加速は、人口移動を高める結果となった。2010年現在、中国の都市部の人口割合は50％に達した。地方から都市部への移住もあり、地方人口は1.33億人減少したのに対して、都市部人口は2000年から2010年に2.07億人も増加した（Haub（2011））。若年者の多くは自宅を離れ、雇用機会を得るために移住した（Fan（2008）、Liang（2001））。その結果、中国の家族と世代は従来よりも分断され、（それを望まなかったとしても）成人した子供が高齢の両親のケアをする機会が減ったのである。近年の全国調査によると「子どもが成長して家を出ていった（empty-nest）」家庭は、都市部と地方の双方で全高齢者世帯の50％以上になると推計され、その割合は一部の大規模都市の全世帯の70％に匹敵する可能性があるという（Xinhua（2011））。中国の高齢者の間で「子どもが成人して家を出ていく」割合が高まっているのは、成人した子供の地理的な移住とは別に、今日（こんにち）の高齢世代と若年世代の双方でこれまでの親子世代での同居から世代ごとの独立志向が一般的になっていることも影響している。

こうした傾向が続いたため、高齢者ケアサービスの需要は高まったといえる。ある推計では、現在、650万人相当の高齢者がナーシングホームで提供される水準のケアを必要としている可能性があり、この数は2030年までに1,680万人に達するものと見られる（Flaherty *et al.*,（2007））。最近の全国調査でも、現在、日常生活動作（ADL）の一部、或いは全部に支援を必要とする高齢者は総人口の19％（約3,300万人）おり、そのうち、高齢者人口の6％（1,080万人）が完全に寝たきり状態で何者かの支援を受けていることが明らかになっている（Zhang（2011））。この推計によれば、2015年には自分で身の回りのことができない高齢者の数は4,000万人に増加するものと見られ、そのうちの約1,240万人が完全に寝たきり状態で何者かの支援を必要とする者であることになる（Zhang（2011））。このため、中国の家族と社会にとって、急増する高齢者ケアのニーズに対応することは大きな試練となっている。

15.3　中国における長期療養ケアの提供～その伝統と変革
Long-term care in the Chinese context: tradition and change

数千年の間、中国の家族は成人した子供たちによる在宅での高齢者ケアを、親に対する子供の孝行という伝統的な慣習として行ってきた（Davis（1993）、Ikels (1989)、Sher (1984)、Treas (1977)）。この儒教の精神に基づき、高齢者は身体的、経済的、精神的なケアを成人した子供から受けている。近代の中国では、すべての成人した子供が高齢の両親をケアすることが法律によって義務付けられており、それは中華人民共和国憲法（the Constitution of the People's Republic of China）第 49 条に「両親は未成年の子供を育て、教育する義務を負い、成人した子供はその両親を支援、援助する義務を負う」と規定されている（State Council Information Office（2006））。親への孝行を文化的に命ずる方針は、現在、法律によって強化されており、このため、中国に国家的社会保障制度がないのはこの方針によるところが大きい (Chu and Chi (2008)、Flaherty *et al.*,(2007)、Gu *et al.*,(2007)、Wu *et al.*,(2009))。

中国では現在、(アメリカ合衆国のメディケアのような) 高齢者に対する国民医療保険制度は存在せず、貧困者に対する（アメリカ合衆国のメディケイドのような）医療的ケアと長期療養ケアを対象とする公的給付による社会的安全網も存在しない。病院での高齢者ケアに対しては、出来高払いに基づき一次的に一部負担額を支払い、入院日数の長さによっては施設ケアや地域密着型の亜急性期ケアはなく、在宅ケアへ移行する (Flaherty *et al.*, (2007))。アメリカ合衆国やその他の国がそうであるように、ほとんどの高齢者は施設よりも在宅での生活を希望している (Chu and Chi (2008))。近年の政府の政策では、在宅ケアや地域保健センター、高齢者住宅 (Senior Housing)、レクリエーション施設、成人向けデイケアに対する現金給付のような、高齢者への在宅サービスと地域密着型ケアサービスの発展を推進する取り組みが行われているが（State Council Information Office (2006)、Wu *et al.*, (2005))、そのようなサービスはほとんどの高齢者にとって、いまだ現実的な長期療養ケアの選択肢となっていない。結果として、長期療養ケアのニーズが生じた場合に高齢者が当てにできる家族以外の支援はほとんどないのである。こうして見てきたように、完全にぴったりと「数千年の間、親孝行という文化は中国におけるメディケアであり、社会保障であり、長期療養ケアであり、そのすべてが単一の家族形態の価値の中に作りこまれている」といえる（Levin（2008））。

実態として、親孝行という文化的な慣習と根強く残る家族規範があるものの、決してそれらに変化の兆しがないわけではない。前述のように、人口の地理的移住は、過去20年から30年以上にわたる中国社会の急激な社会経済的変化と文化的変化と合わさり、都市部と地方の双方の多くの家族に文化的伝統の継続を困難にさせてきた（Zhan *et al.*,（2006b））。伝統的な親孝行の理念は、急速な現実社会の変化に直面してもなお、高齢の両親と成人した子供の双方によって安定的に適応し、継承されてきた（Chow（1999）、Zhan（2004）、Zhan *et al.*,（2008, 2011））。これは高齢世代と若年世代の双方において、施設への入居を容認する態度への変化を示しているといえる（Guan *et al.*,（2007）、Lam *et al.*,（1998）、Zhan *et al.*,（2006a, 2006b））。

最近まで中国で老人ホーム（Elder Care Homes）の存在を実際に耳にすることはなかった。子供のいない高齢者や孤児、精神障害や学習障害を抱えるものの施設に入所していない者に対する州の福祉施設はほとんど存在しなかった（Gu and Liang *et al.*,（2000）、Ikels *et al.*,（1993）、Wu *et al.*,（2008））。このため、施設に入所する高齢者は強い社会的恥辱を感じていた（Chen（1996）、Shang（2001））。成人した子供を持つ家族では家族以外の者がケアを行う施設に高齢の親を入所させることはほとんどないと考えられてきた。高齢者ケアのサービス部門は、民間部門における中国経済の拡大と増え続ける高齢者への福祉サービス需要の高まりを受けて出現し、1990年代中頃以降、急速に成長してきた（Shang（2001）、Wong and Tang（2006））。そして現在は、適切なケアを提供できないか、ケアの提供を利用できないものの、手段を持つ成人した子供たちは、高齢者ケア施設へ両親を入所させる選択肢を持つようになっている。このため、社会の変化を受けて施設での高齢者ケアという新たな文化的手段を選択できるようになったと考えられる。現在の中国において、老人ホームでの生活を選択肢として認めることや、それを新たな生活様式として認めるような議論も出始めている（Fan（2006）、Zhan and Montgomery（2003））。現在では、質の高い有料老人ホームに高齢者を入居させることが、伝統的に与えられてきた社会的恥辱よりもむしろ、特権や自慢とみなされるようになった感もある。そのような環境では、高齢の両親の施設入所のための資金を用意することが、成人した子供たちにとってわかりやすい親孝行の行動として喜びさえ感じているように映るのである（Zhan *et al.*,（2008））。

また、ケアの選択肢の利用可能性が高まることは、他の満たされなかった一部の高齢者のニーズに応えるケアの「潜在的な」需要を誘発してきた可能性もある。この潜在需要の誘発が、地域のニーズ、親孝行という文化規範の変化、潜在的利用者における購買力の増大といった要因と合わさって、中国における長期療養ケアサービスは出現し、急速に拡大したといえるが、それについては次節以降で述べることとする。

15.4　高齢者向け公的長期療養ケアの始まり
The rise of formal long-term care for the aged

中国における公的長期療養ケアに関する研究は少ないが、それは新たに出現したこの部門がいまだ初期の発展途上にあることからすれば驚くことはない。在宅や地域密着型ケア施設で提供される高齢者サービスは、上海（しゃんはい）のようなごく一部の主要都市で発展してきたものの（Wu *et al.*,(2005)）、（本章でその詳細を後述するように）そのようなサービスは、近年の政策方針の中で強く推進されているにもかかわらず、ほとんどの都市や町で局所的に提供されるに留まり、地方都市では実際にはまだ行われていない状況にある。これとは対照的に、施設での高齢者ケアサービスは顕著に台頭してきており、急速に拡大している。本章では、長期療養ケア施設の増加に着目し、公的長期療養ケアの進展状況について簡単な考察を加える。

中国の施設ケアは、伝統的に子供のいない者、所得のない者、身寄りのない者の「3 ない」状況にある者に対してのみ行われてきた（Chen（1996））[1)]。多くの中小都市における福祉施設では、子供のいない高齢者や精神障害者、孤児がひとつ屋根の下で生活することが一般的であった（Zhan（2002））。10 億人を超える人口のうち、すでに全国で 46,837 人がケアを受けたが、1988 年時点では高齢者福祉施設は 870 施設しかなかった（Chen（1996））。子供のいない高齢者は政府によって施設に入居させられ、その費用は政府が支払うことになる。子供のいる高齢者のほとんどは、成人した子供から経済的、身体的、精神的なケアを受けることが法律で義務付けられているため、その時点ではケアに関

1）現在の「3 ない」状況にある者の定義は異なっており、「就労することができない者、所得を得る先がない者、支援を受ける後見人のいない者或いは後見人が支援することができない者」となっている（State Council Information Office（2006））。

する選択肢がなかった。1990年代中頃になり、中国政府は福祉制度改革を行い、福祉施設の運営と財源を分離した(Croll(1999)、Wong and Tang(2006))。例えば、福祉サービスと生活保護に関する政府予算は、1979年にはGDPの0.58%であった割合を1997年には0.19%へ引き下げた(Shan(2001))。その結果、州の福祉施設は全体として州の財源に依存する状況から、政府や民間部門、自治体、家族、個人といった財源を多角的に確保する状況へ段階的に財源基盤を変えるようになった(Shan(2001))。最近では、政府は民間部門の高齢者ケアサービスの発展を積極的に推進している(State Council Information Office(2006)、Xinhua(2005))。その結果、高齢者ケア施設数は急激に増加している。

公的統計によると、2005年時点で全国の高齢者への長期療養ケアサービスを提供する居住系ケア施設は39,546施設、そのベッド数は約150万床となっているが、総施設数の75%に相当する29,681施設、総ベッド数の65%に相当する89.5万床は地方の老人ホームとなっており、すべて地方政府によって公的資金が投入されて運営している(State Council Information Office(2006))。全国の高齢者施設は2009年時点で約40,000施設あるが、実際に増加したベッド数は266万床であり、これらの施設には210万人の高齢者が居住している(Zhang(2011))。こうした増加現象は見られるものの、1人あたりでみると、中国はほとんどの先進諸国よりも長期療養ケアのための病床が圧倒的に少ない状況にある。ある推計では、65歳以上の高齢者のうち、居住系施設で生活する者の割合は、西側諸国では5%から8%であるのに対して、中国では1.5%から2%に留まることが明らかにされている(Chu and Chi(2008)、Gu *et al.*,(2007))。

この中国の居住系施設で生活する高齢者割合の低さは、居住系ケア需要の増加と既存施設の入所可能量との大きな乖離によるところが大きい(Wong and Tang(2006))。中央政府はこれに対応するために「第11回社会経済開発5か年計画(11th Five-Year Plan(2006–2010) for Socioeconomic Development)」において、300万床分の新規老人ホームの建設と、関連する180万人分の雇用創出を掲げたが、この追加されたベッド数は必要とされる量の半分に満たない量であると見られている(Xinhua(2007))。現在、「第12回社会経済開発5か年計画(12th Five-Year Plan(2011–2015) for Socioeconomic Development)」において、次の5年間でさらに342万床を追加し、総ベッド数660万床として2015年までに高齢者1,000人あたりのベッド数を、現在の約18床から少なくとも30

床へ大きく引き上げる目標を掲げている（State Council（2011））。

中国における筆者らの現在の研究では、現在、中国の複数の都市において老人ホームの劇的な増加が始まっている（Feng *et al*.,（2011））。例えば、天津では、政府がすべて運営する施設は 1980 年にはわずか 4 施設であったが、1990 年には 13 施設、2000 年には 68 施設、2009 年には 157 施設（政府運営 20 施設、民間運営 137 施設）となった。この増加傾向は、北京と南京でも見られた（図 15.1）。民間部門ではこの増加傾向が顕著である。南京では、政府運営の老人ホームが 1990 年以前は 96％と圧倒的に多く建設されたが、1990 年代には 60％、2000 年代には 23％と大きく減少し、データが利用可能なこの他の都市でも同様の傾向が観察された。南京では現在、平均的な老人ホームはその運営費の 80％が利用者の自己負担額かその他の非政府機関の出資で賄っており、この割合は施設の開設時期が最近であればあるほど急激に高まっている。非政府機関の運営する老人ホームの 85％は、政府から 1 ベッドあたりの補助金を継続的に受けている。調査対象となったほとんどの施設では臨床現場の職員が不足する状況にあり、南京にある施設のほとんどのケア従事者は地方からの移住者である。急性期の重症度と機能的依存度に関しては、老人ホームによってケースミックスの居住者の態様にはかなりの差がある。施設の種類は、家族経営のケアホーム（例えば、典型的な小規模経営で家族によって運営されるケアホーム）や（大多数がこれに相当するのだが）専門的ケアをほとんど提供しないシニア住宅（Board and Care Home）から、（僅かしか存在しないが）医療的ケアと看護ケアを提供するナーシングホームまで幅広い範囲にわたっている。現在の中国のナーシングホームの態様を見ると、病院での在院日数が長く、亜急性期ケア部門が発展途上であった 1960 年代の状況や 1970 年代のアメリカ合衆国のナーシングホームのそれを彷彿とさせる。こうしてみると、中国の都市部における施設系長期療養ケア業界の急速な拡大、そして施設の経営主体や経営形態、顧客主義への根本的な転換が起きていると考えられる。

民間の老人ホームに対する政府の補助金は増額されている。例えば、南京では自治体政府が新規建設に対して 1 ベッドあたり約 US$300 ～ US$600（33,600 円～ 67,200 円（112 円／＄換算））の公的資金と利用されている 1 ベッドあたり月額 US$12（1,344 円（同換算））の運営補助金を提供しているが（Jiangsu News（2010）、Xinhua（2009））、実際に支給された額は、その地域の医療介護資源によって都市の間でもかなりの格差があるとみられる。

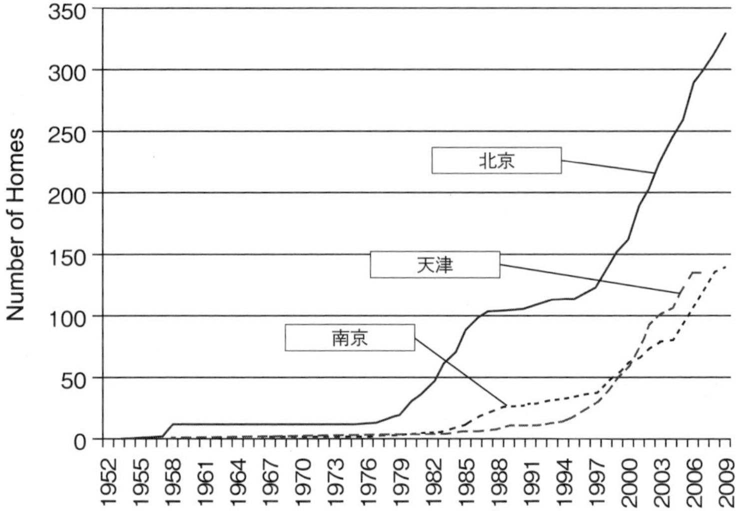

図 15.1　中国の一部の都市における老人ホーム数の推移（1952 ～ 2009 年）
出典：筆者の調査データに基づく筆者による計算

北京では現在、政府が民間施設の新規建設に対して 1 ベッドあたり US$1,250 ～ US$2,500（140,000 円～ 280,000 円（112 円／ $ 換算））の公的資金と、利用されている 1 ベッドあたり月額 US$15 ～ US$30（1,680 円～ 3,360 円（同換算））の運営補助金を提供している（Ministry of Civil Affairs and China National Committee on Ageing（2010b））。これらの補助金の額は、特に運営補助金についてはわずかであるが、それは居住者の大半が自己負担しているためであり、この新規建設と運営補助金による政策誘導は、顕著な増加を支える大きな要因となっている。しかし、長期療養ケア施設が急増する中で、サービスの種類や提供されるケアの質に対する規制監視はほとんど行われてこなかった。本章の後半では、これらの政策に関連する問題について話を進めていく。

15.5 長期療養ケアサービス体制の構築における政府の役割にみる政策設計

Policy engineering: the government's role in building long-term care services

中国の人口高齢化において、決定的な節目となったのは 1999 年であった。この年、国内の 60 歳以上の高齢者人口割合が初めて 10%を超えたが、国際基準に鑑みれば、それは間違いなく中国が人口高齢化の段階に入ったことを示すものであったからである（State Council Information Office（2006））。この 1999 年に、政府は国家高齢化委員会（the China National Committee on Ageing）を立ち上げ、高齢者サービスに関する計画、発展、改善に関する国の政策的取り組みの開始に責任を負うことを命じたのである。設立当初は 26 の省庁機関が含まれ、現在は 28 の機関が含まれている。その後、中央政府による取り組みは、高齢者に対する福祉サービス制度を発展させる契機となった。「第 12 回社会経済開発 5 か年計画（12th Five-Year Plan（2011-2015）for Socioeconomic Development）」で示されたように、この福祉サービス制度の全体の枠組みでは、高齢者への社会支援サービスを、基本方針として在宅ケア、援助としての地域密着型ケアサービス、支援としての施設ケアの 3 部門に位置づけている [2)]。

中国政府は、高齢者への長期的支援の第一の柱として在宅ケアを積極的に周知してきた。老人ホームでのケアの多くが家族によって公的ではない形で提供され、その費用を支払うことができる者は公的ケアに対する支払いを追加負担するのである。この政策方針は、中国における親孝行という文化的慣習と公的

2）「高齢者対策推進白書 2006 年（the 2006 White Paper on the Development of China's Undertakings for the Aged）」を含む 2011 年までのすべての主要な政策文書と、従来の「第 11 回 社会経済開発 5 か年計画（11th Five-Year Plan（2006-2010）for Socioeconomic Development）」において、高齢者を対象とする介護ケアサービス、すなわち、施設系サービスの骨子の中で公的に常に重視されたことは、援助（support）に代わる補助的支援（supplement）であった（State Council Information Office（2006））。この、従来の方針との微妙な差は非常に重要である。なぜなら、中国語の援助（support）とは補助的支援（supplement）よりもはるかに強い援助の意味を含んでいるからであり、補助的支援は援助の周辺的役割を示している。ただし、国務院の民政部（Ministry of Civil Affairs）の政策担当の幹部との個人的なやり取りの中で、補助的支援という用語への変更は、政策の方向性、或いは政策的な重点の実質的な転換を示すものではないと確認した。むしろ、多くの政府系機関が今後 5 年間の中央政府との予算折衝において、高齢者ケアサービスの発展のためにさらなる公的資金が必要となることへの対応としての追加的方策であるという。

社会安全網の不足に鑑みれば、驚くようなことではない。このため、家族で身の回りの世話をする者は、ケアの提供の可能性とケアの利用の可能性が高まることに限界があるものの、近い将来、高齢者ケアについて重要な責任を負うことを余儀なくされるだろう。中国政府は、高齢者に対する介護ケアのニーズが高まっていることを認識した上で、当初は都市部で、高齢者への様々な地域密着型ケアサービスの提供を目的とした投資を始めた。この取り組みは、「全国における都市部の開発促進に関する方針（Opinions on Promoting Urban Community Construction Nationwide）」(Ministry of Civil Affairs (2000b)) や「地域密着型ケアサービスの強化と改善に関する方針（Opinions on Strengthening and Improving Community Services）」(State Council (2006)) のような、この10年間で公表された一連の国の政策方針と公文書に基づいて行われている。その目的は、高齢者を含む地域居住者に多様なサービスを利用しやすい形で提供し、地域居住者のための介護ケアの提供環境を改善することにある。

もう1つの主要な取り組みは、中国政府が2001年から2004年までの3年間に「スターライト事業(Starlight Programme)」と呼ばれる、高齢者向け地域福祉サービスセンターの建設のために総額約US$21億(2,352億円(112円／$換算)) の出資を行ったことである (State Council Information Office (2006))。スターライト事業では2005年、全国に32,000の「高齢者スターライト・センター (Starlight Senior Centres)」の設立支援事業を行い、3,000万人を超える高齢者に対して、家族支援や訪問ケア、緊急処置、デイケア、保健サービスを提供し、レクリエーション活動や慈善活動を行うことを目的としたのである (State Council Information Office (2006))。しかしながら、スターライト事業の短期的な影響に関する正確な評価は一切報告されてこなかった。期待された機能を提供するために建設されたこの地域密着型の高齢者向け地域福祉サービスセンターについても、曖昧な部分が残されている。2005年以降、政府からの公的資金の投入は一部削減されることになり、スターライト事業は今後の事業の持続可能性に疑問の声が上がり始め、徐々に推進力が低下している。現在、地域密着型の高齢者向け長期療養ケアサービスの持続可能性は、非常に限られた中で残されているものの、上海や北京のような一部の大規模都市を除いては、見通しが立っていない[3)]。

3) スターライト事業 (Starlight Programme) におけるこの状況は、中国における典型的な多額の政府出資による大規模事業であることが原因である。強力な政策的方針と資源の効果的な移これとは対照的に、政府は、経済的困窮や身体機能障害を抱える高齢者、特に病弱で疾患に罹り、障害を有する高齢者にケアを提供するために高齢者専用住宅、老人ホーム、ナーシングホームの建設を積極的に行うことで、施設系高齢者ケアサービスへの取り組みを進めた（State Council Information Office (2006)）。施設系高齢者ケアサービスの推進は、政府による直接投資で政府が所有し経営する方法と、民間部門による市場原理と発展の中で民間部門が所有し経営する方法の、並行する 2 つの制度に分けて行われてきた。都市部では、州の経営する福祉施設が「3 ない」状況にある高齢者を対象としてケアの提供を行い、地方では、政府の補助金によって運営される老人ホームが食事、被服、住居、医療的ケア、埋葬費の「5 保障」の資格を持つ「3 ない」状況にある高齢者を対象としてケアの提供を行っている。子供のいない高齢者とその他の状況による福祉サービス利用者に独占的にサービスを提供していた計画経済時代とは異なり、政府出資の施設はすべて、ケアの料金を全額自己負担しなければならない、家族を持つ高齢者も現在受け入れている。都市部の公的施設では、居住者の大多数がケアの料金を全額自己負担する者となっている（Feng *et al.*, (2011)）。これとは対照的に、地方の施設では居住者のほとんどがいまだ福祉サービス利用者となっており、その状態が続いている（Wu *et al.*, (2009)、Zhang (2011)）。その間、政府は民間部門による老人ホームの建設推進を積極的に行ってきた。この政策方針は複数の懸念材料を背景に採られたと考えられる。まず（第一に）、長期療養ケア需要の増大に対する深刻なベッドの不足に関して、中国の政策担当者の共通認識が強まっていることである。このため、この需給の乖離に対応するための早急な増床は、政策課題の喫緊、かつ最優先事項となっている。中央政府の官僚の見解は以下のようになっている。

「高齢者ケアサービスの現状を評価すれば、我々の戦略的判断としては、ベッドの総供給量の拡大を重視すべきであるということだ。これは早急に行う必要がある。これを達成するための核となる手法は、民間部門による市場参入を促進することであり、以前はすべての施設が州の運営による福祉施設であったので、参入障壁は一切なくすべきである。長期療養ケア市場への参入を求

動によって事業は早急に形作られるが、事業の貫徹性や質の成果に関しては、期待される多くの問題が放置されてしまうのである。特にこの事業の場合、財源やその他の資源の投入の中断や、有資格職員の不足、地域居住高齢者のケアニーズに合わせて規定されるサービスの質の不足といったことが拡大し、スターライト事業を破綻させる原因となったと言われている。

める民間資本にとって、現在の参入障壁が高すぎるということはないはずだ。よって、参入に対する障壁が高いという指摘は当たらない。」

（筆者による国務院の民政部（Ministry of Civil Affairs）の政策担当の幹部への聞き取り調査（2011））

第二に、中国の政策担当者は高齢者への介護ケアの提供における政府の役割を、直接的なサービスの「供給者であり、提供者である」という認識から、サービスの「支払者であり、規制当局である」との認識へ転換しなければならないとの認識を強めたことである。政府は従来、中央集権的な計画経済の下でのこれらすべての役割を前提としてきたが、それは完全に非効果的で非生産的であることがわかってきたのである。中央政府の官僚は以下の見解をはっきり示している。

「マクロ的観点、戦略的観点からすると、政府は州政府の機能を縮小し、人民社会との契約の推進を撤退させるべきである。政府の基本的な方針は、政府が高齢者ケアサービスの直接的な供給者となるのではなく、支払者でかつ、規制当局となることにある。政府は高齢者ケアサービスを直接、提供したり、管理したりするべきではないのだ。これまでの方法が効果的ではなく、無駄の多い方法であることはすでに歴史が証明している。」

（筆者による国務院の民政部（Ministry of Civil Affairs）の政策担当の幹部への聞き取り調査（2011））

このため、介護ケアサービスの推進という政策方針は、中国の福祉政策の実施と管理における重要な改革であるように見える（Ministry of Civil Affairs (2000a)）。高齢者に対する公的長期療養ケアサービスの発展に向けて、政府が民間部門の活用を推進することは、計画経済から、過去30年以上にわたって中国に顕著な経済成長をもたらした市場経済への転換に類似している。政策決定における戦略的転換に伴い、「介護サービス促進に関する方針（Opinions on Accelerating Socialized Welfare Services）」（Ministry of Civil Affairs (2000a)）や「介護施設の発展に向けた非政府組織への支援に関する方針（Opinions on Supporting Non-government Entities in the Development of Social Welfare Institutions）」（Ministry of Civil Affairs (2005)）、「高齢者介護サービスの促進に関する方針（Opinions on Accelerating the Development of Social Services for the Aged）」（the China National Committee on Ageing (2006)）といった中で、一連の国の政策方針として施設系高齢者介護サービスに民間部門の活用を促進させる議論が行われるようになった。現在では、州が建設して民間が運営する方法や、政府の支援や補助金によって民間が運営する方法、政府がサービス料金を支払う方法など、この目的のために社会的資源を活用する様々な手法が進められている（State Council Information Office（2006））。これらの政策文書のすべてにおいて、税控除や新規・既存ベッドの設置に対する政府補助金の支給、新規建設のための土地収用や賃貸、水道・電気・ガス・電話などの使用料の引き下げといった、政策的優遇措置が奨励されている[4)]。政策的措置の一部では、家族経営の老人ホームや成人向けデイケア施設を開設するために、解雇された者や未就労の者の採用を明示的に促すものもあった（the China National Committee on Ageing（2006））。前述のように、これらの政策的取り組みは、すべて過去 10 年における中国の長期療養ケア施設の成長、特に民間部門での成長を加速させるためであったと見られている[5)]。

近年、施設系高齢者ケアの増大に伴い、中国では長期療養ケア施設を代表する団体が自発的に発足した。これらの協会のほとんどは地域を中心とした組織であるが、一部には全国規模の組織も存在する。例えば、長期療養ケア組合（the National Union for Long-Term Care）はよく知られた組織であり、2009 年に発足して、現在、全国の 1,000 を超える高齢者ケアサービス事業者が加盟し、そのほとんどが民間事業者となっている（www.calm.org）。この長期療養ケア組合は、非政府組織・非営利団体である Hetong と称される組合で、先進的な長期療養ケア事業者によって率いられており、1995 年に天津市からの出資を受けて発足した。現在は、7 つの長期療養ケア施設、1 つの総合病院、2 つの職業訓練学校、1 つの高齢者ケア従事者のための職業技術・職能資格認定学校を運営している。この長期療養ケア組合では、加盟事業者間での連携や情報共有を促進させる基盤と急速に拡大する業界の専門職意識を促進させる基盤を提供し、ウェブサイトや求人誌、全国大会のような様々な方法を通じて、関心を

4）政府の政策指針では、地方政府当局に対して施設の設置を奨励する一方で、地域におけるニーズや資源の状況に鑑みて、様々な誘因を与え、民間運営の施設に補助金利用の件数を拡大するように奨励している。これらの政策誘導は、中国内陸部よりも経済的に発展した沿岸地域の州や自治体において効果を発揮している。

5）中央政府の官僚への聞き取り調査では、「中央政府文書（Red-headed document）」と呼ばれる、文字通り、中央政府当局からの支援的、推進的政策方針が、近年の長期療養ケア施設の急増をもたらしてきた民間部門の投資を引き付けるための必要な推進策であるようにみえる。

集める取り組みを支援している。これらの職業団体は必然的に高齢者介護サービスに関する政府の政策への関心を集める機能も果たしている。こうした自発的な職業団体の登場は、幅広い分野での民営化の必然的な結果として、中国における人民社会構造の新興の影響によるものである（Shang（2001）、Wong and Tang（2006））。

施設系長期療養ケアサービスという新たな部門の出現と急速な拡大に伴い、どのように適切な規制の枠組みを発展させるかという取り組みも始められている。本章の後半では、長期療養ケア施設に係る市場参入、登録、監査、質の監視について、現在の規制構造とその仕組みを述べることとする。

15.6　中央政府による規制監視
Regulatory oversight: central government perspectives

国務院（the State Council）の管轄下にある民政部（Ministry of Civil Affairs）は、国内の社会的問題、国家的管理を必要とする問題に対して責任を負っている。具体的には、中央政府機関は高齢者、障害者、退役軍人、その他特別の者に対する福祉・介護サービスに対して責任を負っている。特に、高齢者ケアサービスに対する国家規制当局としては、民政部の福祉・慈善活動推進局（Department of Social Welfare and Charity Promotion）傘下の高齢者・障害者福祉課（the Division of Social Welfare for the Elderly and Disabled）に委ねられている。中国の典型的な他部門の政策決定過程がそうであるように、人民に係る問題について州の官僚組織によって運営、実施する、国家の政策、規制指針、基準は民政部が規定している。そして、この政策過程によって、各州内の都市や地区に指示される。高齢者ケアサービスの管理構造と規制構造については、図 15.2 に示すとおりである。

高齢者ケアサービス事業者に対する認可と規制については、現在、国の基準のみが存在する。1999 年、民政部によって「福祉施設の管理に関する暫定調査（the Provisional Measures for the Management of Social Welfare Institutions）」が公表された（Ministry of Civil Affairs（1999））[6)]。これは、公的、民間の双方の高齢者施設、障害者施設、児童養護施設、乳児施設を含む、あらゆる種類の

6）暫定的であることを示す「Provisional」という用語は、規制調査が長期間行われている場合でも、中国の規制文書や法文書の表題としては一般的である。

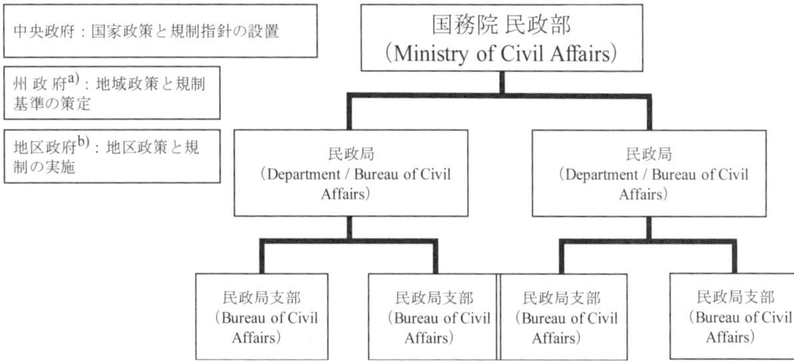

図 15.2　中国における高齢者ケアサービスの管理構造と規制構造

出典：Ministry of Civil Affairs of the People's Republic of China（http://www.mca.gov.cn/）

備考：a) 現在、中国には 22 の州、5 つの自治区、4 つの直轄市（北京、上海、天津、重慶）、2 つの特別行政区（香港、マカオ）を含む、33 の州の行政区が存在する。

b) 現在、中国には 1,464 の郡、855 の市区町村、539 の地区の地域を含む、2,858 の行政地域が存在する。

福祉施設に対する公的規制を目的とした初めての国の政策である [7]。この規制では、地区、或いはそれより上位の民政部の政府機関が、地方政府が管轄するすべての福祉施設に対する監督、監視、監査の規制権限を前提とすることを規定している。そこでは、高齢者ケア施設を開設するための支援項目となる手続き、資格、文書に関する要件を含め、申請と規制手続きについて幅広い指針を提供している。認可を受け、登録され、運営が開始されると、施設は年 1 回、地方当局による監査を受けなければならない。この規制（第 28 条）の実施完了に向けては以下の規定が示されている。「この規制の実施以前に運営されていた福祉施設については、規定される要件の遵守を認証する『福祉施設の認可開設の認証（Certificate for Approval of Opening a Social Welfare Institution）』を得るために 6 か月以内に民政部の地区、或いはそれより上位の政府機関に申請書類を提出しなければならない。」これは、一部の施設が適切な登録をせずに運

7) 1999 年以前は「州の高齢者福祉施設に対する評価基準（Assessment Standard for State Social Welfare Institutions for the Aged）」という表題の幅広い政策文書だけが基準について取り上げた。1993 年に公表された文書では、この基準は地区やより上位の行政区の政府によって管理される、州の福祉施設（高齢者施設、児童養護施設、精神障碍者施設）に対してのみ適用された。その意図される目的は、民生部によって承認、命名されている「国家として州の福祉施設として認可した（Class1、或いは Class2）」施設に対して評価の適用要件を与えることであった。

営してきたことを踏まえて規定されたものである[8)]。詳細は後述するが、この規制制度は、現在施行されている規制の枠組みと併せて、複数の並行するその後の規制の中で文書に規定されている。

端的に言えば、中国における長期療養ケア施設に対する現在の規制構造は、政策担当者やケア事業者による3つの主要な政策文書によって支持されているのである[9)]。これらの政策文書については、以下に簡単に示すこととする。

15.6.1　高齢者施設の建築設計条例
Code for the Design of Buildings for Elderly Persons

高齢者施設の建築設計条例（the Code for the Design of Buildings for Elderly Persons：JGJ122-99）は、1999年、建設省（the Ministry of Construction（現在は住宅都市地方開発省：the Ministry of Housing and Urban-Rural Development に改称））と民政部によって共同で交付されている。この条例は、明らかに「従来型」の居住系高齢者施設を対象としている。この条例の基本理念では、「安全性、衛生管理、快適性」に関する高齢者特有の要件に合わせて建築設計を行う必要性が認識されている（Ministry of Construction and Ministry of Civil Affairs (1999)）。そしてこの条例は、高齢者に優先的に応える市や町の公的施設や居住系ケア施設の新規建設、増築、改修に適用される。条例の骨子では、音響環境から出入口の幅、台所の利用可能な空間、浴室の手すり、ベッド面積に至るまで高齢者住宅の実際の設計における特徴をすべて詳細に規定している。実際に条例に含まれる規定のすべては、法定要件というよりも「すべきである」とか「かもしれない」という言葉で言い表される「通常の環境下で」、或いは「状況が許せば」要望する追加項目として記載すべき内容である。まさに、「でなければならない」という言葉は、あらゆる環境下で厳格に遵守することを指しているが、その言葉は条例の第4条4項の6において、1度だけ用いられている。この条項において、エレヴェーターを設置する高齢者施設では「待機場所とエレヴェーター内で緊急時にストレッチャーと車椅子を利用することができること

---

8) 中央政府と地方政府の官僚への聞き取り調査によると、現在でも一部の者にしか知られていない、自営で運営されている高齢者ケア施設は（少ないとも思われるが）、適切な公的登録なしに運営されている。

9) 中国語では、英語の「standard」に相当すると思われる単語が2つあるため、それぞれ異なる英語で言い表している。また、3つの政策文書について、現在、改定作業中であるということも記しておく。しかしながら、それは執筆時点での公表されている公的指針となっている。

を保証しなければならない」と規定されている。これには実際の条例の施行の中で、かなりの裁量権が残されている。中国の都市におけるほとんどの高齢者ケア施設は高齢者用というよりも、元来、（工房や学校、オフィスビルなどのような）様々な機能を持たせて建設された建物を賃貸で契約して運営しているため、特に重大な問題となる可能性がある[10)]。

15.6.2　高齢者福祉施設に対する施設基準
Basic Standards for Social Welfare Institutions for the Elderly

高齢者福祉施設の施設基準(Basic Standards for Social Welfare Institutions for the Elderly：MZ008-2001）は 2001 年に民政部によって公表された。施設基準には理念、専門用語、基礎的サービス基準、施設運営、施設と設備に関する従来の要件が規定されている。これは初めての国の政策指針であると同時に、現在、施設系高齢者ケアサービスの基準に関して効果を上げる唯一のものであるため、その主要な特徴に関する説明が簡単なものになるのは当然である。

高齢者福祉施設に対する施設基準は「高齢者向け福祉施設の公的管理を強化し、高齢者の権利を守り、高齢者福祉サービスの健全な発展を推進する」ために設置された (Ministry of Civil Affairs (2001))。これらの基準は、高齢者に対する看護ケアやリハビリテーション、介護ケアを提供するあらゆる種類の福祉施設に適用される。なお、高齢者とは 60 歳以上の者を指す。この基準ではそのケアニーズによって高齢者を 3 つに分類している。1 つは、自立、或いは自分で身の回りのことができる者、2 つめは、日常生活動作(ADL)において、手すりや杖、車椅子、昇降機といった補助器具を必要とする者、3 つめは、看護ケアを必要とし、日常生活動作（ADL）のために介助者を必要とする者、である[11)]。すべての高齢者ケア施設は、表 15.1 に示されるように、一部のケアを受ける居住者などの種類によって 8 つに分類されている[12)]。

---

10) 高齢者ケア施設のために土地を貸し出す許可を得ることが困難であるため、中国の都市部において新規の高齢者ケア施設はほとんど建設されていない。実際に中国における主要都市のすべてにおいて、土地は最も高価な商品の 1 つとなってきた。都市部の住宅の混雑状況と不動産ブームはこの状況に拍車をかけている。

11) 高齢者福祉施設に対する施設基準において 3 つの高齢者層に異なる基準が適用されることに関して、詳細な内容は示されていない。

12) 高齢者福祉施設に対する施設基準では、高齢者を 3 つの分類によってケア内容を分けているように、8 つに分類される施設に対してさらに詳細な基準の設置はしていない。結果として、分類された施設属性によってかなりの曖昧さが生じていることが判明している。

高齢者福祉施設に対する施設基準では、用語を定義し、様々な施設で提供されるサービスの基準について一部、指針を提供している。サービスは食事、身の回りの世話、リハビリテーション、心理社会的サービスという分類となっている。身の回りの世話については居住者の種類によってその中身は多岐にわたる。自立、或いは自分で身の回りのことができる高齢者に対しては、1日に1回の部屋の清掃、ハエ・ネズミ・ゴキブリ・害虫の駆除、夏場は週2回、その他の季節は週1回の入浴といった家事支援サービスが提供される。また、「サービス職員は24時間対応し、個別ケアは一定の手続きに沿って行われ、ケアプランは利用者の環境によって調整されるべきである」という曖昧な要件も残されている。日常生活動作（ADL）において手すりや杖、車椅子、昇降機といった補助器具を必要とする者に対しては、自立、或いは自分で身の回りのことができる者に対する家事サービスに加えて「入浴時に居住者の腕を支えること」や「褥瘡（じょくそう）I度の発生率は5%を下回る状態を維持し、（入院前に重度な低蛋白血症を発症している患者や全身に強いむくみが出ている患者、がん末期或いは悪液質が生ずる患者を除いて）褥瘡（じょくそう）II度は発生させるべきではないこと」といった特定の項目が一部、追加されている。看護ケアを必要とし、日常生活動作（ADL）のために介助者を必要とする者に対しては、基礎的な口腔ケアや、居室への給食、食べ物・水の食事介助、排泄支援、（天候が許せば）毎日1時間の屋外活動といった、一部の特別な要件が追加されている。

リハビリテーション・サービスについては、「1年に1回の居住者の身体機能の審査」や「年間のリハビリテーション計画の作成と1週間に3回のリハビリテーションの実施」といった非常に一般的な項目で大まかに記述されている。心理社会的サービスについては「健常者に対して公的サービスあるいはその他の活動に自発的に参加する機会を与えること、比較的健康な居住者に対しては3か月に1回、公的サービス活動に出席する機会を用意すること」、或いは「新規入居者を支援するための「入所調整計画」で施設生活の早期に円滑な転換を図ること」といったリハビリテーション・サービス同様の大まかで曖昧な記述となっている。リハビリテーション・サービスと心理社会的サービスのどちらも、居住者の種類や施設の種類に関して区別するところはない。施設運営に関しては、高齢者福祉施設に対する施設基準として、施設認可、名称規定、職員・人的資源、組織的管理、文書管理体制に関する一般的な要件が規定されている。最後に、一部の一般的な、従来の施設要件と設備が規定され、前述の条例は結

表 15.1　中国における公的長期療養ケア施設類型

種類項目＊	定義・説明
1. 高齢者福祉施設（Social Welfare Institutions for the Aged）	子供のいない者、所得のない者、身寄りのない者の「3 ない」状況にある者と、高齢者福祉施設に対する基準でケアのニーズが評価される者（自立、或いは自分で身の回りのことができる者、日常生活動作（ADL）において手すりや杖、車椅子、昇降機といった補助器具を必要とする者、看護ケアを必要とし、日常生活動作（ADL）のために介助者を必要とする者）に対して、医療的ケア、リハビリテーション、レクリエーション活動、日常生活サービスを提供する、政府によって出資、運営される施設。
2. 高齢者住宅（Homes for the Aged）	自立、或いは自分で身の回りのことができる者に対して優先的にサービスを提供するか、高齢者福祉施設に対する基準でケアのニーズが評価される者（自立、或いは自分で身の回りのことができる者、日常生活動作（ADL）において手すりや杖、車椅子、昇降機といった補助器具を必要とする者、看護ケアを必要とし、日常生活動作（ADL）のために介助者を必要とする者）に対して医療的ケア、リハビリテーション、レクリエーション活動、日常生活サービスを提供する施設。
3. 高齢者共同住宅（Hostels for the Elderly：Seniors Apartment）	医療的ケア、食事、家事、レクリエーション活動を提供する、老人向け集合住宅・共同住宅。
4. 補助器具による支援を伴う高齢者住宅（Homes for the Elderly Aided by Assistive Devices）	日常生活動作（ADL）において、手すりや杖、車椅子、昇降機といった補助器具を必要とする者に対して優先的に医療的ケア、リハビリテーション、レクリエーション活動、日常生活サービスを提供する施設。
5. ナーシングホーム（Nursing Homes）	看護ケアを必要とし、日常生活動作（ADL）のために介助者を必要とする者に対して優先的に医療的ケア、リハビリテーション、レクリエーション活動、日常生活サービスを提供する施設。
6. 地方の高齢者住宅（Homes for the Elderly in Rural Areas）	地方の町村にあり、子供のいない者、所得のない者、身寄りのない者の「3 ない」状況にある者と、食事、被服、住居、医療的ケア、埋葬費用の「5 保障」の資格を持つ高齢者等に対して、医療的ケア、リハビリテーション、レクリエーション活動、日常生活サービスを提供する施設。
7. 老人ホーム（Nurseries for the Elderly）	医療的ケア、リハビリテーション、レクリエーション活動、日常生活サービスを含む、高齢者への短期療養（日中のみ、宿泊、一時滞在）ケアを提供する施設。
8. 高齢者サービスセンター（Elderly Service Centres）	現場、或いは在宅で、医療的ケア、リハビリテーション、レクリエーション活動、文化的活動のような各種サービスを提供する地域密着型の高齢者施設。

出典：Ministry of Civil Affairs（2001）

備考：＊現在、定義される各種施設のうち、既存施設の分布に関する利用可能な情報はない。

ばれている。

15.6.3　高齢者ケア従事者に対する国家的職業基準 National Occupational Standards for Old-Age Care Workers

「高齢者ケア従事者に対する国家的職業基準（National Occupational Standards for Old-Age Care Workers）」は民政部によって起草され、2002年に社会保障労働省（the Ministry of Labour and Social Security（現在は、社会保障人的資源省：the Ministry of Human Resources and Social Security に改称））によって承認、施行された[13]。この基準の施行は、1999年に公表された「中華人民共和国の職業分類（the Classification of Occupations of the People's Republic of China）」に基づいて行われている。この職業分類制度は、計画経済時代に実施、発展された旧来の職業分類制度を改定する必要性が高まったことに対応して作られたものであった。急速な経済発展と市場経済の中で、中国の職業構造は大規模な変化を経験してきた。数多くの新たな職業や分野が出現し、広く認知され、新たに分類に加える必要があるとされてきた。その結果、職業技能や職業資格に関連する基準を定義、更新する必要性が出てきたのである。「高齢者ケア従事者（Old-Age Care Worker）」という分類は、まさに、この新たに出現した職業分類の一事例である。

「高齢者ケア従事者に対する国家的職業基準（National Occupational Standards for Old-Age Care Workers）」における公的な定義の下で、「高齢者ケア従事者（Old-Age Care Worker）」は「高齢者への看護ケアと日常生活支援を提供する者」と定義されている。高齢者ケア従事者は、その経験と研修、技術水準によって4階級に分類されている。初級（entry）は国家職業資格 Grade5 に相当し、中級（intermediate）は Grade4、上級（advanced）は Grade3、特級（technician）は Grade2 に相当する。この職業に対する基本的な教育要件は中学校卒業（9年間の学校教育）となっている。初級の高齢者ケア従事者に対しては最低180時間の基礎研修要件が含まれている。また、中級への更新には最低150時間の追加的研修が必要となり、上級への更新には120時間の研修、特級への更新には

13）「高齢者ケア従事者に対する国家的職業基準（National Occupational Standards for Old-Age Care Workers）」は現在、民政部と社会保障人的資源省による共同で召集された専門家委員会で検討、改定作業中である。改定案の第4案は2011年3月に委員会で議論され、最終案がまもなく公表されるものと思われる。

さらに 90 時間の研修が必要となる。すべての研修は全日制の職業訓練学校において完了されなければならない。各グレイドについて認可を受けるためには、応募者は、理論的知識を問う試験(90 分の非公開の試験)と実技試験(90 ～ 120 分の試験）の 2 種類の試験に合格する必要がある。100 点満点で評価される各試験では、日常生活支援、ケア技術、リハビリテーションケア、心理学的ケア、訓練・監察、ケアマネジメントの 6 つの研修項目を対象としている。研修事業を行う職業訓練学校の支援を受けるために、2006 年、より細かな指導を伴う研修指針の手引書が社会保障人的資源省から発行された。

以上の内容を総括すると、前述してきた規制は国の政策指針として提供されており、州や自治体によって社会経済的発展水準と公的長期療養ケアサービスの成長に大きな格差がある中で、必然的に地域当局による直接的な実行可能性の程度には、それ自体に限界がある。それゆえ、現実的な取り組みとしては、これらの国の規制指針をどのように地域で強制力を持って運用させるかという点にあるといえる。

15.7　地域で実施が試みられる規制の監視 Regulatory oversight: challenges for local implementation

国の政策指針が示され、管理機関による指示が下されてしまえば、地方政府当局は、この指針を適切に地域の事情に沿って導入、実施し、遵守する責任を負うことになる。政府の補助金とその他の政策誘導も地域ごとに規定され、実施することになる。前述のような国の政策指針の中で、地域密着型サービスや施設系高齢者ケアサービスの発展に関連する、幅広い様々な地域の政策や取り組みが中国各地の州や自治体で行われてきた（Ministry of Civil Affairs and China National Committee on Ageing (2010a))。本節では、天津市を事例とし、天津市の民政局の担当官への最近の聞き取り調査から得られた実態を示しながら、施設系高齢者ケア事業者に対する規制監視の取り組みの中で、地方政府の政策担当者が直面する主要な取り組みに着目することとする。

15.7.1　現在の規制構造　Current regulatory structure

「天津市高齢者ケア施設の管理基準(the Measures for the Management of Elderly Care Institutions in Tianjin)」は、天津市の自治体政府の承認によって 2007 年 3

月1日に施行された（Tianjin Municipal Government (2007)）。この管理基準では、市内のすべての高齢者ケア施設に対する監督当局として、民政局天津支部を指定している。しかし、これは地域管轄内の施設を実際に監視し、監査を行う管理的責任を負う各地区の民政局の傘下にある機関である[14)]。特定の要件や量的要件がほとんど規定されていない、国の政策指針「福祉施設の管理基準規定（Provisional Measures for the Management of Social Welfare Institutions）」の概要に類似する規定が地域の政策文書にも含まれている。数量的要件は、実際には2つの規定だけが明示されている。1つは、職員・居住者比率であり、「直接ケアを行う者1人に対して、自分で身の回りの世話ができる居住者8人未満、或いは、自分で身の回りの世話ができない居住者4人未満であること」と規定されている。もう1つの規定では、特定の提供体制の違法行為に対する罰金について規定されている。

この規則によれば、今後、高齢者ケア施設の管理者は、申請書を提出する前に以下の要件すべてを遵守することが定められている。

(1) 申請者が組織である場合、その組織は独立した法人組織となっていなければならない。申請者が個人である場合、その個人は人民の業務遂行のための完全な資格を有していなければならない。
(2) 開設される施設は、政府の高齢者ケア施設の発展計画に沿うものでなければならない。
(3) 申請者は、施設規模に相応の資産を有していなければならない。
(4) 規模に相応の一定の施設と設備がなければならない。それは防火体制、衛生管理、空調設備に関する要件と同様に、「高齢者用建造物設計条例（the Code for Design of Buildings for Elderly Persons）」において規定される要件も遵守しなければならない。
(5) 施設内で提供されるサービスに相応の管理者、専門職員、直接的なケア従事者が配置されていなければならない。

申請者は承認後に地域の民政局で登録手続きを行わなければならない。当該施設が事実上、非政府組織や非営利組織である場合には、それらの認可を行う

14) 中国における管理上の同様の事例は他の州と自治体の関係でも見られる。州、或いは自治体の民政局は一般に政策の策定権限を有するが、実際に政策を実行し、高齢者ケア施設の認可と監査に責任を持つのは、（地区や北京、天津、上海のような直轄市）地区の民政局支部である。

地方政府機関に登録しなければならない。当該施設の経営主体が政府や非営利組織である場合には、公的部門、非営利組織のすべてを監督する地方政府機関に登録しなければならない。最後に、当該施設が非政府組織や営利組織である場合には、経営や税の管理を行う地方政府事務局に登録しなければならない。現在、運営されている、ほとんどすべての民間高齢者ケア施設は、非政府系、非営利系ケア事業者として登録されているが、それというのも、非政府系、非営利系ケア事業者として登録することで、政府からの補助金の受給資格を得ることができ、営利系施設では与えられない他の政策的便益を受けることができるからである。感染症の高齢者、或いは心理社会的問題・精神的問題を抱える高齢者に対応する許可施設はない（そのような患者は医療施設か専門施設に入所すべきであるとされている）。

登録されて運営が開始されると、施設は、（自治体の民政局支部の傘下にある）自治体の福祉施設管理局の指示を受けた地方政府機関と各地区に設置された地方政府事務局によって、年に 1 回の監査を受けることが義務付けられる。その他の機関としては、保健省（the Department of Health)、消防局（the Fire Department)、公衆安全局（the Department of Public Safety）も含まれる。一部の地区などでは、利用可能な資源や職員の状況によって、より頻繁に監査を実施することもある。しかし、現在の規制制度においては、いまだ高齢者ケア施設で提供されるケアの質を監視する一定の方法はない。

15.7.2　厳格性に欠ける規制規則の強制力
Enforcement of regulatory rules is far from rigorous

民政局天津支部は、現在の規制基準項目の不足に加えて、深刻になっている規制実施における(職員や予算を含む)不十分な対応力のために、数多くの実際上の問題が生じていることを認めている。市場参入と認可に対する 1 つの基準として、ベッド数、すなわち施設規模をどのように取り扱うかが問題となっている。それというのも、民政部も民政局天津支部も登録と認可の申請を行う施設に対して、最小ベッド数の要件を規定してこなかったのである。その結果、天津市の担当官が数年前に 20 床から 30 床の小規模施設の運営認可を多数行ったという記録が残った。しかし、担当官は小規模施設では、必要不可欠なサービスを提供するための職員や資源、施設面積が不足すると考え、すぐに基準の引き上げの必要性を認識した。これを受けて現在は、ベッド数の要件について、郊外の施設は最低 50 床、都市部の施設は最低 100 床となっている[15)]。また、有資格の職員で構成されるチームのような規制実施の対応力を持つ体制の未整備も問題となっている。自治体政府の担当官は以下のように語っている。

「問題は、民政部から地域に命じられている現在の規制制度がまだ完全に構築されていなかったことだ。高齢者ケア施設が一定の規則に違反すれば、規制によってサービスの提供に関して罰則を科すべきだろう。しかし、不十分な規制の実施状況にある中で、監査官はどのようにして罰則を科すことができるというのか？ 結局のところ、規制や法律ではすべてうまくいくとされているものの、その実施の中身に問題があるということだ。」（民政局天津支部の官僚に対する聞き取り調査(2011)）

天津市の担当官は、施設職員に関して採用と離職防止が非常に重要であると語っている。高齢者ケア施設において直接的なケア従事者は低賃金で、適切な研修を受けていない者が多い。現在、天津市の高齢者ケア施設では、直接的なケア従事者の約 40％が地域の工場から解雇された労働者であり、約 12％は隣接する地方からの移住者である（Feng *et al.*,(2012)）。全国的な状況としては困難に直面しているが、最もよい推計結果でも、何らかの専門職研修を受けた現場の高齢者ケア従事者は、全体の 3 分の 1 未満である（Zhang(2011)）。

15.7.3　対立する政策目標の中で走る緊張
The tension between conflicting policy goals

民政局天津支部の担当官は、中央政府の政策担当者の見解に同調しながらも、長期療養ケアサービスの成長を促進させることと、早急に実効的な規制を実施することをどのように調整していくかといった、政府の政策目標に対する潜在的な対立の中で走る緊張について把握している。しかしながら、結局のところ、長期療養ケアサービスの成長が、常に政策課題である規制に勝ってきたのは明らかである。

「施設の建設からサービス提供の運営に至るまでこの高齢者ケア制度全体は、一般的に言ってまだ発展途上段階と言える。いまのところ、制度の発展は喫緊の課題であり、規制と管理について重視する状況にない。制度の発展は規制と共に進めていくべきだが、制度の発展の問題はさらに重要であると常々言われ

---

15) 地域における施設の密度が高い天津市中央自治区の 1 地区では、現在、最低 150 床という高いベッド数の要件を設置し、効果を上げている。

ている。」(民政局天津支部の官僚に対する聞き取り調査(2011))

高齢者ケア施設の建設のための土地の配分に関して、政府機関の間で対立があることを示す最近の事例もある。この建設事業の場合、天津市の商業地区の土地の一角に高齢者ケア施設の建設を求める中国とアメリカ合衆国の合弁事業が含まれていた。計画されている施設は、税控除とその他の政策的優遇措置の対象となる非営利組織が予定され、申請は自治体の民政局によって承認された[16]。しかし、計画された建設現場は「産業開発地帯（Industrial Development Zone)」として計画された場所にあるため、営利組織のみ建設が許可される。このため、申請後、地方政府は民政局と商業局の双方に対して計画を承認しないことを決定した。担当官が語っているように、土地の不足と高騰を考慮すると、地方政府にとって、非課税となる非営利組織、非政府組織に対して土地を提供する誘因がほとんどないことは驚くことではない。

「非営利組織が運営する高齢者ケア施設に対する土地の割当支援を規定する中央政府の政策文書はあるが、現実的に実行可能なものではない。地方政府に対しては土地の各区画から生み出される国内総生産（GDP）額を慎重に算出してきた。このため、非営利組織に開放する土地区画は、政府の GDP 額の損失を意味する。」(民政局天津支部の官僚に対する聞き取り調査(2011))

ここに紹介した地方政府での規制監視の問題とそれに対する取り組み事例は、天津市が特別な例ではない。天津市は中国で最も発展した自治体の 1 つであり、この 10 年を超える間、民間部門が運営する高齢者ケア施設は劇的に成長してきた。天津市の現在の規制の仕組みと対応力における脆弱性や限界は、全国の他の地域においても同様か、それを下回る状況であることが予想される。

15.8　発生する不祥事と規制監視の強化を求める強い声
Rising scandals and calls to strengthen regulatory oversight

厳格な規制監視が行われていないこともあり、中国の長期療養ケア施設ではすでに不祥事が表面化している。最近の 2 つの痛ましい事件に関するメディア

16) 現在の天津市の高齢者ケア施設管理条例（the Measures for the Management of Elder Care Institutions in Tianjin）によると、高齢者ケア施設の外資との合弁建設事業については、地区での登録と認可手続きを行う前に、自治体の民政局と商業局による承認を得なければならない。

記事は、この問題を痛烈に批判している。2008 年 12 月 3 日、浙江省の温州市にある民間運営の高齢者共同住宅街で失火し、7 人の高齢居住者が死亡した(Xinhua (2008))。その後、明け方の失火時に建物の扉に鍵がかけられており、直前の防火監査で問題を指摘されていたにもかかわらず、失火までの間も改善されずに運営されていたことがわかった。もう 1 つの全国的なニュースとなったのは、2011 年 5 月 30 日、河南省の省都である鄭州市にある民間運営の老人ホームで、夜勤のケア従事者が 79 歳の高齢居住者に対してこのケア従事者の尿を飲ませる様子がビデオに記録されたことが発覚した（Xuyang (2011))。居住者が拒否すると、このケア従事者は室内履きで居住者を殴打し、ベッドに居住者を拘束する際に利用される紐で激しく殴打した。その後、当局は、老人ホームの多くの居住者が認知症を患っており、ベッドに拘束することは珍しくないという見解を明らかにした。この 2 つの事件は、厳格で効果的な規制と質の監視の必要性がありながら、虐待、放置、安全管理といった居住者ケアに係る問題が国内の他の多くの施設で見過ごされてきた可能性があることを示している。公的高齢者ケア施設のみならず、民間施設に対しても補助金を通じて州や地方に多額の投資が行われる中で、政府はこの問題に危機感を強めている。

高齢者ケア施設でのあらゆる問題に係る事件や不運な出来事への関心の高まりを受けて、民政部は 2009 年、すべての州政府、自治体政府当局に対して、現場への立ち入り監査を行うように強く要請した(Ministry of Civil Affairs (2010))。監査では 87 項目にわたる監査項目について、3 段階（遵守している・基本的に遵守している・遵守していない）のリッカート尺度(Likert Scale)によって各項目が評価されるが、それらの項目のほとんどは、量的、運用的というよりも概念的なものであり、監査の有用性や有効性に関する疑問が上がっている[17]。政府は、地方当局に対して(10 月 10 日～ 11 月 30 日に)年に 1 回、この監査を実施し、12 月 15 日までに民政部へ監査結果の概要を報告すること

17) 87 項目は、3 つの国家的規制に関する政策文書に規定される主要な提供項目を単に反映した監査内容となっている。実際には「遵守している」「基本的に遵守している」「遵守していない」という選択肢は、多くの項目で、従来の要件での項目より曖昧さが残されている。例えば、施設が「新規入所者が入所の早期に円滑な転出支援のために目標とする『入所調整計画』を作成する」という要件をどのように遵守させているかは明らかではない。また、監査項目上のケアの質の指標に明らかな不十分さも見られる。さらには、地方で監査チームを取りまとめる者が誰であるか、監査項目は地域間で共通する方法で実施されてきたかについても明らかではない。

を要請した。この取り組みは、中国においてこれまで何度か見られてきた、数多くの大規模、かつ告知形式の取り組みを彷彿させる。この取り組み方法が見直され、制度に組み込まれるか否かは影響の大きさによって変わってくるものと思われる。

不祥事の問題はともかく、現状では既存の長期療養ケア施設の特性やケアの質に関して、利用者選択のための公的に利用可能な情報はほとんどない。民間運営による長期療養ケア施設への公的資金の投入についてはまだ制限があり、制度上、情報収集や透明性の確保に政府が取り組む誘因はほとんどない。その結果、情報収集に伴う負担は、完全に高齢者とその家族にのしかかっている。典型的な例としては、最終的な施設の選択の前に、多くの施設を複数回訪問することである。北京市や武漢市、湖北省、青島市、山東省のような都市では近年、ホテルの格付けに用いられるのと同様に、高齢者ケア施設の星マークによる格付け制度を実験的に導入したが（Ministry of Civil Affairs (2010)、China National Committee on Ageing (2010c))、制度への参加は任意であり、いまだ、この制度の信頼性についても影響力についても評価はされていない。

15.9　情報基盤の構築に向けて　Building an information infrastructure

中国における公的長期療養ケアがいまだ発展途上であるため、規制に対する過度な期待をすることや厳格な手法を用いることは、2 つの理由から望ましいとは言えないかもしれない。1 つの理由は、財政的に実行可能とするには、或いは政策担当者に訴えるには費用が嵩み過ぎる可能性があるためである。2 つめの理由は、業界のさらなる成長のために今後も民間部門主導で進めることは、かえって民間部門を追い詰めることになるという、意図しない影響が生ずる可能性があるためである（Feng (2011))。その代わりに、十分、かつ信頼できる情報が伝えられ、適切に調整された簡便な方法であれば、きわめて重要なものを提供することになるであろう。これには政策の策定や質の改善、規制に対する根拠に基づく手法を発展させるための情報基盤の構築が必要となる。そのためには、必然的に長期療養ケア施設とその居住者に関する質の高い情報の定期的な収集が求められる。アメリカ合衆国では、メディケアとメディケイドの認可を受けるナーシングホームはすべて、施設のデータと居住者のデータの双方が電子データとして報告されることが法制化されており、情報が規制の根拠となっている(Mor(2005))。これは、年に1回行われる施設への監査のための一律の調査手法と、標準化された居住者の評価方法（施設内のすべての居住者に関する入所状況に関する報告とその後の3か月ごとの状況）によって獲得されるものである。中国において同様の基盤を構築するためには、かなりの時間と資源が必要となるだろう。中国の政策担当者は、一部の州や主要都市において、オンラインでの情報収集体制を一部の項目を減らして実施する事業の立ち上げを2段階で検討すべきである。第1段階として、施設単位でのデータ収集体制の構築を始めることは難しくないだろう。この事業に参加するすべての既存施設と新規開設予定の施設は、規制の根拠となる（経営主体や規模、提供するサービスの種類、職員水準、現在の居住者の健康状態の集計結果といった）一部の基本的な施設の情報を(例えば、1年に1回)地方政府当局へ報告することが法律で規定されるであろう。ウェブサイトでの情報公開と検索システムによって、すべての施設に関する情報が中央政府当局も地方政府当局も地方の規制機関も、即時的、継続的な根拠の下に利用することができるだろう。この種の情報によって、政府は、（例えば、平均的な患者よりも重度な患者が入所する施設で、平均的な職員配置を下回っている場合など）問題が発生する可能性の高い小規模施設に的を絞り、監視や介入を行うことができるようになる[18)]。第2段階では、同様の試行的事業として、ケアの過程と成果に関する重要な情報を収集するために設計された、居住者の評価を試行的に取り組むことができるだろう。結局のところ、これらの事業の究極的な目標は、実施が成功するのであれば、全国の長期療養ケア施設の包括的なデータ体制を構築することなのである。

15.10 まとめ Conclusion

中国の人口は急速に高齢化しており、公的長期療養ケアサービスの成長を政策的に後押しする圧力は高まっている。近年、中国政府はあらゆる機関において、高齢者向けの長期療養ケア制度の構築に向けて段階的な取り組みを進めてきた。政策担当者は、在宅ケアを第一の柱、地域密着型ケアサービスを第二の柱、施設系ケアを第三の柱として、高齢者ケア制度を計画している。しかし、

18) 現在の関心は個別の施設単位での情報を計測する必要性にあるが、これについては近年、民生部が施設単位での情報収集体制の構築に着手した。

現在の政策的取り組みと優先項目は、来たる急速な長期療養ケアのベッド数を増やすことに傾いているように見える。中国において、歴史の浅い長期療養ケア制度の中にはそのような「施設偏重型ケア」が入り込み、重視されている。国内の在宅ケアサービスと地域密着型ケアサービスの偏在は解消しておらず、長期療養ケア提供体制の構築に向けて、条件の整ったケア部門が見えてくるには長い道のりとなるであろうが、他方で、居住系ケア施設業界のブームはすでに全国的に始まっている。この居住系ケア施設の拡大は、当初は特に都市部で見られたが、その経営主体は民間部門に集中している。

現在、圧倒的な長期療養ケア需要と限られたベッド数との明らかな乖離を埋めるために早急にベッド数を増やすという、政策担当者の熱心な取り組みは一部奏功しているものの、急速に発展する施設系高齢者ケアに対する厳格な規制監視はほとんど行われていない。加えて、既存の規制は構造を重視しており、ケアの質の問題を明確には検討していない。政策目的の対立や規制制度の分断、規制政策の実施の難しさ、規制実施の対応力の不足といった、高齢者ケアサービスへの効果的な規制における障害とそれに向けた取り組みは、医療的ケアや保健サービスへの規制においても見られるところであり（Wang *et al.*,（2007））、政策課題として長期療養ケアサービスよりも高い優先項目となるが、いまだ期待される多くのことが残されている。それにもかかわらず、政策担当者が可能な限り早急に一定の規制構造を構築することは避けられない。最後に、中国の居住系長期療養ケア施設に対する規制の監視と質の監視を強化するためには、継続的、かつ透明性の高い情報基盤の構築が不可欠であることを指摘しておきたい。

References

Banister, J. (1987). *China's Changing Population*. Stanford University Press.

Chen, S. (1996). *Social Policy of the Economic State and Community Care in Chinese Culture: Aging, Family, Urban Change, and the Socialist Welfare Pluralism*. Brookfield, VT: Avebury.

China National Committee on Ageing (2006). *Opinions on Accelerating the Development of Social Services for the Aged* (in Chinese). Beijing.

Chow, N. (1999). Diminishing filial piety and the changing role and status of the elders in Hong Kong. *Hallym International Journal of Aging*, 1(1): 67–77.

Chu, L. W. and Chi. I. (2008). Nursing homes in China. *Journal of American Medical Directors Association*, 9(4): 237–43.

Croll, E. J. (1999). Social welfare reform: trends and tensions. *The China Quarterly*, 159: 684–99.

Davis, D. S. (1993). Financial security of urban retirees. *Journal of Cross-Cultural Gerontology*, 8: 179–96.

Fan, C. C. (2008). *China on the Move: Migration, the State, and the Household*. London and New York: Routledge.

Fan, M. (2006). In China, aging in the care of strangers: one-child policy changes tradition. *Washington Post*, p. A01.

Feng, Z. (2011). Charting an inevitable course: building institutional long-term care for a rapidly aging population in China. *China Health Review*, 2(2): 2–5.

Feng, Z., Zhan, H. J., Feng, X., Liu, C., Sun, M. and Mor, V. (2011). An industry in the making: the emergence of institutional elder care in urban China. *Journal of American Geriatrics Society*, 59(4): 738–44.

Feng, Z., Zhan, H. J., Guan, X., Feng, X., Liu, C. and Mor, V. (2012). The rise of long-term care facilities in urban China: emerging issues of access disparities (in Chinese). *Population and Development* 18(6): 16–23.

Flaherty, J. H., Liu, M. L., Ding, L., Dong, B., Ding, Q., Li, X. and Xiao, S. (2007). China: the aging giant. *Journal of American Geriatrics Society*, 55(8): 1,295–300.

Gu, D., Dupre, M. E. and Liu, G. (2007). Characteristics of the institutionalized and community-residing oldest-old in China. *Social Science & Medicine*, 64(4): 871–83.

Gu, S. and Liang, J. (2000). China: population aging and old age support. In V. L. Bengtson, K. Kim, G. C. Myers and K. Eun (eds.), *Aging in East and West: Families, States, and the Elderly*. New York: Springer, pp. 59–93.

Guan, X., Zhan, H. J. and Liu, G. (2007). Institutional and individual autonomy: investigating predictors of attitudes toward institutional care in China. *International Journal of Aging and Human Development*, 64(1): 83–107.

Harwood, R. H., Sayer, A. A. and Hirschfeld, M. (2004). Current and future worldwide prevalence of dependency, its relationship to total population, and dependency ratios. *Bulletin of the World Health Organization*, 82(4): 251–8.

Haub, C. (2011). *China Releases First 2010 Census Results*. Washington, DC: Population Reference Bureau.

Ikels, C. (1989). Becoming a human being in theory and practice: Chinese views of human development. In D. I. Kertzer and K. W. Schaie (eds.), *Age Structuring in Comparative Perspective*. Hillsdale, NJ: L. Erlbaum Associates, pp. 109–34.

(1993). Chinese kinship and the state: shaping of policy for the elderly. In G. Maddox and M. P. Lawton (eds.), *Annual Review of Gerontology and Geriatrics*. New York: Springer, pp. 123–46.

Jiang, L. (1995). Changing kinship structure and its implications for old-age support in urban and rural China. *Population Studies*, 49(1): 127–45.

Jiangsu News (2010). Subsidies of 80 yuan per resident per month to non-government owned elder care homes (in Chinese). Available at: http://jsnews.jschina.com.cn/nj/201003/t346244.shtml. Accessed 18 September 2010.

Kinsella, K. and He, W. (2009). *An Aging World: 2008*. International Population Reports (P95/09–1). Washington, DC: US Census Bureau.

Lam, T. P., Chi, I., Piterman, L., Lam, C. and Lauder. I. (1998). Community attitudes toward living arrangements between the elderly and their adult children in Hong Kong. *Journal of Cross Cultural Gerontology*, 13(3): 215–28.

Lee, C. K. (1995). Engendering the worlds of labor: women workers, labor markets, and production politics in the south China economic miracle. *American Sociological Review*, 60(3): 378–97.

Levin, D. (2008). A tradition under stress: who will care for the nation's elders? *AARP Bulletin*. Available at: www.aarp.org/politics-society/around-the-globe/info-07-2008/aging_in_china_a_tradition_under_stress.html. Accessed 2 September 2013.

Liang, Z. (2001). The age of migration in China. *Population and Development Review*, 27(3): 499–524.

Logan, J. R., Bian, F. and Bian, Y. (1998). Tradition and change in the urban Chinese family: the case of living arrangements. *Social Forces*, 76(3): 851–82.

Ministry of Civil Affairs (1999). *Provisional Measures for the Management of Social Welfare Institutions* (in Chinese). Beijing: Ministry of Civil Affairs.

(2001). *Basic Standards for Social Welfare Institutions for the Elderly (MZ008-2001)* (in Chinese). Beijing: Ministry of Civil Affairs.

(2000a). *Opinions on Accelerating Socialized Welfare Services* (in Chinese). 13 February. Beijing: Ministry of Civil Affairs.

(2000b). *Opinions on Promoting Urban Community Construction Nationwide* (in Chinese). 3 November. Beijing: Ministry of Civil Affairs.

(2005). *Opinions on Supporting Non-government Entities in the Development of Social Welfare Institutions* (in Chinese). 16 November. Beijing: Ministry of Civil Affairs.

(2010). Circular on conducting inspections on the implementation of 'Two *guī fàn*, One *biāo zhŭn*' in aged care institutions (issued: 10 September 2009). In Ministry of Civil Affairs and China National Committee on Ageing (eds.), *Policy Documents on the Standardization of Aged Care Services Nationwide: A Collection* (in Chinese). Beijing: China Society Publishing House.

Ministry of Civil Affairs and China National Committee on Ageing (2010a). *Basic Situation of Aged Care Services Nationwide: A Collection* (in Chinese). Beijing: China Society Publishing House.

(2010b). *Policy Documents on Aged Care Services Nationwide: A Collection* (in Chinese). Beijing: China Society Publishing House.

(2010c). *Policy Documents on the Standardization of Aged Care Services Nationwide: A Collection* (in Chinese). Beijing: China Society Publishing House.

Ministry of Construction and Ministry of Civil Affairs (1999). *The Code for Design of Buildings for Elderly Persons (JGJ 122–99)* (in Chinese). 1 October. Beijing.

Ministry of Labour and Social Security (2002). *National Occupational Standards for Old-Age Care Workers* (in Chinese). 11 February. Beijing.

Mor, V. (2005). Improving the quality of long-term care with better information. *The Milbank Quarterly*, 83(3): 333–64.

PRB (2011). *2011 World Population Data Sheet*. Washington, DC: Population Reference Bureau.

Shang, X. (2001). Moving toward a multi-level and multi-pillar system: changes in institutional care in two Chinese cities. *Journal of Social Policy*, 30(2): 259–81.

Sher, A. E. (1984). *Aging in Post-Mao China: The Politics of Veneration*. Boulder: Westview Press.

State Council (2011). *The 12th Five-Year Plan for the Development of Social Services for the Aged (2011–2015)* (in Chinese). Beijing.

(2006). *Opinions on Strengthening and Improving Community Services* (in Chinese). 9 April. Beijing.

State Council Information Office (2006). China publishes a White Paper on its undertakings for the aged. Available at: www.china.org.cn/english/

China/191990.htm. Accessed 21 August 2013.

Tianjin Municipal Government (2007). *Measures for the Management of Elder Care Institutions in Tianjin* (in Chinese). Tianjin.

Treas, J. (1977). Family support systems for the aged: some social and demographic considerations. *The Gerontologist*, 17(6): 486–91.

United Nations (2007). *World Population Prospects: The 2006 Revision*. New York: Population Division of the Department of Economic and Social Affairs of the United Nations Secretariat.

Wang, H., Ge, Y., Gong, S. and Mem, M. (2007). *Regulating Medical Services in China*. New York: Milbank Memorial Fund.

Wong, L. and Tang, J. (2006). Non-state care homes for older people as third sector organisations in China's transitional welfare economy. *Journal of Social Policy*, 35(2): 229–46.

Wu, B., Carter, M. W., Goins, R. T. and Cheng, C. (2005). Emerging services for community-based long-term care in urban China: a systematic analysis of Shanghai's community-based agencies. *Journal of Aging and Social Policy*, 17(4): 37–60.

Wu, B., Mao, Z. and Xu, Q. (2008). Institutional care for elders in rural China. *Journal of Aging and Social Policy*, 20(2): 218–39.

Wu, B., Mao, Z. F. and Zhong, R. (2009). Long-term care arrangements in rural China: review of recent developments. *Journal of American Medical Directors Association*, 10(7): 472–7.

Xinhua (2005). Beijing encourages private nursing homes. Available at: www.china.org.cn/english/Life/126277.htm. Accessed 2005.

(2007). More personnel needed in Chinese nursing homes. Available at: http://english.peopledaily.com.cn/200701/23/eng20070123_344000.html. Accessed 2007.

(2008). Fire killed 7 in a Wenzhou senior apartment alleged in operation illegally (in Chinese). Available at: http://news.xinhuanet.com/society/2008-12/04/content_10454544.htm. Accessed 2008.

(2009). Converting a community hospital into elderly rehab centre should not be that difficult (in Chinese). Available at: www.js.xinhuanet.com/xin_wen_zhong_xin/2009-08/28/content_17527859.htm. Accessed 2009.

(2011). Vast 'empty nests', disabled aging population challenging China's social network. Available at: http://news.xinhuanet.com/english2010/china/2011-03/02/c_13756275.htm. Accessed 2011.

Xuyang, J. (2011). Age old issues. Available at: http://special.globaltimes.cn/2011-06/663228.html. Accessed 2011.

Zeng, Y. (1986). Changes in family structure in China: a simulation study. *Population and Development Review*, 12(4): 675–703.

Zhan, H. J. (2002). Chinese care giving burden and the future burden of elder care in life-course perspective. *International Journal of Aging and Human Development*, 54(4): 267–90.

(2004). Willingness and expectations: intergenerational differences in attitudes toward filial responsibility in China. *Marriage and Family Review*, 36(1/2): 175–200.

Zhan, H., Liu, G. and Guan, X. (2006a). Willingness and availability: explaining new attitudes toward institutional elder care among Chinese elderly parents and their adult children. *The Journal of Aging Studies*, 20(3): 279–90.

Zhan, H. J., Feng, X. and Luo, B. (2008). Placing elderly parents in institutions in urban China: a reinterpretation of filial piety. *Research on Aging*, 30(5): 543–71.

Zhan, H. J., Feng, Z., Chen, Z. and Feng, X. (2011). The role of the family in institutional long term care – cultural management of filial piety in China. *International Journal of Social Welfare*, 20: S121–S134.

Zhan, H. J., Liu, G., Guan, X. and Bai, H. G. (2006b). Recent developments in institutional elder care in China: changing concepts and attitudes. *Journal of Aging and Social Policy*, 18(2): 85–108.

Zhan, H. J. and Montgomery, R. J. V. (2003). Gender and elder care in China: the influence of filial piety and structural constraints. *Gender and Society*, 17(2): 209–29.

Zhang, H. (2007). Who will care for our parents? Changing boundaries of family and public roles in providing care for the aged in urban China. *Care Management Journals*, 8(1): 39–46.

Zhang, K. (2011). News release on the National Study of Disability and Functional Limitations of the Elderly. 1 March. Beijing: China National Committee on Ageing.

Part 6

まとめ

Conclusion

第16章

長期療養ケアの質に対する規制 ～我々は何を学んだのか？

Regulating quality of long-term care – what have we learned?

Tiziana Leone, Anna Maresso and Vincent Mor

16.1　はじめに　Introduction

本章では、第1章で採り上げた主題に沿って、14か国の事例研究から得られる重要な発見をまとめることとする。特に、各国で運用されている規制機能の特徴に着目する。具体的には、長期療養ケアに対する規制制度にはどのような種類があるのか（例えば、データに基づく規制制度なのか、専門的視点に基づく規制制度なのか）、その規制は中央集権的に行われる制度であるか分権的に行われる制度であるのか、さらに重要なことは質に関する情報は収集されているのか否か、もし収集されているのであれば、それは長期療養ケアの質の保証と改善に向けた取り組みにどのように利用されているかといった点に着目する。

16.2　長期療養ケアに対する規制の手法 Long-term care regulatory approaches

本書において紹介された、様々な長期療養ケアの質に対する規制の手法は、各国が採用する様々な手法に分類される、わかりやすく簡潔な制度へ発展させる取り組みとなっている。表16.1では、共有する一般的な特徴に基づく幅広い規制の手法ごとに各国を分類した。分類項目が本書で提示してきた様々な各国の制度に「思い通りに」整合するとは限らないことは承知している。しかし、この分類体系は、本書で紹介された国々が採る一連の規制と質の保証の過程に対して一定程度の合理的な説明を与えている。この比較作業から得られる最も印象的なことの1つは、オーストリア、ドイツ、日本、スイスの手法は、長期療養ケア従事者に対する教育・研修の基準とケア従事者の認可要件を規定し、それが規制の枠組みを支えていることである。この視点に立つと、オーストリア、ドイツ、日本、スイスの政府は、専門職団体やケア事業者団体に対して、基準の遵守に関する責任を委譲していることになる。このため、それらの政府は質の保証に関する共同事業者となっているように見える。この手法はオーストラリア、イングランド、オランダ、スペインで行われる実証的な監査に基づく手法とは全く異なるものである。オーストラリア、イングランド、オランダ、スペインでは、政府当局が、法律で規定される規制に対するケア事業者の遵守状況の監視を重視する傾向が強いのである。これはカナダ、フィンランド、ニュージーランド、アメリカ合衆国のような、データによる集中的な質の測定と結果を公表する手法を加えた国々における、監査に基づく規制制度とはさらに大きく異なるものとなる。長期療養ケア制度を構築して歴史の浅い韓国と中国は、「発展途上の」規制手法であると分類された。表において様々な手法を採用する国と分類した、その他の 3 つの規制手法の一部に韓国と中国が今後入ってくるかどうかは、時間が経って決まってくるであろう。

表 16.1 では、本書で紹介した国をその特徴に基づいて 4 つの規制分類で示している。この後の段落ではこれらの 4 種類の制度における個別の概念的枠組みと、各国を支える規制の理念の違いについて述べることとする。

【専門技術に基づく規制制度】

規制手法の初期の特徴である、専門職を発展させ、自らの方針とそれに沿ったケアに基づく規制基準を管理させる規制制度がここに該当する。これらの国々では基準や将来的予測、専門職として或いは施設で従事可能な者と可能でない者を定める教育課程を規定するために、州政府が専門職団体と連携して事業に対応している。この手法は、社会は専門職が自職種を取り締まり、基準の遵守状況を監視することによって、専門技術が相対的に未熟な従事者でも最低限の質を保証することに大きな信頼を寄せるものである。つまり、これらの国々では、社会的な専門職団体が州政府では行うことができない、行うべきでないその専門職特有の専門性について承認しているのである。このため、州政府は、病弱な高齢者に提供されるケアの質を保証するために、倫理的実践に係る行動規範やその専門職特有の専門性、専門職を対象とする研修制度について、その機能を移譲しているのである。

表 16.1　幅広い規制手法に基づく各国の分類

規制の手法	関連する国の特徴			
専門技術に基づく規制制度	【オーストリア】 規定の規制に参加する専門職団体 州によっては長期療養ケア専門看護師と老年医学看護助手を含む	【ドイツ】 全看護職員に義務付けられる専門的看護ケア	【日本】 国家資格である「介護福祉士」(certified care worker)の設置	【スイス】 専門職資格を持つ看護職員 専門職団体とケア事業者団体が質の保証基準を規定する責任を有する
監査に基づく規制制度	【オーストラリア】 不定期、或いは一定期間の国家的監査事業	【イングランド】 監査の重点項目：ケア事業者のリスクに関する違反情報に関する機密性の量的・質的データ	【オランダ】 長期療養ケアを含む医療的ケアの質とリスク予防策、医療サービス量の、効果的な実施	【スペイン】 （カタルーニャ州）不定期に実施し、カタルーニャ州社会福祉省による年 1 回の内密の監査
データ測定・結果公表による規制制度	【カナダ】 在宅ケアとナーシングホームの双方を対象とする interRAI[a] 方式の評価 全国のナーシングホームに関する統計結果の公表のためにデータ収集	【フィンランド】 在宅ケアとナーシングホーム interRAI 方式の自発的な自己監査評価	【ニュージーランド】 HealthCERT（保健省の部局）のウェブサイトに施設情報を掲載 国家的管理による利用者調査は非公表だが、interRAI 方式の評価が義務	【アメリカ合衆国】 RAI 形式で収集された情報データベース（Minimum Data Set）～ナーシングホームに関してウェブサイトに掲載
発展途上の規制制度	【韓国】 法令遵守状況の監視のために計画された監査に基づく、最小限の国家的基準を設置	【中国】 限定的な監査に基づく居住者施設の構造部分に関する国家の指針と基準～ただし、在宅ケアに関する規制はほとんどなし		

出典：筆者作成

備考:a) interRAI 方式の評価手法は、医学的、精神医学的、環境的観点から利用者の機能について評価をする一般の臨床行為の一部として用いられる、包括的臨床評価手法である（www.interrai.org）。

歴史的に長期療養ケアの専門職化は、オーストリア、ドイツ、日本においてこの20年を超える年月をかけて発展してきた。特にドイツでは、医療部門の全域にわたるケアに従事する看護師を対象とする専門看護基準を導入することによって、看護職員に質的要件を課している。長期療養ケア施設に質的要件を課すことは、質の基準について十分な理解がないために困難が伴うものの、長期療養ケア従事者における専門技術の不足と現状の改善に決定的に必要な認識の高まりを受け、質的要件の実施は様々な問題への対応を進める根拠となっている。日本ではケアの専門職化については大きな関心を集めてきた。遡ること1987年、当時の厚生省社会局は、介護老人福祉施設の職員と在宅のヘルパーの専門職化を目標とする介護福祉士（certified care worker）の国家資格化を決定した。この介護福祉士という長期療養（介護）ケア従事者は、介護老人福祉施設と在宅ケアの双方で専門看護師と共にケアに従事する者である。直近では、オーストリアにおいて専門職団体が法律と関連する規制の策定の準備に入っていると言われており、これらの法律（例えば、連邦ケアホーム基金（the foundation of a Federation of Care Home）は国家的な質の認可制度の発展に大きく寄与した。）に従って制定される法律と規制の施行を見越した動きは、すでに始まっているという。また、スイスの長期療養ケアに対する規制制度も、主に看護職員と長期療養ケア従事者の専門職化が特徴となっている。特に有資格制について、新たな基準と要件の中で看護管理者、看護職員、ナーシングホーム管理者の再研修の実施に加え、看護職員数と各有資格者数の規定を重視するようになっている。

しかしながら、専門職団体の重要性は、本書で紹介した国々に限られるものではない。例えば、カナダにおける規制制度は、政府がケアの基準と成果に関してデータを測定することが特徴の1つであるが、他方でナーシングホームや在宅ケア機関の専門職団体は教育事業の実施や在宅ケアにおけるinterRAI方式での評価制度の管理、その他の自己評価に基づく調査の開発、ケアの質の改善に対する団体表彰の実施など、年に1回の質を含む専門職会議の開催を通じて、ケアの質の改善に重要な役割を果たしてきた。しかし、専門職団体による取り組みと政府が行うそれの差は、ケア事業者の「職業」団体とは別に、専門職団体による規制制度に対抗してカナダ政府が行っている質の改善項目の中に見ることができる。

【監査に基づく規制制度】

監査に基づく規制手法の特徴としては、政府が規則の制定を行い、長期療養ケアサービス事業者による規則の遵守を保証するための継続的な監査を行うことが前提となる。長期療養ケアサービスの管理において、施行された法律に従ってすべての国の州政府が規制を実施しているのは明らかである。これらの国々では、社会は政府によるこの規制管理に信頼を寄せる一方で、専門職が必ずしもケアを必要とする病弱な者のニーズを「正しく理解し（get it right）」、それに配慮するとは思っておらず、ケア提供者に対しては、最小限のケアを提供することしか考えていないとさえ見ているのである。これが、ケア事業者に対する監査と事前に告知することなく監視を行う必要性が指摘される理由である。社会が政府を信用していないとしても、専門職団体のような社会的組織は、急性期医療には貢献しても長期療養ケアには踏み込まない選択をしてきたのである。つまり、社会は一次医療や病院医療の運営においてケアの質を決定づける大きな権限と裁量権を医療機関に委譲しながらも、長期療養ケアサービス事業者のことは一切信用していないのである。

本書でこの監査に基づく規制制度に分類された国々は、厳しい監査に基づく制度を採っている。オーストラリアの制度では、認可手続きを始め、監査に基づく方法を採用している。認可は 1 回限りものではなく、最初の認可と同様に、繰り返し監査が事前告知なしに実施される。監視については、保健省（the Department of Health）によって行われ、必要があれば、地域担当官の連携網を通じて制裁を科すことができる。イングランドでは、監査は特定のケアに係る問題に着目、或いは対応し、実施することができ、ほとんどの場合、事前告知を行うことはない。ほとんどの監査では包括的にというよりも特定の部門に着目される。（改革の一部は、居住系施設での質の低いケアによる不祥事によって対応が急がれたが）この数年に行われた改革で長期療養ケアに対する規制制度は大きく見直され、現在は制度が安定的な段階に入っている。オランダは、非常に発達した規制の枠組みを構築している。オランダの長期療養ケア制度における監査は、オランダ医療監査機構（the Dutch Healthcare Inspectorate）によって行われ、機構は、監督、事故調査、問題に係る部門の監視、調査の実施を含めた監査手続きとそれを指導するためにデータ収集に係る文書を配布している。スペインの監査制度は地域によって異なり、監査にあたっては計画、調整、資源配分を行い、ケア事業者の登録と管理、監査と評価の業務管理を行わなければならない。事例として採り上げたカタルーニャ州の規制制度では、州の法律によってカタルーニャ州社会福祉省（the Catalan Social Services Department）が年に1回実施する、任意で事前告知のない監査を義務付けている。監査官には全国の高齢者ケアホームに対して監査を行う権限が与えられている。

【データ測定・結果公表による規制制度】

この規制制度に分類された国々は、主要な特徴としてデータの標準化と報告を重視している。利用者に基づく手法は、市場競争と同様に数多くの国がこの分類に含まれる。このデータ集約的で市場競争的手法が、すべての国で資格制、監査、苦情調査を含む標準的な規制制度として頂点に立つのは明らかである。

アメリカ合衆国は結果の公表について最先端にいる。ナーシングホームを比較するウェブサイトでは、RAI形式で収集された情報データベース（Minimum Data Set：MDS[1)]）を用いて、短期居住者と長期居住者に関するMDSに基づく評価測定結果の情報を公表している。近年は、5つ星格付け評価制度において、MDSに基づく職員の質の測定に加え、監査結果に基づく順位の公表も追加した。スイスでは、長期療養ケア部門における基準が一般的に不足する中で、一部の州（Canton）でナーシングホームと在宅ケアについて、それぞれRAI-Nursing Home方式とRAI-Home Care方式というRAI評価手法を導入した。これらの結果は現在、公表されていないが、様々な施設における質の改善の根拠として利用されている。カナダではRAI方式による評価手法の利用が増加しており、オンタリオ州では幅広い部門で利用されている。州（Provinces）はナーシングホームと在宅ケアにおけるケアプラン、包括的評価結果の公表、組織的なケアプラン事業のためにRAI方式による評価手法を利用している。しかしながら、利用者の体験に関する調査は制度としてまだ利用される状況にはない。最後にこの分類に含まれるニュージーランドでは、理論的には価格と質を含む数多くの要素において、消費者選択に基づく制度を導入している。しかし、居住系ケア部門において高齢者はサービスを受ける場所について公表される質の情報に基づいて選択するよりも（家族の居場所に近いといった理由で）高

1）MDSは、ニーズの包括的評価に基づく居住者のケアプランの作成を保証するために全国のナーシングホームに義務付けられる、標準化されたRAI（居住者評価ツール：Resident Assessment Instrument）形式で収集された情報データベースである。

齢者が希望する施設を選択している可能性が高い。利用者の体験を取りまとめる全国調査の結果は利用可能であるが、標準化されたものではなく、公表されてもいない。近い将来、ニュージーランドでは施設選択に関する問題と利用者調査の公表に関する問題の双方に対応する計画があるという。

【発展途上の規制制度】

この規制制度に分類される国は、家族でのケアの責任性の中で、主に人口変動と文化的変化、長期療養ケアのニーズに応える社会的構造や福祉施設の不足という問題の結果、急速な長期療養ケア需要が増加した特徴を持つ。中国では、社会と政府が現在、急性期医療と外来医療制度におけるサービスの提供と質の保証に取り組んでいるところである。例えば、中国では、他の西側諸国が急性期の医療制度を規定し、制度が十分に機能するように対応しなければならなかった時期より前に、長期療養ケアのニーズ増大の問題に取り組んでいた。中国では、長期療養ケア業界への規制をほとんどせずに業界の発展を経験してきているのである。中央政府は指針の提示と指導を行ってきたものの、州当局は新規老人ホームにおけるベッドの設置目標が達成できないことを懸念し、質の基準の設置を嫌ったのである。そのため、管理能力を越える長期療養ケア部門の拡大の問題が残されている。政策担当者は、現在でも施設に対する規制より、長期療養ケアベッド数の確保のような構造的投資への関心が強いようである。韓国では、中国と同様に長期療養ケア部門の急速な拡大が見られている。現在、長期療養ケア事業者の超過供給となり、競争が激化しているために、業界では潜在的な長期療養ケアサービスを取り込むための政策誘導よりも、経済的な誘因(自己負担額の引き下げ)が期待される中、質の維持に関心が集まっている。

16.3　中央集権的規制をすべきか、分権的規制すべきか
Regulatory centralization or decentralization

本書で紹介した 14 か国の事例の説明を通して見分けることができたもう 1 つの違いは、規制機能がどの程度、中央集権的、或いは分権的に行われているかという点である。本節では規制が国家的に標準化されるか地域的に標準化されるかにかかわらず、国における地政学的な境界の観点と規制実施の判断における地域的な識別可能性の観点の双方から、中央集権化 対 分権化を検討する。

すると、ほとんどの国々では、社会や経済を規制し、円滑に機能させることを保証するために様々な機能が発揮されているように、様々な政府機関を設置していることがわかる。事例研究を執筆したほぼすべての筆者は、国内の様々な地政学的な単位で長期療養ケアサービスの規制を行う様々な手法の統合に困難があることを指摘していた。一部の国では 1 つの地区、州、地域を重視する手法の選択を行い、時おり国全体の手法と対比させた地域の手法を選択していた。

表 16.2 は、本書で標本とした 14 か国において、規制機能がどのように中央集権化されているか、分権化されているか、取りまとめたものである。中央集権化は、たとえその基準がその後、地方支局によって実施されるとしても、基準や指針の設置に関する責任が、常に中央政府機関に与えられる管理構造であることを意味している。これとは対照的に分権化は、基準の設置や質の監視を含む規制の意思決定の権限が、自治区や自治体のような地域的管理機関か、その他の外部団体にさらに分散させて置かれる状況を意味している。

興味深いことに、本書で専門技術に基づく規制制度に分類した、オーストリア、ドイツ、日本、スイスの 4 か国までもが長期療養ケア事業者の認可と監査の運営、質の監視に関して分権的な管理制度を採用している。オーストリア、ドイツ、スイスの場合には、この分権化は国の政治構造として連邦制であることが反映されているが、準国家的地域、或いは州 (Cantons) では、広範囲に及ぶ行政管理的、法的、政策決定上の自立性から得られる利点を享受している。ドイツの場合には、各州の保健医療委員会 (Health Medical Boards) が他の州の監査機関と外部の質の認可機関に従って、基準の遵守状況の監視と監査における決定的な役割を果たしている。

これとは反対に、本書で監査に基づく規制制度に分類した 4 か国のうち、オーストラリア、イングランド、オランダの 3 か国は長期療養ケアに対する認可、監査、質の監視機能について、国家機関か国の監査官が直接的、或いは地域支局を通じて中央集権的に行っている。オランダの場合は認可、監査、質の監視は自発的に発足した外部認可機関によって、ケア事業者の質を実証する業務と長期療養ケア市場におけるケア事業者評価を迅速化させる業務が並行して行われている。この分類の 4 番目に紹介したスペインでは、質の監視を含む規制機能が強力な自治区の政治構造に従い自治州（comunidad autónoma）に分権化されている。しかしながら、少なくともカタルーニャ州では、その規制

表 16.2　公的長期療養ケアに対する規制の中央集権化と分権化の態様

	国名	認可に対する責任と施設登録	監査・質の監視に関する責任
専門技術に基づく規制制度	オーストリア	・居住系ケア：「ニーズと発展計画（Needs and Development Plans）」に基づき、州(Länder)と自治体に分権化 ・在宅ケア：州(Länder)に分権化	・居住系ケア：州、或いは郡へ分権化。全国でケアホームは国家的な質の認証制度（National Quality Certificate: NQZ）を獲得するために第三者機関に自発的に申請する ・在宅ケア：州(Länder)に分権化
	ドイツ	・居住系ケアと在宅ケア：分権化。州(Länder)に設置される法定の医療基金と長期療養ケア基金とケア事業者との契約	・居住系ケア：分権化。州(Länder)単位では医療審査委員会（the Medical Review Boards）と地方自治体、その傘下には自発的な外部監査機関として利害関係企業 ・在宅ケア：分権化。州（Länder）単位では医療審査委員会（the Medical Review Boards）と地方自治体、自発的な外部監査機関
	スイス	・居住系ケアと在宅ケア：州(Cantons)に分権化	・居住系ケアと在宅ケア：州(Cantons)に分権化
	日本	・居住系ケアと在宅ケア：介護保険制度に基づく規制を行う都道府県の市町村へ分権化	・居住系ケアと在宅ケア：介護保険制度に基づく規制を行う都道府県の市町村へ分権化
監査に基づく規制制度	オーストラリア	・居住系ケア：連邦政府に集権化 ・在宅ケア：集権化が中心。2012 年 7 月以降は国家の規制制度への参加に合意した 6 州(States)と準州(Territories)において連邦政府に責任が置かれる一方、その他 2 州では連邦政府と州政府で責任が共有される	・居住系ケア：連邦政府に集権化 ・在宅ケア：集権化が中心。2012 年 7 月以降は国家の規制制度への参加に合意した 6 州(States)と準州(Territories)において連邦政府に責任が置かれる一方、その他 2 州では連邦政府と州政府で責任が共有される
	イングランド	・居住系ケアと在宅ケア：医療と介護に関する国の規制機関である、ケアの質委員会(CQC)に集権化	・居住系ケアと在宅ケア：医療と介護に関する国の規制機関である、ケアの質委員会(CQC)に集権化

	国名	認可に対する責任と施設登録	監査・質の監視に関する責任
監査に基づく規制制度	オランダ	・居住系ケアと在宅ケア：国で集権化	・居住系ケアと在宅ケア：オランダ医療監査機構（IGZ）と外部認可機関に集権化
	スペイン	・居住系ケアと在宅ケア：自治州（comunidad autónoma）に分権化	・居住系ケアと在宅ケア：自治州（comunidad autónoma）に分権化
データ測定・結果公表による規制制度	フィンランド	・居住系ケア：混合型。民間施設に対しては国家厚生監査局（Valvira）が地域支局を通じて規制し、公的施設・地域施設に対しては自治体が規制 ・在宅ケア：混合型。医療的ケアに対しては保健医療局へ集権化する一方で、長期療養ケアに対しては福祉局へ分権化	・居住系ケア：混合型。公的施設・民間施設に対して国家厚生監査局（Valvira）が地域支局を通じて規制し、自治体も監視と監査機能を担う ・在宅ケア：民間施設に対しては集権化、公的施設（地域所有の施設と自治体にサービス料金の支払いを求める民間団体）に対しては混合型
	アメリカ合衆国	・居住系ケアと在宅ケア：州政府に分権化。居住系ケア（と高度に満たない在宅での医療的ケア）は全国共通の最低基準に従い、地域密着型の長期療養ケア事業者に対する最低限の認可基準が州で設置される	・居住系ケアと在宅ケア：分権化。居住系ケアに対しては州政府が責任を有するが、全国共通の最低基準に従う。在宅ケアに対しては州共通の広範囲な基準までは存在しない。
	カナダ	・居住系ケアと在宅ケア：州（Provinces）政府に分権化	・居住系ケアと在宅ケア：州（Provinces）政府に分権化
	ニュージーランド	・居住系ケアと在宅ケア：地域医療委員会（District Health Boards）を通じて中央政府へ集権化	・居住系ケアと在宅ケア：地域医療委員会（District Health Boards）を通じて中央政府へ集権化
発展途上の規制制度	韓国	・居住系ケアと在宅ケア：地方政府に分権化	・居住系ケアと在宅ケア：国家機関を通じて集権化
	中国	・居住系ケア：分権化。州と郡の地域支局が国家政策と規制指針、基準を実施するが、かなりのばらつきがある ・在宅ケア：分権化。公的な在宅ケア部門において規制はほとんどない。国家的指針が存在することは知られておらず、実際に存在する規制は地域単位でのものに留まる	・居住系ケア：分権化。州と郡の地域支局が国家政策と規制指針、基準を実施するが、かなりのばらつきがある ・在宅ケア：分権化。公的な在宅ケア部門において規制はほとんどない。国家的指針が存在することは知られておらず、実際に存在する規制は地域単位でのものに留まる

出典：筆者作成

構造は州政府の医療監査の規制構造の中に中央集権化されている。

最後に本書で取り上げた残りの国は、管理体制に関して異質な体制を採っているところである。カナダやアメリカ合衆国のような連邦制の国家では、データ管理と結果の公表に基づく規制制度を共有しつつも、州に直接管理される形で長期療養ケアを規制する体制に管理を分権化している。しかし、アメリカ合衆国の場合は、特に居住系ケアに関して、全国一律の基準が設置されており、それはナーシングホームと在宅ケア機関に対して報酬の支払い責任を持つ連邦政府機関によって行われている。これは、一律に実施されているわけではなく、高度に中央集権化された基準と監査手続きになっている。他方でニュージーランドでは、規制制度においてデータ収集が重視され、結果を公表する枠組みがあるものの、長期療養ケアに対する規制機能はすべて、保健省を通じた国としての質の監視、そして地域保健医療庁（District Health Boards：DHBs）によって実施されるものを含め中央集権化されている。フィンランドでは混合型を採用しており、伝統的に自治体と国家厚生監査局（the National Supervisory Authority for Welfare and Health：Valvira）、地域支局の三者で概ね機能を共有している。最後に、新生の長期療養ケアに対する規制制度が発展途上段階にある中国と韓国は、概ね規制機能としてほとんどの責任を地方当局へ負わせる形で分権化する運営方法を採用している。中国では少なくとも居住系ケア部門において地方支部が国の定めた政策指針と基準の実施を支える形となっており、韓国では国民医療保険団体（the National Health Insurance Corporation：NHIC）が質の監視に責任を負っている。

どのような規制機能の管理構造であれ、主たる問題は基準が効果的に実施され、質の保証が適切な標準値を満たしているか否かである。この観点において分権化を行う国々でほぼ共通して持たれる懸念は、特に、長期療養ケアの提供と管理においてかなりの裁量権が与えられる地方当局で、居住地域によって潜在的に不公平な基準が適用されるような地域を持つ国々では、地域的な差を超えて一律の手続きや質の水準の維持に関する規制過程を実施することができるかである。例えば、オーストリアでは質の管理に係る本質的な地域差は、地区による政治体制の差によるものであり、質の保証の発展は最小限のものから広範囲にわたるものまで、地域の取り組みや優先事項によって大きく左右される。

一部の国では、国家当局の下部機関か、或いは最低限の国の法的枠組みの中で義務付けられる構造要件や質の基準に係る国の政策指針の作成に取り組んできた。この事例に相当するのがアメリカ合衆国、日本、ドイツ、中国である。ドイツでは州によって異なる基準を設けており、2006年以降は長期療養ケアを必要とする者への在宅ケアに関して、連邦政府の規制に代わって州で規制を課すことができるようになった。またフィンランドでは、自治体に国の指針を採用させる誘因を与える財政支援があってもなお、州に対して国の指針を義務付けてはいない。

イングランドでは、かなり強力な中央集権的傾向が見られる。ほとんどの長期療養ケアサービスを組織的に提供する地方当局の間で規制機能が消失して数十年が経ち、質の監視機能と監査機能は、ケアの質委員会（the Care Quality Commission：CQC）と呼ばれる単一の国家機関に集権化された。オーストラリア、ニュージーランド、オランダ、韓国といった他の国々でも、直接的な監視機能を持つか、各地の規制の実施状況に対して監督機能を発揮する国家機関を設置している。しかし、これは単に基準の実施が規制監視の解決策となることを意味するわけでもなく、効果的な質の監視を保証することにもならない。中国は長期療養ケア制度の発展がまさに端緒についたところに過ぎず、初期には、そのほとんどが民間の居住系ケア施設の急速な拡大を重視している。地方支局に対して、適切に国の規制指針を示し、ケア事業者による指針の遵守を保証させることは、地方支局が居住系ケア施設数を増加させる強固な目標を達成しながらも規制や質の基準を施行に対する競争的需要を均衡させなければならないため、困難を伴うことがわかってきている。施設を建設している企業家は自身の投資に対する健全な配当を期待するため、地方支局は企業家の経営的目標に制限をかける目的で強力な規制の適用を説明している。

質の保証に対する責任を発展させる制度としての、もう1つの政策的取り組みは未対応の潜在性である。その事例の1つはスイスで見られ、全国的な質の基準の設置に際して困難に直面している。連邦政府は、おそらく州(Cantons)が広範囲にわたる自主性の権利を享受しているために、長期療養ケア事業者団体に対して医療保険者と連携し、質の保証の法制化に向けた取り組みの委譲を決定したものと思われる。しかしながら、これによってその戦略は全く成功を見ることなく、取り組みは大きく遅れ、質の保証に関する枠組みの構築に向けた見通しが立たない状況にある。国の法律では、連邦政府が中央集権的に質の指針を課す方向へ踏み出すことを定めているが、現在、政府はそれについて取り止めてしまっているのである。

16.4　長期療養ケアの監視　Monitoring long-term care

事例研究として本書で紹介したすべての国々において、居住系ケア施設(ナーシングホーム）に対する規制の枠組みの構築と運営の監視は、長期療養ケア部門がどんなに発展していようとも、発展途上であっても、行われていることがわかる。これとは対照的に在宅ケアでは、フィンランドが在宅ケアの質の監視への関心を強めているという報告がある一方で、(自発的に取り組むように設計する)ニュージーランドと(一部で規制を行う州が見られる)スイスのような、ごく一部の国では先駆的な指標を作成しているものの、全体として、質の保証の観点では、ほとんど放置された部門となっている。本書の事例研究で確認されたもう 1 つの現象は、データの利用可能性の有無という重要な問題である。この問題はナーシングホームのデータで不完全なものが多いことであり、オランダやニュージーランド、カナダ、アメリカ合衆国、スイスではデータに基づく在宅ケアの質の監視を行っているものの、そのデータには欠損が多いのが実情である。

質の保証のためにデータが収集されていても、そうしたデータは未公開であったり、利用できなかったりすることが多く、イングランドやドイツがそうであるように、競争状態にあるケア事業者の情報を共有する、或いは質の低い成果の情報公開に伴う評判の低下を避けることに神経質になるため、ほとんど場合はケア事業者の反対に遭う。これはケア事業者の質の成果に関するその他のデータと同様に、規制監査によって収集された情報にも当てはまる。いまだ欧州諸国では、監査手続きの中で様式化された情報の構築を行っていない国が多い。これはデータ収集や集計、その後の居住者データの公表よりもはるかに厄介な問題であるが、ケア事業者間では明らかに衝撃が走っている。事実、イングランドにおける監査官による監査の評価の一貫性の欠如は法的問題を引き起こしており、アメリカ合衆国でも監査結果については法廷で頻繁に争われてきた。オーストラリア、イングランド、オランダ、スペインのカタルーニャ州では、監査結果のデータの収集を始めたことに留まらず、アメリカ合衆国とニュージーランドのように、これらのデータの一部をデータに基づく消費者の施設選択のために公表することが検討されている。アメリカ合衆国とニュージーランドでデータの公表が与えた市場競争への影響は小さいものであったが、患者の施設選択においては統計的に重要な影響を与えたことが判明した。しかし、本書で紹介した国の多くは、地域も監査官もそれぞれ異なる中で、監査の標準化、或いは審査の標準化には困難が伴うことが明らかにされた。この監査における一貫性の欠如は、ケア事業者の比較を困難にさせ、そのために有意義な方法で収集されたデータの利用も困難にさせることになる。

こうした経験から得られる政策的教訓は、効果的なデータ収集とケア事業者の活動の監視こそ、長期療養ケアの質の保証のために重要であるということである。長期療養ケアの構造、過程、成果の測定を優先的目的とすることが、サービス利用者の尊厳や安全を保障することになる一方で、この目的はケアの提供の質に関してケア事業者に通知する(究極的には公表する)という第二の目的にも極めて密接に関連するのである。ケア事業者は、どのように質を測定し、結果として質の改善活動へ繋げることに成果を出していくのかを知るために、有意義なデータと効果的な情報制度によって全国の同様の施設の結果と比較し、質の測定結果と標準値との対比に基づく自施設の結果を見ることができる。また、長期療養ケア事業者に関するデータは、サービス料金の支払いにあたって保険者に事前に選択させることを可能にさせることから、保険者への告知も行われる。近い将来、医療保険者は、費用対効果の高さとケアの質の高さの双方を提供するケア事業者から長期療養ケアサービスを購入する戦略を採るところが増えてくるであろう。このため、質の指標に直結するデータは、競争的なケア事業者間で、実際のケアの質を比較し、評価することに利用されることになる。まさにそれは、本書でアメリカ合衆国、カナダ、フィンランド、ニュージーランドで採用される過程において、既に見ているのである。

16.5　規制機能の範囲　The reach of regulatory functions

表 16.3 は、本書で事例研究として採り上げた国の長期療養ケアに対する規制の状況と規制機能の導入状況を特徴づけ、比較した結果を示している。17 種に分けられる幅広い規制機能が表の行に一覧されている。各国の列の印は、その国が特定の機能について規制機関の一部に統合されていることを視覚的に示している。また、国の列順は、左から右へと最も○印の数の多かったアメリカ合衆国、カナダ、オランダという国から始まり、最も○印の少なかった中国の順となっている。この順序体系は、やや荒っぽいものではあるが、実は各国で負う規制に対する責任の「順位表」とも言うべき結果を表している。この規制

に対する責任の「順位表」はすべての制度の目標となる、ケアの質、或いは規制の有効性よりもむしろ、規制監視と介入の範囲と集中度を示していることに読者が気づくことが重要である。長期療養ケア利用者に提供されるケアの質を保証するために設計される規制制度の有効性に基づいて、信頼性、有効性のある国の順位付けを行うには、一国の地域の順位付けでさえ、かなり難しい。

表 16.3 の第 1 行目は、本書で採り上げたすべての国の認可構造の形態を示している。本書の事例研究で最も発展途上の制度国である中国でさえ、長期療養ケア事業者は福祉省（the Ministry of Social Welfare）の地域当局に登録しなければならない公的規制手続きが存在する。表 16.3 の第 2 行目では、規制が防火・安全体制から居室面積といった生活の質（QOL）に対する環境整備に至るまで幅広く建物に関する特性の管理体制について一律に示している。

専門職基準の役割については、国家的規制、或いは地域における規制、専門職団体によって課され、公的基準が定められている。表 16.3 の第 3 行目は、長期療養ケア従事者の特定の職種が高齢者に長期療養ケアを提供する施設や機関において採用されるために獲得しなければならない教育・研修水準を管理する公的規制に関連している。この表では、義務付けられている研修水準を示しているわけではないことには留意してもらいたい。例えば、フィンランドのような一部の欧州諸国でケアに従事する看護助手は、アメリカ合衆国では 1 か月未満の研修を要件としているが、最長 3 年の特定の研修の受講と監視を受けることが義務付けられている。さらに、ケア事業者によって様々な専門職の基準がどれだけ遵守されているかについては、市場の状況も大きな影響を与える可能性がある。つまり、規制の強制力の強弱と同様に、地方の失業率、超過労働力の利用可能性、報酬改定といったすべての要因が、研修基準を実際に適用するか、現場で遵守させるかに影響してくるのである。

表 16.3 の第 4 行目では、長期療養ケア事業者に対する基準の設置における、専門職団体や独立組織、非政府組織の役割を示している。例えばオーストリアでは、医師、看護師、長期療養ケア事業者の専門職団体がどの規制と基準を採用するかを決定する重要な役割を果たしているように見える。同様に日本では、様々な職種の長期療養ケア従事者に対する基準の設置に専門職団体がかなり重要な役割を果たしてきた。さらにケア事業者団体は、ケアの基準の問題と各種長期療養ケア事業者間で生じている格差の問題について、最前線で主張してきた。他方でアメリカ合衆国では、長期療養ケア事業者団体が研修要件、或いは

表 16.3　各国において行われる長期療養ケアの規制機能

規制機能	アメリカ合衆国[a]	カナダ	オランダ	イングランド	オーストラリア	フィンランド	日本	ドイツ	オーストリア	スペイン	ニュージーランド	韓国	スイス	中国
1. 登録・認可	○	○	○	○	○	○	○	○	○[b]	○	○	○	○	○
2. 構造的基準の設置	○	○	○	○[c]	○	○	○	○	○[b]	○	○	○	○	○
3. 専門職教育と研修の基準	○	○	○	○[d]	○	○	○	○[b]	○	○		○	○	○
4. 長期療養ケア専門職団体	○	○[e]	○	○	○		○	○	○		○			
5. ケア過程における最低基準	○	○	○	○[f]	○[g]	○	○	○	○[b]	○	○	○	○[b]	
6. 居住者・利用者に対するケアの成果測定	○	○	○	○	○	○		○	○[b]	○	○			
7. 規定の監査	○	○	○	○	○		○	○	○[b]	○	○	○	○[b]	○[h]
8. 任意・事前告知なしの監査	○	○	○	○	○	○		○		○	○			
9. データおよび利用者体験に基づく監査	○	○	○	○		○	○	○					○[b]	
10. 法令違反に対する罰金	○	○	○	○	○[i]	○	○	○	○[b,j]	○		○		
11. 制裁および警告制度	○	○	○	○	○	○	○	○[k]	○	○		○	○	
12. 法的訴訟手続き	○	○	○	○[l]	○[m]		○							
13. 苦情の受付・苦情内容の監視制度	○	○	○	○	○	○	○		○[b]	○		○		
14. 電話・ウェブによる苦情処理体制		○	○		○	○	○	○	○					
15. 結果の公表	○	○	○	○		○	○[n]			○	○	○		
16. 消費者選択のためのデータ	○		○			○					○			
17. 質の保証の成果に対する報酬	○	○												

出典：本書の各章の情報から筆者作成

備考：a）機能はナーシングホームと地域密着型サービスとで追加項目がわずかに異なる

b）地域によって異なる

c）構造的観点に関連する規制はほとんどの部分でかなり幅広く規定されている

d）すべての職種に対する基準は存在するものの、参加の強制力は、例えば看護師やソーシャルワーカー、介護福祉士といった職種によって異なる

e）高齢者ケア事業者産業協会（Industry Associations of Aged Care Providers）と看護専門職団体

f）一部のケア事業者の規制ではケア過程の観点に言及しているが、これはかなり幅広く規定されるものである。規制において、最良の診療ガイドラインに沿った相互監視は行われるが、監査官にはこの基準の解釈についてかなりの裁量権が与えられている。国立医療技術評価機構（National Institute for Health and Care Excellence：NICE）ではケア過程の最低基準を設置した質の基準を発展させているところであるが、これらがどの程度の強制力を有するものであるか、それとも単なるガイドラインに留まるのかについてははっきりとしていない

g）法律では特定のケアとサービスに関する計画の作成を規定しており、ケア事業者に対して「適切な基準」でのケアの提供を義務付けている。しかしながら、法律では職員・居住者比率、或いはケアの時間数について下限を規定していない

h）不十分であるか、実施状況にはばらつきがある

i）正確には質の低いケアに対する罰金はない。しかしながら、質の低いケア事業者はケアの基準を満たすまで新規居住者に対する公的給付を保留される制裁が課される。これは経済制裁の形式となっている

j）これらは存在するが強制力に乏しく、罰金額も極めて低い

k）契約は長期療養ケア基金によって解除されることがある

l）訴訟は登録、或いは監査の結果に対して行われることがある

m）ケア事業者は規制の決定に対して訴訟の権利を有する。ケア利用者は公的給付によるケアを認めない政府の決定に対して訴訟の権利を有する

n）監査結果に限られる

その他の外部機関によって課される拘束事項に対して、厳格な基準は新たな制度環境への発展的適応力を弱体化させるとして、より限定的なものにするよう主張してきた。これとは対照的に中国と韓国では、長期療養ケア従事者に対する最小限の研修基準を導入したが、専門職団体は独立的ではなく、基準の設置過程に詳細な基準は加えられなかった。

表 16.3 の第 5 行目と第 6 行目では、非構造的観点から質が規制構造に組み込まれていることに着目している。ケア過程の基準は、ケアの質に負の影響を及ぼすと判明しているケア過程を禁ずるのはもちろんのこと、ケアに正の効果を与えるケア過程を促すこともできる。例えば、多くの国々で取り組まれてきたケア過程の質の問題には、抗精神薬の処方を削減する取り組みだけでなく、身体拘束の実施を削減する取り組みも含まれている。

ケア過程の基準は、その利用の正当性を証明する詳細な記録を義務付けることによって行動管理を最小限に留める規制制度として、ごく一部の国では設置されている。この種のケア過程を阻止するための対策は規制やケアの基準に組み込むことができ、それはその後の監査の対象となる。このケア過程の基準は、患者を観察するか、居住者カルテを調査するかのどちらかによって監査期間中に監査官が重視する項目となり、結果によってはケア事業者に対してケア過程を制限する明確な通知を行うことになる。

ケアの質の管理の観点から測定、評価する居住者へのケアの成果を規制要件に組み込むことは、急性増悪とはならないものの、予後不良の病弱な高齢者に対する「ケアの成果」の構成要素の規定を暗に含んでいるため、規制監視の手法としては先駆的なものと言える。長期療養ケアを受ける居住者へのケアの成果の維持や改善に対する規制を行う取り組みとしては、ケアの質の基準が満たされたことを記録に残す制度を構築することである。長期療養ケア事業を監査する規制当局は居住者に関する長期間の記録を精査し、ケア過程が居住者の幸福感の改善をもたらすものであるかを判断できる一方で、必要な介入の実施によって患者に「結果として」、或いは「予防的な」その後のケアの質の成果として観察されたかどうかを確認することは難しい。ケアの利用者が期待するケアの成果を上げるために行う質の測定の制度化の問題は、表 16.3 の下段に示される。

表 16.3 の第 7 行目、第 8 行目、第 9 行目では、ケア事業者が登録、認可された後に規制機関によって行われる監査手法を採り上げている。本書で採り上げた国では規定の監査は実質的に一律に行われている。中国では、規制指針は

中央政府によって施行される規制となっているにもかかわらず、通常の監査は限定的で、完全に地域当局の責任の下に行われている。フィンランドとオーストリアのような一部の国では、監査当局が地域に設置された行政管轄機関であるとしても、監査日程は中央政府と地方政府、或いは州政府の連合体によって指定される。これは、オーストリアのチロル州（The Tyrol）のように、規制が各州で法律によってその根拠を義務付けているにもかかわらず、監査日程は規定されていない場合がある。通常の監査日程と任意に実施される監査との違いは、予想される影響を検討するための関心を強める機会を与えている。例えばアメリカ合衆国では、長期療養ケア事業者に対する通常予定の監査の数年後に、改正された規制で「事前告知なし」、或いは任意の回数の監査を一定回数行うことを義務付けているが、これは監査実施から一定の時間経過後に、通常の行動に戻ったケア事業者を観察するためであると思われる。イングランドでは、ほとんどの監査はその範囲や重点項目にかかわらず、事前告知はなく、この方法はかなり以前から行われてきた。アメリカ合衆国では、いかなる出来事においても規制当局は様々な種類の監査が果たす機能として、基準との乖離を監視していない傾向にあるという。このような監査が効果的な規制の実施と理解されることと同様に根本的な問題として、利用者に対するよりよいケアを啓発する観点から、最良の手法への支援を後押しするデータ根拠がまったく存在しないことである。

事前告知のない監査に加えて、従来の運営成果、或いはケア事業者が事前に提出したデータの机上での監査のどちらかに基づく監査状況も考えられる。過去の監査における実績に基づく監査は、スイスの一部の州（Cantons）で行われている。その州では、年に 1 回の監査を受ける代わりに、複数回の継続的な監査に合格したケア事業者は、事業者としてすべての規制要件を満たす機能を習得したものとして数年間、監査を見送られることがある。他方でアメリカ合衆国では、監査の頻度、集中度と、設置される質の公表制度との間には、一切関連性を持たせていない。イングランドでは、最後の監査でのケア事業者の運営状況によって、主題を持った監査、重視項目を持った監査が行われる。

補助金を受給するケア事業者にケアの質を直接関連付ける規制体系の 1 つは、質の低いケア事業者に対して罰金を科すことである。具体的な方法の 1 つはケア事業者に対して直接、罰金を科すことであり、もう 1 つの方法は新規利用者の入所に制限を課すことである。前者では罰金が科され、それを徴収しなければならない一方で、後者ではケア事業者が質の問題を解決するまで日々の収入を失うことを意味する。どちらの方法も政府が行うためには法律上の権限が必要になる。表16.3の第10行目に示したように、イングランド、フィンランド、オーストリア、日本を含む国々では規制当局が罰金を科す権限を有するが、この措置が講じられる頻度にはかなりのばらつきがある。アメリカ合衆国では、連邦政府もほとんどの州政府も罰金と入所制限の権限を1種類、或いはさらに1種類有しており、その根拠は、過去10年以上にわたるこれらの裁量的規制活動が頻繁に実施されたか否かにある。

ほとんどの規制当局は、経済制裁に加えて認可を剥奪する方法によって長期療養ケア事業者に制裁を科す権限を有している。これには、不適切なケア事業者が一定期間内に規制を遵守するように改善することを宣言するか、運営認可を取り消されるリスクを負う形で警告を受けることになる(表16.3第11行目)。残念なことに、これらの規制はほとんどの国々で設置されているにもかかわらず、それを適用するにはかなりの困難が伴い、居住系ケア事業者の場合は特に難しい。それは、主に病弱な高齢者が対象施設で生活をしているためであるが、認可を取り消したために居住者を移転させることは、その地域で多くの利用可能なベッドの確保と、居住者が負わされる「移転」に伴う潜在的負担のために、規制機関へ明らかに大きな負担がかかるのである。このため、本書で採り上げた国の中で、ケア事業者の「運営停止」の割合が極端に少なかったのは当然である。1990年代後半に開始したナーシングホームへの需要が落ち込んだアメリカ合衆国では、かなり実行可能性が高い制度にもかかわらず、規制活動による直接的なナーシングホームの認可取り消しを命じたことは稀である。

一部の国では、規制当局が違反を犯したケア事業者に制裁を科すかどうかの決定に際して、究極的には法制度に依拠しなければならないこととなっている。それは、規制当局に対して、基準を設置し、ケア事業者の行動を規制する権限を与える法律には、ケア事業者が規制当局を法的に訴えるような対策が含まれる場合もあるからである。このため、まず、運営認可の停止を行うか、或いは認可取り消しの脅威を示すために適用することがあるのである。通常の訴訟手続きでは、規制当局に対して、すべての規則が遵守され、係争中の規制活動を受けるケア事業者に通知するためのすべての手続きが遵守されたことを保証すると判断される前に、規制当局を訴えるように義務付けている。そのような訴訟の結果は記録されないことが多く、ケア事業者が敗訴するよりも勝訴するかどうかに関する根拠も一部しか存在しない(表 16.3 第 12 行目)。

消費者の苦情は、ケア事業者の質を判断するもう 1 つの仕組みである。ごく一部の国(表 16.3 第 13 行目)では、利用者や家族、特定の消費者支援団体に対して、長期療養ケア利用者の治療に関する苦情の訴えを受け付ける高度で多様な制度を有している。また、一部の国では特別な無料の電話番号やインターネット上の苦情受付ウェブサイトを設置している(表 16.3 第 14 行目)。イングランドでは苦情は地域で解決され、対象のケア事業者ではない他の機関に集められた苦情が個人の合意の下に対象のケア事業者に通知されるのに対して、アメリカ合衆国ではそのような苦情内容のすべてを当然のこととして調査しなければならない。消費者の苦情内容の妥当性に関する調査は、苦情の性質や訴えた者によっては、最小限である場合も相当量である場合もある。残念なことに、苦情監視制度を有する国々における「合理的な」苦情の内容や件数に関する利用できるデータは少ない。その一部の理由は、義務付けられている記録が最小限となっており、「合理的な」苦情内容で構成される変数となっているためである。

表 16.3 の第 15 行目、第 16 行目、第 17 行目では、ケア事業者の質に関する体系的なデータの利用可能性が含まれている。結果の公表には、必然的に消費者が利用可能な、ケア事業者の質の成果に関する情報を作成することになる。これに関する最も基本的な手法は、消費者の要望に基づいて規制当局の監査結果を利用できるように義務付けることである。この要望を踏まえてデータを公表することを前提として、情報の収集、体系的構築、究極的には関心を有する機関への公表によって、ケア事業者の質に関する体系的な情報を簡単に利用することができる。そのような制度はアメリカ合衆国には存在しており、職員配置水準から監査結果、ケア過程の指標、ケアの質の成果に至るまで様々な質の調査が電子化され、政府のウェブサイトに公表されている。カナダの一部の州(Provinces)ではアメリカ合衆国と同種のデータの公表に踏み切っている。フィンランドでは居住者へのケアの成果に関するデータが自発的に公表されており、ある地域で訪問すべきケア事業者に関して消費者選択を周知するためには究極的にはこの情報が適切となるかもしれないという意図から、ケア事業者に対して情報を返している。同様の構造は、ニュージーランドの在宅ケア機関で行われており、居住系ケア施設においても導入が予定されている。この種の制度を構築するために必要となるデータ基盤の作成の問題は、急速なインターネットの発展と個人のインターネットによる情報処理技術の洗練化によって 20 年

から30年前には複雑で困難な状況にあった頃とはまったく異なる。それでも、居住者へのケアの成果の公表に向けた動きとしては、ケアの質の構成要素となる指標への共通の理解が必要となる。これはケア事業者がケアの成果の公表に関心を持たない状況では単に技術的問題に見えるかもしれないが、このような技術的な反対意見は、他の基本的、政治的な反対意見を覆い隠す可能性がある。

16.6 いま、どこへ向かうべきか？ Where to now?

質という用語は、方法論的に一般の枠組みでは合意の得られない場所で、様々な意味を持つことが仮定されるように見える。質と言えば、職員数や研修受講職員数、建物の清潔さや適切性のような施設構造を指すことが多い。ケア過程とケアの成果に関する質は、現在、信頼性と妥当性を確認する必要のある、利用可能な数多くの測定によって得ることが難しいものである。長期療養ケアにおける質の測定への取り組みに対する障害を克服すれば、次の段階はデータを公表することであり、それが実行可能であるならば、ナーシングホームと在宅ケアサービスの双方について、様式化された、臨床的に関連性のある患者情報システムを潜在的に採り入れることである。近年開かれた2つの国際会議が示したように[2)]、本書で採り上げたほとんどの国々で、在宅ケアの質が評価されていなかった点に関して各国の記述には大きな乖離がある。

質の標準値作成（ベンチマーキング）と同様に、基準の遵守状況の監視に関しては、継続的な審査（とケア事業者による質とリスクのプロファイル（Quality and Risk Profile：QRP）の利用）が、従来の最終監査結果に基づくケア事業者の質の順位付けを行う方法よりも法令違反のリスクの予見に効果がないことは、イングランドの経験に鑑みて疑いようもない。質の保証を行うためにこれらの方法のどちらかを予見可能性の決定に用いる研究なしには、規制構造の一部として維持すべきかに関してイングランドでいかなる結論を導出することも不可能である。本書で採り上げた国の中でごく一部の国に見られた、最も期待できる発展の1つは、

2) 2010年5月にロンドン・スクール・オブ・エコノミクス（London School of Economics and Political Science）で開かれた長期療養ケアに関するセミナー（www2.lse.ac.uk/LSEHealthAndSocialCare/LSEHealth/eventsAndSeminars/Measuring per cent20the per cent20Quality per cent20of per cent20Long-Term per cent20Care.aspx 参照）と、2012年11月に開かれたORCD会合（www.rcplondon.ac.uk/sites/default/files/documents/oecd_agenda.pdf 参照）を指す。

監査体制にかかわらず、interRAI 方式による評価手法の自発的な利用である。病弱な高齢者を適切なケアプランの作成のために正しく評価する必要があることを考え、ケア過程の改善が必要となるサービス事業者に告知するために、通常の基本項目を更新した結果のデータは、すべてのサービス利用者に関する施設におけるケアの質を監視する根拠を与えることになる。

管理の面では、政府の様々な機関との間で生ずる、明らかな責任の「衝突」がある。ほとんどの国々において、中央政府は基準と政策を履行し、その後、州政府か地方政府が運営事業を行う権限を委譲している。これは国によっては、州政府、或いは地方機関が実施しなければならない基準、指針、要件を定める場合もあった。権限が異なる機関に与えられることは混乱する可能性もあるが、その他の関連する要素としては、時おりさらに事態を悪化する可能性もある。例えば、国民医療保険は病院でのケアに対して支払いを行うが、地方当局はナーシングホームでのケアに対して支払いを行うといった、政府の異なる機関間で財政上の利害が対立する状況がそれに相当する。そのような状況では、特に重度の患者に対するナーシングホームへの保険償還率が高くない場合には、病院に入院する最も重度の長期療養ケアの利用者の費用転換への誘因が生ずるのである。

質の高い長期療養ケアの提供を行う追加的な取り組みとしては、居住系ケアサービスと在宅ケアサービスとの適切な組み合わせを提供する、完全に釣り合いのとれた形で提供することが考えられる。ほとんどの国々の高齢者は、可能な限り、在宅で生活することを希望するであろうし、それがまさに多くの者にとっての基本である。しかしながら、最近までほとんどの投資活動は従来通り、居住系ケアサービス部門に行われてきたのであった（Colombo *et al.*, (2011)）。高齢者とその家族は、在宅ケアはナーシングホームに入所している場合に受けるケアに比べて、ほとんどサービスが受けられないと理解している可能性もある。これは、少なくとも長期療養ケアサービスへ移行する限りにおいては州の財政的負担の削減、公的支出の抑制をもたらす。しかし、そのような考えでは、これらのリスクに直面する利用者が居住する、数多くの地域の個人住宅においてケアの質を監視し、不適切なケアを発見することは非常に難しいため、特に単身の病弱な人々に対して適切なサービスと安全を提供する必要性との釣り合いを取っていかなければならない。ナーシングホームに対しては規制や監視を行うことは容易であるが、大規模施設の代替施設としての小規模施設は、小規模ケア事業者が運営していることが多く、そのような住居では居住者の情報管理体制などに投ずる十分な資金を持たないために規制をしたり、自動化させたりすることはさらに難しいのである。

長期療養ケアに対する規制は将来、おそらく予見される最も挑戦的取り組みの1つになる。多くの国々で長期療養ケアの質は「弱含みの関連事項（weak link）」となっているように感じられる（Brodsky *et al.*, (2000)）。一般に長期療養ケア部門に存在すると考えられる、ケアの質の低さを説明する主要な問題の一部は、ケア事業者の分断や一般的基準の欠落といった乏しい「質の改善」手法に関係することかもしれない。基本的な政策として推奨されることの1つは、国が規制制度として、職員の資格と技術水準、職員水準と複合的な技術水準、基準の手続きと基盤の仕様書といった構造的指標を含め、長期療養ケア施設に対する最低限の基準を設置すべきであるということである。一部の国ではケア技術の観点と市民権の観点の双方から、長期療養ケアを受ける患者の権利規定を要望するところもある。何よりも、基準の遵守が実行されるべきなのである。

本書で採り上げた事例研究から学んだことには、複数の洞察となり得るものが含まれている。基準、或いは手続きは十分な根拠が利用可能なところに構築されるべきであり、長期療養ケアの質の必要性に対する認識を広めるために、関連する研究を促進すべきである。専門技術と継続的な教育は各分野の最先端であるべきであり、ケアの質の成果の程度を測定し、それに従ってケアを改善するためには、技術的に実行可能なケアの成果の評価が行われる必要があるだろう。さらなる挑戦的で、合意を得られそうにない取り組みとしては、ケアの成果の標準化を行うことである。この点において、医療的ケアにおいてでさえ、科学の成果の測定は始まったばかりである（Smith *et al.*,(2009)）。

消費者選択については、これに関する事業はまだ実験段階にあり、国民のごく一部を対象にするものに留まっている。しかし、オーストリアとドイツにおける公的長期療養ケアを提供する公的制度の骨子は、この概念の上に建てられている。この主体的取り組みでは、利用者の非公的ケアに対して保険料を徴収し、持続可能なものとすることによって、可能な限り在宅生活のケアニーズを持つ人々の拡大を可能にさせるものである。消費者選択を高めることは、長期療養ケアが領域を越えて高齢者の自己決定や満足度を改善し、長期療養ケアへの依存度が高い場合でさえ、自立した生活の範囲を拡大することができる。公表される情報の利用可能性については、間違いなく決定的に重要である。潜在的な長期療養ケア利用者がどのサービスを利用できるか、それがいくらであるかを知ることができるだけでなく、利用を希望するサービスの質を理想的に判断することもできる。

一般的に高齢者が選択権を持つことは、自身の生活を管理する範囲が広がるため、称賛される。消費者選択と消費者意識の拡大は、従来のサービスと比べ、同様の費用でよりよい生活の質（QOL）に貢献することができるだろう。在宅ケアサービスをどこで受けたいかという意向に対して、レスパイトケア（介護の休息）や相談のような身の回りの世話をする者への支援のための十分な追加的資源が利用可能となることは欠かせない。

また、不祥事として公表されたデータは早晩、利用可能となり、圧力団体はより高い透明性が求められると予見していた方が安全である。この進展に伴い、人員配置の不足が問題として見出し記事になるだけでなく、多くの国々で長期療養ケアにおける職員研修の適切性が問われることになるだろう。さらに、長期療養ケアに対する質の基準が高まり、現場に普及するようになると、サービス利用者からの期待が高まり、一部のサービス利用者からの差別も起こる（結局のところサービス費用への補助を要求するのだが）可能性がある。

以上のように、本書では、世界各地の先進国、新興国における長期療養ケア制度について、特に公的長期療養ケア事業者の運営下にある規制構造に着目しながら解説し、比較を試みた。予想通り、施行される規制構造に関して、各国ではかなりのばらつきが観察されている。すべての国の法律において、脆弱な高齢者に対してケアを行う者が最低基準を満たすことを保証する政府の責任が認められる一方で、各国で説明され、実施される方法における責任性にはばらつきが大きく、各国の文化的価値や観念的、政治的経緯を反映したものとなっている。筆者らの今後の取り組みは、さらに多くの国々の長期療養ケアの制度構造を書き記すことによって始められるだろうが、それによって、福祉施設の質を保証するための社会の取り組みが、この社会において脆弱で自立できない社会構成員の体験するケアの質へどのように繋がっていくのか、それを実証的に理解できるようにしてくれることを期待したい。

References

Brodsky, J., Habib, J. and Mizrahi, I. (2000). *Long-Term Care in Five Developed Countries. A Review*. Geneva: World Health Organization.

Colombo, F., Llena-Nozal, A., Mercier, J. and Tjadens, F. (2011). *Help wanted? Providing and paying for long-term care*. OECD Health Policy Studies. Paris: OECD Publishing. Available at: http://dx.doi.org/10.1787/9789264097759-en.

Smith, P. C., Mossialos, E., Leatherman, S. and Papanicolas, I. (eds.) (2009). *Performance Measurement for Health System Improvement: Experiences, Challenges and Prospects*. Cambridge University Press.

訳者あとがき

本書は、長期療養ケア (Long-term care) に対する各国の規制のあり方について国際比較を行う内容となっている。オーストリア、ドイツ、スイス、日本、オーストラリア、イングランド、オランダ、スペイン、フィンランド、アメリカ合衆国、カナダ、ニュージーランド、韓国、中国の 14 か国にわたる事例研究が紹介されており、国内的な議論に留まりがちな規制や基準のあり方を検討する上で、多くの学びを得ることが期待できる。

本書において、長期療養ケア (Long-term care) という訳語は、日本人の一般的な感覚では「介護ケア」を指している。しかし、介護ケアは高齢者を対象とする印象が強く、それが短期で提供される場合も含めて、本書の意図するケアの中身とは必ずしも一致しない。これは「care」という言葉の持つ概念が日本人の感覚をはるかに超える範囲に及ぶことによる。そのため、断定できる箇所を除いて、筆者は頑なに「長期療養ケア」という訳語にこだわり、文脈によって両方の訳語を使い分けた。読者には適宜、「長期療養ケア」という訳語を「介護ケア」と読み替えて解釈して頂いてよいが、特に国によっては高齢者に限られたケアでなく、小児・成人の難病患者や障害者を含めたケアであることに留意して頂きたい。

また、医療的ケアや介護ケアついて、随所に「サービス」という表現が付記されていることに、特に医療従事者の中には不快に感じる方がいるかもしれない。しかし、原著に忠実に訳すことはもちろんのこと、専門的ケアの対価として報酬を受け取る仕組みは「サービス取引」であり、「サービス業」のような一般用語としてのニュアンスとは異なることをご理解頂きたい。

なお、本書で採り上げられたすべての国に関する制度、機関等の名称には定訳がないものも多く、定訳があっても筆者が強い違和感を持つ訳もある。また筆者の不勉強のために、一部の国の制度や政策に関する専門家からは訳語に批判や指摘があるかもしれない。しかし、それについては可能な限り、現地語と英語での正式名称を併記しているため、より適切な訳語は読者に決定して頂きたい。

本書の翻訳を手がけたのは、筆者が医療経済学を専攻する者として様々な機会で講義をする中で、多くの医療従事者たちから診療報酬改定の中身について問われたことが契機となった。それというのも、医療関係者、特にその中で経営管理に関わる者たちの関心は、国内の様々な認定を受けることや基準を満たすこと、加算を取ることに集まりがちである。しかし、日本の場合、そのことは必ずしも制度設計として質を保証することにはなっておらず、また、医療関係者においても報酬を得ることが目的となる場合があることに強い危機感を感じたのである。日本でこうした問題を医師の立場からいち早く見抜き、研究を積み重ねておられる池上直己先生（第 5 章執筆者）の慧眼には改めて感服する次第である。

近年の社会保障給付費の動向や、診療報酬・介護報酬の改定率の動向に鑑みれば、医療関係者が経営的視点を持って運営することは当然のことといえる。しかし、医療的ケアや介護ケアを含む長期療養ケアにおける第一の目的は、それらのケアにおいて成果を上げることであり、その対価を第一の目的にすることは本質的にあるべき姿とは言えない。自施設のケアや構造の質について、後を追って認証や基準、加算に係る制度が構築されるように、医療関係者は現場で常に質の改善を図る姿勢が求められるのである。本書は、各国の長期療養ケアに係る関係者にこうした姿勢が必要であることを各国の事例を通じて繰り返し教えている。

他方、行政についても地方分権が期待される時代にあって、自治体には国民の最大の関心事である社会保障について、より主体的な取り組みが求められる。2018 年 6 月 27 日、東京都が国の基準を上回る受動喫煙防止条例を都議会で可決したが、こうした取り組みが、医療的ケアや介護ケアを含む長期療養ケアについても行われることを強く期待する。本書では、各国の州政府を中心に、積極的に質の指標の作成、認証・認可制度の構築、基準の設置、そして監査結果の公表を行っている事例が紹介されている。

本書は、医療や介護に関連する政策責任者、政策担当者、研究者にとって、各国の長期療養ケアの質に対する規制を学ぶ世界旅行の経験となり、意義深いものとなると思われる。

本書の翻訳にあたり、株式会社 現代図書の飛山恭子さんには訳者を根気強く励まして頂いた。ここに感謝申し上げる。

2018年8月

今野 広紀

索　引
Index

サ

タ

ナ

ハ

マ

ヤ

ラ

■訳者紹介

今野　広紀(こんの　ひろき)

- 日本大学スポーツ科学部　准教授
- 一橋大学大学院経済学研究科修士課程修了、同博士課程単位修得満期退学
- 専攻は医療経済学。医療・介護政策に関わる公的調査研究、診療データ分析、医療の質の評価に関する研究に従事。(財) 医療経済研究・社会保険福祉協会医療経済研究機構、国際医療福祉大学医療福祉学部を経て現職。「第1回医療経済研究奨励賞」受賞。
- konno.hiroki@nihon-u.ac.jp

長期療養ケアに対する質の規制～国際比較研究～

2018年8月31日　第1刷発行

訳　者　今野　広紀
発行者　池上　淳
発行所　株式会社　**現代図書**
〒252-0333　神奈川県相模原市南区東大沼2-21-4
TEL　042-765-6462（代）　FAX　042-701-8612
振替口座　00200-4-5262　ISBN　978-4-434-25349-2
URL　http://www.gendaitosho.co.jp　E-mail　contactus_email@gendaitosho.co.jp
発売元　株式会社　**星雲社**
〒112-0005　東京都文京区水道1-3-30
TEL　03-3868-3275　FAX　03-3868-6588
印刷・製本　モリモト印刷